3:6:9

—— Medical Medium ——
Cleanse to Heal

排毒飲食聖經

9天3階段，讓肝臟清空體內陳年積累的垃圾

焦慮、抑鬱、痤瘡、濕疹、腦霧、萊姆病、腹脹、腸道問題、暈眩、偏頭痛、體重問題、牛皮癬等，多種發炎慢性疾病一次搞定。

醫療靈媒
安東尼・威廉（Anthony William）著

郭珍琪、吳念容　譯

晨星出版

給鍥而不捨，想盡辦法治癒的你。我的任務是照顧那些在鬼門關徘徊，屢戰屢敗的鬥士，你可以將書中活用的訊息視為你的寄託。對那些本身或親友身陷病痛的人，你擁有淨化的能力，你要再次信任自己，看重自己，是時候做點不一樣的事了。

——安東尼・威廉，醫療靈媒

你要為自己選擇的療癒方式感到自豪，善待自己，知道你的病痛不是你的錯，你的困境不是你的錯。當你在治療的過程運用本書強大的工具時，你是在成就偉大的事。我相信你能痊癒，其實不止相信，我就是知道。

——安東尼・威廉，醫療靈媒

「知其然，知其所以然」讓人充滿力量。知道你的身體沒有攻擊自己；你的基因或荷爾蒙不是疾病的肇因，錯不在你，你也不是一個壞人，你不是有意或放縱情緒讓自己生病。

——安東尼・威廉，醫療靈媒

··· 前言 ···

「你們還有野生藍莓嗎？」這是我在全食超市走道聽到的對話，我才剛拿了幾包放入自己的購物車，我很好奇還有誰是同好，於是轉過身，正好聽到店員對這位非常失望的女士說：「抱歉！賣光了。」我告訴這位女士，事實上還有很多，並且主動帶她去看。我們邊走邊聊，我問她是否正在進行醫療靈媒飲食法，所以要找藍莓，她一臉興奮地回答：「沒錯！我要待在這兒幾天，絕不能少了我的重金屬排毒果昔！」

在我的生活周遭有越來越多人受惠於醫療靈媒的訊息，我真為他們感到高興。我經常聽到病患、同事、朋友和鄰居分享安東尼·威廉的書和網站為他們帶來希望、知識和治療工具。其中我最喜歡的一個例子是最近在當地保健食品店看到一個標示：「由於西洋芹需求量倍增，價格調漲。」為什麼需求量增加呢？原因很簡單，因為有越來越多的人不只是空談改善健康，而是真正落實在生活中。

作為一名醫生，預防重於治療始終是我的理念，我鼓勵患者，就像鼓勵我的家人一樣，盡可能瞭解自己的健康，為自己發聲，同時對傳統和非傳統療法抱持開放的態度。這意味著不要放棄或任由病情惡化，而是跳脫單純的藥物治療，瞭解和解決健康問題的根本原因，結合有效但潛在副作用較小的自然療法，學習一些可能尚未成為主流或有據可查，卻造福許多人的各種療法，未雨綢繆及早為自己採取行動。

從我一認識安東尼，他的療法就引起我的共鳴，首先是他的書，之後我們合作了幾個治療計劃。一開始，我懷疑我是因為熱愛水果才被他的建議吸引，安東尼不但重視水果，更是鼓勵人們大量攝取，然而，我發現這不僅是對水果的喜愛，而是他的洞見言之有理。如果你有關注他的訊息，你一定知道他在減輕慢性感染（如病毒）和化學物質（如重金屬）方面的成果非凡，他的療法顛覆過去的作法，

成為我為患者提供的治療方案之一。

　　作為物理治療和功能醫學領域的專家，這二十五年多以來，我致力於改善因受傷、疾病或創傷，身體始終無法復元的患者的生活。首先，我們要瞭解每個人的獨特性，以及導致他們目前處境，其中錯綜複雜的人生故事，然後再抽絲剝繭，找出故事核心的根源。基本上有四個主要的根源會影響健康狀況，分別為感染、暴露於有毒環境、壓力／創傷（身體和心理）和嚴重不足（營養不良、脫水、睡眠不足、與外界隔絕、缺乏運動），其中大多數我們都有能力解決。然而，當身體不斷處於戒備狀態，試圖修復和保護自己免於受到這些因素干擾時，因為一直保持著高度的警戒，於是我們開始出現可能是疼痛、發炎、疲勞的感覺，或者一些讓我們覺得不對勁的症狀。

　　這就說明了為何許多慢性疾病無法好轉，即使患者試過各種藥物或手術。

　　若要找回真正的健康，首先，我們要規劃一個包括消除或減少疾病根源和風險因素的計劃，並且配合有助於身體癒合與加速復原的方案，而自我保健的方法在這類的計劃中更是關鍵的要素。

　　然而，問題來了，自我保健通常是醫療處方中被忽略的一部分，即使有，問題也層出不窮。首先要從哪方面下手？重點項目有哪些？需要多久的時間，或者需要多大的改變才能產生顯著的效果？如何配合日常生活確實執行？以上這些疑問就是《369 排毒飲食聖經》這本書問世的原因。

　　當你閱讀《369 排毒飲食聖經》時，你會驚訝於安東尼・威廉海量的訊息，他首先詳細解釋毒素是什麼、我們在哪裡接觸到、對我們產生什麼影響、我們的身體如何有效處理，以及為何身體經常窮於應付。然後，他深入解說何謂淨化，這個過程就像是按下重置鍵，讓生理機制恢復正常運作，同時他還探討其他健康潮流的學說，並且提出與他的療法有何不同之處。

　　接下來就是重頭戲——他的排毒食療法！369 排毒飲食已深入影響世界各地，並且重組成三個不同版本，其中包括簡易版和進階版，雖然排毒食療選項更多，但原則不變，只是著重在特定的方案，其中更是強調排毒淨化是關於我們所選的食物的力量：不僅是食物的種類，還有我們搭配食物的方式，以及進食的時間點。然而，就在你認為資訊太多無法消化時，安東尼還提供一個巨大的工具箱，

內含特定症狀所需的營養補充品（草藥、維生素、礦物質）等建議。

這些來自慈悲高靈的飲食方案（包括食譜）、補充品選項、靈性智慧、激勵人心的倡導、原因剖析、注意事項、障礙排除建議等訊息，讓《369排毒飲食聖經》成為醫療靈媒的終極版。

我很榮幸為安東尼‧威廉寫序，同時也是表達我對父親的敬意，他在二十多年前力抗肺癌，這讓我意識到傳統醫學的現實和局限性。我們兄弟花無數的時間瘋狂尋找挽救生命的資訊，當我得知整體和替代療法已在世界各地協助人們時，我非常震驚，但我父親卻從未被告知這方面的選項。這也讓我意識到他的「預防保健」（包括診斷篩檢和治療症狀的藥物）實際上是治標不治本。有了這些見解，再加上看到原本充滿活力，強壯的父親感到無助時，這完全扭轉我對醫學和醫療需要具備哪些條件才能預防慢性疾病對生命造成破壞的看法。

我們無法控制過去接觸過什麼毒素或壓力源，可能也難以控制現在或即將面臨的環境變化，但我們能夠採取行動，盡量減少它們對我們的危害，而安東尼‧威廉與世人分享的這份禮物，正是預防保健最強大的工具！

——伊拉娜‧札布洛基醫師

(Ilana Zablozki-Amir, M.D., dipABPMR, IFMCP)

日常肝臟保健和養生 / 膿瘍 / 痤瘡 / 成癮 / 腎上腺問題 / 老化 / 阿茲海默症、癡呆症和記憶力問題 / 厭食症和貪食症 / 焦慮和不安 / 自體免疫性疾病 / 腹脹 / 腦霧 / 乳房密度 / 脆弱、凹陷不平的指甲 / 倦怠 / 癌症 / 口腔潰瘍 / 白內障 / 化學物質和食物過敏 / 兒童肝病 / 肝硬化和周圍性肝硬化 / 感冒和流感 / 色盲 / 先天性眼部缺陷 / 結膜炎 / 持續莫名的饑餓和暴飲暴食 / 便秘 / 角膜疾病 / 黑眼圈 / 憂鬱症 / 糖尿病、糖尿病前期和血糖失衡 / 腹瀉 / 血稠症候群 / 憩室炎 / 乾裂的皮膚 / 乾眼症候群 / 耳部感染 / 濕疹和牛皮癬 / 水腫和腫脹 / 子宮內膜異位症 / 精神不濟和疲勞 / 飛蚊症 / 脂肪肝、脂肪肝前期和肝臟代謝異常 / 子宮肌瘤 / 纖維肌痛 / 膽囊感染 / 膽結石 / 青光眼 / 痛風 / 內疚和悲傷 / 頭髮稀疏和脫落 / 頭痛和偏頭痛 / 心悸 / 肝炎 / 單純皰疹 / 高血壓 / 高膽固醇 / 荷爾蒙問題 / 熱潮紅、寒顫、夜間盜汗、發熱和體溫波動異常 / 人乳突病毒 / 不孕症 / 炎症 / 失眠 / 大腸易躁症 / 黃疸 / 關節疼痛 / 腎臟疾病 / 腎結石 / 女性性冷感 / 男性性冷感和勃起功能障礙 / 弱視 / 萊姆病 / 黃斑部病變 / 更年期症候群 / 甲基化問題 / 單核細胞增多症 / 情緒暴躁陰晴不定 / 多發性硬化症 / 肌痛性腦脊髓炎／慢性疲勞症候群、慢性疲勞免疫功能障礙症候群、全身性勞力不耐症 / 指甲真菌感染 / 神經系統症狀 / 強迫症 / 視神經萎縮 / 膀胱過動症 /PANDAS（與鏈球菌感染相關的兒童自體免疫神經精神異常）/ 帕金森氏症 / 骨盆腔發炎和前列腺炎 / 多囊性卵巢症候群 / 創傷後壓力症候群 / 乾癬性關節炎 / 雷諾氏症候群 / 生殖囊腫 / 視網膜病變 / 疤痕組織 / 季節性情緒障礙 / 對冷熱、陽光或潮濕特別敏感；手腳冰冷 / 帶狀皰疹 /SIBO（小腸細菌過度生長）/ 鼻竇炎、鼻竇感染和肺部感染 / 鏈球菌性咽喉炎、病毒性喉嚨痛、莫名喉嚨痛和痙攣 / 甲狀腺疾病 / 耳鳴和不明原因的聽力損失 / 腫瘤和囊腫 /UTI（尿道感染）、膀胱感染、酵母菌感染和細菌性陰道炎 / 靜脈曲張和蜘蛛網狀靜脈曲張 / 暈眩和梅尼爾氏症 / 體重增加 / 蟯蟲和寄生蟲

第一部

我們需要排毒淨化

「慢性疾病正以驚人的速度增長，即使我們有大量的有機食品；即使人們意識到不要吃加工食品；即使我們有最新的治療方法，疾病仍然以前所未見的方式出現，無人倖免，除非我們有正確的訊息才能安然無恙。」

「本書不是生活方式指南，而是一本受用一生的書，在這個虛假成真的世界裡，這本書是救命寶典。」

——安東尼・威廉，醫療靈媒

第一章

來自高靈的排毒法

本書的排毒食療法來自高靈，不是憑空想像的，而是出自更高層的源頭。排毒才是王道，當你深入閱讀本書，你會開始瞭解這個真理。無論你的信仰為何，上帝、宇宙、光，還是造物主，或者什麼都不信，認為我們只是聚集在地球上的太空旅人，你都要明白書中淨化排毒食療的信息有別於外界的各種謠傳，這是來自另一個世界，不是雜亂的錯誤資訊或拼湊的花招噱頭，這些資訊可靠有效，人類迫切需要。慢性疾病正以驚人的速度激增，即使我們有大量的有機食品；即使人們意識到不要吃加工食品；即使我們有最新的治療方法，疾病仍然以前所未見的方式出現，無人倖免，除非我們有正確的訊息才能安然無恙，因此我們需要來自高層更偉大的力量協助。

被忽略的那些人

如果我告訴你有成千上萬的人遠離人群？其實是幾十萬？甚至是幾百萬？這些人靠著微弱的生命力，趁著離峰時間避開人潮，到商店購買他們需要的物品；有些人因身體欠安，無法在外用餐和看電影；有些人錯過摯友的生日聚會、訂婚派對、單身派對、婚禮和產前派對——他們錯過一切——因為無能為力，他們甚至虛弱到沒有力氣買卡片，你認為這些人是少數人嗎？那你就錯了，他們的陣容可浩大呢！

其中許多人已經在這一系列的書中找到進階治療的信息，並且開始治癒的過程，而且康復到足以重拾正常的生活。不過，至今還有更多人仍未發現這些信息，我稱這些長期生病的人為被遺忘的靈魂，人們往往忽略或忘記他們的存在，

因為他們必須以一種不會引人注意的方式生活——有時，即使有機會，他們根本沒有精力與人交流——我們在日常生活中也很少會想到他們。

或者他們連正常的生活都有困難，我們經常遇到他們，可能是辦公室隔壁的同事，接送孩子上學的家長，表面上看起來沒什麼問題。「你看起來氣色不錯嘛！」有時我們會對朋友說這種客套話，其實他或許正為疾病所苦。我們不知道他正因疼痛、頭暈、體溫波動、灼熱感、焦慮、抑鬱、不安、恐懼、腦霧和疲累等問題感到困擾。我們不知道朋友的心思全在預約醫生看診，擔心日後如何維生；我們看不出此時此刻他們需要被認同和接受，同時鼓勵他們情況一定會好轉。

無論我們是否看見他們，這群人都在。無論我們是否尊重、忽視還是忘記他們，今天身心遭受痛苦的人比三十年前、十年前，甚至五年前要多更多。

健康的覺察

沒有人能免於生病。想想我們現在面臨的問題，以及這對我們身體的影響，沒有人能保證在未來的某一天，我們不會在最意想不到的時間點出現疾病徵兆，這種認知不是讓自己活在恐懼中，而是正視問題不再否認。

你知道有多少人正苦於自己的健康問題？很可能你身邊的親朋好友都是，不管他們是否有表現出來，或許你就是其中之一，不管你的症狀是否為胃酸倒流、高血壓、焦慮、濕疹、牛皮癬、腦霧、抑鬱還是疲勞等，你並非孤軍奮戰，因為這些症狀已是生活的常態。

大多數時候，人們與疾病共存接受它們，從不質疑為什麼科學至今沒有解答，因為習慣了痛苦。有時（現在已越來越頻繁）人們的症狀開始影響生活品質，不但失去快樂，生活也處處受限，於是他們成為藏身大軍的一員，患有莫名疾病，受困家中，甚至是醫院。當他們到處求醫和諮詢專家，生活卻陷入困境，健康毫無起色時，他們在心灰意冷之際失去了希望。

察覺是我們現在常用的術語，它有許多涵義，被譽為是一個強而有力的詞

彙，它讓我們回到當下，專注眼前的人事物，協助我們度過每一天。不過，究竟什麼是察覺？如果我們沒有察覺內在發生什麼事？如果我們沒有察覺生活中越來越多層出不窮的症狀、徵兆和疾病？

今日，似乎每個人都是健康專家，常常分享什麼對他們有效或無效的看法。當我們沒有慢性疾病，且不知這中間有什麼問題時，說這些都很容易；當我們20歲，用蛋白粉或杏仁奶油製作奶昔，或者吃高蛋白，不吃穀物，然後在社交媒體上分享我們的感覺有多棒，這只是一時的感覺。我們自覺身強體健，與人分享在時尚飲食和健身中感受到的能量轉變，但沒意識到，經年累月下來，體內可能會產生的變化，以及未來可能會面臨的問題。新的或現有的暴露源潛藏許多問題，最終可能會導致肌痛性腦脊髓炎／慢性疲勞症候群（ME/CFS）或任何其他症狀與疾病，如果我們沒有真正意識到造成這些症狀的原因。

排毒淨化是神話嗎？

健康養生界日益相信，我們不需要進行特殊排毒法，因為身體自然會運作。一些健康專業人士甚至主張，排毒實際上並不能淨化身體。這些看法只是對過去（和現在）認為排毒有害人體的強烈反彈，因為龐大泛濫的排毒商機，從粉末、書籍和計劃並非基於身體如何運作或身體需要什麼而建立的。因此，營養師、營養學家和其他從業者試圖傳達身體自然的排毒能力已經足夠，藉此保護患者的健康，卻沒有意識到這只是片面的建議，在排毒方面，他們並未接受過身體如何運作的完整培訓。

這些專家們不明白的是，我們不僅要對抗日常毒素，我們還要對抗病原體：病毒和細菌在人群中迅速傳播，導致自體免疫疾病和多種疾病，從幼童到老年人都無法倖免。我們要對抗有毒重金屬、殺蟲劑、除草劑、溶劑、石油產品和其他現代化學戰，這些在不知不覺中成為我們日常生活的一部分。

那些聲稱我們不需要排毒的專家不瞭解的是，大多數人攝取的是高脂肪飲食，無論這些飲食以何種形式出現，不管是隨意飲食、節制「均衡」飲食、直

覺飲食、時尚的原始人或生酮飲食，或是強調堅果油、油脂類和大豆的植物飲食，這些都無法讓身體產生專業人士所說的自然排毒過程，因為脂肪會使血液變濃稠，從而抑制身體的日常排毒淨化能力。許多網紅、營養師、營養學家、健康教練、醫生和其他健康專業人士甚至推薦高蛋白飲食，但卻沒有意識到高蛋白即意味著高脂肪，因為花生醬、堅果、鮭魚、雞蛋和雞肉含有大量的脂肪，而且根據這些建議，反而會抑制他們所說的身體自主的排毒過程。

魚與熊掌不可兼得。我們不能告訴人們用脂肪填滿血液，使肝臟無法每天自然排毒，卻又告訴人們，我們不需要進行淨化和排毒。這些看起來像是健康飲食，或許是因為少了速食、油炸和加工食品，但如果強調脂肪和蛋白質——無論是動物或植物蛋白為主，無論是生酮、原始人、純素或一些新術語，這些都會使肝臟因脂肪過多而代謝異常。

在這種紊亂的情況下，人們至少需要一些可靠的信息，那就是透過攝取更多的水果、蔬菜、綠葉蔬菜和低脂肪以稀釋血液，降低血脂肪是排除身體本身產生的副產品和廢物的唯一方法，更別提還要排出我們每日接觸的外來毒素。

當肝臟因脂肪而代謝異常時，心臟必須更用力泵血，當血液中的脂肪過高時會大幅降低血氧量，進而促使病原體滋長。此外，毒素會進入過剩的脂肪細胞，一旦人們無法像年輕時每天花兩個小時運動，且拒絕加工食品已不足維持體重時，這些脂肪細胞就會在器官周圍積聚。健康專家沒有意識到這種肝臟代謝異常的流行病正在發生，因此「新陳代謝減慢」和「荷爾蒙」取代了多年來的高脂飲食，成為現代疾病的黑羊。

更糟糕的是：經常有網紅和健康人士試圖發表打破淨化排毒「神話」的言論，他們大多不瞭解長期患者苦不堪言的掙扎，他們無法體會四處求醫，在幾經波折後仍然沒有解答的心酸。這些人非常需要排毒，需要瞭解病原體和有毒重金屬的真相，以及如何將它們排出體外，以擺脫慢性症狀和痛苦。

想像一下變成慢性疾病患者的感覺，或者你早已是同路人。當你從社交媒體上看到一個人每天可以鍛煉一兩個小時，而且一點都不胖，你有什麼感覺？或者被告知，你也可以達到相同的效果，如果你動起來去健身房，開始喝蛋白奶昔，你有什麼感覺？或者被告知，如果這種方法你覺得不適合，肯定是你的

情緒和負面想法在阻礙你，你的心態不到位或者你在抗拒，你有何感覺？許多人不斷被洗腦，被告知不需要排毒，他們需要處理的是心態，問題和疾病是自己創造的，責任在於自己，這使得整個族群——那些正在與慢性疾病交戰的人——開始懷疑自己是否不太正常。

排毒淨化真的是神話嗎？肯定不是，對於任何關心自己健康的人來說，這是一個重要的工具，只要你用對方法，這是對抗當今世界沉重負擔一個非常實用的技巧。

不是生活方式，是生命救星

當排毒淨化食療法逐漸興起，它仍然沒有得到應有的重視。今日的趨勢認為排毒是短期的，因此不受重視，並且認為「生活方式」在某種程度上比較有效，至少看起來是長期的。人們被告知，「為了讓生活更美好，你要採取完整的生活方式」。這些生活方式大都著重在形象，花錢不手軟（如果你負擔得起）。過去，這些著重於物質——手提某種包款、追求某種穿衣風格、駕駛某種車款，有時風靡某種愛好或運動類型。隨著時間的推移，許多生活方式已轉為追求健康。運動類早期為有氧運動，之後是瑜伽、普拉提、飛輪，再加上華麗，看似健康的食物或補充品，這些全都成為生活方式的一部分。

矛盾的是，生活方式往往是外表和態度一時的轉變，有人建立一個品牌，然後稱之為生活方式。儘管如此，生病和出現許多醫生摸不著邊的症狀仍無可避免，這時人們才會意識到自己採用的生活方式並不會使問題消失，而且打從一開始就沒有預防的作用。生活方式不像排除身體毒素和病原體的食療法那樣實事求是，而是在於建立平台和銷售，甚至有些人的生活方式到頭來成為一份全職的工作。這與從體內排出毒物、病毒和細菌的作法全然不同，如果這些毒素沒有排出，最終你可能會因此生病。

當我們短時間觀察某種生活方式時，我們很容易被欺騙，相信此刻看到的就是真的，而不是某人為了維護自己品牌的宣傳。如果我們在社交媒體上長期

關注這些訊息，我們會看到事情的變化，意見的轉變。如果我們用 5 年、10 年，甚至更長的時間觀察，我們會看到問題的發展。回顧過去，我們可能會問，「為什麼那些蛋白奶昔和杏仁油或無麩質吐司無法改善人們的症狀？」

答案是：人們採用的生活方式並未探討慢性疾病背後的真正原因，如果無法徹底解決體內的問題，充其量只不過是人們的把戲，不是刻意被美化就是無心插柳的結果。生活方式就像是憑空猜測遊戲──人們使用大量流傳的錯誤信息來推測我們的健康。

這本《369 排毒飲食聖經》，以及醫療靈媒系列的排毒淨化食療法，點出我們體內真正的問題，這是時尚的生活方式無法解決的──因為引領這些生活方式風潮的人完全不知道體內運作的真相。在當今的世界，無論採用何種生活方式，生病在所難免。患病的人數越來越多，疾病讓生活停擺，身體的不適迫使人們改變生活形態。即使採用看似最好的飲食法，在家製作有看頭的果昔和餐點，並且排除加工食品，他們仍然以前所未有的速度出現慢性症狀和疾病。

人們的生活方式並沒有拯救他們。生活方式不會提及讓人生病的原因，不會從真正困擾人們的知識、洞見和智慧著手，因而阻礙人們過著原本應有的生活；生活方式不會留意那些體內含有殺蟲劑或有毒重金屬，或者體內病毒活躍、免疫系統受損或情緒受創的人，它們根本無法解開為什麼人們生病的謎團。

也許在三十多歲時，我們會分享在健身房大鏡子前或跑步道上活力充沛、腎上腺素飆升的照片，但這並不意味著我們會一直這樣，也不保證兩年後我們不會罹患橋本氏甲狀腺炎，迫使我們不得不臥床，就像成千上萬的男女一樣，當時一切看似順利。在平台上分享滿是「均衡」食物的照片，並不代表 ME/CFS（肌痛性腦脊髓炎／慢性疲勞症候群）不會突然出現。

如果我們真的病倒了，這時我們不得不重新猜測自己所聽到的一切，而那些還沒有倒下的人將繼續傳播錯誤的信息。他們不會懷疑自己的信息，而是認為這些生病的前輩肯定是在某個環節出錯，或者身體本身有毛病。患有橋本氏甲狀腺炎或 ME/CFS（肌痛性腦脊髓炎／慢性疲勞症候群）的人，往往會覺得自己像個失敗者或輸家，認為或許是自己搞錯飲食；或許是情緒的問題，消極的想法促使疾病產生，又或者他們注定會生病。

這種「強者生存」的心態，在治療領域掀起一股狂熱，而社交媒體更是推波助瀾。於是鯊魚倖存下來，其他人都成了鯊魚的誘餌。我們忘記了我們都在同一條船上，忘記了我們都是慢性疾病潛在的受害者，無論是橋本氏甲狀腺炎、ME/CFS，還是數百種疾病中的其中一種。尤其是當我們仗著年輕，還沒有經歷過疾病折磨時，我們以為已經找到了聖杯，個個都是新命名的趨勢和生活方式。我們沒有意識到我們正在重複前人的錯誤，無論是嘗試高脂肪、高蛋白飲食、遠離水果，還是運動狂熱。不管我們怎麼命名——植物性、原始人、「新式」生酮或高脂肪，我們很容易自以為比過去那些人、做過這些事，且正在受苦的人更瞭解飲食療法。

若與幾年後的發展相比，目前的情況是小巫見大巫，未來只會變得更混亂。這些人對自己健康的作法只會變得更誘人，並且誤導那些剛踏上治療旅程，正在找尋自己症狀和疾病解答的人。這些新人會透過視頻和推播回答我們的疑問，其中可能有許多錯誤，因為製作視頻和推播的人只是重複他們的營養師、訓練師或朋友告訴他們的內容，或者他們在文章中讀到的理論，而這些混亂的資訊卻被奉為福音。

曾經歷數月甚至數年慢性疾病困擾的人肯定感觸很深，尤其是那些想盡辦法努力變好，一直與疾病對抗的人——他們知道每個人都很脆弱，而那些健康的人可不是這麼想。對於那些痛苦的人來說，看別人似乎過著美好的生活，可能會讓他們覺得格格不入，但這個視角卻讓他們瞭解到生命的微妙平衡。即使他們面對太多訊息而懷疑自己，以至於莫名的軟弱或失常，但他們擁有更深刻啟發人心的智慧，如果我們願意傾聽，那就是：生病不是自找的；一切可沒那麼簡單。

故事的發展不止於此，保護你健康和療癒的方法比我們所知的要多得多，但這一切卻比我們以為的要簡單得多。

為了解決和補救這些問題，我們需要超越生活方式的方案，需要一本帶著真相、答案和方向的書，將我們從掙扎的深淵帶入療癒之光。所以這不是一本關於生活方式的書，而是關於一輩子的書；這不是建立一個品牌，而是建立你的康復機制；這不是向你推銷排毒用品，而是要提供適合你的工具，創造你的生活方式。在這個虛假成真的世界裡，這本書是救命寶典。

雖然本書每個排毒淨化法都是短期的，即使是為期九天的 369 排毒法（本書的基礎），其效果也是非常深遠。這些排毒淨化法可以讓你一生受惠，是恢復健康的關鍵，無論你遇到什麼困境，都能讓你從痛苦灰燼中重生，是這個星球上真正的保健與生存之道，即使五十年後，無論你身在何處，它們仍然會是你的救命寶典。

少毒者生存

以下觀點供你參考：誰是那個幸運兒，出生時體內毒素含量最少，從小擁有強健的體質，隨後在生活中不會像其他人一樣感染許多病毒。也許他們之所以幸運是因為他們系統中的有毒重金屬比其他人少；也許他們在人際關係中接觸的人所攜帶和傳播的病原體較少；也許他們家族血統的含毒量較少，因為他們的祖先在工業革命期間是在農場而不是在城市中長大的，所以代代相傳的毒素較少；也許他們在成長時期沒有承受太大的壓力，因為他們擁有所需的資源和來自家人穩固的情感支持。

這不是適者生存的世界，而是體內毒性少者生存，同時擁有很多的愛、支持和資源（這一切都很重要）——然後在地球上依然保持這種狀態。這是關乎他們的祖先在之前擁有什麼資源、他們的祖先極少接觸毒素，以及他們本身優渥的生活體驗：愛和支持保護他們的腎上腺，減少日常生活中有毒物質的接觸，以及從小到大極少病毒和細菌的環境。這些人是目前主導健康產業和社交媒體的幸運兒，通常他們從小充滿自信，甚至覺得有資格提出建議，就好像蛋白質奶昔或鍛煉程序是保護他們的法寶，而且還讓他們賺大錢。

這些人經常說他們是為人類、為宇宙、為光工作，利用平台包裝自己的健康生活和利潤，聲稱因為他們對人類的貢獻，所以得到正向的回報。這種新花招的說法帶來負面效應，讓人覺得如果生病了，或者賺不到錢，或者無法照顧自己或克服症狀，一定是沒有從善，生活一無是處。這些精英級的健康生態正在蓬勃發展，而網紅行銷者宣稱，他們因為將自己的領悟分享給世人，提倡生

酮飲食或鍛煉方案，因而獲得十倍以上的回報。相對的，數以萬計正在面對尚未得到正確診斷、治療或理解問題核心的人，他們覺得自己不夠積極，沒有採取正確的作為，以至於得不到宇宙的獎勵。他們太小看自己，由於他們被告知要做的事情根本無濟於事，這使得他們相信那些說他們在吸引負面能量，並且製造自己問題的信息。沒有人告訴他們真相，也就是真正的生理原因——病毒和其他病原體，再加上我們環境和血統中潛藏大量的毒素——這才是慢性和神祕症狀大流行的幕後黑手。

那些網紅行銷者沒有病痛之苦算是走運。我一直強調這個謬論，我們的文化深信沒有慢性疾病的人比生病的人更了解生命的祕密之道，以至於事實的真相需要不斷地重複（一次又一次）！如果你發現自己躺在床上，瀏覽某人上傳瀑布、海灘和果昔配花生醬的照片，心想究竟自己哪裡出錯了，以至於躺在這個與世隔絕的小床墊。你要知道：你沒有做錯什麼，你沒有毛病。實際上，是外在環境和遺傳的毒素與病原體，不是內在的缺陷決定我們要面臨的挑戰。我們每個人的健康傳承自好幾代先人的歷史，有些幸運的人生來毒素就少，年輕時受到藥物的傷害也少，一生很幸運沒什麼大病痛。如果我們出生前，就有祖先為肝臟疾病或有毒重金屬所苦（他們也是不得已），或者我們最終感染到病毒而體質變弱，因為缺乏支持或財務困難，進而對免疫系統造成重大的影響。

我們的健康狀態絕對不是恆定的，正如幾十年來一直受到幸運之神眷顧的人，很可能突然間出現健康問題，而遭受疾病摧折多年的人，也可能改變自己的命運，關鍵就在於知道預防和治療是如何運作與發揮效果。在我們瞭解是否需要排毒或效果前？我們一定要認知這一點。否則，我們只是在這混淆不清的汪洋中沉浮，四周充斥著未經醫學研究和科學證實的理論，而且幾乎不可能找到真相。

我們沒有要責怪任何人，也不該嫉妒他人的健康，網紅行銷者也和世界其他人一樣害怕，且大多數時候，他們確實認為自己做得很好。他們不願相信許多人正受到健康的威脅，因為這種危機令人不安。還有一些有健康問題的網紅告訴每個人，他們正透過改變食物和運動習慣來控制他們的症狀。雖然這些作法會讓症狀暫時緩解，讓他們的健康時好時壞，而且可能對許多人效果不彰，因為這仍然是一個永遠沒有發現真正根源的猜謎遊戲。只有真正瞭解原因才能

根除疾病，並且教導別人如何擺脫症狀。

更糟的是我們苦於健康受到威脅，但找不出原因。四處求醫，嘗試各種方法的過程讓人筋疲力盡；想盡辦法達到效果，結果卻不如預期，或者成效有限，無法持久，這些都讓人心力交瘁。花費大筆金錢，從希望到失望，之後又抱著另一個希望的過程讓人身心俱疲。即使你的治療方向正確，你也會沮喪和困惑，因為總有其他強勢的主張，讓你質疑自己的作法，結果你試圖緩解的慢性疲勞反而因求醫的過程加劇。

當你終於找到有效的信息從痛苦中解脫，當你最終學會如何運用這些訊息和治癒時，這種感覺難以言喻，是一種確實且成真的感覺，你甚至不需要保持正面積極的心態也能實現。或許你的脾氣暴躁、痛苦、消極、沮喪、灰心，甚至生氣，但你仍然可以達到目標，因為當你採取正確的步驟時，身體會快速變強，幫助你完成療癒的過程。

食物之戰

說到食物的資訊琳琅滿目，讓人如身在迷霧，目的在掩蓋真相，而食物之戰就是迷霧的一部分。我所指的「食物之戰」是指不同食物理念之間的爭論，你知道我的意思：聲稱某種飲食比較好，甚至帶著優越感，而某種飲食很愚蠢或無知，所有這些都是源自猜測和意識形態，而不是真相。這些食物之戰往往阻礙排毒淨化理念的發展，如果我們持續排斥某個族群，一心詆毀對方，同時又堅持己見，那麼我們會錯過內在真正發生的事情，永遠不會花時間尋找真正的答案。

食物戰爭中最愛發表高見，是那些看起來最不容易生病的人，他們將大把精力投注在植物蛋白與動物蛋白、全穀物與無穀物、戒水果或只吃低血糖水果的爭論，並且抨擊任何與他們理念不合的人。為了支持他們的說法，他們大肆宣揚既得利益者支付的科學研究報告，因為他們與四處求醫，但仍然躺在床上，找不出病因的人脫節了。或許他們有健康的小問題——有時精神不濟，患有輕微痤瘡或濕疹，運動後需要長時間才能恢復，或許經常性感冒或久咳不癒，或

者有腹脹或輕微的消化問題，所以他們不得不進行抗生素治療，不管以上哪一種症狀，都會讓人想在飲食方面多加強。在他們的飲食研究過程中，他們成為某個理念堅定的信徒，而且信念之強大到攻擊異己。

與此同時，各執己見的食物戰爭沒完沒了，這些爭論完全無視數百萬人的痛苦，無論是甲狀腺疾病、慢性疲勞症候群、纖維肌痛、萊姆病、多發性硬化症、濕疹、牛皮癬、痤瘡、子宮內膜異位、多囊卵巢症候群、肌瘤、嚴重焦慮症或抑鬱症，或數不盡任何其他已知或未知的疾病。就像在這個星球上任何的戰爭一樣，戰爭的煙霧只是轉移焦點，讓人忽略那些沒有戰鬥力人的痛苦。

均衡飲食、節制飲食和直覺飲食

均衡飲食——這個詞無所不在，是關於如何飲食的指導原則，應該是飲食的大智慧，不過有趣的是，每個人對均衡飲食的定義都不同，因為沒有人的飲食方式一模一樣。

「均衡」飲食聽起來像是以某種形式或方式控制飲食，以達到照顧身體的目的。不過想想看：究竟是什麼專業權威決定了何謂均衡飲食？是色彩豐富的食物？是綜合蔬菜、水果、蛋白質和脂肪的食物？每個人的見解都不同，這其中完全沒有考慮到的是：當我們不知道自體免疫性疾病，以及因自體免疫反應而引發的無數症狀和疾病的真正原因時，我們如何確定飲食是否平衡？當所謂的健康專家對某些人為何生病，以及他們如何康復一無所知時，他們哪來的權利聲稱你的飲食不均衡？這不是一個戒除加工食品，多吃蔬菜、堅果和種籽的推測遊戲，這不算是解方。任何人在權衡均衡飲食之前，一定要先瞭解什麼是慢性疾病。

每個人對食物都有不同的連結感，他們吃自認為健康的飲食，沒有意識到從小到大受教「一切適量」的建議，讓他們的食物選擇過於多樣化，於是攝取一大堆對健康不利的食物，反而沒有太多空間留給營養豐富的食物，或者在社交媒體上以更均衡的飲食名義避開某種食物，避而不談他們不吃水果或馬鈴薯的真正原因，是因為他們認識的人曾經說過（錯誤的資訊）無論吃下的是哪一

種碳水化合物，「糖就是糖」，所以從此即使攝取健康的碳水化合物，他們也會有罪惡感。人們不斷改變飲食方式，有時每月一次，因為他們一直在尋找正確的飲食方式。那些聲稱，「我憑直覺吃，這就是我保持健康的方式」，最終還是生病了。例如，「我的身體感覺需要這些雞蛋」，在不知道這些食物如何影響健康的情況下，其實這是你的口腹之慾，「憑直覺」進食並不代表你知道究竟是什麼導致你的症狀或疾病。在我們成長的過程中，我們暴露在混亂的食物資訊或食物困境中，無論是餐桌上的食物不夠、無法採購新鮮水果和蔬菜、家人不重視、疾病影響胃口，還是社會價值觀和形象等。一路走來的成長經驗，這些特定的組合集結與形成我們如何看待食物，然後，我們又不斷接觸到建立在這些基礎上的標題報導、趨勢、觀點、信念、理論以及生活環境。

　　這是天性，離不開食物是動物本能，因為我們生存得靠食物，每個人都一樣。然而，所有人對食物的意識覺知不盡相同，我們不需要為此感到羞愧，也不需要因為吃什麼而懲罰自己，更不需要因為擔心吃什麼而自責。我們真正要留意的是，綜觀所有食物與人類關係的資訊中，實際上大多與真相不符，因為我們沒有被教導如何餵養自己，才能永保健康的真相，或者真正健康排毒法應該怎麼做（提示：不是飢餓或折磨自己）。人們仍然在推測遊戲中打轉，同樣的專家呼籲人們要採取均衡的飲食，但他們甚至連什麼是適合自己的均衡飲食也不確定。

動物與植物蛋白

　　在所有關於蛋白質混淆不清的信息中，最常聽到的兩大陣營分別為：動物蛋白與植物蛋白。植物蛋白是小兵，與動物蛋白相比，簡直是小蝦米對大鯨魚，然而，植物蛋白的擁護者是戰士，他們堅信不移──直到開始出現一些症狀，並且發覺世人將他們的症狀歸咎於植物性的飲食，在壓倒性抨擊的局面下，他們迅速轉向投入對方陣營。

　　與此同時，動物蛋白陣營中的人也生病了，症狀一樣多。不同之處在於動物蛋白沒有受到同等級的檢視，身在主流陣營的人不會詆毀他們的飲食，將其歸咎

為病因，他們不認為健康問題與吃的食物有關。然而，採植物性飲食的人就沒這麼幸運了，一旦他們出現疲勞、腦霧、疼痛或任何其他病兆時，馬上就被歸咎於他們的飲食。可悲的是，肉食者不僅把蔬食者的病症歸咎於他們的飲食：連蔬食者本身很快也失去對水果和蔬菜的忠誠，輕易就相信動物蛋白質陣營的說法。

這兩個陣營至少被認為比標準飲食更健康，兩者避免加工、油炸食品和大多數的穀物，傾向於生酮飲食理念——高脂肪有益健康，如果無法避免碳水化合物，最少也要限制攝取量。不過，這兩個陣營都沒有採取正確的排毒淨化措施。

無論是提倡動物蛋白或植物蛋白的人，他們都搞不清楚當今症狀、病徵、疾病的真正原因，雙方都沒有意識到缺乏蛋白質與為何病情沒有好轉或導致生病根本無關，甚至支持他們理論的科學實證也很少。傳統醫學對蔬食運動、高脂飲食或高蛋白飲食不以為然；傳統醫學從不相信食物是疾病的根源。沒錯，雖然你會發現一些研究，關於食物在第 2 型糖尿病等例子中扮演重要的角色，傳統醫科大學仍然疏於教導食物是疾病背後的原因，即使那些醫學院的學生也毫不在意。

因此，每個人對淨化和排毒一知半解是正常的，所以健康專家會發表如果飲食「均衡」，身體每天就會自行排毒的錯誤觀念。究竟是什麼導致疾病的錯誤信息眾說紛紜——如果沒有親身經歷或見證，又如何知道該透過什麼特別的淨化來解決根本的病因？

理解與尊重

所有這些食物的亂向意味著，當家人、朋友甚至陌生人看到你在排毒時，他們可能會質疑與勸阻。然而，根據特殊情況採取特定的排毒法，很可能是明智的建議，但目前坊間充斥各種不甚完善的排毒法。

即使你正確遵循本書的排毒法，或者只是將一些醫療靈媒的信息應用在生活中，你可能仍然會受到質疑。因為過去人們對排毒法的濫用，這是可以理解，恐懼總是圍繞在淨化和排毒這兩個詞彙，身邊的人想保護你——因為他們還不瞭解我們身體所面臨的問題，以及導致疾病的原因。

許多有病症或被診斷出患有某種症狀或疾病的人都承受著巨大同儕的壓力，他們四處求醫尋找解方，每天過得就像病人般小心翼翼。這種壓力可能是要依照某種方式進食：例如，採取主流療癒飲食或在飲食中攝取「足夠」的脂肪或蛋白質，無論是植物性還是動物性。同儕的壓力會讓人沮喪，甚至產生誤導，因為這種壓力揮之不去。當你找到治癒的機會時，人們仍然會七嘴八舌。你或許會聽到，「你又在進行另一種排毒？」他們可能會質疑，就像你一樣，懷疑在用盡各種方法後，是否真的找到了答案。

或者，他們曾經有過不好的排毒或飲食經驗，這些花俏或人為的排毒飲食法，並沒有關於如何排出致病毒素的真相基礎；也許因此讓人留下負面的印象，進而導致更糟糕的飲食習慣。他們不明白醫療靈媒的排毒淨化法來自高靈，可以協助人們解決生病真正的原因。當我們保持戒心以免再次失望時，有時當真相終於來到面前，我們卻還沒有準備好接受。

當你開始著手進行本書其中一項排毒時，那些為你憂心的人不知道這是針對特定狀況的特定排毒法。他們仍然受到普遍錯誤信息的影響，甚至已經過時的「均衡」建議仍然廣為流傳。他們不知道你此刻的健康狀況，他們不瞭解你的內心深處迫切渴望痊癒。

當你看起來很好或忽視自己的症狀時，你很容易誤解那些身體不適，以及正在經歷某些事情的人。也就是說，除非自己親身經歷或身邊親人有相同的處境，陪伴他們四處求醫，試圖讓他們打起精神，當他們整天只能待在沙發無法移動；想盡一切方法支持他們，有時甚至陪他們一起受苦，或為他們加油打氣——你知道這種掙扎再真實也不過了。當你看到他們苦尋慢性疾病的答案，眼中不時流露出擔憂和疲勞時，你會感到心痛無法置身事外。

每人都有不同程度的健康問題，有些人可能苦於痤瘡等症狀，因疼痛或不好意思出門而驚慌；有些人可能因腦霧無法完成學業或待辦事項而不知所措；有些人長期酸痛或疲勞，但他們不會不安，因為他們認為這是正常或老化的現象；有些人全身上下都是病，他們可能已練就一身忍功，去到一種看似平靜的境界。每個人都以自己獨特的方式處理健康問題，一切看似有效且合情合理。

我們必須尊重那些因健康問題而受限的人。幾年前，我們必須教育大眾關於

腦性麻痺、中風、肌肉萎縮症、口吃、言語障礙、唐氏症和其他已知障礙的認知，好讓我們學會尊重。現在進入一個新世界，我們需要提升到一個全新的境界——因為幾乎每個人或多或少都有某些症狀或狀況。除了理解和尊重那些我們已知的疾病外，我們還需要尊重那些每天與慢性疾病相處，但找不出病因的人。

當某人身體開始出現狀況時，他們會越來越不受重視，除非他們是長者（在這種情況下，人們認為是正常的）或孩童。對於介於中間的人來說，這幾乎就像是一個階級制度，生病和沒生病的階級。我們被區隔：慢性病被刻意隱藏，被漠視或忽視，那些可以隱藏症狀的人會假裝沒事，隱忍病痛，這樣同學就不會懷疑，或者同事不會告訴老闆。我們活在一個因病受罰的年代，被教導如果沒有出色優越的表現，我們就毫無價值可言。

然而，醫學科學和研究從未因找不出為什麼這麼多人長期受苦的答案而受到指責，反倒是生病的人受到譴責，他們被告知或自覺生病是咎由自取。由於科學尚未發現慢性流行病和神祕疾病的生理原因，人們只能尋找漫無邊際的解釋。

這就是為什麼相信不健康是自作自受的人越來越多，在缺乏資訊的情況下，在「原因不明」和自身免疫理論的時代，人們責怪生病的人，認為疾病是自找的，因為怠惰、消極或負面思考所致，或者在某個層面上，他們選擇讓自己生病。又或者他們認為身不由己，無法掌控，對自己沒有信心。反正到頭來，每個人都會出現症狀或疾病，這樣就不用擔心健康問題被別人知道。在現實中，那些不曾因疾病所苦（只是時候未到），或不曾照顧病患，從未費盡心思尋找答案的人，無法身歷其境認清真相。而那些本身或親友身陷病痛的人，肯定能感同身受。然而，你值得再次相信自己；你值得再次尊重自己，是時候做一些改變。透過本書的療癒步驟，啟動身體的自癒能力，你只要做到這點就行了。

本書如何運作

在第一部〈我們需要排毒淨化〉接下來的內容，你會進一步瞭解當今健康的狀況，以及如何看待坊間的排毒理論。在下一章中，你會發現當今人們普遍

筋疲力盡的真正原因。之後，如同警鐘的第三章，你會意識到威脅我們健康的毒物和病原體，早在我們出生之前就有了──並且繼續影響我們的日常生活，因為我們每天都會接觸到。如果你認為自己不可能藏匿任何毒素，本章將讓你大開眼界，你會發現不計其數的隱藏毒素。除了關於如何避免生活常見毒素的建議外，文中還會提及一些無可避免的毒素，並且闡述為何知道正確的排毒方法非常重要。

第一部後半段，你會看到〈關於微生物基因體〉、〈剖析間歇性禁食〉和〈榨汁與纖維之爭〉等章節，這些都是關於目前時尚話題的解答。重點是不要被誤導的理論影響而抗拒排毒，這些章節將提供你需要的正確知識，讓你免於受到錯誤信息的影響，依然保持在正軌上。接下來第七章〈麻煩製造者的食物〉也很重要，認識不利於身體康復的食物。

在第八章中，作為第一部的總結，你會找到排毒淨化的指南，從第二部開始的 369 原始、簡易和進階排毒淨化法，到第三部〈其他醫療靈媒救命排毒法〉，甚至在第八章，你會學到這些排毒法如何與醫療靈媒系列叢書其他的排毒法搭配。如果排毒對你來說太複雜或遙不可及，請先不要絕望，你一定可以找到適合你的方法。

無論你決定從哪種排毒法開始，你會發現先通讀第二部和第三部所有的內容非常有用，因為瞭解其他救命的排毒法有助於讓你更瞭解 369 排毒法的機制，而知道 369 排毒法的原理，或許有一天你會想到這個有效排毒法對你的助益，即使你尚未完全準備好嘗試。

第四部，〈排毒重點指南〉從〈排毒注意事項〉談起，例如為何檸檬水對我們有益（這是排毒「可行」的部分）、如何處理排毒中斷、甚至瞭解清水斷食和果汁斷食。在第二十章〈身體的自癒力〉，你將瞭解身體在排毒時的癒合過程，以及在排便和減肥方面會發生什麼事。第二十一章〈排毒應變方案〉提供第二部和第三部中最常見的排毒食品和飲料的變化和替代方案。之後，另單獨成食譜書。

第五部，〈靈性療癒支持〉，將更具體化，提供一個反欺凌工具包，揭露為何排毒會讓人情緒化的生理原因，以及如何捱過這些感覺，並且在精神上支

持你，提醒你治癒是有可能的，本書這個部分就是你的精神支柱。無論你的療癒帶你進入哪個新階段，這些心靈糧食隨時在你需要的時候都能派上用場。

最後，第六部你會閱讀到〈瞭解原因與治療方案〉，針對特定病症和狀況提供廣泛的補充品清單，以及導致各種健康問題的洞見。在這個部分，你會發現是否要在醫療靈媒排毒的過程中搭配補充品的指南，以及應該避免哪些補充品、原因何在，還有如何在生活中應用草藥和補充品。你可以將這些指南放在身邊以備不時之需。

~ 第二章 ~

疲勞倦怠的原因

　　挑戰身體的極限是人類的天性，我們喜歡鞭策自己登峰造極，不知道何時該撤退，何時該停下，什麼時候該休息，什麼時候該慢下來。如果可以，我們會試圖擺脫一切，跳脫身兼多職到思緒萬千的情境，無論是為了生存不得不承擔重任，還是因為才華洋溢只好能者多勞。我們需要經常提醒自己適可而止，學習平衡與管理我們的精力，只要稍加不留意，我們很可能會精疲力竭。

　　每個人的極限和倦怠感不盡相同，有些人可以用某種方法鞭策自己，但對有些人可能一下子就體力耗盡。在工作和成就方面，我們總是愛和別人比較，不管其他人從事什麼領域。無論是職業、愛好、體育、學術、社交媒體，還是生活其他領域，我們的體力極限可能比別人低或高，我們不能以此評斷任何人，也不能以此批判或覺得自己不如人。

　　每個人疲勞倦怠的情況與原因各不相同，有毒重金屬是一大因素，這是為什麼第十七章，我要特別提及重金屬排毒淨化很重要的原因。大腦不同區域沉積不同程度的有毒重金屬會加速一個人的倦怠感——因為當金屬滲入神經元時，電脈衝會變熱、更不穩定，神經傳導物質變弱和減少，腦電波過於活躍，讓人很難在一般可以完成的時間內達成任務。這與聰明無關，當我們談論預防和理解疲勞倦怠時，有毒重金屬是我們要考慮的一個主因，我將之稱為有毒重金屬疲勞倦怠症。

　　接下來是慢性疾病和慢性症狀。潛在輕度的病毒感染比任何人知道的都還要普遍。通常，有些人不知道自己肝臟深處潛藏著 60 多種第四型人類皰疹病毒（EBV）中的其中一種或多種，和／或 30 多種帶狀皰疹病毒，和／或巨細胞病毒或其他病毒株中的一種或多種，這些病毒所產生的神經毒素成為廢物後被釋放到血液中，進而刺激神經，造成輕度的神經疲勞。當人們工作量或活動量大

時，這會加快體內的疲勞反應。他們可能比其他人更「不耐操」，更容易「短路」，或者無法承受強大的情緒壓力，然而卻沒有人能告訴他們這是一種病毒性倦怠症。

有些人在情感上受傷，遭受背叛、心碎、分手、離婚、失信或失落的傷害，或者失業或失去社群。當一個人在生活中承受巨大壓力時，倦怠感會來得更快。這通常與創傷後壓力症候群（PTSS）和強迫症（OCD）有關，大腦深處的記憶很容易被日常生活瑣事觸發，處在這種情境下要振作和避免倦怠更是難上加難。

有些人倦怠的因素不只一種，例如，他們體內可能有潛在的病毒，進而導致甲狀腺功能衰退，同時他們的腎上腺功能低下，肝臟代謝緩慢，導致診斷出各式各樣的疾病，從小腸菌叢過度增生（SIBO）到萊姆病等。更重要的是，有些人的肝臟和大腦可能沉積一些有毒重金屬，例如汞、鋁和銅，同時在情緒上承受許多事情，並且拼命工作維持生計，供給自己和親人需要的資源。或者，和一個長期受壓的人一起生活，形成一種不斷消耗能量的局面，因此很「傷神」，光是這樣就足以讓人產生倦怠感。

有些人只有一個因素，有些人有很多，還有一些人整體上看起來很健康——他們體內沒有太多重金屬（至少現在沒有），沒有太多病毒性炎症（至少現在沒有），沒有因為家庭或關係的創傷而觸及太多情緒的傷口。然而，如果他們投入太多時間，無論是熱愛的創造性工作，還是勉強糊口的工作，他們仍然會有倦怠感。當我們不知道自己的底線在哪裡，我們可能會撞牆。即使當我們知道倦怠的徵兆和訊號時，有時就是身不由己有苦難言。在很多情況下，我們不得不一大早起床，強迫自己做必須做的事，無論是否感到疲倦。

無論我們追究倦怠的原因是什麼，重要的是不要自責。倦怠經常被貼標籤——就像責怪基因或新陳代謝，或身體攻擊自己的自體免疫理論一樣，這個標籤讓當局有藉口不用努力尋找潛在的答案，這個標籤讓人們覺得這是自己的「問題」。你的疲勞倦怠不是因為你有問題，你只是沒有在平衡身心方面下苦功。記住，人類的天性是竭盡所能鞭策自己，在這個星球上，我們正面臨重大的挑戰，如果你的腎上腺受損或承受情緒壓力，再加上遇到有毒重金屬或病毒過量時，這真的不是你的錯。

你可以透過找出導致倦怠的潛因，使用本系列書中的工具保養自己，讓自己不再受苦。你吃得好嗎？在閱讀接下來的章節後，你肯定會對「吃得好」有一個全新的定義。你是否有足夠的睡眠，是否在忙碌工作後有足夠的時間恢復精力？你是否攝取適當的補充品？有關詳細的補充品說明，請參見第六部〈瞭解原因與治療方案〉。當然，你是否透過排毒淨化來清除體內的毒素和病原體？在這世上，我們面對的毒素和病原體比我們所知的還要多。透過本書中的醫療靈媒排毒淨化法，我們可以為自己和家人提供重要的保護之道。

　　「堅持不放棄最重要的基礎之一是意識到，無論如何，最終都不是你的錯。一旦你打從心底不再怪責自己，明白你的症狀或疾病不是你的錯，也不是身體的錯，這時，你會覺得自己充滿無限的力量。」

　　　　　　　　　　　　　　　　　　　　　──安東尼・威廉，醫療靈媒

~ 第三章 ~

察覺體內的毒素

我們可以選擇忽略接觸到的一切，以及它們如何威脅我們的健康，明知它們的存在，但視而不見，假裝它們不存在或否認一切。甚至我們不知道它們的存在，因為沒有學過。如果沒有解決的選項，忽略倒真是一個好方法，因為我們不知道還有可行的排毒法，能夠擺脫來自遺傳和長期累積的體內毒素。也許在一開始生病時，不知道或假裝毒素不存在是好的，如果找不到方法讓自己變好，或許這樣會讓我們好過一點。

「不知」已不是你的路了。因為你有這本書，現在你知道了。你知道有方法可以淨化和治癒造成慢性疾病流行的麻煩因子，你勇於面對我們揭露的相關訊息，清楚知道這是必要的知識，最好讓自己成為專家，這樣你就可以與生活中的親朋好友分享，在保護他們的同時也是保護自己。

我們不是都想自己做選擇嗎？還是你想交出選擇權，讓別人為你做決定，甚至是對你不利的決定？難道你不想為自己站出立場，知道問題究竟出在哪裡，並能夠為自己辯護嗎？每個人應該有能力保護自己、家人和其他親人免於傷害──但世界並非總是如此。就某方面而言，我們未必可以保護自己，許多人深受其害，因為我們無法透過現行產業和階級制度的規則和體系來保護自己，也無法透過主宰這個世界的運作制度來保護自己。

面對疾病我們常感到無能為力。我們一生中繼承或接觸，以及反覆接觸的許多有毒化學物質和毒素，都是以相關產業和金錢利益者的考量，而不是我們的最大福祉。我們從頭到尾都沒有發言權，但這些物質讓我們生病，因為我們被蒙在鼓裡。與此同時，這些見不得光的祕密正是影響我們的東西，也是感染我們的原因。從精神層面而言，黑暗希望我們永遠留在黑暗裡。

沒有品質的生活、壽命減少或壽命短且沒有生活品質：我們為什麼要接受

這是新的常態？這就是當今社會的現象，生殖系統疾病、自體免疫疾病、情緒和精神狀況，以及其他健康問題成為一種新常態——同時，人們不尊重患者的處境也是一種新常態。我們仍然處於對待慢性病患如同麻風病患這種過時的時代，一開始我們就不應該如此對待麻風病患！我們將受苦的人藏起來。這是業界故技重施的策略，他們在控制你的同時坐擁厚利——但受惠的人不是你。現在時代不同了，由於社交媒體普及，慢性病患可以為自己發聲，提高曝光率和連結彼此，他們在整個力抗疾病的過程中，仍然需要更多的尊重。

當他們透過本系列叢書等找到治療方法時，他們更是讓人佩服，因為不管是年輕人、老年人或介於兩者之間，在治療的過程中經常受到挪揄和質疑，懷疑他們一開始是否真的生病。努力克服慢性症狀已經夠難了，這時再加上抨擊使得治癒過程難上加難。這是另一種策略，縱容對慢性病患者的嫌惡聲浪，試圖打擊和打壓他們，這些通常是那些尚未因病痛所苦或對疾病不甚理解的人，他們無法感同身受，因此故意貶低那些為自由、健康和治療權而戰的人。如果你一直否認某個人的挫敗，那麼你更是看不到他們的成果；如果你沒有留意到他們的生命日漸黯淡，那麼你更不會意識到找回生命活力對他們的重要。

麻煩製造者，這是我給毒素、毒藥和病原體的別名，因為它們就是如此：為我們的身體、大腦和生活帶來麻煩。不管你多一廂情願認為你的體內沒有病毒、細菌和有毒重金屬（僅舉幾例），你絲毫不受影響，它們也傷不了你，然而真相是，身體的任何症狀都是體內某些不良反應的證據。在這個時代，沒有人能夠倖免。

我們每個人體內都有麻煩製造者，它們對我們有害無益，其中有些麻煩製造者來自我們的祖先，於是我們繼承了這些麻煩製造者，這不是任何人的錯。我們不能因為父母、祖父母或曾祖父母身處的世界所接觸到的東西責怪他們，也無須因為孩子的症狀責怪自己。我們能做的就是醒覺，睜開眼睛，打開燈看清楚擺在我們面前的資訊，唯有這樣，我們才能保護自己和所愛的人免受於疾病的侵害。

這是你的機會，你要好好善用它。

我們體內究竟有什麼

　　即使許多人出現各種症狀，小到輕微，大到嚴重都有，人們通常不會想知道他們體內是否帶有有毒重金屬或任何種類的病原體，這主要是發生在年輕族群的身上，他們幾乎不會想到自己體內會有病菌或微生物存在。通常十幾歲、二十多歲，甚至三十多歲的人，往往認為出現病兆或症狀的原因是飲食中缺乏蛋白質或優質脂肪，或者是消化道不平衡，攝取過多碳水化合物，甚至水果都是問題之一。只有當用盡各種方法，發現原來這些都不是答案，並且從經驗學到教訓時，他們才真的意識到並且接受體內的毒素、病毒或其他病原體可能是生病的原因。

　　每個人體內都有各種不同的毒素。雖然相似，但每個人的毒素組合都不一樣。有些人可能在裝有插電式空氣清新劑的辦公室工作多年，他們的肺部已被有毒油浸蝕多年；有些人可能在充滿黴菌的辦公室工作；有些人從事景觀美化工作，長處暴露在設備排放汽油煙霧的環境中；有些人在靠近交通繁忙和大量廢氣的地方工作，經常吸入一氧化碳、鉛、石油副產品和二氧化氮等。同時，為了做好這些工作，他們都依賴不同的傳統身體和洗衣產品，如化妝品、染髮劑、除臭劑、香水、古龍水和烘衣機衣物柔順紙，這意味著他們吸入，甚至吞下有問題的成分，或者那些成分滲入毛孔，堆積在我們的體內——更不用說我們從各種來源接觸到的有毒重金屬，如汞、鋁、鉛和銅，以及我們出生時就已經存在體內的毒素。

　　再來是藥品。我們體內都有藥物殘留，無人倖免。你可能會爭辯說，有些人從未服用藥物，無論是處方藥還是非處方藥。這麼說吧！我們生來體內就有藥物殘留，因為我們的父母或祖父母服用的藥品。如果你的祖先過去幾代都沒有人服用過任何一種藥物，那麼用抗生素飼養的食物呢？你或你的祖先是否吃過非有機或非野生的動物產品？如果你也能回答「沒有」，那麼你仍然會接觸到抗生素，因為我們的供水系統中含有藥物。如果你能保證從未在餐廳、咖啡店、飯店或家中使用公共供水系統的自來水；從來沒有用自來水洗澡或刷牙；從來沒有吃過用自來水煮的食物——**從來沒有**——那麼，這真是一個奇蹟啊！我們每個人體內都有殘留的藥物。

地球不是一個純淨的地方，在這裡生活或茁壯成長並不容易。也許有其他星球沒有毒素，沒有任何有害物質，那裡的人的細胞從未遭受工業革命帶來的毒害。但我們的星球不是。我們體內都有因藥物引起的病原體和工業廢物殘留，有些人比其他人多，這些毒素存在我們的細胞中，除非我們採取措施，否則它們永遠不會離開。我們不能假設我們不需要排毒淨化，不能假設我們的身體會自行運作，如果我們採取看似最好的趨勢飲食或公認是「正確」的飲食法。如果我們以為依照任何特定版本的「健康」、「平衡」和「直覺」飲食法就可以免去排毒的需要，那我們就大錯特錯了。

　　之前我們提及，衛生保健單位有些人不以為然──而且極度排斥，他們反對淨化排毒，他們相信透過均衡和運動，身體自然有淨化和排毒的機制。我們已經探討過「均衡」的神話，所以你現在知道，雖然出於善意，但這些專業人士仍然被誤導。他們的教育並沒有教他們慢性疾病真正的原因，因為醫學科學和研究並未有導致數百種症狀和病症的解答，那我們又如何奢望衛生保健專家知道呢？他們對我們每天接觸的事物一無所知，完全不知這些非天然的麻煩製造者對我們造成的影響。

　　身體在排毒和淨化方面需要我們的協助，因為承受太多無法自行排出，不但無法每天自行排毒，反而越積越多，這些毒物、毒素和病原體不斷沉積在細胞和組織中，例如大腦深處的汞，進而導致抑鬱、焦慮，甚至阿茲海默症；沉積在肝臟深處的病毒，進而導致萊姆病、狼瘡和其他自體免疫性疾病，以及我們目前發現到的新型麻煩製造者。如果我們用瓦斯爐做飯，當我們煎蛋時，這些致癌氣體會通過我們的呼吸道進入，並儲存在體內的深處。

　　解決方案不是停止日常生活，而是用正確的淨化和排毒技巧幫助身體，這樣這些無可避免的接觸源才不會影響我們，同時讓芹菜汁和重金屬排毒果昔等良方成為我們日常排毒的一部分，以及更加瞭解日常生活確實接觸到的有毒物質，並且在可能的情況下加以限制。為了協助你，下一章我們會詳細說明。否則，麻煩製造者層出不窮，我們出現越來越多因病毒和細菌引起的症狀，這些接觸源不僅助長微生物，同時還削弱我們對抗病原體的免疫系統，這肯定不是我們樂見的情況，不是嗎？

看不見的暴露源

　　談論有毒麻煩製造者是一回事，瞭解它們如何在我們體內搞破壞，以及它們到底有多可怕又是另一回事。人類的本能是眼見為憑，忽略看不到的事物，當我們聽信外界的雜音，我們會採取否認的態度。如果人們不是親眼看到有毒物質和病原體，這些對他們來說就是毫無意義。不過，我們很少看到直接的接觸源及其影響——例如，有人被殺蟲劑噴到立即生病。到目前為止，較常見的例子是，隨著時間的推移，看不見的微量殺蟲劑在某人的肝臟、大腦，甚至乳房和生殖器官組織中積聚，為多年後的症狀埋下病因。

　　這不是我們的錯，業界將我們蒙在鼓裡，甚至自己也蒙在鼓裡。如果他們知道這種情況正在發生，人們因為暴露源而生病，他們很可能還是會否認這一切。因此，我們的選擇就是靠自己找出真相——這是保護自己和家人的唯一方法。

　　在接下來的幾頁中，我們將探討一些最常見、令人驚訝、看不見（或幾乎看不見）的麻煩製造者接觸源，以及如果我們稍加不留意，它們可能對我們身體造成的影響。

❖ 汞

　　許多人聽到「汞」像是一個空洞的字，認為與我們的生活八竿子打不著。事實上，我們有太多機會接觸到汞，它對我們生活的影響非同小可。即使你最近沒有接觸到汞，也不代表你一生中沒有接觸過汞。幾乎可以肯定的是，你在受孕時就接觸過，每個人都一樣。我們祖先難逃汞毒性的傷害，並且透過受污染的精子和卵子將汞傳承給下一代。

　　汞已經存在於我們的世界數千年，而且是人為的。當然，這是一種自然元素，我們從地球上開採汞，將這種有毒物質帶入生活，如今工業上仍然使用汞。也許你聽過它用於某些類型的燈泡，在你一生中的某個時刻，你可能打破過這種燈泡，並且吸入微小的汞蒸氣粒子；你可能使用過某種含有微量汞的藥物；我們的供水中含有汞，包括海洋和淡水；在某些城市，使用未經過濾的自來水烹調的

餐廳食物可能含有汞；你可能來自仍然以汞補牙的年代；也許你或你的家人長年在工廠工作，因而接觸到汞。例如，汽車工業在許多不同的汽車零件中使用汞，當今的技術仍然在製造過程中使用汞，而且許多電池內仍然使用汞。我們經常認為汞只存在這些產品的內部，卻沒有意識到在製造過程中，實際上會在電池、某些燈泡等的外表留下殘留物，而這些殘留物可能含有微量的汞。

如果你認為自己不可能接觸到上述任何一種汞來源，不用懷疑，我們仍然處於暴露的狀態，因為它會從天而降。這不是因為宇宙把汞顆粒丟給我們，也不是汞之神流下的眼淚。汞不僅是閃亮的銀球形式，就像我們看到從破碎溫度計滑出的水銀球，它也可以是微小的顆粒形式。我們吸入的汞來自飛機和噴射機排放的汽化溶液，最終透過空氣進入我們的體內。

當汞殘留在我們的體內時，麻煩就來了。它會削弱我們的免疫系統，引發情緒和身心問題，使病毒迅速增長，變得更具毒性，在體內產生更多的毒素。這可能導致無數的神經問題和確診，包括神經性萊姆病、多發性硬化症、纖維肌痛、慢性疲勞症候群、躁鬱症、精神分裂症、注意力缺陷／多動障礙（ADHD）和自閉症等。當汞為人類皰疹病毒第四型（EpsteinBarr）等病原體提供養料時，它會促使病毒釋放一種重金屬神經毒素，比原本它所消耗的毒物還要強的毒素。含汞的神經毒素對全身神經具有劇毒，它們會引發疲勞、刺痛、麻木、抽搐、痙攣、焦慮、抑鬱、情緒障礙、偏頭痛、頭痛、耳鳴、四肢無力和睡眠困難等症狀。

微量的汞會造成健康的問題，這可能是生活中看似最不起眼的領域，而後卻造成嚴重的傷害。這就是為什麼我們不能認為汞與我們無關的原因。只有隨時留意，我們才能盡可能避免和保護我們的家人接觸新的毒物，同時想辦法消除我們體內殘留的毒素。

❖ 空氣清新劑、香氛蠟燭、傳統洗衣粉、織物軟化劑、香水、古龍水和鬍後水

我們所到之處充斥著化學產品，以為這是正常，甚至是好的，目的在創造令人愉悅的香氛。究竟這些人在取悅誰？如果沒有人真正喜歡古龍水的味道，

無論是擦的人還是與他們互動的人，為什麼還有這麼多人使用它？在一百個人的房間裡，只要有五個人擦上古龍水，整個空間就會臭氣薰天。

不要低估這一類的毒性，只因為這些產品含有我們被告知會讓人愉悅的香氛，然而，無論是在家裡，還是在我們身體上，這並不意味著它們是安全的。這些都是一些最危險的化學物品，對我們未來的健康埋下隱憂。

例如，我們認為透過空氣清新劑，可以營造一個更愉悅的環境。然而，一旦使用插電式空氣清新劑，我們的嗅覺立即變得麻木。當你的住家或辦公室，或其他環境使用向空氣中噴出含有化學成分油質的插電式空氣清新劑時，你可能再也聞不到其他味道了。當它們插入牆壁後，許多人忘記空氣清新劑的存在，沒有留意到何時用完，因為牆壁、床上用品、枕頭、家具、通風口和窗簾全都是空氣清新劑的味道。當我們對這種氣味變得遲鈍時，其他的味道也幾乎聞不到了。

這些帶有化學氣味的揮發性毒物會傷害肺部——它們的蠟狀油性殘留物會在肺囊中積聚。如果你不吸煙但喜歡插電式空氣清新劑，那麼你不如取下插電式空氣清新劑，然後開始吸煙。沒錯，實際上，與每天吸入插電式空氣清新劑相比，吸煙可能肺部還會比較健康有活力，而且不會出現一堆疑難雜症，這樣你知道問題的嚴重性了嗎？

空氣清新劑的油膜不僅會影響肺部，當它從肺部進入血液時，最後會殘留在肝臟。此外，當我們透過嘴巴吸入空氣清新劑時，之後會進入腸道，然後進入血液到達肝臟。空氣清新劑殘留在器官內會降低肝功能，如果有哪位極度好奇的外科醫生，為一位長期身處在高度空氣清新劑飽和的空間患者開刀，該外科醫生可能會聞到患者的血液和細胞帶有空氣清新劑的氣味。

合成氣味中的化學物質會迅速降低免疫系統。這代表什麼呢？這意味著當化學物質進入我們的血液時，我們的自然殺手細胞、淋巴細胞和其他白血球細胞會吸收它們，而這會立即削弱我們的免疫細胞，甚至殺死一些細胞。我們的白血球細胞需要乾淨、新鮮、含氧的血液；隨著化學氣味，我們的白血球數會變得異常。接觸大量空氣清新劑、香薰蠟燭、古龍水、香水或類似氣味可能會使免疫系統減弱三至四天。病原體則可以趁機起義——尤其是合成氣味化學物質可能同時會滋生病毒和細菌，進而助長繁殖和增生，從而導致進一步的疾病。

那些容易罹患尿道感染（UTI）、鼻竇感染或纖維肌痛、慢性疲勞症候群、狼瘡、多發性硬化症、濕疹、牛皮癬或橋本氏症的人，可能會在接觸後症狀復發。

插入一個能釋放出讓你想起野花氣味的設備，這似乎是一種巧思，但終究不是真正的香水。它們是在工廠人工合成的，由一群人在實驗室測試氣味，並挑選出他們最喜歡的配方製作而成。不管是瓶裝或罐裝噴霧式空氣清新劑和香薰蠟燭都一樣糟糕，即使它們被稱為「天然香氛」，也不要被文字愚弄了。這與在食品成分中標示「天然香料」作為味精的祕密標籤策略相同。如今我們很難找到一個沒有化學氣味的封閉空間，當我們要搬家時，我們也很難找到牆壁上沒有殘留氣味的公寓或房子。如今，我們比過去任何時候更常去商店、購物中心、酒店、餐廳、辦公室、朋友和家人的住家以及公共廁所，搭乘計程車或出租車，你很可能都會發現空氣清新劑從通風口流出。我們隨時都會吸入空氣清新劑，從旁人衣服上就能聞到他們家空氣清新劑的氣味，再加上其他他們所使用的洗衣粉、乾衣機衣物柔順紙、除臭劑、洗髮晶、護髮產品、乳液、鬍後水、古龍水或香水等氣味。

我們生活在一個對化學成分過敏越來越普遍的世界。這意味著暴露在這些化學成分環境中不僅是容易過敏的人的噩夢，連之前沒有化學過敏史的人也出現新的過敏症狀。幾年前，大多是老年人抱怨空氣不好說：「我需要新鮮空氣」、「你能把火熄滅嗎？」、「請關上窗戶」、「關上前門」、「你讓灰塵進來了」，或者「我不喜歡那種古龍水的味道」。他們是那些活得夠久，現在身體才開始出現過敏的人。但現在情況不同了，由於現在年輕人接觸到的一切，他們對化學品過敏的現象正急劇增加，與新一代面臨的相比，反而老一輩的抱怨已是微不足道了。

現在，千萬不要因這一切而陷入恐懼和混亂。外出時，我們可以盡量採取一些方法避免這些氣味。例如，選擇不要經過百貨公司的香水櫃檯；購買無香味或僅用純精油的沐浴、身體和洗衣產品；找一家不用香氛蠟燭的咖啡店；我們總是會遇到，雖然，我們不能要求在火車上站在我們旁邊的人回家用無香味的清潔用品洗澡、洗衣，我們至少可以打造自己的房子、汽車，以及任何我們可能長時間身處的環境，成為一個沒有化學香氛的綠洲。如果我們可以為自己

的工作場合做決定，最好制定無香氛政策。當然，不管怎樣，我們難免都會接觸到，因此排毒尤其重要，這樣我們的身體才能不斷地釋放與修復。

❖ 殺菌劑

曾幾何時，現金聞起來像現金，你可能還記得小時候五美元鈔票特有的紙味——清新的氣味。至少在美國，這種氣味已被殺菌劑取代。可能沒有人留意到這一點，也應該不會有人知道，因為沒有人討論。如果你注意到從 ATM 提款的現金聞起來有異味，你只會認為是銀行添加了香氛，但那個香味是殺菌劑的味道，如果你仔細聞，你會發現有點刺鼻，當其味道特別濃時，甚至還可能讓你出現胸悶的現象。

化學公司想盡辦法向機構和公司灌輸在各種產品上使用殺菌劑，甚至連政府的產品，如紙鈔等都免不了。服裝是一個巨大的產業，也是使用殺菌劑的另一個大宗。今天大多數衣服都含有殺菌劑——同樣的，沒有人知道。你不知道你聞到的味道就是殺菌劑，你不知道你已經暴露在殺菌劑中，你不知道這會如何影響你的健康。即使你真的留意到，你也會以為新毛衣上的味道是來自商店或倉庫，完全沒有意會到這是殺菌劑的氣味。

殺菌劑的氣味類似香水。你可能沒感覺，如果你有用香水、古龍水或身體香氛噴霧；如果你穿著用香氛產品洗過的衣服；如果你的家中、汽車或工作場所中有空氣清新劑；或者如果你身處在合成氣味的環境中。這些氣味會破壞你的防禦機制：你的嗅覺。例如，如果你和朋友一起購物，那個朋友身上有擦香水或古龍水，那麼你恐怕無法聞到試穿夾克上的殺菌劑氣味。當你去除周圍有毒的氣味——傳統的洗滌劑和乾衣機衣物柔軟劑以及空氣清新劑、香薰蠟燭、香水和古龍水時，你就會開始留意到周圍的氣味。你的嗅覺會變得敏銳，你會注意到剛從自動取款機裡出來的錢或剛到的包裹裡的襯衫都帶有殺菌劑。

當涉及到這種化學戰時，人類的生命選擇權就被剝奪了。化工巨頭知道如何出售他們的化學產品並保持沉默，如何在我們不質疑的情況下，讓他們的產品進入主流社會，讓我們在不知情的情況下中毒。我們沒有選擇的自由，與此同時，我們一再被告知我們有主控權，但在這方面，事實並非如此。

殺菌劑是我們當今最嚴重的接觸源之一嗎？是的，它們正是如此。殺菌劑含有大量的銅，這是一種有毒的重金屬，濕疹和牛皮癬都與它脫不了關係。你是否留意到濕疹和牛皮癬的患者越來越多？大多數人在他們生命中的某個階段都出現過這些症狀。殺菌劑在成衣上使用廣泛，以至於兒童或成人去到醫生那裡，抱怨頭痛數週，但沒有人能找到原來問題的源頭出在殺菌劑。當生活已經夠難過了，殺菌劑更是雪上加霜。它們會進入我們的大腦和身體，主要是肝臟，並且使細胞變性，從而削弱它們。它們會破壞人體的免疫防禦系統，成為病原體的食物，例如六十多種人類皰疹病毒和其他病毒，甚至讓我們在未來容易罹患癌症，因為某些病毒的某些侵略性菌株是導致癌症的部分原因。

　　化學公司悄悄將殺菌劑置入許多不同的行業和產品，卻沒有告訴廣泛的大眾。他們做出決定，我們卻沒有發言權。不過，我們可以盡量避免使用殺菌劑，這點幫助很大。然而，要做到這一點唯一的方法就是隨時留意。如果我們不開始留意香氛氣味，我們就無從知道殺菌劑會出現在哪裡，這樣就很難避免了。

　　你需要注意什麼呢？我們知道紙幣上有，所以顯然它被賣給政府了。我們知道它經常出現在衣服上，所以很明顯它被賣給材料和服裝製造商。體育用品也有殺菌劑，全新的家具也有殺菌劑，現在紙箱上也有噴殺菌劑，紙製品也可以聞到殺菌劑，汽車內裝、水瓶外表，甚至連乾洗手劑都使用殺菌劑為基礎。最後，我們吃的食物也有，因為某些農作物會使用殺菌劑。

　　插電式空氣清新劑也含有殺菌劑。原因是化學香氛插電式空氣清新劑的潮濕、油性性質，意味著它們的揮發物會覆蓋家中每一件物品，包括牆壁和天花板。它們非常厲害，甚至可以滲入與穿透牆壁，有時從屋外就能聞到屋內空氣清新劑的味道。這種塗層會吸收水分並滋生黴菌。殺菌劑的目的就是防止黴菌和其他真菌在住家內生長，這似乎是使用殺菌劑的好理由。不過相反的是，殺菌劑會衍生更強的黴菌，一旦這些變異黴菌生成，且對殺菌劑免疫，接下來就會是一場無止盡的黴菌之災，這也是為什麼不要使用空氣清新劑的另一個原因。

　　殺菌劑的應用範圍數不清，因為清單每天都在增加。你可能會開始留意日常生活中，含有殺菌劑的有毒香水或刺鼻味產品。有時我們可以避免，有時我們可以將這些物品完全排除在生活之外，有時我們不得不收到噴滿殺菌劑的包

裏，或者在充滿香氛味的酒店房裡過夜。

　　這就是為什麼要排毒的原因──因為我們無法完全控制所有的接觸源，以及所有的工業污染，我們只能盡己所能。如果你有插電式空氣清新劑，將它們從插座上拔出來吧！新衣服在穿之前先洗一下，購買新家具時，放一條毯子在上面幾週以吸收有害的殺菌劑，然後將毯子取下並多清洗幾次。讓這些小舉動，但周到的步驟成為你的全新生存系統的一部分。

❖ 汽油

　　我們好像覺得汽油很安全，即使吸入也完全無害，我們的身體和健康絲毫不會受到影響。我們加油當作加水一樣，完全漫不經心。這些年來，我偶爾會聽到人們用橡膠軟管吸汽油，然後再吐掉的老故事，好像這種作法對你來說沒什麼好大驚小怪的。

　　汽油經歷許多毒性階段的過程，它曾經含有鉛。這有多危險呢？當全世界意識到鉛含量對人類安全危害重大時，於是引進無鉛汽油──就好像鉛是汽油內唯一有害的東西。大約在從含鉛汽油轉為無鉛汽油的同時，許多加油站也開始從全面服務轉為自助服務。這意味著在含鉛汽油時代，直接接觸汽油的人主要為加油站服務員、使用曳引機的農民，以及從事割草和園藝綠化工作的人。如果你是坐在車內享受全方位服務，那麼只有當你打開窗戶與服務員交談並付款時，你才會真正暴露在廢氣中。不過，在大多數地方，這樣的情景已不多見了，由於自助加油站興起，直接接觸汽油的人數呈指數增長。

　　再強調一次，不要以為汽油不含鉛，就代表沒有其他同樣危險的成分，有些甚至比鉛更危險。甲基第三丁基醚（MTBE），並不是唯一值得留意的添加劑；刪除它並不能解決問題。作為溶劑，汽油具有幽靈般的特性，滲入細胞組織的速度非常快，即使我們只是將廢氣吸入肺部。當皮膚接觸到汽油時，它會穿過皮膚組織，就好像你身體沒有皮膚保護層一樣。皮膚本來是身體的第一道防線，這個包覆全身的最大的器官，原本是要保護你的血液、免疫系統和你的其他器官。工業用的溶劑，如汽油可以穿透這層保護機制，一滴汽油滴在皮膚上就會瞬間穿透表皮層進入血液，就好像沒有任何屏障一樣，這就是溶劑的威力。接

下來，它們會從血液進入你的大腦，儘管肝臟會試圖阻止，盡所能地吸收它、容納它——因此肝臟最終成為大部分汽油的儲藏所。這有點像你的叔叔多年來在穀倉裡儲存一大堆的煤氣罐，也許已經沒氣了，他知道丟棄時要特別小心，但他的農場雜務太多，無法妥善處理，所以仍然堆在那裡，就像汽油殘留在你那超載的肝臟裡。

我們在給汽車加油的同時吸入廢氣——來自自己的油泵、旁邊加油的人，他們的油泵，以及周圍發動汽車時所產生的廢氣。許多加油站的噴嘴手柄上沒有扣夾，因此我們必須一直握著手柄，我們的臉離注入油箱的氣體只有幾英尺。另外，當我們在加油時上沒戴手套，有時汽油會噴濺到我們的手上。這些都是實際的接觸源，那些曾經或現在仍然在加油站工作的人，在大多數情況下，都無法享受高品質的生活。汽油會縮短人們的壽命——我們的青少年每週都在加油站為他們的第一輛汽車加油，而加油泵上沒有任何標示說明「**兒童和年輕人禁止加油**」；也沒有標示指出，**在操作加油泵時盡量不要吸入廢氣或戴橡膠手套，如果您有肺部問題，請遠離加油站，如果您患有慢性疾病，請保持距離。**

石化業輕而易舉就能製造出一次性口罩用來阻擋溶劑揮發物，讓人很容易就能從加油站的自動發放機取得。這是一個最好的例子，說明這個世界不一定會考量我們的最大福祉。這就是為什麼本章和本書其他部分訊息在此的目的：為的就是照顧你。汽油會破壞免疫系統，削弱神經細胞，使我們更容易感染病毒和細菌，促進它們生長，從而使我們更容易罹患神經系統疾病，這聽起來令人擔憂，但更糟糕的是，我們不知道，我們沒有好好保護自己和家人。

與其生活在恐懼中，你還可以尋找提供全方位服務的加油站，或者，如果找不到任何加油泵上有扣夾的加油站，至少你可以保持一點距離。你可以購買一盒一次性丁腈橡膠手套，放在車內加油專用。如果你患有慢性疾病，而且你有親友身體沒那麼敏感，且不介意廢氣，那你可以尋求他們的幫助。如果你必須自己加油，並且持續握住加油泵，那你可以留意風向，站在逆風處，這樣廢氣就不會直接吹向你。為了解決我們過去的接觸源和現在無法避免的接觸源，我們可以採取強效的排毒淨化步驟。

❖ 農藥、殺蟲劑、除草劑、化肥和草坪養護劑

如今，我們比以往更加關注有機食品——對許多注重健康的人來說，這是首要的焦點。然而，並不是每個人都吃有機食品，即使是那些只吃有機食品的人也未必能完全做到，所以最終我們還是會吃到經過殺蟲劑處理的食物。不過，諷刺的是，當提到農藥問題時，食物反而不是我們最擔心的事。

農藥幾乎無處不在。人們在世界各地的房屋和公寓不斷噴灑殺蟲劑和其他草坪養護劑，以驅除某些蠕蟲、蚜蟲、蚊子和其他蟲子。更糟糕的是，除草劑在公園和草坪上也很普遍，這確實具有破壞性：農藥、其他殺蟲劑和除草劑會使我們大腦等關鍵部位的細胞變性並受損，沒有人能倖免於吸入殺蟲劑，因為它們飄散的範圍很廣。全國所有的園丁都使用背包式除草劑噴灑草坪和花床上的雜草，一個人在草坪上噴灑的除草劑可以傳播數英哩，稀薄到我們聞不出來，但它的含量足以進入人們的肺部。除草劑也用於全球各地的農地，農場也會噴灑大量農藥，這些農藥會漂散數百英哩。很遺憾，即使你多年生活在一個小綠洲，沒有接觸到除草劑和殺蟲劑，但這並不意味著你將來不會旅行，也許去不同的地方就讀，然後搬到一個讓你第一次接觸到農藥的地方。

不需要大量的農藥、殺蟲劑、除草劑或化肥就能危害健康。只需要一點點，而且你甚至不知道它正在傷害你。同時，它瞬間就能成為細胞殺手，這就是為什麼你會在許多標籤上看到紅色的**危險**和小心警語，以及骷髏和交叉骨頭圖像：表明如果你誤吞或接觸到皮膚，你會有生命危險。事實上，如果不是坐在當地公園的草地或赤腳走在經過處理的草坪，我們大多數人至少每週都會從周遭的空氣中吸入它們。除此之外，針對臭蟲、跳蚤和螞蟻等害蟲的室內殺蟲劑又是另一個暴露源。

你還需要更多令人信服的證據嗎？除草劑、殺蟲劑和其他農藥會促進每一種退化性疾病的發展。用於綠化和加速草、灌木和樹籬生長的化肥都屬於同一類別，對身體有類似的影響。它們最終可能儲存在我們的深層組織，除草劑和許多殺蟲劑也可能儲存在我們的骨骼深處，導致骨髓和白血球細胞出現狀況。

如果你仍然認為自己沒有暴露在其中，請再想一想。整個春季、夏季和

秋季，這個國家每個州都會進行蚊子防治噴藥（有時還有其他害蟲噴藥），而蚊子噴藥是最危險的殺蟲劑之一，這就是為什麼選擇在夜間進行噴藥。當局擔心，如果人們在白天外出活動時進行蚊子噴藥，結果會導致神經系統疾病大流行——他們知道，如果在白天噴灑，不出幾分鐘和幾小時，人們可能會開始出現抽搐和痙攣、嚴重的疼痛、頭暈、缺血性腦中風、中風、四肢無力、肢體障礙、意識模糊、嚴重腦霧和偏頭痛等，所以選擇在夜間噴灑。也許當噴霧漂浮在空中時，你深夜才剛從派對回家。夜間噴灑對於喜歡在晚上或黎明前跑步的慢跑者來說也不好——而且暴露源很難追蹤，因為當局刻意不要引人注意。不過，當地的急診室可能會在一夜之間多了好幾位胸悶的病例，他們會用抗焦慮藥讓患者回家服用，沒有人會意識到吸入蚊子防治噴藥是導致這些患者住院的原因。到了早上，殺蟲劑已經進入我們院子和公園的草地與植物中，這意味著我們仍然還是會接觸到，儘管濃度沒那麼高了。

這些化學製劑殘留在我們的器官深處，並在未來幾年持續破壞我們的身體。這可不是那種去年才接觸一次，不久就會沒事的情況，然而，我們並沒有責怪這些非常毒的暴露源，反而責怪自己的身體，甚至怪罪我們的想法導致我們生病。這些殘留物在我們體內的保存期限非常長，它們就像送不完的「禮物」，經常出現在我們家門口，而改變這種情況的唯一方法就是透過排毒淨化將它們從我們的器官中清除。

❖ 輻射

這是一個未知的輻射源：通過機場安檢的行李。當你的行李通過掃描儀讓安檢人員查看內部時，這些行李會累積輻射，並在其上停留數年甚至數百年之久。下次你的背包或手提包或公文包通過掃描儀時，它又會累積更多輻射，一次又一次的旅行都會不斷累積。現在機場安檢比以往使用更多的輻射，而且每年都在增加。因此，我們應該每三趟旅行就丟棄一次隨身行李。托運行李掃描的過程通常輻射較少，因此丟棄托運行李的頻率可以少一點，大約每六趟就丟棄一次。（順帶一提，這些是單程旅行計算，往返就算是兩次旅行了。）

我知道沒有人喜歡這個信息，這聽起來很誇張和刺耳，尤其是受歡迎的昂

貴行李箱和這個提倡重複使用的時代。我能負擔得起每幾趟旅遊就買一個新包嗎？這樣不是很浪費？你可能會問自己，這是肯定的。然而，更大的問題是，你承擔得起嗎？如果你不買？尤其是如果你有嬰兒或兒童，他們可能有時會在你乘坐過多次航班行李的周圍，你能承擔他們接觸這些暴露源的後果嗎？（稍後會詳細介紹如何保護兒童。）

沒有人喜歡快速老化——隨著年紀增長很快就有白頭髮或皺紋或退化性骨骼疾病；沒有人喜歡身高縮水變成「老倒勾」；沒有人希望自己的手指甲和腳趾甲失去活力和光澤；沒有人希望自己的牙齒變色和蛀壞，或者眼睛因白內障或退化性視網膜疾病而視力模糊。我們肯定不想變老，我們總是在談論抗衰老，卻從不談論導致衰老的輻射源。輻射會迅速加速老化過程，導致細胞組織更快地退化；每個暴露在輻射下的細胞都會失去活力。雖然身體的細胞隨時在更新，但輻射並不會消失。我們需要透過 369 排毒和重金屬排毒法努力擺脫它（重金屬排毒法可以同時解決有毒重金屬與輻射問題）。否則，我們體內輻射的保存期限會比我們的壽命更長。當我們躺在墳墓裡時，即使過了數百年，我們仍在輻射中。

輻射還會降低免疫功能。保持強健的免疫系統很重要，這樣我們才能對抗病原體，以及對抗我們每天接觸到的毒素。當我們搭飛機時，我們會吸收到大量的輻射。況且天空中仍然漂浮著核輻射，其中是來自福島、廣島和切爾諾貝利等悲劇下的產物，而且在高處還有更多。另一方面，飛機上的每個人都剛剛通過掃描儀，並將掃描後的行李放在頭頂的置物櫃，所有的輻射全集中在我們的頭頂，我們因此吸收了更多的輻射源。除此之外——我們還會接觸到其他輻射源，如 X 光、電腦斷層掃描、核磁共振、手機等設備，甚至食物和水——如果我們能採取措施保護我們的健康、福祉和活力，這絕對值得付諸行動。

我們還要考慮沒有旅行的期間，行李要收在哪裡，特別是如果家中有小孩。當家裡有孩子或我們患有慢性疾病時，我們最需要注意的是，經常用來旅行的包包不要放在身邊。如果你將已經旅行五、六次或七次的家庭隨身行李袋放在孩子臥室的衣櫥內，該怎麼辦？如果你睡在離你乘坐過十次航班的背包只有四英呎遠的地方，每天晚上它都在你身邊輻射，怎麼辦？這些都是需要考慮的問

題。如果你有孩子，盡可能定期更換行李。當嬰兒靠近隨身行李時要特別小心，如果你家中沒有小孩，而且無法定期更換新包，那麼就盡可能將它們放在遠離你經常走動的地方。

另外，通過機場安檢時，行李內的東西怎麼辦？吸收最多輻射的最大物品就是行李本身。電腦、手機和衣服吸收到的比較少，我們可以把它們分開存放，不坐飛機的時候將它們分開。也就是說，我們通常不會將旅行中的那些襯衫、褲子和毛衣放在同一個抽屜裡，不然它們吸收到的所有輻射會集中在一起。相較於行李，我們比較常更換這些較小的物品，所以這點不需要太擔心。你在旅行時隨身攜帶的零食也一樣，當我們吃通過掃描儀的食物時，沒錯，我們會吸收到小劑量的輻射，在機場出售的食物也被掃描過。不過，旅行時需要吃東西，尤其要補充水分，所以請準備好零食和多喝水，並且計劃在這之後進行重金屬排毒果昔等淨化步驟來照顧自己。

這就是我所謂的生存之道。有些暴露源我們無法避免，不過，例如行李，我們可以減少接觸的機會。無論哪種方式，我們會更加留意，然後做出明智的選擇，例如下次購買行李時選擇一個更經濟實惠的包包，這樣我們就不會介意過不久就得替換，並且避免讓孩子睡在含有輻射的隨身行李旁。如果你覺得丟棄才用幾次的旅行袋很浪費，那麼不妨想想生病和住院的費用，以及發生這種情況時，生活各方面會遇到的代價。

未來，或許人們會更在意機場安檢的輻射問題。如果真是如此，請做好心理準備，或許你會聽到專家說行李吸收的輻射水平（如果檢測得到）對身體是安全的說法，這並不代表輻射真的是安全的——就像我們被告知汞填充物是安全的。有時工具和知識早已落伍，你要牢記在這裡發現的真相。

❖ 塑料

最近人們越來越關心塑料問題，尤其是在環境方面。隨著我們更加意識到生活周遭到處都是塑料，接觸塑料對我們有害的現實也讓我們陷入困境。藥品和PVC管都含有塑料。許多物品，例如肉類，都是用塑料包裝，還有更多數不完的清單。因為塑料無處不在，而且塑膠瓶、袋子、包裝和吸管隨處可見，我的目

的不是讓你更害怕，而是讓你考慮試著去除體內多年積累的塑料。

　　塑料對我們有害，這是什麼意思？這麼說好了，塑料是石化副產品，是各種對人體有害的化學物質混合物所形成的聚合物。依照配方，不同的比例產生不同硬度的成品，有些塑料很堅固可用於工業用途，有些則是輕薄有彈性，如塑膠袋。儘管塑料有問題，但它的應用很廣泛，我們無法逃避或完全擺脫它。有時，我們還得靠它製作療癒食譜。高品質的攪拌機、榨汁機和食品加工機值得使用，它們不會像廉價的一次性塑料那樣具有風險。雖然我們可以限制使用塑料吸管，停止使用塑膠袋，不過，你要知道，你使用的水是用 PVC 管泵水進入你家（雖然比金屬管更安全，但仍會有塑料暴露的風險）。更別提你觸摸的塑料髮夾、電腦鍵盤或人造皮革製成的鞋子，塑料無處不在，即使你認為自己已做出選擇，將塑料排除在生活各個領域之外，但別忘了，在這個國家的每個州，由於農業燃燒的塑料，你仍然會透過空氣吸入塑料。每年的某些時候，尤其是炎熱的天氣，由於空氣中積累的毒素，敏感的人會很難受，其中燃燒的塑料就是這些毒素之一。

　　所以我們吸入、吃下、喝下塑料。我們都暴露在塑料的環境下，無人倖免，躲也躲不了。塑料製品有我們看不到的逕流，當唾液接觸它、水接觸它或任何種類的油（包括皮膚的天然油脂）接觸塑料時，都會沾到一點塑料，雖然微乎其微幾乎檢測不到，但日積月累就夠多了。當這種塑料逕流進入人體時，它不會離開，因為我們今天的飲食和生活方式離不開塑料，同時，我們每天接觸的其他毒素和污染物也會進入身體，再加上我們的飲食方式，身體根本無法正常排毒。塑料並不是我們唯一需要擔心的事情，正如你從本章看到的，許多東西是同時進入我們的身體。

　　塑料在體內具有活性，會對其他毒物和毒素產生反應。如果你的體內有殺蟲劑、其他農藥、殺菌劑或溶劑類清潔劑等麻煩製造者，它們會與你接觸、吃下和喝下的脫落奈米大小的塑料薄膜相互作用。當體內其他化學物質與塑料石化薄膜相互作用時，其成分會產生變化，毒性甚至變得更強。

　　塑料最終會進入全身器官，沒有任何器官是安全或倖免的。在夏天，我們坐在被太陽曬熱的塑料草坪家具上。當我們坐在塑料海灘椅塗上防曬乳液時，

我們的手臂、腿或背部的防曬乳沾到塑料椅時會產生反應，使更多的塑料滲出。這只是一個典型的例子，防曬乳對我們的塑料泳池玩具也有同樣的效果。此外，你有沒有帶著由尼龍、聚酯和其他形式塑料製成的帳篷去露營？還有越來越流行的塑料服裝和塑料鞋？當風在吹的時候，你是否站在裝有乙烯基壁板的房子旁邊？當微風輕吹，你是否坐在開著乙烯基窗戶的家中？乙烯基地板現在也很流行。你有想過你的駕照和信用卡也是嗎？你有用過這些東西嗎？這就是為什麼我們擺脫不掉塑料的原因。

同樣的，我的目的不是嚇你，我知道很多人對塑料抱持謹慎的態度。但是，有些人不以為然，因此我要明確表示，我們都會從各種方面接觸到塑料。雖然小心使用肯定會有幫助，但即使你一天不使用一次性塑料，你也會在其他地方接觸到大量的塑料。在我們善用它們之前，我們需要積極排除這些年一直存在於我們體內的塑料。否則，塑料將成為我們器官的一部分，包括我們的肝臟，甚至我們的皮膚。

塑料不僅變成我們器官的一部分，它們會滲透進入器官，充滿整個器官。當肝臟因生活中的各種因素，包括高脂肪飲食（無論是「健康」還是非常「不健康」的飲食）而感到疲倦、停滯和代謝變慢時，它就無法過濾進入我們體內的額外塑料。作為身體的主要過濾器，我們的肝臟只能容納這麼多。因此，當塑料從我們的肝臟溜出時，最終會進入身體其他部位的細胞，在結締組織、肌肉組織和神經組織的細胞之間形成一層薄膜狀塗層，進而變成一個屏障，阻礙細胞呼吸，從而使細胞缺氧，導致身體某些部位更多的細胞死亡。因此，就個體細胞的層面，以及我們對兒童和塑膠袋的擔憂一樣，這也是為何塑膠袋上要印有關於窒息危險警告的原因。由於接觸到塑料，細胞會適應和變異，進而產生的新細胞會充滿塑料殘留物。

我們希望積極主動清除身體中的塑料。當我們年輕力壯時，總覺得自己是金剛不壞之身，但我們總有一天會變老。當塑料薄膜和殘留物在我們體內堆積時，我們現在可能感覺不到——例如，如果它們覆蓋在我們的肺部細胞上，我們可能毫無察覺，但這並不意味著在未來，它不會影響我們。我們現在需要留意的是，究竟我們讓什麼東西進入我們的身體，這樣我們才不會在日後付出昂

貴的代價。排毒是從肝臟等器官中清除塑料的關鍵——讓塑料遠離重要支持生命的細胞，並且有助於預防疾病。

麻煩製造者清單

我剛才分享的例子，很抱歉！那些只是我們日常接觸到的一些暴露源，以下是我們世上最常見的麻煩製造者清單，如果我們不積極清除，可能會為我們的健康帶來問題。如果你想深入瞭解我們是如何接觸到這些，以及它們如何影響我們的健康，還有身體需要多久才能排除，你可以在《搶救肝臟》這本書中找到更多的訊息。當你看到這些清單時，記住：我的目的不是要讓你不知所措和害怕，而是要賦予你知識和力量，唯有知道什麼會傷害我們，我們才能做好保護預防的措施。

❖ 病毒和病毒廢物

- 巨細胞病毒（CMV）
- 多種人類皰疹病毒（HHV）HHV-6, HHV-7, HHV-8
- 30 種以上帶狀皰疹病毒（除了一種尚未被發現）
- 來自這些皰疹病毒的病毒廢物（副產物、神經毒素、皮膚毒素和病毒屍體）多種單純皰疹病毒（HSV）HSV-1, HSV-2
- 多種未知人類皰疹病毒 HHV-9, HHV-10, HHV-11, HHV-12, HHV-13, HHV-14, HHV-15, HHV-16
- 60 種以上人類皰疹病毒第四型（EBV）（大多數未被發現）

❖ 有毒重金屬

- 鋁　● 砷　● 鋇　● 鎘　● 銅　● 鉛　● 汞　● 鎳　● 有毒鈣

❖ 藥品

　　在某些情況下，有些藥物可以挽救生命，有時確實是必要的。然而，許多藥物也會產生反效果，可能出現危及生命的情況。我們需要留意的是：意識到過度使用藥物會為肝臟帶來負擔，不同醫生開立不同的處方（或不同非處方藥物），這種混合藥物，可能會導致你的肝臟和其他器官不適，同時意識到即使你一生中不曾服用任何一種藥物，由於我們的食物和供水，最終你的體內還是會有藥物殘留。透過排毒，陳年的藥物可以立即開始從肝臟中排出。如果你的醫生認為你目前需要服藥，請務必遵循他們的指示。至少你可以先專注清除過去攝入並留在體內的舊藥物。

- 酒精
- 處方安非他命
- 抗生素
- 濫用娛樂性藥物
- 抗抑鬱藥
- 常規免疫抑製劑
- 抗發炎藥
- 安眠藥
- 生物製品
- 史他汀類降血脂藥物
- 血壓藥物
- 類固醇
- 荷爾蒙藥物
- 複合口服避孕藥
- 鴨片類藥物
- 甲狀腺藥物

❖ 居家化工產品

- 氣溶膠室內芳香劑
- 噴霧式空氣清新劑
- 傳統清潔產品
- 古龍水和鬍後水
- 傳統洗衣粉、衣物柔軟精和烘衣機衣物柔順紙
- 傳統染髮劑
- 傳統化妝品
- 傳統香氛身體乳液、面霜、噴霧劑、洗潔劑和除臭劑
- 傳統香氛洗髮精、護髮素、凝膠和其他護髮製品
- 乾洗化學品
- 髮膠
- 指甲化學品（如指甲油、去光劑、膠粘劑）
- 插電式空氣清新劑
- 防曬乳
- 香薰蠟燭
- 爽身粉

❖ 細菌和其他微生物

- 艱難梭菌芽孢桿菌（C. difficile）
- 食源性毒素（包括許多目錄上沒有的微生物。即使透過烹飪殺死微生物，其屍體仍然具有毒性，可能在體內積聚）
- 霉菌
- 寄生蟲
- 葡萄球菌
- 大腸桿菌
- 耐甲氧西林金黃色葡萄球菌（MRSA）
- 50 種以上鏈球菌菌株
- 沙門氏菌

❖ 化學神經拮抗劑

- 化肥
- 氯
- DDT
- 氟化物
- 殺菌劑
- 除草劑
- 殺蟲劑
- 殺幼蟲劑
- 其他農藥
- 任何形式的煙霧源

❖ 石化

- 地毯化學品
- 類戴奧辛物質
- 烤架、爐灶和烤箱燃氣
- 亮光漆
- 油漆稀釋劑
- 化學溶劑、溶液和製劑
- 機油和潤滑油
- 汽油
- 打火機油
- 塑膠
- 柴油
- 廢氣
- 煤油
- 塗料

❖ 禍害的食品

　　有關可能影響我們健康的食物清單，包括它們如何影響我們的詳細說明，請參考第七章〈麻煩製造者的食物〉。

❖ 毒害腎上腺素的情緒創傷

　　情緒從來都不是疾病的原因，它們只能算是觸發因素，帶給腎上腺巨大的

壓力，進而導致腺體釋放腐蝕性的腎上腺素，從而降低我們的免疫系統。當這種情況經常發生時，如果我們對本章中提及的其他麻煩製造者有潛在的過敏，這可能會危害我們的健康。由於這種免疫系統因素，反覆或長期過量的腎上腺素會對你的健康造成重大的影響，如果你正在處理病毒性的疾病。再次強調，這些情緒起伏不是你生病的原因，雖然有時我們會因為缺乏支持或資源而陷入困境，或被迫做出對我們不利的決定，進而造成無可避免的創傷。然而，我們可以透過照顧自己的健康扭轉情勢，並且藉由淨化排毒提升自己的能力。若要深入瞭解情緒和療癒，請參考第二十三章〈排毒的情緒面〉和第二十四章〈賦予靈魂強大的力量〉。

- 虐待
- 背叛
- 不斷失望
- 家庭壓力
- 財務壓力
- 心碎
- 不被聆聽
- 長期腎上腺極度受壓
- 被忽略
- 失信
- 恐懼
- 突然失去援助
- 被惡意對待
- 不被理解
- 背棄諾言
- 以腎上腺素為基礎的極限運動和活動

❖ 輻射

- 飛機旅行
- 手機和其他科技設備
- 過去核災難造成的持續大氣放射性微塵
- 電腦斷層掃描
- 核磁共振成像
- 食物和水供應
- X 光
- 正子掃描

❖ 麻煩製造者食品化學物質

- 阿斯巴代糖和其他人工甜味劑
- 檸檬酸
- 甲醛
- 味精
- 天然和人工香料
- 營養酵母
- 防腐劑
- 酒精

❖ 酸雨

● 被化學痕跡污染的降水（不只是凝結尾流）

是時候重新掌握你的生命

既然你現在知道體內殘留哪些東西，那你想知道如何排除嗎？在第八章〈排毒選擇指南〉，無論目前你的健康如何，你都會找到適合你的排毒法。我們每個人的狀況都不同，更需要個別化的方法。

如果我們沒有積極介入，身體將無法清除積累的這些毒素。即使知道這些新知識，如果你不想淨化，或者你的情況無法做任何的飲食改變，你仍然擁有改變的力量：盡可能減少接觸任何新的麻煩製造者，雖然有太多無法控制的因素，例如室外空氣品質，但生活周遭還是有一些常見的暴露源。找出本章你可以控制的物品，例如，自助加油時戴上丁腈橡膠手套，避免與朋友分享食物或飲料、停止使用插電式芳香劑、丟棄香氛蠟燭、不要使用香水或古龍水，改用天然洗滌劑，先從這些小地方做起。也許你現在的工作必需接觸你寧可避免的暴露源。你不必恐慌——此刻腎上腺素激增對你不會有任何幫助。相反，你可以先限制其他的麻煩製造者，並開始考慮是否可以要求改變工作環境，或開始另謀其他的職業型態，你要一步一步慢慢來。

當你準備好，你可以參考本書的排毒選項，第八章將告訴你如何選擇正確的方法。花幾天或早上的時間改變你的飲食習慣是值得的，淨化讓我們重回生命美好的時光——我們甚至不知道自己已經失去了，也沒有意識到我們可以再次擁有。

第四章

微生物基因體

　　微生物基因體這個詞彙漸漸廣為人知，因為它聽起來像是一個先進的詞，且無處不在，人們往往認為必須完全理解這個概念，結果變成「如果你對微生物基因體一無所知，這代表你完全不懂健康。」這意味著你可能會發現自己正好奇為什麼 369 淨化排毒法和其他靈媒醫療排毒法並未全然著重在微生物叢或腸道菌群。

　　真相是：微生物基因體的熱烈探討，代表人們越來越意識到慢性症狀和疾病的人口正在急劇增加。人們開始有這種意識是好事一件，這比起人們之前很難相信，他們無法起床不是因為懶惰；他們的腦霧、腹脹、胃痙攣或消化不良不是他們的錯；他們的痛苦不是自尋煩惱都還來得好。然而，微生物基因體趨勢最終並未讓我們更進一步，因為它的基本前提——真菌和念珠菌的不平衡，以及腸道中缺乏益生菌和無益微生物是導致我們現代健康問題的原因——這是不正確的訊息。儘管這與新潮流的想法背道而馳，但事實是，我們的健康並不全都歸結為腸道中健康微生物的複雜世界，這其中任何的症狀都只是一個更深層問題的跡象。

　　許多人的腸道充滿無益真菌、酵母菌、黴菌、酸性、微量有益細菌，以及粘在腸道內壁上腐敗的脂肪和蛋白質，但整體健康無恙，在日常生活中依舊運作正常。相較於有些人腸道沒有這麼多問題，但幾乎無法起床或身體莫名疼痛或極度焦慮。你或許可以為腸道補充所有你想要的有益微生物，選擇最好的益生菌，專注於改善你的微生物基因體，最終，如果你多年來一直有輕微病毒感染，或者體內器官，甚至腸道內有鏈球菌，這代表這種注重有益細菌的策略無法保證讓你的健康、治癒力和復元力高枕無憂。殺死病原體並從體內排除助長它們滋生的來源，才是解決神祕疾病背後真正問題的唯一方法，其中包括已被

命名，但醫學研究和科學尚未理解的慢性疾病。你無法用益生菌殺死無益細菌或病毒，殘酷的事實是，微生物基因體趨勢並不是我們尋求解決慢性病的靈丹妙藥。

另一個責怪自己的好理由

我們的腸道中有一個複雜的微生物世界，這是真的嗎？沒錯。但這是每個人受苦的答案嗎？不是，這只是另一種理論，因為健康界急著想瞭解為什麼每個人都生病了。這甚至不是一個新的理論，只是又繞回歸咎於念珠菌的老話題，告訴我們腸道是所有健康問題的癥結。這是將疾病歸咎於自己的另一個好理由──但這不會讓我們的健康有任何起色，因為錯真的不在我們。

任何在健康領域研究夠久的老鳥都知道，這算是舊調重彈。微生物基因體這個概念之所以捲土重來，是因為有一群未曾經歷過三、四十年前「都是念珠菌惹的禍」的新生族群興起。這些二十多歲甚至三十多歲的人還在成長，對健康世界一知半解，現在這一群菜鳥，準備成為宣稱「問題都出在你的腸道」和「一切都是關於酵母菌、黴菌和好菌平衡」的誤導，成為促銷益生菌騙局下的犧牲品。老一輩的人曾經經歷這一切，而年輕一代擁有廣大的社交媒體群，他們很容易受到影響而購買產品。他們沒有經歷過三十年前那種「你的腸道害你生病」；以及遵循所有腸道指引，但病況仍然沒有好轉的年代。

老一輩的人都知道且曾經歷過。當他們找到《醫療靈媒》的信息時，他們開始學習並接受體內有病原體的事實，這些病原體一直以來是造成慢性疾病症狀的原因。他們知道微生物基因體只是「問題全出自你的腸道的另一個話術，要吃得『更好』所指的是吃一些有益的微生物。」這並不適合作為長期的治療法，且療效不彰。然而，對一位二十二歲擁有社交媒體，並遇到腹脹最初跡象的人並不知道這一點。他們輕易被微生物基因體理論左右，這個理論比以往更具有說服力，因為現在背後有金援，這種砸重金的作法遠勝於過去利用念珠菌嚇唬人們的策略，是一種新瓶舊酒的技倆，目的在混淆視聽，預防人們知道疾

病呈指數增長的真相。這是替代醫療市場與傳統醫療市場一樣混亂和腐敗的一個典型例子。

這是一個經典的方程式。對問題一知半解（越來越多人有慢性健康問題），加上對健康知識一知半解（消化道謎團）合起來成為一個看似合理的解決之道，而不是承認「我們還沒有答案。」

這其中難以捉摸的原因是，微生物基因體趨勢並不完全有害，斬草除根對我們私毫沒有幫助，因為它們對我們的腸道有益。不過，我們需要知道正確的方法。更重要的是，腸道並不是我們所有問題的根源。如果我們將焦點放在那裡，我們就無法找到真正可以拯救我們的答案。

真正的根源

在我們進一步討論之前，讓我們先清楚一點，如果我們不知道什麼是麻煩製造者食物，我們就不可能創造健康的微生物基因體。我們身體內部是一個複雜的倉庫，裡面有數以百萬的物品，它不斷試圖保持平衡，每週 7 天，每天 24 小時，從沒有一刻不是想盡辦法做到平衡。我們可以為這個工廠任意命名，當然你也可以稱之為「微生物基因體」！

當我們身體試圖保持平衡時，首要任務是維持免疫系統對病原體的抵抗力。我們體內有多少具有破壞性、有問題、致病的活躍病毒和細菌，在面對它們時，我們的免疫系統夠強嗎？這才是真正的問題，也是過去幾十年人們健康狀況的真相所在。你的腸道可能擁有所有你想要的有益細菌，甚至還有醫學研究和科學未知的有益微生物，但光是這樣你仍然毫無進展，直到你知道如何解決體內的病原體，例如侵略性 EB 病毒菌株，當體內有適合的毒素餵養它們時，很可能就會導致乳腺癌，或者導致腸道炎症的鏈球菌，或導致潰瘍性結腸炎的帶狀皰疹菌株。只有當醫學研究和科學瞭解真正導致慢性和神祕疾病流行的原因，他們才能擺脫治標不治本、無能為力和病情惡化的處境。與此同時，醫學界大玩猜謎遊戲：從飲食中去除麩質；大玩刪除法加食物搭配；擔心一種名為凝集素的東西；鼓勵大

眾吃大量益生菌、膠原蛋白和魚油；功能醫學的醫生則是讓患者接受激素療法、高脂生酮飲食或高蛋白飲食。除非醫學界停止猜測，否則他們將永遠無法穿越治癒的障礙，人們的症狀只會越來越嚴重。

（順帶一提，高脂肪和高蛋白飲食是一樣的。雞蛋、堅果奶油、雞肉和魚類內含的脂肪和蛋白質都很高。食物搭配是另一個例子，一種重複早已存在數十年的做法，這是另一種吸引年輕族群的技倆。在過去的三十多年裡，這些方法並沒有為任何患有慢性疾病的人提供答案，然而它現在卻捲土重來，因為它有了全新的觀眾。）

其中一個令人困惑的部分是，當人們開始留意微生物基因體，他們往往會同時做出一些改變，從飲食中去除一些加工食品，服用補充品，開始做一些運動。當你重新調整你的健康，你會開始注意到自己的身體變好。如果有人將你的改善歸功於「微生物基因體」，那你很容易就會認為腸道是健康的基礎——而未意識到實際上沒有人知道這其中的來龍去脈。

事實上，當我們吃下麻煩製造者類的食物時，我們正在餵養有害的病原體——病毒和無益細菌——它們會導致重大的健康問題。鏈球菌、大腸桿菌、葡萄球菌、HHV-6、巨細胞病毒（CMV）、人類乳突病毒（HPV）、人類皰疹病毒第四型（EBV）和帶狀皰疹等病原體並不在乎你的腸道中有多少有益細菌。腸道中的有益菌無法阻止有害菌（或病毒）對器官和身體造成的傷害或損害；健康的微生物不會殺死、阻止，甚至破壞有害的細菌和侵略性病毒。相反，那些病毒和無益細菌會尋找它們喜歡的食物，忽略有益微生物，並且繼續它們破壞和製造炎症的任務。

患有嚴重慢性疲勞症候群、晚期纖維肌痛或使人衰弱的類風濕性關節炎（RA）、橋本氏甲狀腺炎、多發性硬化症、紅斑性狼瘡、結締組織疾病、濕疹、乾癬或其他自體免疫性疾病等患者，他們經常四處求醫，被告知要吃各種魚油和益生菌，甚至戒除許多破壞腸道的食物，如麩質，但他們仍然患有神經系統症狀，那是因為腸道不是我們生病的原因。相反，腸道是輸送的途徑，提供我們來自食物和補充品中的化合物，以及燃料來源（如轉化為血糖的碳水化合物）。病毒和無益細菌會進入血液，深入器官和身體其他部位，為我們的腸

道帶來麻煩。無論我們是否有補充有益微生物，我們的腸道都可能因為病毒或無益細菌而生病。

即使益生菌產品可以殺死腸道中的病原體（但它不能），這也無法解決我們肝臟和其他器官中的病原體，那裡是疾病的發源地，並且向外繼續擴展。另外，我們還要注意魚油補充品含有微量汞，任何的魚油製品都含有微量汞，最終會在你的體內滋養病毒。（有關魚油的更多信息，請參閱第二十五章〈不可不知的補充品〉）。

病毒和無益細菌以及有毒重金屬等毒素，和任何可能削弱我們免疫系統的壓力源都會導致慢性疾病，無論是缺乏資源還是情緒問題。這種有毒的麻煩製造者的組合是我們生病的原因，說穿了，情緒問題並不是疾病的根本原因。它們只是觸發媒，當我們的免疫系統降低時，我們更容易受到真正引起疾病的病原體和毒素的影響。我們可以將焦點放在微生物基因體，但這不會明顯降低我們體內有毒重金屬的含量，也無法阻止我們體內的汞餵養 EB 病毒及導致狼瘡發病。

與此同時，世界目前對微生物基因體的關注多少有點幫助，因為人們開始思考究竟自己吃下什麼。因此，如果有人請你留意你的微生物基因體，你可能會從飲食中去除某種沒人知道會在體內餵養 EB 病毒，進而導致紅斑性狼瘡的食物。若要治癒潛在的問題與康復，需要的不只是去除一種食物。如果你的系統中含有汞和其他有毒重金屬，其普遍程度遠遠超過我們能想到的，你更是要想辦法清除它們，因為光是透過建立健康的微生物基因體是無法清除毒素。如果你的體內含有有毒重金屬，你的免疫系統仍然會變弱，即使是健康的微生物基因體也束手無策。建立一個微生物基因體並不是解決慢性和神祕疾病、神經系統及疲勞等普遍問題的答案，這與許多理論的看法相左。

健康的微生物基因體有幫助嗎？當然有。如果你的腸道處於平衡的狀態，假如你發生中毒，你將不太會受到食源性毒素或微生物的傷害，此外，健康的微生物基因體也有助於營養物質的吸收。說了這麼多，醫學界真的知道如何創造強健旺盛的微生物基因體嗎？有了這麼多關於微生物基因體的探討，誰說我們對什麼是「健康」的看法一定是正確的呢？在這一點上，替代和傳統醫療都

是在玩猜謎遊戲，藉機主打產品和獲利。事實是，念珠菌是我們吸收營養機制的一部分，但很多專家會建議你如何擺脫它。他們沒有意識到它是一種有益真菌，沒有它我們就無法茁壯成長，因為營養吸收要靠念珠菌分解食物。如果我們在幫助微生物基因體生長的同時卻剷除有益的真菌，那麼我們就大錯特錯了。

即使是真正健康的消化道環境，允許念珠菌在不過度生長的情況下發揮作用，一個酸度較低，擁有適當 pH 值和各種有益細菌群，腸道也不是慢性病的答案。多年來，健康界一直將腸道視為我們所有問題的根源，而且這些理論只是不斷以新名詞捲土重來。當然，腸道菌群失衡可能是身體某處受到干擾的徵兆，不過這也只是一個跡象，而不是原因。對於慢性病真正的原因，我們需要看看這個世界對肝臟做了什麼好事，就像我在《搶救肝臟》一書中提及的重點。肝臟是問題的根源，因為無益細菌、病毒、黴菌和毒素殘留在肝臟，透過正確的方式排毒，讓肝臟恢復健康才是我們最終培養健康微生物基因體的方法。保健肝臟是打造身體其他部位健康的真正關鍵，而淨化排毒是終極的保肝之道。

當你的肝臟因潛藏大量的有毒物和病原體而停滯時，它分泌用來分解高脂肪和高蛋白食物的膽汁會變少。低膽汁分泌最終會使胃中的胃酸含量降低，導致腸道中的食物容易腐爛，無法正常吸收營養。這只是肝臟如何影響腸道健康的一個例子。當你攝取專家認為對你的腸道有益的食物時，事實上，這可能對你的肝臟不利，而任何對肝臟不健康的東西，都會破壞你的目標：治癒你的腸道。記住，你的腸道只是液體、營養物質、植物化學成分和燃料進入血液、進入肝臟，並輸送到身體其他部位的途徑。唯有意識到這個複雜的交互作用，我們才能洞察若要康復，我們真正需要的是什麼。

淨化才能達到真正的平衡

現在你知道為什麼這本書不是一本關於平衡你的微生物基因體了吧！重點不在於發酵食物、益生菌、康普茶、優酪乳、克菲爾、酸菜和蘋果醋。它們從來都不是解方，也不會突然成為解方，只因為它們在社交媒體上再次恢復人氣。

在人們不斷尋找慢性疾病的根源之際，不管是過去或現在，它們反而讓人轉移焦點。369 排毒法和第三部其他救命排毒法將著重在能夠真正協助你恢復平衡的方式。

同樣，有毒重金屬和病毒並不在乎健康的微生物，它們互不干涉，各自為政，甚至不會爭奪相同的食物；有問題的、侵略性的微生物，如病毒和無益細菌，尋找的燃料與健康細菌不同。健康的細菌會從水果、蔬菜、綠葉蔬菜、草藥和來自這些成分的果汁中尋找營養物質。芹菜汁是提供這些營養素最強效的工具之一，它可以滋養腸道中所有的有益微生物，同時摧毀其中的無益細菌和病毒，是我們微生物基因體最強大的營養輸送系統。

我們的健康細菌不會找麩質、雞蛋、牛奶、起司、奶油或其他動物性產品，它們甚至不需要優酪乳、克菲爾、蘋果醋或發酵食品。甚至念珠菌也不會找這些食物，除非它試圖挽救你的生命吞下這些麻煩製造者類的食物，以阻止腸道中的鏈球菌或大腸桿菌等細菌大肆併吞它們。我們的健康細菌會尋找抗氧化劑和賦予生命的植物化學化合物，這樣它們才能承受我們攝入的毒物和毒素、暴露於問題環境的傷害，甚至因生活壓力大而產生過量的腎上腺素。大腸桿菌、鏈球菌、人類皰疹病毒第四型（EBV）、帶狀皰疹和人類皰疹病毒第六型（HHV-6）等病原體喜歡麩質，它們也喜歡雞蛋中的蛋白質和激素。它們喜歡牛奶、起司和奶油中的乳糖和脂肪，無益病毒和細菌靠這些食物來源生長茁壯，它們會迅速吃掉與快速增生，無論你的腸道、血液或體內有多少有益細菌。病毒和細菌不在乎其他事，如果有這些食物來源，它們就會旺盛繁殖。病原體靠這些食物生長，同時促進粘液產生，而病原體往往藏匿在粘液中，作為藏身的屏障。在吃下這些食物的同時，病原體會釋放毒素，刺激身體產生更多的粘液，進一步保護病原體。再強調一次，你的有益微生物只想要乾淨、健康的食物：水果、蔬菜、綠葉蔬菜、草藥和新鮮果汁，如芹菜汁。餵養有益微生物無助於平衡病原體，唯有去除病原體喜歡的食物，並且使用芹菜汁等抗病原體的措施才能有效根除病原體。

因此，下次當你看到有關微生物基因體的標題，提及一些健康新知時，請提醒自己，無論對該術語的看法如何，都是在誤導和轉移焦點。記住：如果你

不知道問題出在哪裡，如果你不知道要針對哪些病毒和細菌，如果你不知道問題在毒素，如果你不知道如何去除汞和鋁，或者你不知道有毒重金屬正在氧化，且是導致疾病和症狀的禍首，那你將無法擁有健康的微生物基因體。唯有將這些真正的煽動者從體內清除，我們才能恢復健康。這本書中任何的方案都有助於你完成這項任務。首先，考慮應用第十五章〈抗病菌排毒〉與加入重金屬排毒果昔（參考《369 排毒食譜》），從你的飲食中去除麻煩的食物。在這個過程中，你會按部就班恢復腸道平衡，如需要更多相關資訊，請參考第十八章〈單一飲食排毒〉。

「那些患有嚴重慢性疲勞症候群、晚期纖維肌痛或類風濕性關節炎、橋本氏甲狀腺炎、多發性硬化症、狼瘡、結締組織疾病、濕疹、乾癬或其他自體免疫性疾病等的人，往往到處求醫，被告知要補充各種魚油和益生菌，甚至戒除許多破壞腸道的食物，如麩質，但他們仍然出現神經系統的症狀，那是因為腸道不是我們生病的原因。」

——安東尼・威廉，醫療靈媒

第五章

剖析間歇性禁食

　　間歇性禁食是一種臨時應急法，可以在沒有生病的情況下提供短期的支援。但是，這個方法只適合那些身體還好的人，不過即使是這樣，為了要獲得任何正面的影響，也都需要正確的方法。如果你是間歇性禁食者，我將給你一些提示，好讓你依然可以進行間歇性禁食，但把對身體的影響降至最低，最好可以從間歇性禁食轉換至本書其中一個淨化排毒法。

　　當你生病且試圖從讓生命停滯的慢性疾病或症狀中恢復時，間歇性禁食不會為你提供所需的長期緩解，它只會阻礙你，甚至使你的疾病或症狀惡化。雖然我知道很多人都喜歡間歇性禁食，但你不應該把它納入 369 排毒淨化法，因為這是專門用於淨化身體。間歇性禁食與排毒不可混為一談，在間歇性禁食期間，那些人都吃些什麼？他們的健康狀況如何？這其中很複雜，因此將間歇性禁食搭配 369 排毒法或本書任何其他的排毒法都是不明智的作法。

　　如果你仍在尋找間歇性禁食選項，你會在第十六章〈晨間排毒〉後半段找到一種技巧，你可以將其與 369 排毒分開嘗試。記住，當你採取間歇性「禁食」，你不是真正禁食。除非你 24 小時不吃東西或不喝水，否則不能稱之為禁食。直到太陽升起兩次，身體才會啟動禁食的過程。因此，如果你在早上或一天中的大部分時間不吃東西，並且在 24 小時內吃過飯，或者在這 24 小時內喝了黑咖啡，甚至將檸檬擠入水中，這樣你就已中斷了禁食的過程。（這並不是說你應該禁食。雖然水禁食有時間和地點的限制，但只有在特殊情況且非常謹慎下才能進行。）重點是，這種做法的命名一開始就有缺陷，這代表間歇性禁食的「專家」不知道身體運作的真正過程。

為什麼人們喜歡間歇性禁食

　　讓我們看一下間歇性禁食短期正面的效果。身體還好的人喜歡間歇性禁食，他們覺得思路更清晰，更有活力與專注。出現這種情況的原因是，當他們禁食超過兩到三個小時，身體會開始消耗腎上腺素，作用類似天然安非他命。這種腎上腺素沖向大腦並點燃其中的電流。如果你的身體狀況尚可，沒什麼大問題，這代表你仍有腎上腺素儲備量，如果你長時間不吃東西到了一個點，你就會開始消耗這些儲備的腎上腺素，這就是為何你能清晰、專注和暫時有活力的原因。

　　有些人說當他們開始間歇性禁食，感覺更好的另一個原因是，他們減少了一到兩餐以脂肪為主的膳食。當你讓身體暫時休息，不吃含有脂肪基食物──如酪梨、花生醬、杏仁醬、牛奶、起司、大骨湯、雞蛋或其他動物蛋白（因為動物蛋白質總是與脂肪有關）的早餐或午餐，自然你會感覺比較好，因為你讓身體做了一些淨化。讓身體休息一下的正確方法，請遵循第十六章〈晨間排毒〉，這是一個可以保護你的健康選項。如果你仍然非常喜歡間歇性禁食，那麼該章節中的間歇性禁食選項就是你的方向。讓身體暫時休息不吃東西，確實可以讓你的肝臟、胰腺和其他器官遠離高脂肪食物。（後半段我們會再詳細說明。）

咖啡因謎思

　　間歇性禁食的一個天大錯誤是整天攝入咖啡因，因而腎上腺日漸受損。這些人對咖啡因成癮，使得他們的腎上腺持續分泌一種刺激性的腎上腺素混合物，這種做法非常不健康，長期下來會導致衰老、皮膚受損、腦霧、嚴重注意力不集中、疲勞、脫髮和體重增加等問題。這些症狀可能不會在二十多歲的人身上出現，但往往會在三十和四十歲以後浮現。即使某人體重有減輕或體重穩定，

一旦咖啡因攝取過量，導致腎上腺損害，或肝臟因過量腎上腺素而停滯時，結果還是會復胖。最後還是要回到現實面，間歇性禁食只能應急，無法解決人們或身體真正的需要。

（有關咖啡因更多的資訊，請參閱第七章〈麻煩製造者的食物〉）

晨間不吃脂肪

間歇性禁食通常早上不吃含糖食物，許多人的做法是選咖啡、白開水，而且不含卡路里。我建議不要只喝咖啡和白開水，至少搭配芹菜汁、椰子水、檸檬水和生蜂蜜，如果可能的話，不要攝入咖啡因，你會在第十六章〈晨間排毒〉中的間歇性禁食選項中看到。間歇性禁食的專業愛好者認為，避免含糖食物是他們在一天中某些時段能更清晰和感覺更好的原因。他們沒有意識到原因不在糖，而是沒有攝取脂肪。

如果在早上攝取脂肪，結果只會增加肝臟的負擔，迫使它分泌膽汁，進而阻止肝臟在你睡覺時整夜試圖完成的排毒過程，這些毒素應該在早上完全排除體外。然而，人們通常在早上吃高脂肪食物——例如，燕麥片配花生醬、酪梨吐司或雞蛋，這反而讓肝臟在一夜間聚集的毒素無法排除，最終困在血液中並進入大腦等器官。

間歇性禁食剛好戒除了脂肪，人們在早上感覺更有活力是因為少了脂肪而不是去糖；沒有人意識到，脂肪才是真正的罪魁禍首，這是一個很大的傷害性錯誤，長期下來最終會失敗。當人們透過間歇性禁食成功減肥或保持體重，特別是如果還有運動，主要原因是因為減少了脂肪攝取量。長時間不讓膳食脂肪進入血液——通常是 16 到 18 小時——這樣就能保持甚至減重，讓身體有機會擺脫儲存在器官和身體組織中的舊脂肪。間歇性禁食理論和實驗專家沒有意識到，這才是真正看似有效的「原因」。他們也沒有意識到，整個早上和整天大部分時間不吃東西只會變得更瘦，因為腸道內沒有食物，腹部自然變小。對於容易因進食而腹脹的人來說，進食和不進食之間的暫時差異尤其明顯。此外，

我們也要考慮脫水因素：在間歇性禁食時，很多人會喝各種咖啡因飲料，因而產生利尿作用，或者在早上或整天其他的時間沒有喝足夠的水。所有這些都會造成錯覺，即有人在間歇性禁食變瘦與鍛鍊出肌肉線條。他們沒有意識到間歇性禁食是一種不平衡的飲食法，而我們有更平衡的解決方案。

　　人們透過間歇性禁食看到的改善包括降低高血壓和改善A1C（糖化血紅素）水平、血糖和膽固醇水平。這一切是因為肝臟暫時得以休息，可以好幾個小時不用消耗脂肪或蛋白質。人們沒有意識到，從整體飲食中降低脂肪就能看到同樣的成效，無需長時間不吃東西。當飲食去除脂肪的時間夠長後，血液中的脂肪量變少，這樣就足以逆轉各種症狀。

　　這就是為什麼有人在採取全食物、植物性飲食後，許多症狀改善的主要原因之一：因為他們的脂肪攝取量比一般人少。在早期的植物性飲食運動中，其中的脂肪含量非常低——建議是減少脂肪和增加碳水化合物。我教這個已經30多年了，如今，由於飲食趨勢，植物性飲食越來越少，因為它們已經變成生酮植物性飲食，也就是高脂肪。即使是多年前的原始人飲食，其脂肪含量也比現在低。

　　因為人們透過這些飲食遇到瓶頸，沒有達到預期的結果，於是選擇放棄、改變或將原始人、生酮和高蛋白、植物性飲食與間歇性禁食結合　　沒有人教他們（因為沒有人知道），間歇性禁食之所以能達到成效，是因為在一天中身體有一部分的時間停止消耗脂肪。相反，人們聽說糖可能是問題所在，因此認為在一天中某些時間避免糖肯定就是聖杯。或者認為間歇性禁食有助於讓消化道休息，促進減脂、細胞再生和身體修復。事實上，這種情況或許會發生，當肝臟不用對抗血液中大量的脂肪。然而，再次重申，沒有人意識到是暫停攝取脂肪讓身體可以修復和釋放體內脂肪，這些飲食和間歇性禁食都是推測遊戲的一部分，不過，一個簡單又明瞭的事實是低脂肪可以改善健康。我們現在有更好的方式降低飲食中的脂肪——那就是書中的369排毒和其他排毒選項。

耗盡精力方程式

　　有些人採取間歇性禁食是因為這樣才不會整天亂吃或吃得太多而後悔。當早上吃「錯」早餐時，這可能為一整天的「斷食」埋下伏筆。間歇性禁食者會透過盡可能長時間不吃東西，用咖啡撐過一天。如果時間夠久，當開始進食時，一天已即將結束，這時食物選擇不多，或者沒有機會在睡前攝取太多卡路里。人們選擇間歇性禁食的原因還有很多，他們試圖「改造」健康，因而在過程中錯過真相。比較好的方法是整天喝椰子水，由於一整天不吃東西，在腎上腺素持續運作之下，身體急需葡萄糖和礦物鹽，反而到了該吃東西或受不了時大吃特吃，這時體內的葡萄糖、碳水化合物和礦物鹽已嚴重不足。間歇性禁食者往往特別愛吃麻煩製造者類食物，即使只是每週放縱一次的「作弊日」。還有一些人私下會大吃麻煩製造者類食物，這些人從未學會如何真正運用食物來治療或照顧自己。

　　即使有些人一開始選擇看似較健康的食物，在經過數週戒除碳水化合物的情況下（碳水化合物會轉化為大腦必需的葡萄糖），再加上過去幾週一直藉由咖啡因刺激腎上腺素以取代大腦需要的葡萄糖，最終間歇性禁食可能讓人耗盡精力。這意味著可能比過去更無法專注，即使一開始似乎有改善。這是一個看似無害但可能會導致嚴重後果的無底洞，最好小心避免。如果你有任何神經系統症狀（例如焦慮、顫抖、抽搐、痙攣、晃動、頭暈、暈眩、平衡問題、飛蚊症、偏頭痛、三叉神經痛、神經痛、刺痛或麻木等），記住，即使間歇性禁食有所改善，這也是暫時的，而且往往會復發及最終惡化——因為間歇性禁食並不能去除有毒重金屬或殺死這些症狀根源的病毒和細菌。當神經系統很敏感時，保持葡萄糖和礦物鹽的持續平衡至關重要，這樣神經才不會弱化，健康也不會每況愈下。

讓你免於陷入不必要的困境

間歇性禁食專家試圖教人們透過不吃東西來「改造」健康，這是另一種人為的個人計劃。間歇性禁食起源於那些承受很大壓力、磨難、失落或困境的人，這些是情緒上的挑戰，終日操勞憂心，讓人食不下咽，或者胃不舒服，或者食不甘味，因此不吃東西，或許整天只喝茶或吃得很少，因為在那一刻他們對發生的事情感到不安，這就是間歇性禁食的由來。

我再強調一次：這是一種應急策略，只能用於一時，好讓我們在間歇性禁食出問題之前度過人生難關。

我們不需要和自己過不去，如果你喜歡間歇性禁食，我建議你採取本書的淨化排毒法，瞭解自己的身體如何運作，這樣就不會早衰、弱化自己的肝臟、罹患慢性病、讓腎上腺提早耗損最終疾病纏身。

「你並不孤單。你是這個自強運動的一分子。透過為自己挺身而出，你就是在為那些對生活懷抱希望和夢想的人挺身而出，他們不該被長期的痛苦拖累。」

——安東尼・威廉，醫療靈媒

~ 第六章 ~

榨汁與纖維之爭

這是一個讓人議論紛紛的話題，使人對芹菜汁和其他新鮮、療癒、排毒的果汁敬而遠之：果肉。某些健康專家擔心，榨汁會錯失他們認為最重要的部分：纖維。他們認為濾掉纖維就會濾掉所有營養物質，丟棄原本應該保持小腸和結腸健康，滋養微生物基因體以餵養有益細菌，並減少有害細菌和有助於定期排便的成分。他們認為榨汁會破壞食物最天然的本質，營養成分大大降低。這聽起來似乎很有道理，一個值得為之奮戰的崇高理念，然而，事實剛好相反，就讓我們來看看背後的真相。

對纖維的誤導

飲食中唯一缺乏纖維的人是那些常吃加工食品的人。如果你相信水果對身體不好，且已經戒除水果（我不推薦），你仍然可以獲得足夠的纖維。即使以速食為主的人也能夠得到足夠的纖維。標準的美國飲食，包括有待加強的加油站墨西哥卷餅、得來速漢堡、香腸、煎餅、鬆餅和油炸有害健康的食物，仍然可以提供足夠的纖維質。

健康專家認為我們需要更多纖維的原因是，無論飲食「健康」與否，人們都有便祕的困擾。不過，腸道緩慢蠕動而導致的排便問題，並不是因為缺乏纖維，而是因為發炎。這種炎症來自病原體，它們以優質和低品質的食物來源為食，其中包括起司、麩質和備受推崇的雞蛋。提到富含纖維的全麥麵包，在許多健康生活圈中，被認為是一種健康的纖維來源。問題是它也富含麩質，麩質會滋生導致腸道炎症的病毒和無益細菌，進而使人排便困難，於是許多人攝取

更多的纖維，希望能促進腸道蠕動。

這不是攝取足夠纖維的問題。我們有足夠的纖維，真正的問題在於攝取正確的食物，這些食物不會促進腸道中導致腸道內壁受損的無益細菌滋生。如果你採取較健康的飲食，遠離速食和其他加工食品，並且搭配更多的水果、蔬菜、更健康的全穀物、堅果、種子，甚至酪梨，你就能為自己提供充足的纖維，而且這些纖維在某些方面有助於腸道。更好的是，多吃健康優質的食品，這樣一來，就沒有太多的空間容納、餵養導致腸道疾病滋生的無益細菌和病毒。腸道健康的真正關鍵是排除那些麻煩製造者類的食物，而不是添加更多的纖維。

讓我們進一步來看看麻煩製造者類食物對腸道的影響。以白麵包為例，它被認為不健康，部分原因是因為缺乏纖維。但是，即使飲食中含有白麵包的人也能從其他來源獲得足夠的纖維，除非他們只靠白麵包維生。真正的問題出在麩質，就像全麥麵包一樣，麩質會餵養鏈球菌、大腸桿菌、葡萄球菌和數百種其他的無益細菌，特別是鏈球菌的多種菌株，更是引起腹腔疾病和小腸菌叢過度增生（SIBO）的壞菌。麩質也會餵養病毒，如帶狀皰疹病毒，它潛藏於腸道內並引發結腸炎，或者是人類皰疹病毒第四型（EBV），這些與鏈球菌都是導致腹腔疾病的元兇。此外，麩質還會餵養各種病原體，這些病原體會使結腸內壁發炎並導致大腸激躁症（IBS）。這些慢性腸道問題的原因對醫學研究和科學來說仍然是一個謎團。

消化道內壁周圍的神經受損是另一個因素。你的胃、小腸、結腸和周圍區域有數百萬的神經細胞，這些神經也會發炎，進而產生各種不同的症狀，包括胃痙攣和抽筋、不適、腹脹以及蠕動緩慢或停止，這種發炎現象，並不是因為缺乏纖維，纖維從不是問題的根本。

當談到鹽酸時，纖維一點都派不上用場。幾乎每個人都有胃酸不足和消化問題，因為他們消化道內的蛋白質並未完全分解。針對這個部分，纖維不是解決方案，因為纖維無法分解蛋白質。

纖維也無法分解脂肪。所以我們依賴膽汁，然而，幾乎每個人的膽汁儲備量都很低。這是由於飲食中脂肪含量過高和麻煩製造者類的食物餵養了肝臟、腸道，甚至胃內的病原體，因而促使肝臟受損、停滯和遲鈍。因此，病原體在

腸道內形成潰瘍：大腸桿菌引起的潰瘍、鏈球菌引起的潰瘍，甚至是由單純皰疹 HSV-2 等病毒引起的潰瘍。潰瘍並不是由於飲食缺乏纖維而形成的，它們之所以形成是因為飲食中的有害食物餵養了病原體。

腸道蠕動的作用從何而來？來自纖維？未必。你的中樞神經系統會產生蠕動，訊號來自你的大腦傳送到小腸移動食物。有些人的大腦和腸道之間有很強的連結，不管你吃什麼都不受影響，他們的消化道會正常運作，不管裡面有多少纖維。有些人靠著白色加工食品就能過活，他們可以攝取大量白麵包、加工糖製成的白米布丁等填飽肚子，而且腸道仍然運作正常。

另一方面，如果你排便困難，腸道蠕動遲緩，問題不是在於缺乏纖維。雖然你可以使用纖維幫助你緩解便祕，但你的腸道並不是因為沒有攝取足夠的纖維而出現障礙。

麻煩製造者食物，如麩質和雞蛋，以及我們接觸到的其他麻煩製造者，如有毒重金屬，都是真正的問題，因為麻煩製造者食物和有毒麻煩製造者 (1) 會削弱中樞神經系統與腸道溝通的能力,(2) 並且滋養病原體，如鏈球菌、帶狀皰疹、大腸桿菌和各種可能存在於腸道內的無益真菌。整體飲食中的高脂肪含量，無論是健康還是不健康的脂肪，影響都很大，因為持續高脂肪飲食，長期下來肝臟會日漸受損，這意味著膽汁分泌會變少，而膽汁變少才是真正的問題所在，代表虛弱的肝臟是你最終需要依賴更多纖維通過腸道以輸送食物的真正原因之一。

我們被告知要留意纖維，而不是專注於清理腸道和結腸中的病原體以減少炎症，提高鹽酸分泌量以分解蛋白質，並恢復肝臟的活力，這樣我們才可以分解現在和過去攝取的卡在脂肪腸壁襯裡的酸敗脂肪。一直以來，我們將纖維視為大智慧，是一切問題的解答，實際上，讓纖維成為飲食的重點就像是在沒有修復腸壁的情況下，對腸道大力清掃，也就是說，沒有解決任何潛在的問題。這就是為什麼人們往往會因腸道問題而病情加重，依賴越來越多的纖維瀉藥只是解決皮毛症狀，但消化問題仍然無解。

我們要如何解決根本問題？纖維不是解方，因為缺乏纖維並不是問題的根源。相反，我們可以透過經常被人們抹滅的「果汁良藥」來修復腸道問題，讓身體再次恢復正常運作。

真正的浪費

讓我們探討一下反榨汁狂熱者的論點。其中主要的原因是，將蔬菜或藥草製成果汁會浪費最重要的部分：纖維。然而，現在你知道你可以從其他飲食中獲得大量纖維，因此每天添加一兩杯果汁不會讓你失去活力。除此之外，纖維並不是蔬菜、水果或藥草中最重要的部分，稍後我們會詳細說明。

反榨汁的另一項論調是扔掉所有的纖維很浪費，有趣的是，如果不榨汁而是整個吃掉，你會保存你的便便嗎？因為當我們吃下蔬菜時（或其他任何東西），身體都會處理掉這些纖維，最後還是沖入馬桶。這就是纖維的作用；纖維不會留在體內，我們會將它排出，然後進入化糞池或下水道系統，一點都不會眷戀。

然而，當我們榨汁時，我們看到堆積的纖維，因此擔心這樣很浪費。不過，這種水果和蔬菜榨汁後產生的廢物不會危害我們的星球，我們甚至可以將其堆肥，變成花園的土壤，但你不太可能把你的便便變成花園的土壤。

同樣，真正的問題是，人們對生活中大多數的食物浪費根本不在意。當我們自己料理食物，在家做飯時，我們會看到成堆的水果和蔬菜的果皮、葉片、種子和碎屑，但認為這樣是製造更多垃圾的想法是一種錯覺。那些我們從未見過，用於製造加工食品的袋子和盒子的廢物；外出用餐產生的所有廢物；晚餐、午餐、小吃，甚至我們出門在外購買的咖啡又是如何呢？這些在背後都會產生成堆的廢物，然而，我們的內疚與否取決於我們是否看到了這種浪費。

榨汁不是罪過，即使人們在榨汁時備受指責，扔掉被認為是最健康的纖維和果肉，實際上並非如此，況且，傷害地球的廢物可不是這種「浪費」，這反而對地球有利，它是一種無害副產品，人們藉由其中的提取物來治癒自己，從而拯救世界。

與此同時，喝咖啡的人不會受到同樣的責難，想想每天倒進垃圾桶成堆的咖啡渣。不僅如此，想想許多人加入咖啡的糖，為了種植甘蔗，有多少土地和熱帶雨林遭到破壞？無論你認為自己有多健康，你選擇的食物都會導致浪費；

你吃進體內的食物會產生廢物，這就是循環的運作方式。我們不能自作主張硬拗榨汁的人是浪費食物的罪犯，而其他人都是無辜的。

相反，我們要尊重那些在生活中善用果汁的人。我們要尊重那些冰箱充滿蔬菜和香草，廚房料理台上堆滿水果的人，這才是身體生存必需的食物。這是關於預防疾病，這樣才無需仰賴醫療體系。那些自認為健康飲食的人——無論是生酮、原始人、純素飲食，還是任何其他流行的飲食，但不包含榨汁，並給予身體所需的一切，日後將更需要依賴醫療系統，反而造成長期的浪費。那些產生果肉和纖維的人，未來會減少對醫療系統的依賴，而且在有生之年會減少許多的浪費。真正的浪費是我們被哲學、理論或議題所困，而不願嘗試新鮮、具有療效的果汁。

纖維的結構

纖維本身：它是否含有我們需要的營養素？我們是否在榨汁的過程中，錯過了那些營養素？

纖維只含有可從中分離出來的營養素，這表示我們沒有錯過任何營養素。剛好相反：如果這些營養素與纖維密不可分，那我們永遠都吸收不了；只有當營養物質從纖維中釋放出來時（無論是透過咀嚼、消化、混合、烹飪還是特別榨汁），我們才能從中受益。

實驗室分析植物性食物所含的營養素，並不意味著身體可以受惠於所有成分；如果身體無法輕易吸收這些營養物質，且被鎖在纖維內，而我們將它們排除，也就是說，如果將它們排出體外，那麼這些營養物質就毫無用處。僅管你可能會發現某種食物的成分很多，但唯有能夠吸收，營養素才有用。有些營養素確實藏在纖維中；很多時候，身體無法輕鬆吸收藏在植物性食物纖維中的營養物質，實驗室或許可以提取這些營養素，利用它們的藥用特性，補足身體難以自行吸收的問題。

例如，當你吃一片生菜或一根芹菜，或者一片生花椰菜、黃瓜或蕃茄時，

你會得到大量的營養素，身體可以輕易從纖維中分離出營養素，但你的身體無法吸收和同化所有的營養，因為正如你在本書所閱讀的內容，我們的身體已越來越虛弱，纖維反而阻礙了吸收，這時我們需要幫助，藉由機器提取那些我們無法透過其他方式獲得的珍貴礦物質、酶、微量礦物質、抗病毒物質、抗菌劑、抗氧化劑和具有療效的植物化學化合物。我在這裡特別強調是果汁提取物，而不是混合飲料。即使是混合的果昔，我們受損的消化道也很難從中獲得少部分的營養，因為纖維仍然存在。許多健康專家認為，將全食物放入攪拌機是解決很多問題的答案，雖然這是一個很好的概念，你會在本書的一些排毒淨化法中看到混合食物在治療中占有一席之地，但它不是唯一的方法，我們還需要果汁萃取液來做為單獨的療方。

記住，你從飲食中攝取的纖維已經足夠，即使你繼續利用纖維幫助排便，也不要忽略榨汁。新鮮果汁提取物是修復消化道和維護健康的關鍵。

你可能會認為：我的腸道很好很健康，不需要幫助。事實是，即使是最健康的人也無法單靠他們的消化能力來提取隱藏在纖維中的所有營養素。你可以擁有最強健的消化道，足夠的膽汁和鹽酸儲備量（每個人的儲備至少都會有所減弱），你可能經常運動，但仍然無法從水果、蔬菜、草藥和健康穀物獲得所需的一切。更不用說，如果榨汁不是你生活的一部分，你的消化系統會隨著時間推移而變弱。你的身體不應該處理大量的纖維，更何況，現在我們遇到的困境比歷史上任何時候都還要多。榨汁是一個主動出擊的關鍵，讓身體免於額外的負擔，並且有助於保護消化系統，提供身體一個喘息的機會。

纖維基本上存在於植物性食物中，作用是支撐水果或草藥或蔬菜，這就是它的目的。健康專家尚未意識到纖維存在的目的是在支撐食物，就像骨架讓植物可以直立或保持形狀，以便在田地或樹林中於生長時接受陽光。它是一種將植物細胞完整連結在一起的結構：真正的營養素存在於多汁的植物細胞。纖維的作用不是幫助你排便，相反的，反而讓那些腸道輕微或嚴重受損的人忽略真正的問題。

最好的營養師會針對許多消化問題推薦纖維，但不知究竟是什麼導致這些問題，這不是對營養師不敬，而是問題背後有一些驚人的謎團，他們需要的解答還未出現在文獻。纖維不是治病的解方，當你停止攝取纖維時，你的症狀又會

復發。纖維無法殺死大腸桿菌或鏈球菌，這些細菌會使腸道受損，導致憩室炎和大腸憩室症。纖維只是在腸道蠕動減緩時移動食物，排便不只是靠纖維；消化道問題也不是只靠纖維這麼簡單。這是一個共生的過程，涉及肝臟、胃和腸道的其他部分，以及神經系統，而真正療癒之道是好好照顧這些器官，但我們從未被告知。所以，如果你擔心每天喝一杯果汁會缺乏纖維，那你大可放心了。這些淨化排毒的方法會讓你獲得足夠的纖維，更重要的是，你會受益於淨化排毒法的多種療癒成分，從而解決體內更深層的問題。

被誤導的危險

是什麼原因讓人們轉而求助榨汁呢？因為他們患有慢性症狀或疾病，他們看到榨汁的本質：救命良方。他們依靠榨汁恢復生機，我們為什麼要因為錯誤的信息而排斥它呢？

當某位健康領域的專家大聲疾呼不要榨汁，特別是西洋芹，因為他們說我們最好要攝取纖維，這不僅危害人們，同時也會危害他們家人的健康。當我們盲目相信所謂專家的背書，這種情況就會發生，而且很危險。如果我們看到標題為榨汁是不好、愚蠢或浪費的，再加上我們看到「博士」或「醫學博士」之名，自然而然我們就會遵照專業的建議，因為這些頭銜，我們認為應該要聽專家的話，於是就這樣被誤導了。結果我們反而縮短了自己的壽命，更沒想到的是，我們把自己和家人的生命置於一個被誤導和錯誤的理論上。

那我呢？如果你發現自己質疑為什麼要相信我，以及為什麼要遵循我的理念，容我再次表明，我不提供任何信念、信仰體系或理論。如果你讀過我的其他書，並且如果讀過第五部的第二十二章〈給潛沉奮鬥的勇士和批判者的良言〉，你就會知道我分享的信息不是來自個人，而是來自高靈，至高無上無偏見的源頭，所以你可以治癒。

~ 第七章 ~

麻煩製造者的食物

　　很有可能，你之所以閱讀這本書或瀏覽它的頁面是因為有某種症狀，也許這影響了你的生活品質、工作表現或情緒；也許是令人困惑的疾病或一連串症狀，讓你四處求醫。或許被診斷出患有自體免疫性疾病，或受到荷爾蒙或壓力的影響。如果這不是你的故事，那麼很可能是親人、熟識或朋友的故事。現在，你翻到這個章節，即將看到你認為對你有益且很喜歡的食物，甚至被告知有些是健康的食物。

　　我不會用猜的就告訴你哪些食物對你有害，我不會攻擊你，也不會玩把戲，這本書不是非黑即白，主張讚成或反對某種理論，為了治癒你，這本書唯一的重點就是「抗病菌」，也就是抗病毒和抗細菌。我只關心你的體內發生的事情真相，以及最終要如何治癒。

　　當你每天醒來那一刻，意識到你正在對抗的症狀仍然存在，或者你的下一個慢性病醫生的門診仍然毫無進展，每天生活受限於身體上的病痛，這些對我來說就很重要。我相信你有權治癒，不受疾病所苦，我不僅是相信，我就是知道。我瞭解你的經歷，因為你在情緒、精神和身體方面的困境，對醫生和其他健康專家來說，很可能都是莫名難解的症狀；即使你向他們描述你的症狀，他們做出了診斷，或者為你的疾病命名，如果症狀沒有消失，這對他們來說仍然是一個謎。我知道這很難，不是那麼容易！

　　在這一章中，你會看到這不只是本章列出的食物對你不好的問題，而是關於體內所發生的一切，對你的家人、朋友、醫生、醫學研究和科學來說，這些都是一個謎。人們生病的原因有兩種：毒素和病原體。當你想到食物時，瞭解這一點就非常重要。如果你知道某些食物會持續助長你的症狀，你就可以看到曙光，豁然開朗知道如何治癒自己。

麻煩製造者食物清單

以下是本章涵蓋的問題食物。如需簡單的列表，請參考第十五章〈抗病菌排毒〉。

❖ **第一級**

- 雞蛋
- 乳製品
- 麩質
- 軟性飲料
- 留意食鹽攝取量

❖ **第二級**

　　包括以上食物

- 豬肉
- 鮪魚
- 玉米

❖ **第三級**

　　包括以上食物

- 工業食用油（蔬菜油、棕櫚油、葵花籽油、玉米油、紅花籽油、大豆油）
- 羊肉
- 黃豆
- 魚和海鮮（除了鮭魚、鱒魚和沙丁魚）

❖ **第四級**

　　包括以上食物

- 醋（包括蘋果醋）
- 發酵食物（包括康普茶、酸菜和椰子胺基酸）
- 咖啡因（包括咖啡、抹茶和巧克力）

❖ **第五級**

包括以上食物

- 穀物（小米和燕麥除外）
- 所有油類（包括較健康的油，如橄欖油、核桃油、葵花油、椰子油、芝麻油、酪梨油、葡萄籽油、杏仁油、堅果油、花生油、亞麻仁油）

❖ **加值級**

為了達到更好更快速的效果：

- 完全戒除鹽和調味料（純香料可）
- 一段時間完全避免脂肪基

❖ **節制或戒除**

- 酒精
- 天然／人工香料
- 營養酵母
- 檸檬酸
- 阿斯巴代糖
- 其他人工甜味劑
- 味精
- 甲醛
- 防腐劑

為什麼要避免麻煩製造者的食物

將麻煩製造者食物分級有助於我們分辨，如果你想保護自己的健康，從飲食中戒除第一級食物最重要。如果你努力尋求康復，最好避免所有這五級，甚至是加值級的食物。瞭解「為何」要避開這些食物背後的「原因」，會讓你更有動力遠離它們。如需在戒除食物時獲得身體的支持，請參閱第二十章〈身體的自癒力〉；如需情感上的支持和對渴望的察覺，請參閱第二十三章〈排毒的情緒面〉。

❖ 第一級

蛋類

我知道我們對雞蛋的情感連結很深，或許不是每個人，但大多數人確實如此。許多人是吃著母親、父親、祖父母、叔叔和阿姨為我們準備的雞蛋長大，所以雞蛋在我們心中占有特殊的地位。早午餐、假日早餐或晚上外出與朋友共進晚餐都少不了雞蛋，無論是煎蛋、水煮蛋、炒蛋、蒸蛋，還是法式吐司、雞蛋三明治或只是雞蛋加起司，雞蛋與我們密不可分。因此，當你告訴人們「不要吃雞蛋」時，你得到的反應會比「你要戒除麩質食品」更強烈。戒除雞蛋本身就是一種情感事件，有些人可能會覺得放棄雞蛋就像失去自己的一部分，就是難以放下，有些人甚至還會夢到雞蛋呢！

關於雞蛋的信息可能讓人困惑。我們經常聽說它們是一種健康和完美的食物，甚至是均衡的蛋白質來源。事實上，早在非益性病毒、細菌甚至真菌等病原體侵入我們的身體，並造成我們目前的慢性病文化新常態之前，雞蛋是我們賴以為生的食物之一。儘管它們對我們不利，但至少在病毒和其他菌種爆發之前，它們不會對我們的健康造成危害。

如果你不曾懷疑雞蛋可能對你的健康不利，請想想「雞蛋適量」這句話，這是因為對吃雞蛋和心臟病之間的隱憂。

如果你因為不想放棄雞蛋，帶著不悅的心態閱讀本章時，你可能會隨便翻翻，很快找一些研究來支持你喜愛的食物。你要知道所有支持雞蛋的研究都是錢堆出來的。簡而言之，人們付費做雞蛋的科學研究，好讓你繼續吃。今日，你不太可能得到贊助進行一個為什麼雞蛋對人體有害的研究，這種研究難以持久，且參與的人可能會面臨永不被人錄用的高風險。

隨著時間的推移，由於研究過程出現幾個關鍵錯誤，改變了雞蛋的角色，從快速簡便的生存食物轉變為削弱我們生存能力的食物。在未經你的許可，也未被告知的情況下，醫療業和大型製藥公司為你做出決定。沒有市政廳會議，沒有發言權，也無法針對這個議題進行投票。他們利用這種長久以來許多人賴以為生的食物，並以輕忽的方式進行實驗。此刻，這些話或許很刺耳，但當你想到成人和

兒童的病痛之苦，尤其是患有慢性疾病的女性，以及近年來這種痛苦倍增時，這些話可能不足以描述他們對雞蛋所做的一切，其背後隱藏的惡意和欺騙。他們使用這種重要的生存食物培養病原體，未經你的同意，也沒有被追究責任。慢性病正因此達到歷史高峰，但人們對正在發生的事情真相一無所知。

故事的來龍去脈是：幾十年前，在大多數人尚未閱讀本文之前，雞蛋在科學研究實驗室中是微生物的食物。非益性細菌和病毒，如鏈球菌、葡萄球菌、人類皰疹病毒第四型（EBV）、人類皰疹病毒第六型、單純皰疹第一和二型、帶狀皰疹、巨細胞病毒，甚至人類乳突病毒和反轉錄病毒，如人類免疫缺陷病毒（HIV），都在其中，並在實驗室中利用雞蛋作為病原體的食物來源飼養。也就是說，雞蛋被用來維持這些侵略性菌種的存活：這些菌種也為我們帶來了子宮內膜異位症、子宮肌瘤、多囊卵巢症候群、子宮頸癌和卵巢癌、乳腺癌、多發性硬化症、纖維肌痛、類風濕性關節炎、狼瘡、橋本氏甲狀腺炎和慢性疲勞症候群。如果這些你還不引以為意，那麼想想濕疹、牛皮癬、痤瘡、眩暈、平衡問題、頭暈、耳鳴（嗡嗡聲）、刺痛、麻木、莫名的疼痛和酸痛、持續的疲勞、不明原因的視力模糊、飛蚊症、視覺的白點或黑斑、腦霧、嚴重的焦慮和抑鬱等。

在一九〇〇年代初期到一九三〇年代早期，醫療系統外的實驗室私下利用雞蛋培育許多病原體，並且申請專利。也就是說，這些病毒並未向醫學院和醫生公開。幾年後，病毒學家偶然發現人們體內的病毒株，這才發現了這些病毒，例如人類皰疹病毒第四型和人類皰疹病毒第六型。幾十年來，人類皰疹病毒第四型（EBV）在這個不公開的圈子裡，一直是一個不為人知的祕密，直到被勇敢的病毒學家發現。

這些病毒的病原體導致當今絕大多數的疾病，除了雞蛋之外，我們體內的毒素也會為病原體提供食物。因此，雞蛋是你在排毒淨化時首先要避免的食物，因為隨著時間的推移，它們也是造成我們痛苦和病痛，以及降低生活品質的菌種的燃料。雞蛋甚至還會助長導致幾乎所有癌症的病毒。一直以來，你被教育雞蛋是完美的食物，生活少不了它，再加上它們又美味，真的另人難以抗拒。然而，一旦你開始瞭解真相，久而久之，雞蛋可能會導致生殖系統方面的癌症（或其他類型的癌症），如果你有健康的問題，雞蛋似乎就不再值得冒險了。

蛋白也不能解決這個問題，無論你是吃蛋白還是蛋黃，或者兩者一起吃，它們都會餵養病原體。

許多人都知道食物是良藥。不過，並不是所有的食物都是良藥，即使裡面含有一些好的成分，即使裡面有一些對我們來說看似有益的成分。只因為食物中含有某種營養素，並不意味著該食物沒有其他我們未被告知的有害成分，使得其中任何營養素的益處一筆勾消。菠菜是真正的良藥；野生藍莓是良藥；芹菜汁是良藥，甚至馬鈴薯（不含奶油、起司、鮮奶油、油脂和牛奶）也是良藥，因為馬鈴薯含有離胺酸，有助於身體抵抗雞蛋餵養的病毒。與此同時，許多飲食計劃往往不包括馬鈴薯，這可是一個典型的例子，說明飲食計劃往往是憑空猜測。

我不會粉飾說你可能對雞蛋過敏。沒錯，有些人可能對雞蛋過敏，包括未被發現，但可能會引起一些症狀的輕微不適。然而，將雞蛋的普遍問題稱為「雞蛋過敏」，讓我們無法得知雞蛋對健康有害無益背後更大的原因。

我們認為雞蛋是一種很好的蛋白質來源，作為一種行銷策略，雞蛋刻意與蛋白質一詞劃成等號。事實上，雞蛋中的蛋白質會餵養病毒、非益性細菌和真菌，因為從前的實驗室用雞蛋的蛋白質餵養病毒和其他病原體，以至於這些菌種習慣以此為食。當我們認為雞蛋蛋白質對我們有益時，我們必須意識到，在烹調雞蛋的過程中會破壞蛋白質，身體還是無法利用。我們經常聽說雞蛋中的omega-3對我們有益，然而一旦煮熟了，營養素也會被破壞。即使我們可以利用生雞蛋的蛋白質，但這仍然會助長讓我們生病的病原體，從而抵消所有雞蛋對身體的好處。

留意雞蛋中的激素，這兒談論的不是添加的激素，而是天然激素，即使是放養、有機、自家後院生產的雞蛋。如果你自己養雞，你要知道，即使是自己養的雞蛋仍會滋養病原體。雞蛋是一團荷爾蒙，可以孵出小雞，而這些荷爾蒙也會滋養病毒和細菌，例如鏈球菌等細菌會導致痤瘡、膀胱感染和其他尿道感染、慢性鼻竇炎、肺部感染、麥粒腫，甚至大多數的耳朵感染。雞蛋的天然荷爾蒙會擾亂我們的內分泌腺體，導致我們的荷爾蒙失衡。雞蛋中的激素還會助長生殖系統中的囊腫，當患有生殖系統疾病的婦女被告知要多吃雞蛋時，雞蛋內的病毒反而是造成這些囊腫的助力，這就像有人對這些正在受苦的婦女開了

一個天大的玩笑。

雞蛋不是血糖平衡劑，每個人都認為它們能夠穩定血糖，非常適合糖尿病。事實上，雞蛋並不是血糖紊亂或糖尿病患者的完美食物，雞蛋會導致胰島素阻抗，使我們陷入一連串的惡性循環，因為雞蛋含有糖分和脂肪。當你將糖和脂肪混合在一起，你就會產生胰島素阻抗，進而導致糖尿病。為什麼雞蛋裡有糖？這是小雞在發育中肌肉生長必需的關鍵碳水化合物，也是破殼而出力量來源唯一的途徑。雞蛋是高熱量來源，這就是為什麼人們認為雞蛋可以維持能量。有些人認為用椰子油煎蛋是上選，以為這樣就能打敗人體有害的蛋怪獸，但其實不然。

病原體負荷較低的人（即體內病毒和細菌較少）多吃雞蛋的後遺症，比起患有疲勞症候群或橋本氏甲狀腺炎的人少。體內的病原體越少，吃雞蛋的後遺症就越少……至少目前是如此。我們處在一個新時代，年輕人要面對許多病毒突變，這些突變引發歷史上前所未有的慢性病流行。許多老一輩的人體內的病原體較少，平時多吃幾顆雞蛋無傷大雅。然而，年輕的一輩，尤其是年輕女性，面臨各種生殖系統疾病的威脅，再加上濕疹、牛皮癬和疲勞，她們難逃吃雞蛋的後遺症，並為此所苦。與此同時，她們被告知雞蛋是一種超級食物，或者是最重要的蛋白質來源。

當你出現症狀、徵兆、疾病或診斷時，你不會怪罪雞蛋，不會有人想到它。雞蛋是如此美味，以至於享有豁免權。在你將症狀、狀況或疾病歸咎於雞蛋之前，你早已歸咎於另一個來源。你會歸咎於黴菌或一週前吃的水果，或者怪罪你的身體（就像醫學研究和科學一樣），或者怪罪宇宙，或者認為這是自找的。你就是不會怪罪雞蛋，沒有人會想到這是雞蛋惹的禍。

我只是傳遞訊息的人，不是毀掉你雞蛋的人；毀了你雞蛋的人是大型製藥公司和醫療產業，不是那些為他們工作的出色專業人士。幾十年前，這些產業就已使用雞蛋培養當今困擾我們的病原體。為什麼你不知道是這些病原體導致你的所有慢性病和痛苦？為什麼你被告知是你的身體在攻擊你，這是你的基因問題？因為如果病原體和它們如何讓我們生病的真相暴露，這些行業的領導者就會遇到很多麻煩。這將是慘痛的代價，尤其是那些孩子正在受苦的母親，真相勢必引起反抗和騷動。

你會發現幾乎每個被診斷出患有自體免疫疾病的人都吃雞蛋；大多數被診斷出患有乳腺癌的人也是如此，他們被告知每天早上要吃雞蛋。即使有人因為戒除本章即將探討的其他食物而症狀好轉，這並不意味著他們已經擺脫困境。想想看，假如他們戒除了雞蛋，他們的治癒療程將會進展得更神速。

雞蛋是有害的，即使有一些品質很好。這就像認識一個可能會在身體或情感上傷害你的人，但他們仍然有一兩個非常好的特質。你知道否認這種欺凌者可能造成的傷害，儘管你會同情他們，但你知道要遠離他們，因為他們對你的傷害大過於幫助，這就是你必須看待雞蛋的方式。

乳製品

也許你聽過乳製品會形成粘液，好像走到哪都會聽到這種說法。當我們食用牛奶、起司、奶油等乳製品時，我們並沒有意識到它們究竟是如何形成粘液，為什麼會形成粘液？諷刺的是，沒有人知道為什麼。答案之一是：每次食用乳製品時，它都會在瞬間堵塞肝臟，這就是粘液產生的原因之一。

乳製品不像許多其他食物那樣可以及時被分解、消化，並透過消化道輸送。相反，乳製品會在體內存留一段時間。首先，它會減緩腸道吸收和同化可能同時存在的其他食物，這些食物的優質營養素對維持生命極為重要，例如水果、蔬菜、綠葉蔬菜和草藥，它們含有礦物質、維生素、尚未被發現的抗病毒劑和抗菌劑，以及其他營養物質和具有療效的植物化學物質。然而，這些物質會被乳製品的薄膜包覆，並且失去活力和價值。原本這些營養素可以透過腸道壁吸收進入血液，之後透過肝門靜脈傳送到肝臟，進而轉化為對身體更有用的甲基化營養形式。一旦我們食用某一種食物，消化過程就會啟動以提取其營養成分，這些營養成分的使用效期有限，需要及時到達肝臟，這樣肝臟才能善用它們，好讓它們在通過身體時仍然充滿活性。也就是說，其二千多種尚未被發現的功能之一，肝臟能夠分泌一種化合物，延長營養物質的活性並防止其氧化。我們血液中的電流和導電性會干擾這些營養物質，而肝臟的特殊化合物能夠與它們結合，提供保護力。

乳製品會堵塞消化道，讓病原體在我們的小腸和結腸中繁殖，這些病原體原

本不應該繁殖，例如非益性真菌、黴菌、細菌和病毒。因為乳製品不易分解、消化或離開消化系統，所以它會造成缺氧。當乳製品最終被分解，通過腸道壁透過肝門靜脈進入肝臟時，它會減慢肝功能，使器官立即停滯變得遲緩，導致粘液形成。當身體的過濾器（肝臟）被堵塞時，所有從肝臟流出進入體內的毒素都會助長組織胺化合物增加，從而形成更多的粘液。

（這就是為什麼越來越多的嬰兒和小孩在食用乳製品時出現過敏反應、消化障礙或便祕的原因。這些小孩的肝臟因乳製品而奮戰。不過不要擔心母乳，母乳與動物乳製品的類別完全不同。）

淋巴管也會被乳製品的副產品堵塞。控制病原體是淋巴的職責，我們的淋巴細胞（白血球細胞）存在於淋巴系統中是有原因的：搜尋並消滅入侵者。然而，乳製品會阻礙自然殺手細胞，使得入侵者得以茁壯成長。發展蓬勃的入侵者（即病原體）對我們的淋巴具有劇毒，它產生的毒物會刺激血管和組織分泌粘性液體，這就是乳製品形成粘液的另一個原因。

例如，當有人感染流感病毒時，病毒會在體內大肆進食，吞食它喜歡吃的食物，例如雞蛋、乳製品和麩質殘留物。在這個過程中，流感病毒消除了這些會刺激粘液生成的毒物。（如果這時你沒有大量食用這些食物，流感病毒會在你的肝臟內發現過去的雞蛋、乳製品和麩質殘留物的「儲存箱」，這些儲存箱是你在幾個月前，甚至幾年前食用這些食物時留下的殘留物。體內的儲存箱越少，你在感染流感時所產生的粘液就越少，這是要使用本書的工具進行排毒的另一個原因。）流感病毒在食用雞蛋、乳製品和麩質殘留物後排出毒物時所產生的粘液，會在我們得到流感時引起咳嗽和鼻竇充血的症狀，這時身體會形成這些粘液以減緩與包覆病毒。

然而，在沒有得到流感的情況下，又是如何呢？大多數人的體內都有病原體和其他病毒，如人類皰疹病毒第四型和細菌，如鏈球菌，它們以乳製品中的天然激素和蛋白質為食，並釋放自己的毒素，進而產生粘液反應。如果我們體內存有病原體，例如鏈球菌值增加（許多兒童和成人在不知情的狀況下皆是如此），那麼他們對乳製品的反應都會加劇，成為對乳製品過敏的現象。不過，有些人沒有診斷出對乳製品過敏，並不代表他對乳製品是完全免疫。與雞蛋的

情況類似，任何人都可能因生活中的牛奶、起司、奶油、鮮奶油、乳清或乳清蛋白粉、克菲爾、優格、羊奶、山羊起司或其他乳製品而開始出現症狀，而這些症狀遠遠超出我們認為的乳製品過敏的相關症狀。因此，當你希望身體處於康復狀態時，最好避免食用乳製品。

我們很難從飲食中戒除乳製品的原因之一是，當你戒除乳製品，以乳製品為食的非益性病毒和細菌會變得飢餓難耐。這些菌種意識到飢餓來臨，當有些菌種慢慢死亡，它們會釋放一種毒素作為回應，這時你的腎上腺會分泌腎上腺素混合物，一種天然的類固醇，保護你的免疫系統免於受到過度的反應。與此同時，當這一切發生時，我們不知為何情緒不穩定，想吃一些療癒美食。這時，如果我們吃冰淇淋、披薩、起司義大利面或起司漢堡等，這些菌株喜歡的一些食物，那麼菌種就得到了燃料補充。這也是乳製品讓人上癮的原因：我們系統中的菌種仰賴乳製品成長，實際上是迫切渴求！（更多關於病原體的垂死掙扎和渴望，請參閱第二十三章〈排毒的情緒面〉）。當你意識到這就是幕後的原委，下次當你想伸手拿一片起司，或許你會有更多的動力克制自己。

麩質

直到今天，醫學研究和科學仍然不明白為什麼麩質的破壞力這麼大。我們被告知這是因為人們有麩質過敏或乳糜瀉等疾病，但這並不能解釋為什麼這麼多人對麩質過敏。我們是否真的如同耳聞那樣對麩質過敏？沒錯，我們是對麩質過敏，但你不會聽到我們對小麥和其他麩質來源產生反應的真正原因。

想想看，你是否認識一些 80 多歲的老人，一生都吃麩質，但從未出現任何麩質過敏的症狀嗎？我們能夠想到的那一代，他們吃小麥時都安然無恙。現在，想想你認識多少人，無論是兒童、青少年還是 20、30、40、50 或 60 多歲的人，他們不惜一切代價遠離麩質，因為這種蛋白質會引發乳糜瀉或其他等問題。

人們避免使用麩質最常見的原因之一，是因為今日醫生和健康專業人士告訴他們，麩質會導致炎症甚至自體免疫性疾病。這不是過去實踐研究得來的理論，而是最近才提出的理論，但人們對麩質如何引起炎症，或為什麼麩質過敏經常與自體免疫性疾病同時發生並沒有更進一步的瞭解。

真相是：麩質會滋生病原體，而導致自體免疫疾病的病毒正是靠麩質茁壯成長，這就是引起炎症的原因。與一般認知不同的是，並不是麩質引起發炎，從而觸發體內的自體免疫反應，而是麩質助長了這些導致體內發炎的菌種，這時我們的免疫系統會試圖根除它們。記住，醫學研究和科學仍然不知道這一點，身體發炎的原因只有兩個：(1) 身體損傷，透過外力或接觸毒物；(2) 體內病原體活躍。病原體可能會進入器官或組織引起發炎，進而導致其自身的細胞受損，或者靠系統中某些麻煩製造者和麻煩製造者的食物為食，同時消除炎症毒物和副產品。麩質等食物本身不會引起炎症，而是它餵養的病原體會引起炎症，這就是為什麼這麼多人，尤其是老一輩的人，可以吃麩質而不會發炎。之所以產生發炎是因為體內存在某些病原體，並且以麩質為食。因此，真正引起乳糜瀉的是病毒等病原體，不是麩質。

自體免疫診斷背後的真相對於醫學研究和科學來說仍然是一個謎。即使是最好的醫生和從業人員也感到困惑，將無數的症狀和狀況解釋為身體自身的免疫系統在攻擊自己。當你聽到這種解釋，就知道其實是醫學研究還沒有找到疾病的根源，所以最好的解釋就是——這是身體的錯。事實上，身體的免疫系統永遠不會破壞你的甲狀腺（這是橋本氏甲狀腺炎背後的理論，根本沒有證據）；身體的免疫系統永遠不會破壞你的皮膚（這是濕疹和牛皮癬背後的錯誤理論，根本沒有證據）；麩質不可能導致你的免疫系統以攻擊腸道內壁的方式做出反應，造成損害，這是乳糜瀉背後的錯誤理論，其實禍首是一種以麩質為食的病原體，例如病毒，進而導致腸道損傷。

你的免疫系統的職責是追蹤造成自體免疫疾病的病原體，麩質之所以有責任是因為它是病原體的燃料。麩質會餵養病毒，例如 60 多種人類皰疹病毒，這些病毒會導致纖維肌痛、橋本氏症、濕疹、牛皮癬、多發性硬化症、萊姆病、多囊性卵巢症候群、子宮內膜異位症、牛皮癬、關節炎、狼瘡、慢性疲勞症候群、漸凍症等疾病，這些都被歸類為自體免疫疾病。出於善意的從業者認同一九五〇年代提出的身體攻擊自己的過時理論，用來解釋至今科學仍然未解的慢性疾病。今日，似乎有了新轉折，其中一個理論是麩質引起的發炎，造成身體機制混亂，從而引發自我攻擊。然而，這可不是進一步的信息而是誤導，即使背後

沒有惡意。

我之前提到麩質如何助長導致症狀和病症的菌種，健康專家也已開始在看診中使用這些醫療靈媒的信息。透過幫助患者瞭解他們痛苦的根源，為患者帶來療效：麩質是病原體的燃料，所以當飲食中含有麩質，這些病毒和系統中的非益性細菌會進一步深入器官，破壞細胞，進而發展成自體免疫疾病和其他慢性疾病。當你有任何健康問題時，無論是否患有自體免疫疾病，戒除麩質是一大步。下一步則是瞭解為什麼它對身體會造成破壞，並且影響病情，這樣才能保護和治癒自己。

你的體內現在可能沒有以麩質為食的病原體，可以吃小麥和其他麩質來源，身體沒有任何異狀，但這並不意味著日後不會出現症狀。每個人體內都有不同的菌種，繁殖需要的時間也不同。你的體內可能有一個溫和的病原體環境，從而產生最輕微的症狀，你甚至沒有意識到這是一個問題。許多人在進行排毒淨化過程之際，並沒有特別的健康議題，但當他們經歷這個過程後對照才發現，他們現在的感覺比以前更好，因而在日後的生活中更節制自己的飲食。

當人們戒去麩質後，發現自己有更多的精力，這是之前從未想過的，因為他們不認為自己對麩質過敏。他們留意到思緒變得更敏銳，腦霧情況減少，需要睡眠的時間變短，莫名的疼痛情況好轉。此外，他們還發現，以前沒有意識到的輕微腫脹或滯水現象也出乎意料地減少，這一切都是因為輕微的發炎現象，過去忙碌的生活始終未能察覺，但隨著戒除飲食中的麩質而消失了。他們早已習慣自己的症狀，以至於沒有意識到自己身體的問題，更不用說如果他們持續吃麩質類食物，日積月累下來，這些小毛病可能會演變成更大的問題。

軟性飲料

無論你稱它為蘇打水、軟性飲料還是汽水，它都不適合任何類型的排毒淨化法。許多軟性飲料和調味碳酸水都是鋁罐裝，鋁是你在排毒過程中試圖要排除的物質，而不是還想再加到身體裡的東西。軟性飲料經常含有阿斯巴代糖、高果糖玉米糖漿、調味劑和碳酸化，即使你不是喝鋁罐製品，這仍然還是會引起一些問題。

提醒你，在排毒過程中，光是飲用健康食品商店中看似天然的軟性飲料和蘇打水，就足以讓你前功盡棄有害無益。我們喝下的是所謂的「天然」風味（基於味精）或轉基因甜菜糖製品。最健康的軟性飲料仍然是人工的，它們並不是全食物，即使它們含有藥草，它們基本上是混合物，儘管富有創意，但還是人造的成分，只是為了取悅我們的味蕾而創造的。

此外，軟性飲料會使血糖飆升，造成身體機能紊亂，使我們更加渴望有害的食物。這些飲料通常也含有刺激腎上腺的咖啡因，進而導致更多的失衡現象，當我們在進行排毒淨化過程時，這些失衡會對我們產生不利的影響。（接下來會有更多關於咖啡因的信息）

總結：軟性飲料無法促進排毒和治癒的效果。

過量的鹽

我們經常被告知，飲食中添加鹽是健康的，只要是高品質的鹽，例如海鹽或喜馬拉雅鹽；因此，我們可以隨心所欲使用它們，因為它們營養豐富，礦物質含量高。雖然這些是礦物質含量較高的優質鹽，但這些單一的鹽仍然會阻礙身體排毒。它們不像芹菜汁中的礦物鹽具有生命力，芹菜汁中的鹽是一種懸浮在生物活性水中的亞組鈉（稱為鈉簇鹽）。鈉簇鹽的眾多作用之一是與毒素結合，並且將它們排出體外，另一個則是消滅病原體。這種特殊的鈉，你可以在我的《神奇芹菜汁》一書中獲得更詳細的資訊，這也是為何世界各地數以百萬的人用芹菜汁治癒的原因之一。

普通鹽，包括海鹽和喜馬拉雅鹽，以及任何其他被認為有營養的鹽，都不是解毒劑。當我們食用它們時，它們會將水從我們身體內需要它的地方排出，且將這些水重新引導到身體不需要它的地方，從而使我們脫水。這就好像是用鹽來保存食物一樣慢慢醃製我們的器官。此外，鹽還可能導致身體腫脹，人們已經有夠多的炎症、腫脹、滯水和不必要的體重增加，而鹽只會使這些症狀惡化。當你在進行排毒和淨化時，體液滯留是你最不樂見的情況。

眼前，在家中料理食物所添加的一小撮優質海鹽或喜馬拉雅岩鹽並不是最令人擔憂的因素。我們需要留意的是餐廳的餐點、熟食、包裝食品，甚至親朋好友

家常菜中的鈉含量。即使是高端的包裝零食，例如由友善、永續發展的公司所生產的脫水餅乾，也許廣告大肆宣傳它們多麼有益，其中很可能也含有大量的鹽。

「自行調味」是一個被廣泛使用的短語。每個人都可以隨心所欲地往盤子裡撒鹽，我們經常伸手拿鹽瓶，在已經加鹽的食物上撒上更多的鹽，也許是包裝的配料，比如已經含鹽的醬汁。這意味著大多數人已經習慣高鹽分，而這已超出身體可以健康處理的能力，尤其是在排毒淨化的期間。

在日常生活中我們承受的鹽分量——讓消費者滿意的程度——足以使我們脫水。再次強調，在進行排毒時，你最不想要的就是長時間脫水，同時體液滯留。鹽會使毒素和毒物留在體內，然後將它們集中在器官組織中，且將急需的水從器官中推開，使我們脫水情況加劇，同時將水匯集與滯留在無用的區域。當我們脫水時，身體幾乎不可能排毒。事實上，大多數人多年來每天都處於慢性脫水的狀態。此外，鹽會排除我們自然殺手細胞內的水分，因而破壞身體的免疫系統，進而干擾它們搜尋和消滅病原體的能力。

再次重申，在這裡我們談論的是添加到食物中的鹽。這與芹菜汁中的亞組鈉不同，後者可幫助我們淨化、排毒和對抗病原體。它也不同於大西洋海菜中的鹽，即可食用的海藻，如紫菜和海帶。海菜與脫水的海水（海鹽）不同，因為海菜含有來自海洋適量的天然鹽，這些鹽存在於植物的結構內部，也存在於乾燥的表面上。海菜對我們有益，因為它們可以擷取與消除我們體內的有毒重金屬和輻射，而且由於它們的鹽分適量，不足以干擾排毒的過程。因此，食鹽——即使是最高端的食鹽，都與療癒食品中天然的鈉不同。在沙拉上加大西洋海菜與每天多次在食物中撒鹽有很大的差別。一片海藻無法與一片披薩上的鹽分含量相提並論。光是鹹起司、醬汁和麵包皮，更不用說醬汁，披薩簡直稱得上是一個大鹽礦，但這種鹽不具任何療效，不像芹菜汁或海菜中的鈉一樣。

這就是為什麼在進行排毒時最好停止使用添加的鹽。留意調味料中的鹽分，在餐館用餐要特別小心，要求料理的食物不要加鹽。當你以如此謹慎的態度療癒自己時，鹽就無法繼續累積，從而破壞你的排毒計劃。

❖ 第二級

豬肉產品

　　豬肉對胰腺、心臟和肝臟來說會造成沉重的負擔。食用豬肉的人——無論是培根、香腸、火腿、豬排、烤肉排、豬肉絲、豬肉罐頭製品、豬皮或豬油——他們的血液都會變得非常濃稠。這與吃酪梨、一把堅果或一片鮭魚的血液濃稠度不同。豬肉產品的脂肪多樣性，油花多含脂量高，是增加人們體內血脂肪的金榜。即使你認為你吃的豬肉已去除大多數的脂肪，例如，將豬排上的脂肪切掉，你仍然會攝取到大量的脂肪，超過身體的承受能力，因為整片肉都夾雜著脂肪。因豬肉脂肪而增稠的血液對胰腺來說是一大挑戰，長期下來分泌大量的胰島素和酶儲備量以防止災難，使得胰腺體過勞。為什麼？因為大多數人吃糖的時間與吃豬肉的時間非常接近，如果不是同時吃，就是以含糖的燒烤醬、麵包或甜點的形式。因此，當豬肉中的高脂肪含量仍然存在於血液中，這時胰腺會釋放胰島素來處理高水平的糖，然而，正是這些脂肪阻礙了糖，使得胰腺負荷過重，為了拯救我們，胰腺在一天之內儲存了數月的胰島素和酶。在這個過程中，胰腺最終疲憊不堪。它經常讓人們在一夜之間因為胰腺炎而住院，但沒有人知道這才是真正的原因。

　　接下來，豬肉脂肪會阻礙排毒和淨化。當血液中的脂肪非常濃稠時，某些器官如肝臟內的病原體和毒素就無法排出。肝臟會盡全力產生大量的膽汁，試圖分解脂肪以稀釋血液，好讓心臟在血液通過滿佈脂肪的靜脈泵血過程中不必太辛苦。當血液充滿脂肪時，這意味著大腦幾乎無法淨化，我們經常談論淨化心靈，一旦我們食用豬肉，我們已是背道而馳，因為我們沒有淨化大腦。當你食用任何種類的豬肉，血管中會充滿更高水平的脂肪，這意味著進入腦細胞的氧氣會變得更少，而你吃的營養食品（包括芹菜汁）中具有療效的植物化學化合物進入腦細胞含量也會變少。濃稠的血液會導致心臟泵血更費力，這意味著當血液最終進入大腦時，血管中的壓力會增加。雖然這種壓力不大，但它仍然是一種壓力，最終腦組織也會受壓。這種壓力會將毒素推入更深的腦細胞內而不是排出，因此毒素最終會在大腦內積累。

正如我在本書之前提及，你會發現書中任何的排毒都著重在降低脂肪。原因之一是稀釋血液。當你稀釋血液時，毒物很容易在細胞和組織中現身，並且自由進入血液，最終離開你的身體。避免食用豬肉製品是讓自己有機會釋放毒素，這樣你的身心才有機會治癒。

鮪魚

鮪魚的汞含量之高已經不是什麼祕密了。來自海洋、湖泊和河流的許多魚類也是如此。鮪魚之所以脫穎而出，是因為它是廣受喜愛的魚，罐裝鮪魚從幾十年前開始更是家庭的主食。

也許你很少吃鮪魚三明治或鮪魚壽司卷，但在你的家族中，可能你的祖先們有人愛吃鮪魚，不幸的是，我們從祖先受到污染的精子和卵子中繼承了毒素和有毒重金屬。在人類歷史上，我們已經來到了臨界點，如果我們擔心自己的健康，我們就不能再毫無顧忌地吃鮪魚了。享受鮪魚沙拉的日子早已成為過去式。汞是我們目前最大的敵人之一，隨著代代相傳，汞在我們的細胞組織中迅速累積。汞的危害與人們每天面對許多的症狀有關，例如自閉症、過動症、腦霧、帕金森氏症、記憶力減退、躁鬱症和阿茲海默症。它還會滋生病原體，例如 60 多種人類皰疹病毒，這些病原體會引發多種疾病，從甲狀腺疾病、慢性疲勞症候群、萊姆病和自體免疫疾病、皮疹、多囊性卵巢症候群和子宮內膜異位症等。汞造成的痛苦多到數不完，所以我們要將汞排除體外，而不是讓更多汞進入身體。

另一個放大鮪魚汞問題的是它被包裝在鋁罐或鋁箔包中。當鮪魚中的微量汞接觸到罐頭或鋁箔包中微量的鋁時，這之間會發生破壞性的交互作用，也就是立即產生有害的副產品。這種頑固的神經拮抗毒素會氧化並迅速增長，並在脫落的過程中分解。它是一種鋁汞神經拮抗副產品，比汞或鋁本身更糟糕，它們本身對肝臟和大腦已具有劇毒。同樣，我們在這裡談論的是積少成多，所以你不會在吃了一罐鮪魚後立即發現自己生病了。然而，從長遠來看，它會一點一滴在體內累積，進而導致一些嚴重的腦部疾病。

將鮪魚從罐頭裡倒出，上面擠上蛋黃醬，然後夾在兩片麵包之間，這或許

不是你的風格。也許你喜歡更時髦、更精緻的鮪魚吃法：在壽司吧享受。雖然我知道這看起來更高級，但事實仍然無法否認，如果我們正在淨化排毒，那麼鮪魚肯定不會在我們的飲食清單中。在試圖康復的過程中要完全戒除鮪魚。如果你喜歡海鮮，生活不能沒有海鮮，或許你可以吃其他一些汞含量較低的魚，不過別忘了，所有的魚都含有一定程度的有毒重金屬，總之，盡可能避免鮪魚。

玉米

遠離玉米其中一個重要原因是有機玉米很少見。一般吃玉米的人，他們吃下的是墨西哥玉米片、玉米脆片、玉米餅、玉米熱狗、玉米罐頭、爆米花、玉米麥片、玉米穀粉、玉米粉、玉米油、高果糖玉米糖漿等等，所有這些都是從一般玉米製成，通常這些大多是一種侵略性的基因改造玉米，對健康會造成不利的影響。

基因改造玉米含有人類從未接觸過的毒素，經由這些食物我們接觸到有害人體的外來毒素。當你進行淨化和排毒時或體內有病原體，它都會為你帶來風險；也就是說，如果你的體內的病毒和細菌正讓你產生不適的症狀，玉米很可能會餵養這些病菌，助長它們繁殖，從而導致更明顯的健康問題。

要做到完全食用有機玉米並不容易，我們要確保食用的任何玉米都是用非基因改造的種子有機種植。即使玉米在沒有噴灑合成殺蟲劑、除草劑或殺真菌劑的環境下生長，我們也無法確保它不含基因改造或沒有受到基因改造生物的污染，這就是我們今日生活的現實面。

另一個現實是，居住在我們體內的病原體，早已習慣以生活中不同時間場合的傳統基因改造玉米為食（因為近幾十年基因改造玉米被用於實驗室培養病原體），以至於這些病原體習慣吃玉米。就像人類皰疹和帶狀皰疹病毒一樣，因為它們經過訓練，能夠以過去傳統的非益性玉米為食，因此也很容易利用有機玉米為自己提供燃料。

過去，玉米是一種神奇、療癒、營養豐富的食物。雖然它仍然含有一些優質的營養素，但玉米已被基因改造，弊大於利讓我們無法受益，因為基因改造玉米的毒性會餵養病原體。如果你在閱讀本文後仍然要吃玉米，請在排毒淨化

過程結束後偶爾為之，但要選擇新鮮的有機玉米。當你在進行排毒和治療時，最好將玉米完全排除在飲食之外。

❖ **第三級**

工業食品油（包括植物油、棕櫚油、芥花油、玉米油、紅花油、大豆油）

這些類型的油對任何排毒淨化法都毫無助益，因為它們不僅是脂肪的來源，會使血液變稠，在排毒過程中會阻礙毒素和毒物離開身體，並加重血管系統的負擔；其中一些油還具有收斂性和酸性，會刺激消化道內壁。此外，工業食用油會引起炎症，因為它們有可能滋生病原體，例如小腸和結腸內的鏈球菌、大腸桿菌、葡萄球菌和數百種其他非益性細菌的各種菌株和突變，以及肝臟中的病毒，例如人類皰疹病毒第四型、帶狀皰疹、巨細胞病毒、人類皰疹病毒第六型和單純皰疹第一和第二型的多種菌株和突變。正如之前提及的內容，病原體活動會產生炎症。這些油還會給胰腺和肝臟帶來不必要的壓力，導致消化能力減弱和胰島素阻抗，從而抑制治癒性食物完成排毒和治療身體的工作，並且阻止必需的碳水化合物進入全身細胞。因此，在進行排毒時要完全遠離這些油脂。

大豆

最好在進行治癒的過程中遠離大豆，原因很簡單，大豆富含脂肪。儘管大豆的天然油脂以全食物形式分佈，這與純大豆油不同，但大豆的脂肪含量仍然很高，有可能使血液變稠並阻礙身體排毒。

任何形式的大豆製品的另一個風險是基因改造因素。基因改造食品對我們的身體系統具有毒性，會降低我們的免疫系統。基因改造食品中的營養素與你的免疫系統為獲得力量而仰賴的營養素不同。我們的肝臟無法轉化基因改造的營養素為身體所用，因為對我們的星球和身體來說，這些都是外來的。當你在進行淨化和排毒時，你的免疫系統需要在各方面保持敏銳、強大和高效能，特別是在我們的免疫系統已經被無所不在的病毒和無益細菌所累，尤其是在與病症對抗的情況。當你的免疫系統需要最強大的治癒性植物化學化合物、微量礦物質、抗氧化劑、抗病毒劑、抗菌劑和天然糖分來幫助它將毒素排出體外時，

食用任何可能的基因改造來源，例如大豆，這反而與排毒淨化背道而馳。

　　當你在食用有機大豆時，這並不保證它一定不是基因改造食品，因為基因改造污染早已成為有機大豆供應鏈的一部分。在生活中的其他時候，你可能不介意你的大豆是否為基因改造食品，但在進行排毒淨化時，讓我們盡量不要與自己的身體開玩笑，因為這時你的免疫系統需要強大、高效能，且隨時準備就緒的狀態。基因改造食品對人體來說是陌生的，即使你的感覺不敏銳，但當我們吃到大豆等基因改造來源時，體內的組織胺會升高，全身整體的發炎指數會上升，因為任何基因改造生物對身體都是外來物質，就像化學公司製造的危險有毒化學物質一樣，身體會做出反應，因為有毒化學物質會傷害組織。在進行排毒的過程中，我們要盡量降低發炎現象，而不是助長發炎，因此若你希望身體處於排毒模式，這時最好遠離大豆。

羊肉

　　將羊肉排除在排毒之外的原因與排除豬肉的原因類似：像豬肉一樣，羊肉的脂肪含量很高。血液中過多的脂肪會減慢淨化或排毒的速度。通常羊肉的脂肪含量不如豬肉高，這就是為何它列在要避免的食物清單上較低的層級。儘管如此，它的脂肪含量仍然高於大多數其他動物蛋白質，而淨化的目標是確保不要攝取太多種類的脂肪，羊肉就是其中之一。

　　排毒需要在低脂到無脂的部分原因是，當我們在進行排毒時，這樣心臟才有足夠的能力跟上毒素排出器官的速度。當毒物和毒素離開我們的器官進入血液時，我們的目標是使血液盡可能保持在稀薄的狀態，以便這些毒素可以透過腋窩出汗、排便和排尿等方式盡快離開血液。當這些毒物和毒素通過系統時會促使心率稍微加快，因為大腦的神經細胞受體檢測到血液含有毒素，於是向大腦發出信號，然後大腦直接向心臟發送信息，使其加快泵血的速度，以便更快將毒素從血液中排出。這時如果我們保持血液的稀薄，就不會對心臟產生負面的影響。

　　如果有人在進行排毒時吃了羊肉（或豬肉、大豆或工業食用油），這時血液會變得非常濃稠，就像用吸管吸果凍一樣，因而成為心臟的負擔。此時心臟

必須更用力跳動，因為血液變稠了；當血管充滿脂肪時，血液很難流經靜脈。如果你在排毒時戒除羊肉等食物，這時血液可以保持稀薄，更多的毒素和毒物就能透過血液自由排出。當那些麻煩製造者迅速排除時，這時心率可以稍微且安全地加快，而不會對身體造成壓力。

所有魚類和海鮮（鮭魚、鱒魚和沙丁魚除外）

正如我在「鮪魚」中提到的，有些魚類有毒重金屬含量較低，例如汞。儘管如此，我們還是要留意海鮮中的其他毒素，因為我們不想累積在我們的系統中，尤其是在淨化的過程，我們可不想用額外的毒素來進行排毒。

那其他的毒素是什麼？排在首位的是戴奧辛：一種歷史悠久的工業廢物。戴奧辛早已無處不在，所有的食物都有它們的痕跡（有時非常微量）。在魚類中，我們發現大量的戴奧辛。之所以要留意是因為戴奧辛會降低我們的免疫系統，而免疫系統有很大的一部分在我們的淋巴系統內，而這正是戴奧辛剛進入身體時會累積和聚集的部位，最終阻礙淋巴細胞；戴奧辛就像煙幕或暴風雪，減緩和削弱淋巴系統內的淋巴細胞。此外，它們也是一種具有侵略性的自由基，對體內的細胞具有破壞性。

魚類的戴奧辛含量很高，因為大部分的戴奧辛散佈在海洋和淡水中。在進行排毒過程中，我們不想將這種毒素添加到身體裡。你現在知道了，在淨化的過程中我們需要強大的免疫系統。

戴奧辛會導致癌症，因為它們會滋養具有攻擊性的病毒，這些病毒會變成致癌細胞，而戴奧辛正是這些病原體喜歡的食物，這也是當你在進行排毒和治癒過程時，要避免食用大多數魚類和其他海鮮的另一個原因。

鮭魚、鱒魚和沙丁魚之所以不同，有一部分是因為它們的微量礦物質含量高於其他魚類。這並不意味著你要每天都吃鮭魚、鱒魚或沙丁魚，除非你真的很喜歡魚。如果你喜歡魚類，這三種最好。另一方面，如果你吃魚只是因為要攝取有益的 omega 脂肪酸，那你可以透過食用海菜來獲得這些脂肪酸。

之所以選擇鮭魚、鱒魚和沙丁魚，而不是其他魚類和海鮮的另一個原因是它們的汞含量較低，尤其是沙丁魚。這並不代表它們不含汞，例如，當你聽到農場

養殖的鮭魚時，不要讓它誤導你認為它不含汞、戴奧辛或海洋輻射。農場飼養的魚類有其他的問題，例如用於預防魚感染真菌和細菌的抗生素和抗真菌劑，所以也不會比較安全。如果可以，選擇野生鮭魚、鱒魚和沙丁魚，因為這樣就不會有抗生素和抗真菌劑的問題，且這兩種藥物也可能含有有毒重金屬。

　　最後，近幾十年來，核微粒和核電站排放的廢水污染了我們的海洋和水道。比起其他魚類和海鮮，沙丁魚、鮭魚和鱒魚是更好的選擇，它們的輻射含量較低，尤其是沙丁魚，因為它們的體型很小。

　　但這並不代表所有的小魚受到污染的程度都比較低。有一些小魚，如鯖魚，比較肥美但可能含更多汞。為什麼油脂多的魚會和汞扯在一起呢？出於同樣的原因，我們體內的脂肪細胞會中毒，並且含有汞等重金屬：醫學研究和科學仍然不得其解，汞等有毒重金屬會溶解並分散在脂肪中。之所以出現這種情況是因為脂肪中的酸會加速汞快速氧化的過程，反過來，金屬擴張並充滿整個脂肪細胞，使得其毒性更大。雖然鮭魚可能較肥美且體型較大，但它並不是油脂最多的魚類，況且其含有微量礦物質，是海洋中最健康的魚類之一。如果你想在進行排毒過程中吃一些魚，你可以選擇野生鮭魚、沙丁魚或淡水鱒魚。

　　當談到魚油補充品時，不要被標有「無汞」的廣告推銷所騙。這是一個虛晃的主張，至今沒有任何技術可以完全去除魚油中的汞殘留物。汞仍然殘留在所謂的純淨魚油中，而且由於涉及的製程，它的毒性甚至比吃一罐鮪魚還要強。去除汞的過程反而讓魚油中殘留的汞精華具有強大的同質屬性，處於甲基化程度更高的狀態，而這種甲基汞更能深入全身的細胞組織。作為替代方案，請參考我在補充目錄中列出的非魚類 EPA/DHA 補充劑。

❖ 第四級

醋（包括蘋果醋）

　　醋會使身體在深層的器官層面上脫水，當你進行排毒時，你不會想讓身體脫水。醋會保存毒素，將毒素鎖在器官中而不是將它們排出體外。此外，毒素也會讓我們脫水，因此需要大量的水來稀釋毒素，最終將它們從細胞中排出，這樣毒素才能安全離開器官而不會傷害我們。醋不但沒有協助身體清除這些毒

素，反而讓毒素滲入細胞和器官，因為它會將細胞中的水分吸出，甚至將毒物和毒素驅入更深層的器官組織。

想像一下：一罐醃黃瓜，黃瓜浸泡在水和醋中。如果那個罐子裡的水含有微量的氟化物、鉛、砷、殺蟲劑或任何其他種類的化學毒物，那麼醋會結合這些毒素再滲入黃瓜深處，可能直達核心，這就是醋的作用。沒錯，我們的血液中也有水，毒素也在其中流動，有水存在是一件好事，因為在正常的情況下，水應該帶走毒素並將它們排出。然而，當我們食用醋時，瞬間我們變成一罐泡菜，我們的器官變成了醃黃瓜。醋首先會將我們血液中的毒素與附著在它們身上的水分離，這讓毒素得以進入器官、腺體和結締組織，這反而與你試圖排毒的目標相悖。醋還會從細胞中吸出水分，奪走肝臟等器官內深層水合的儲備量。

如果你認為蘋果醋有別於所有這些醋，請三思。沒錯，蘋果醋比其他醋更有營養，因為它是由營養豐富的蘋果製成，但它並不比紅酒或葡萄醋更有營養；葡萄和蘋果都有營養價值。然而，這些水果全都發酵過，無法否認的是，無論來源為何，醋會使全身在深層的層面上脫水，當我們在進行排毒時，這些留在體內的毒物反而會造成更大的麻煩。

發酵食品（包括紅茶菌、酸菜和椰子胺基酸）

由於發酵食品流行，你可能會認為任何發酵食品對我們都有好處，然而事實並非如此。發酵不是一種治療技術，而是一種生存技能，當時的目的是為了保存食物而發展出來的。想想優酪乳，大多數的優酪乳是乳製品，而所有的乳製品都會滋生病毒和非益性細菌，這些全都是慢性病的根源。記住，優酪乳中的微生物有益只是一種理論，即使是未經高溫殺菌的優酪乳，乳製品本身造成的損害絕對大過任何理論上的好處：乳蛋白和乳糖會滋生導致症狀的細菌。你現在沒有任何症狀，並不代表日後不會出現，優酪乳會餵養沉睡的巨人，如人類皰疹病毒第四型，或你沒有意識到的體內非益性細菌。（椰子優酪乳和燕麥奶優酪乳等非乳製品優酪乳無法解決問題。再次重申，發酵本身不是一種治療技術，稍後會再詳加說明。）

我們要盡所能避免任何種類的發酵肉品或發酵動物肉製品。動物肉上的微

生物是死亡腐肉之微生物，當動物死亡時，它們是腐爛過程的一部分，它們發育或分解屍體，在腐爛的肉上茁壯，這些全都不是健康腸道所需的健康微生物。

在所有發酵食品中，發酵蔬菜和香草（如泡菜和酸菜）是最有益的——因為它們沒有腐肉中的那些微生物。這些來自腐爛植物的微生物比較健康，對我們身體沒有那麼大的攻擊性，但它們仍然不是排毒和康復適合的微生物種類。

我們吃進體內的微生物種類對健康影響重大。每個人體內都有數以百萬的有益微生物，這些全都不是來自發酵蔬菜。雖然至少我們可以受惠於發酵蔬菜中的營養成分，但每頓飯都吃發酵蔬菜是不夠的。我們一生就那麼幾餐，每一餐對我們的健康都非常重要。吃一些生羅勒、菠菜或萵苣纈草總比吃發酵泡菜或其他發酵蔬菜要來得更好。那是因為體內的有益微生物以羅勒和芹菜汁等草藥為食並茁壯成長。它們靠綠葉蔬菜生長，如芝麻菜、萵苣、羽衣甘藍和菠菜；它們以新鮮的生蔬菜（如花椰菜）和水果（如蘋果）為食。與其吃發酵食品，這些才是我們應該試圖取代的有益微生物。實際上，發酵食品並沒有達到我們認為的效果，它們不是體內健康微生物首選的食物。真正的目標是用身體需要的食物來餵養腸道內健康的微生物，而你剛剛就看到了這些食物的部分清單。

這就是為何相對於康普茶，人們飲用芹菜汁更有明顯的實際改善，全球有數百萬人飲用芹菜汁，並且獲得之前各種方式從未體驗過的益處。他們可能在連續喝康普茶一個月，但慢性疾病卻沒有任何好轉的跡象。你可以連續喝芹菜汁一個月，然後前後對照治療的效果。芹菜汁不僅可以解決慢性疾病背後的六十多種人類皰疹病毒第四型和五十多組鏈球菌等病原體，它還可以餵養有益細菌，為你打造最健康的腸道環境。

有些慢性疾病患者似乎受惠於發酵食品，唯一的原因是因為他們同時也戒除飲食中的麻煩製造者的食物。人們在為自己的健康做出選擇時會多方面進行，當他們聽到發酵食品有助於體內微生物群而食用發酵食品時，一方面他們也會減少麩質與起司的攝取量，因此在去除麩質和降低乳製品後，他們的整體感覺變好。一旦停止吃油膩的速食，你會看到立即的好處。但是，同時添加發酵食品，再加上其他類似的變化還不足以治癒。正如第四章提及〈關於微生物基因體〉微生物基因體並不是疾病的癥結所在。藉由食用發酵食品來修復你的微生

物基因體，既不會修復你的微生物基因體（剛剛提及的所有原因），也不會修復你的健康。真正的問題在於深層的根源，這就是本書排毒淨化要解決的問題。

發酵食品已經存在好幾個世紀。多年來，我們在治療領域一直使用發酵食品，它們在一九六〇和七〇年代的西方文化大受歡迎，但它們從未解決過我們的健康問題。在過去幾十年來，慢性疾病呈爆炸式增長，發酵食品始終不是解方，沒有人因為它們而減輕慢性病。當我們將發酵食品和微生物基因體帶入健康話題時，這就像是走回頭路，只是支持從一開始就沒有讓任何人好轉的舊理論，這不過是老調重彈，說服人們嘗試一種永遠無解的方法。發酵食品不能解決慢性疾病背後的有毒重金屬，或狼瘡和疲勞等健康問題背後的病毒。

慢性病的世界就好像是一個錯誤信息的沼澤池。每當你試圖逃離沼澤，開始尋找真相和真正的答案時，例如，病原體是慢性病的幕後推手，一個食屍鬼就會從池塘跳出來抓住你的腳踝，試圖把你拉回來，告訴你生病的真正原因是你吃了凝集素，或者你缺少膠原蛋白，或者你的微生物群失調，你需要發酵食物，或者全是你自己想出來的，或者是你的負面想法造成你的疾病，或者你的身體正在用自體免疫反應攻擊自己。如果你沒有善用這本和其他所有醫療靈媒書中的解答，如果你不為真相而戰，食屍鬼會不斷地試圖把你從泥濘中拉回錯誤信息的鬧鬼沼澤，在那裡你將被迫與其他人、食屍鬼和池塘內的怪物一起沉浮。

咖啡因（包括咖啡、抹茶和巧克力）

咖啡因有兩種你在排毒過程中不會想要的效果。第一，它會使身體脫水，這是本章食物的主題。第二，它會促使腎上腺分泌不必要的腎上腺素進入血液，對你的大腦、肝臟和腎臟造成不同的損害。

咖啡因會讓腎上腺產生「戰或逃」的感覺，雖然現實生活並未遇到戰或逃的情境。戰或逃是我們在面對壓力、失落或對抗時選擇的權利，此時腎上腺會釋放複雜的救命激素混合物，至今醫學研究和科學仍不得其解，它在我們於緊急時刻，提供快速思考或行動的求生能力。

當我們攝取咖啡因時會產生一種「狼來了」的情況，就像是一個頑童在學校沒有發生火災時按了警鈴。如果你整天攝取咖啡因，你就是不斷地告訴身體

有危機，而腎上腺就得整天為此做出反應。久而久之變成麻木，一旦真正的危機來臨時，我們可能無法做出適當的反應，因為我們對腎上腺素衝擊中樞神經系統的感受已經完全免疫，再加上這種戰或逃的腎上腺素混合物對身體具有毒性，屬於強酸性，對神經系統和器官具有腐蝕性。這種腎上腺素的釋放並不適合每天上演，更不用說一天多次，而是要在緊要關頭時才使用。日積月累下來，這種腎上腺素混合物會灼傷肝臟，因為它會像海綿一樣吸收腎上腺素來保護你。

咖啡因讓人心情愉悅，不僅能提神醒腦讓人工作有勁。咖啡因還可以啟動我們的腎上腺，讓我們在起床後迅速清醒，隨著音樂起舞，準備就緒充滿活力開始新的一天。然而，依賴咖啡因提神要付出代價，所有這些對腎上腺的壓榨都應該預留在特殊情況以備不時之需。當真正壓力事件發生，需要立即做出反應時，我們可能會出現延遲、當機和呆滯的情況。真正的危機信息可能會被腎上腺素的所有刺激淹沒，無法做出快速的反應，因為大腦習慣了咖啡因，因此很難消化新訊息或做出決定，或為所愛的人提供指引。

當我們在對咖啡因成癮的情況下做出決定時，我們可能會犯錯，結果反而使生活更加艱難。當我們不喜歡這個錯誤的結果，為了讓自己好過一點，我們可能會告訴自己，「這是命中注定的」或「這是你需要經歷的課題」或「你可以從中成長」。我們依靠這些時髦的精神喊話，而不是意識到咖啡因成癮正在破壞我們的事實。如果你沒有看到真正的原因，而是放下手邊的一切說：「我必須來一杯咖啡」，這樣怎麼可能學到教訓呢？或者在關鍵時刻，你說：「在我喝完抹茶之前，我沒辦法打起精神。」結果，錯失了機會？當某件事已控制你的生活，它不再為你帶來快樂，而是剝奪一些你甚至不知道被剝奪的東西。

從長遠來看，這是考慮減少攝取咖啡因的原因。從短期來看，在排毒的過程中，完全避免咖啡因對你有益，可以讓你的腎上腺和肝臟擺脫所有的假警報，從而得到急需的休息。

在不依賴興奮劑的情況下體驗生活是提升身心靈的正面方向。近年來，我們被告知每天飲用抹茶和優質巧克力是健康的。實際上，每天攝取這些形式的咖啡因會導致我們的健康狀況下降。這些帶給我們的反應與飲用一般咖啡和紅茶的反應相同，例如血糖失衡、頭痛、失眠、焦慮、莫名悲傷、人格解體、慢

性脫水、腎結石、體重日漸增加、皮膚過早老化、腎上腺疲勞，甚至讓女性在某些情況下掉髮等。

付費的研究大力吹捧高品質巧克力和抹茶的健康益處，就像紅茶和咖啡一樣。這些是保證賺錢的行業，因為讓人上癮。對於投資者來說，它們是穩賺不賠的賭注，沒有人能輕易戒掉咖啡因的癮頭。與每天吃或喝的巧克力或抹茶相比，人們更有可能將自己的健康狀況歸咎於每週吃的幾片水果。如果你想從慢性疾病中康復，請記住這一點，不要讓咖啡因成為阻礙復元的因素。

❖ 第五級

所有穀物（小米和燕麥除外）

如果你問自己，「為什麼我連無麩質穀物也要戒除？」這是一個好問題，並不是因為從飲食中去除穀物是一種流行趨勢。我們被誤導的顧慮是它們會引起發炎，而且這是一種不必要的碳水化合物形式。然而，無麩質穀物不會滋生病原體，因此我們不必擔心小米、藜麥、糙米或燕麥會助長每個人體內都有的常見鏈球菌、腸道中的無益細菌或病毒，例如 EBV 和單純皰疹，這意味著事實上無麩質穀物不會引起發炎。

無麩質穀物的確不會引發炎症，但當你認真看待療癒時，除了小米和燕麥之外，還有其他原因要戒除所有穀物。一方面，我們很容易以穀物為主食，但這會占據餐盤和胃的空間，使得容納更營養更豐富的食物（如綠葉蔬菜和水果）的空間變小。你很可能早上選擇吃一碗穀物，而不是吃兩、三顆健康的蘋果或幾根香蕉。雖然穀物營養豐富，但它們無法提供 500 公克漿果類、兩顆蘋果或一根香蕉等具有治療作用的植物化學物質、抗氧化劑和微量礦物質。最重要的是，穀物無法提供抗病毒、抗菌化合物；在水果、芹菜、綠葉蔬菜、蔬菜和海菜等草藥中內含的這些化合物非常珍貴，可以透過逆轉慢性疾病幫助我們恢復生機。穀物是早餐、午餐或晚餐方便填飽肚子的食物，但其他食物則可以讓我們更快速治癒。

避免穀物還有一個更大的原因：它們會與脂肪產生交互作用。我們很少吃不含油脂或沒有脂肪的穀物。想想看：燕麥片加花生醬或杏仁醬、酪梨加吐司、

牛奶加格蘭諾拉麥片、蛋白質營養棒、雞肉三明治、橄欖油義大利麵。我們很少只吃單純的穀物，例如，藜麥配清蒸蔬菜，不淋任何醬汁或油。即使我們真的在點心或正餐中不攝取脂肪，但通常不久我們又會吃富含脂肪的點心或正餐，所以在我們吃穀物時，體內仍然還有之前吃的脂肪類食物，即使是相隔好幾個小時。例如，當我們午餐吃藜麥沙拉，這時早餐吃的優酪乳或雞蛋可能還在消化中。為什麼這會造成問題呢？答案是胰島素阻抗。（順帶一提，藜麥是健康的穀物，雖然它比小米和燕麥更難消化，容易造成腸道內壁不適，這意味患有腸道疾病的人可能會不舒服。因此，考量到這些敏感的人，為了讓排毒過程盡可能溫和，你不會看到本書推薦藜麥作為主食。另外，關於藜麥是穀物還是種子的爭論，我認為兩者都是，因為大多數穀物都是種子，這也是它們可以發芽的原因。）

在這本書中，你會看到我使用脂肪基（radical fat）這個詞，那是因為食物大部分的卡路里都來自脂肪，無論是健康還是不健康。（例如，生酮飲食以脂肪基為主）脂肪基和穀物都需要一段時間消化。來自雞肉、酪梨、大骨湯、堅果和種子、食用油、奶油、鮮奶油、牛奶等的脂肪，在漫長的吸收過程中會在血液中逗留，有時甚至需要一整天才能完全消化，這意味著脂肪會在血液中漂浮好幾個小時。全麥穀物的複合碳水化合物分解所需的時間較短，通常會在四到六個小時內消化完全，取決於它們的比例和你吃下的數量，但這仍然算是很長的時間，不過，這點通常被視為優點，因為它們屬於釋放能量較緩慢的食物。

問題是：複合碳水化合物會分解成葡萄糖，如果血液中同時存在脂肪，那麼我們就有了脂肪加糖：這是胰島素阻抗的真正原因。糖會附著在胰島素上以進入細胞，這樣我們才能獲得能量、生存和成長。脂肪會干擾這個過程，高血脂會阻止糖輕鬆進入細胞，因為它會吸收胰島素，在胰島素減弱和消散前阻礙糖與胰島素結合，進而促使更多的胰島素分泌，因而導致胰腺耗損，同時間血液中的脂肪會堵塞肝臟，造成血糖不穩。例如，糖化血紅素（A1C）可能會升高，或者可能被診斷出患有糖尿病前期或確診糖尿病。因此，如果你正在尋找進一步的治療方法，重點是如果你的飲食中含有脂肪基，那你就要避免食用穀物。

如果你戒除脂肪基食物，那無麩質穀物對你就有好處，不會發生胰島素阻抗的情況，儘管這樣我們又回到了穀物最初的缺點：與水果、草藥、綠葉蔬菜、蔬菜和海菜相比，它們的營養含量較低，以及穀物中沒有抗病毒物質和抗菌劑。順帶一提，水果不是複合碳水化合物（除非是澱粉，如南瓜）。水果中寶貴的糖分會迅速進入血液和器官；許多水果在一小時內會被吸收、同化和利用。如果你吃大量水果，例如一串香蕉，可能需要兩三個小時消化吸收。無論哪種方式，當糖進入細胞作為燃料時，水果引起的阻力最小。如果血液中含有大量的脂肪，吃水果仍然會產生胰島素阻抗，但不會太明顯，因為胰島素會附著在水果糖上，繞過血液中的大量脂肪進入細胞。

對於穀物，如果我們仍然攝取脂肪基，那麼吸收就會變得困難許多。當今時尚的高脂飲食，例如生酮飲食或原始人飲食（無論是植物還是動物蛋白為主）對此一知半解。他們只是認為穀物會引起症狀，這些飲食的發起者沒有意識到人們的輕微水腫、頭暈、腦霧和疲倦的症狀並不是因為無麩質穀物而引起的發炎現象；這些症狀來自消化問題、肝臟問題或鏈球菌和 EBV（人類皰疹病毒第四型）等細菌的輕度病毒和細菌感染，而脂肪加上複合碳水化合物的組合剛好助長以上所有症狀。

人們很少只吃穀物而不搭配脂肪，因而經常因混合脂肪基與穀物等複合碳水化合物的飲食而出現消化問題。想想起司義人利麵、通心粉和起司、比薩（即小麥餅皮加起司和油）、奶油燉飯、吐司和酪梨、燕麥和花生醬，或豬肉飯等。脂肪和澱粉在消化道中結合會為肝臟和胰腺帶來壓力，使得鹽酸難以分解胃中的穀物，因為脂肪會干擾鹽酸的強度，於是肝臟必須分泌更多的膽汁來分解脂肪，而複合碳水化合物又會阻礙膽汁分解脂肪的工作。這一連串效應的結果導致出現腹脹、噁心、便祕、痙攣、胃炎和腸道炎症等症狀，然而，我們將這些錯誤全歸咎於穀物，卻輕忽了與它們一起食用的脂肪。出汗、熱潮紅、輕微頭暈、無精打采、飢餓感、輕微水滯留引起的腫脹，以及輕微間歇性顫抖和顫抖等胰島素阻抗的症狀也是如此。如果有人在飲食中採取無脂肪基的無麩質穀物，那麼結果將會完全不同。

許多人與脂肪和穀物的組合相安無事，最常見的是年輕人，因為他們的身

體系統強健，還沒有太大的耗損。他們的肝臟尚未被日積月累的病原體、高脂肪或高蛋白飲食、有毒重金屬或劇毒負荷量摧殘，所以他們胃裡的鹽酸仍然很強，胰腺也夠健康。不過，現在沒有出現任何症狀，並不代表日後不會衰退，未來可能會因為飲食習慣而發展成為慢性疾病。當下感覺良好並不能保證一切真的都很好。對於希望解決困擾或已經遇到想要治癒的慢性疾病的人來說，從飲食中戒除小米和燕麥之外的所有穀物是進一步恢復和增強體質的方法，另一個則是同時戒除或減少脂肪基的攝取量。

　　（一定要找標有「無麩質」的燕麥。儘管燕麥本身是天然無麩質，但在種植和加工的過程中有時會受到污染，最好尋找經過特殊種植和加工的燕麥。）

　　當你試圖擺脫症狀或病痛時，進一步要戒除飲食中的所有穀物，讓你的消化系統休息一下，同時也大大增加每頓飯可容納治癒食物的空間。在基本的369排毒法中，你會留意到小米和燕麥出現在第1天到第3天；簡易版369排毒法則從第1天到第8天都有。這是為了給新手從飲食中戒除那些「療癒美食」的人。如果你真的為某種狀況所苦，但又熱愛穀物，我寧願你選擇小米，不過，為了獲得最佳的治療效果，我希望你完全戒除穀物，並且進行進階369排毒淨化法。

所有食用油（包括較健康的油，如橄欖油、核桃油、葵花油、椰子油、芝麻油、
　　酪梨油、葡萄籽油、杏仁油、澳洲堅果油、花生油和亞麻仁油）

　　並非某些食用油不健康或不具有omega-3和其他營養素等益處，然而食用油本身，不管任何油，都會阻礙身體徹底排毒的過程。食用油與高血脂是好朋友，也就是說，比起你攝取來自全食物的油脂，食用油會更快充滿血液，例如，吃酪梨或核桃與吃酪梨油或核桃油大不相同，當你吃酪梨或堅果時，你的身體對它的處理方式會完全不同。

　　當我們吃下完整的酪梨時，它會存留在通往十二指腸的胃底部，在它進入小腸時會有一些時間被膽汁分解。隨後，酪梨的脂肪會被腸道內壁的血管吸收，然後再沿著肝門通道送到肝臟，整個過程會經過多次的程序。這時肝臟會儲存一些脂肪，所以在到達心臟之前，這些脂肪不會立即回流到血液。你的肝臟會

以對心臟和大腦最保險的速度來釋放脂肪。

另一方面，當我們食用從酪梨等食物提取的油時，這不再是完整的食物。其中油的親血脂特性，使得食用油可以繞過我們器官中內置的安全機制。當油進入胃時，它會迅速滴入十二指腸和小腸，比完整的堅果、種子類或酪梨更快。在這個過程中，油完全繞過肝臟。由於親血脂，食用油不會沿著肝門道進入肝臟，好讓肝臟可以緩慢釋放到身體的其他部位，而是被迫進入腸道的血管中，與全食物脂肪的流程完全不同，因而導致血脂迅速升高。油會立即阻礙身體進行排毒，因為它會降低血液的含氧量，使血液變稠，降低身體排毒的能力。當油迅速進入血液時，血脂無預期飆升，而過多的脂肪會造成心臟的負擔，這時腎上腺開始拉警報，大量分泌腎上腺素作為血液稀釋劑，以保護心臟免於受到太早釋放到血液中的脂肪衝擊，因為食用油不像油脂一樣「有足夠的時間處理」。所有這些因素都會阻礙身體的淨化過程，最終阻礙療效，這就是為什麼當你想給自己一個機會擺脫健康困境時，最好戒除食用油。

加值層級

在維護健康的層面，還有一個「加值」級別。為了獲得更好、更快的療癒效果，你不僅可以從飲食中戒除主要的麻煩食物。你還可以參考以下的作法：

- **完全戒除鹽和調味料**

  不要擔心，即使不加海鹽和喜馬拉雅岩鹽，你會以其他的方式獲得所需的營養。當你採取富含水果、蔬菜、綠葉蔬菜、海菜和草藥的飲食時，自然你會獲得大量的鈉和礦物質。正如〈過量的鹽〉中提及的內容，當你試圖改善健康狀況時，你有很多好理由要遠離鹽分（以及含有鹽分的調味料），其中香料只要純淨且不含鹽和調味料就可以食用。

- **完全戒除脂肪基**

  戒除脂肪基類似戒除鹽一樣，你無需擔心營養流失。同樣，水果、蔬菜、綠葉蔬菜、海菜和草本植物可以提供我們所有必需的有益 omega 脂肪酸，在我們排毒和治癒的過程中，讓我們的身體可以在最佳的狀態進行

修復。你可以在接下來〈關於脂肪與療癒的真相〉章節中深入瞭解。

- **限制或完全避免酒精、天然和人工香料、營養酵母、檸檬酸、阿斯巴代糖和其他人工甜味劑、味精（MSG）、甲醛和防腐劑**

  許多人對這些成分很敏感，雖然有些在當下有助興的樂趣，但它們對我們身心健康的影響卻不那麼令人愉悅。例如，營養酵母是一種受到味精污染的成分，為什麼它會令人上癮是有原因的，而人們用它來調味各種食物。此外，它也可能刺激消化系統與餵養非益性細菌等菌種。

關於食物組合的真相

如果你遵循流行的食物組合理論，你要知道，當你同時食用一種脂肪基和糖時，你就已經邁入製造健康問題的過程。重點是你要避免脂肪加糖的組合，我們之前提及「雞蛋」、「豬肉製品」、「所有穀物」中脂肪搭配糖的問題所在，其中胰島素阻抗就是這種組合的主要問題。

脂肪加糖：這是食物組合真正需要留意的關鍵，也是食物組合理論專家忽略和沒有意識到的地方。脂肪加糖意味著脂肪加澱粉以及脂肪加穀物，而且還會轉化為蛋白質加糖、蛋白質加澱粉和蛋白質加穀物，因為蛋白質內部就是脂肪。一個甜甜圈就是脂肪加糖；餅乾也是。比較健康的部分，燕麥和花生醬或椰子優格加水果、楓糖漿、堅果和種子，這些都是脂肪加糖。正如我們在「全穀物」部分探討的重點，脂肪加糖方程式中真正的問題是脂肪基。

如果你喜歡植物蛋白，你可以謹守這個基本的食物組合規則。例如，你可以吃米飯和豆類，不吃奶油、起司、酪梨或食用油。菠菜是一種強大的蛋白質來源，不含脂肪基，因此菠菜加無麩質穀物是很好的組合，除非你加了食用油、酪梨或動物蛋白，因為這些都是脂肪。正是因為在澱粉（身體會分解成糖）中添加了脂肪，使得澱粉變成問題食物，但澱粉本身不是問題，脂肪基才是。

如果你喜歡動物蛋白，那麼動物蛋白搭配綠葉蔬菜的組合就很好，但是穀物搭配動物蛋白則不然，這是因為動物蛋白中的脂肪，加上穀物在體內形成的

糖會產生問題。例如，雞肉加米飯不適合，因為雞肉裡面的脂肪和米飯的澱粉結合在一起，這是一個食物組合的噩夢。即使是食物組合理論專家也不知道脂肪基是食物組合的真正問題所在。

關於脂肪與療癒的真相

當有人說減少飲食中的脂肪沒有好處時，這純粹只是推測。今日採取低脂飲食的人很少，即使是愛好健康的族群。無論是否採取植物為主的飲食，很少人會去除飲食中的脂肪或長時間採取低脂飲食。無脂或低脂飲食會使人罹患動脈瘤、中風或其他腦部疾病的機率升高，這種論調完全沒有根據，只是符合高脂肪飲食潮流的空洞假設，而不是從人類研究中得出的結論。這是一個廣受大眾輿論推崇的瘋狂理念，背後卻沒有任何根據。

高脂飲食成為世界的潮流，但中風、動脈瘤和栓塞依然層出不窮，疾病仍然困擾我們每個人。幾十年來，全世界數以百萬的人已經證明，高脂飲食對健康造成不利的影響。富含健康脂肪的飲食至少比一般組合的飲食好。如果以堅果、種子、橄欖和酪梨取代紅肉、雞肉、油脂、食用油和豬油，至少會降低一些風險。任何類型的大腦狀況，包括中風、動脈瘤、阿茲海默症、癡呆症和帕金森氏症，都可以在避免加工食品、速食和垃圾食品的飲食後得到改善，因為這些食品都含有大量的問題脂肪。

有些食用特定魚類搭配橄欖、酪梨、堅果和種子一起吃，並且避開速食和加工食品的人可能會對自己說，「哇！我找到聖杯了」，因為他們覺得這與麻煩的脂肪不同。他們不明白的是，你可以進一步減少脂肪量，從而降低罹患腦部疾病和其他疾病的可能性。高脂肪，即使是優質的脂肪，日積月累下來會削弱和耗損肝臟，為日後的疾病埋下伏筆。任何形式的脂肪都會使血液變稠，不管是否來自不健康、加工過的速食脂肪或健康的脂肪，全都會導致血液變稠。無論哪一種，濃稠的血液都會使輸送到大腦細胞的氧氣減少，因為高血脂會抑制血液中的氧氣，而大腦缺氧則會加速大腦老化。當今世界上隨處可見動脈瘤和中風的病例，

幾乎每個人都是高脂飲食，甚至是健康的高脂飲食。所以，你不能指著少數長期堅持無脂飲食的人說，這才是問題所在。

我們所謂的「無脂」並非一點脂肪都沒有，沒有人的飲食能做到完全無脂，這是不可能的。香蕉、地瓜、馬鈴薯、芒果、奶油萵苣等都含有脂肪。所有水果、蔬菜、綠葉蔬菜、海洋蔬菜和草藥都含有有益的 omega 脂肪酸。一些植物性食物，如無花果、香蕉或奶油萵苣，含有更多的天然脂肪，而有些則幾乎不含脂肪，如西洋芹。然而，即使只是微量（有時特別是微量），我們的身體也可以充分利用這些有益的脂肪，且因含量很低，所以可以與食物中天然的糖分完美結合。因此，當我們從飲食中去除脂肪基時，再次強調，「脂肪基」指的是主要熱量來源為脂肪的食物，我們並不會有所損失。當你採取「無脂肪」飲食，也就是說不吃脂肪基，你還是會得到必需的脂肪。例如，當你吃清蒸馬鈴薯（不含奶油、油脂或酸奶油）搭配任何種類的生菜時，你仍然可以得到一部分的油脂。

沒有人因為在咖啡中加入脂肪而可以預防動脈瘤，至今研究尚未證實這一點，但人們卻相信這可以救他們一命。雖然咖啡加油脂很有創意，但事實上，如果你的血液充滿脂肪，大腦的麻煩就來了。脂肪有益健康，例如，核桃、芝麻、大麻籽和酪梨等，它們的好處是不爭的事實，不過，你絕對不會想過量。你仍然要避免脂肪基，並且在一週內平均攝取這些少量的脂肪。最理想的情況是，不要每天攝取脂肪基。

369 排毒淨化法會幫助你做到這一點，協助你按部就班吃不含脂肪基的療癒性膳食，並且感受身體的症狀，甚至情緒的影響。你可以參考《369 排毒食譜》中的食譜，瞭解即使沒有脂肪基也能增添食物的美味。如果你的病情真的很棘手，你可能在排毒後的一段時間內不要攝取脂肪基，等到病情好轉後再慢慢恢復。（更多的信息請參閱第十九章〈排毒注意事項〉中〈淨化後的無脂飲食〉）水果、蔬菜、綠葉蔬菜、海菜和草藥中的脂肪含有天然 omega 脂肪酸形式，溫和且含量足夠，不會使肝臟、消化系統和免疫系統負擔過重，而且剛好就是身體在治癒過程中所需的分量。

第八章

排毒選擇指南

你要如何選擇本書中的排毒法？例如，369 排毒原始版、簡易版與進階版，究竟要進行哪一種呢？直接選一種進行可以嗎？是否要先進行抗病菌排毒去除麻煩的食物？

你如何在本書和醫療靈媒系列叢書中選擇一種排毒法？如果你熟悉我的著作，你一定知道幾乎在我的每本書中都會提供至少一種排毒選項。你應該從《醫療靈媒》的「28 天療癒淨化法」開始嗎？還是《醫學靈媒甲狀腺揭密》「90 天扭轉所有慢性症狀」開始？還是我在《搶救肝臟》中首次介紹的 369 排毒法？

儘管選擇很多，但我知道很多人可能也會無所適從。光是這本書就提供五種基本的選擇：抗病菌排毒、晨間排毒、重金屬排毒、單一飲食排毒和369排毒，這些選項中有很多方法。這其中還包括一些間歇性禁食、水禁食和果汁禁食等選項，提供給熱衷禁食的行家。那你要從哪裡開始呢？本章的目的就是協助你瞭解自己要從何開始。

以下是我們要探討的主題：

- 排毒淨化選項概述
- 「為何」要排毒
- 選擇一種排毒淨化法：靈媒醫療排毒淨化法從哪裡入門
- 369 排毒法：原始版、簡易版或進階版
- 食物不耐受
- 懷孕和哺乳
- 兒童
- 肝臟檢測
- 重金屬排毒檢測

- 芹菜汁：強效良藥
- 計算高量營養數：新式卡路里計算法
- 減脂或增肌

排毒大方向

當考慮要選擇哪種排毒法時，要先記住，我們的身體一生中隨時都在變化。第一次排毒可能是處理一直以來的慢性疾病，這種疾病造成我們許多的困境。每年，我們都會遇到不同的麻煩製造者。有時，我們的肝臟有毒素殘留，活動力變差，這時需要格外謹慎，並且要將保肝列為我們的重點和優先事項，因為肝臟停滯會使身體充滿毒素；有時，我們會經歷意想不到的情緒風暴，吃不好也睡不飽，需要耗盡大量的腎上腺素來度過難關；有時，我們在生活中接觸到新的病原體，進而削弱強大的免疫系統。身體不斷變化，而我們的生活也不輕鬆。或許現在對我們最好的排毒法，在未來六個月後，另一種排毒法可能是最適合的選擇。隨著時間的流逝，我們可能會不斷改變或重複各種排毒法。

在選擇排毒法時，你可以應用這個排毒方針協助自己：你覺得目前自己可以做到什麼？目前對你最有益的排毒法是什麼？

如果你覺得目前最可行的方法是去除一些對你的健康有害的食物，那麼請參考第十五章〈抗病菌排毒〉，閱讀關於戒除某些食物如何讓症狀好轉的訊息。當你選擇這種排毒法，你可以從中選擇適合你的級別，這或許有助於你未來進行 369 排毒法。

或者，也許你正在旅行，儘管你很想進行 369 排毒，但你的行程安排根本難以執行。如果遇到這種情況，或許第十六章的〈晨間排毒〉就足以暫時應付，直到你有 9 天空檔和穩定的時間確實進行 369 排毒。

或許你正在幫助患有焦慮症、抑鬱症、注意力不足過動症（ADHD）或阿茲海默症的家人，他們不喜歡每餐都得遵循飲食方針，這時你可以參考第十七章〈重金屬排毒〉。

或許你的消化系統非常敏感，在你甚至要考慮369排毒之前，你需要先解決在沒有疼痛或刺激的情況下可以消化所吃的食物。這時從第十八章〈單一飲食排毒〉開始進行最好，它可以為你的身體進行溫和的排毒，並且幫助你治癒腸道內壁，以便有一天可以提升至更有效的369排毒。

或者，你可能早已厭倦各種慢性疾病症狀，你的腸道功能很好，同時你也準備好進行改變，你想要有所進展，這時是進行369排毒的大好時機，無論是原始版、簡易版還是進階版都可以。

接下來，一旦你完成369排毒（你可以隨意進行多次），或許有一天，你可能覺得自己準備好了，可以進行醫療靈媒系列叢書中提及的「28天療癒淨化法」或「90天甲狀腺修復排毒法」。如果你在閱讀本書之前已經完成一項或多項醫療靈媒的排毒法，那麼恭喜你！我是認真的，因為這些排毒法已經為你做好準備進入369排毒更深層的療癒層面。

給予我們的身體和心靈治癒所需的一切非常重要。無論你從哪裡開始，你的經歷都會改變你。然後，當你回到「你覺得現在自己可以做到什麼？」這個大方向的問題時，你的反應可能已經完全不同了。

簡要問答

解答一：你不會出錯的。任何醫療靈媒排毒法都可以為任何其他醫療靈媒排毒法做好準備。

解答二：任何版本的369排毒幾乎都是很好的開始。369排毒是最有效，也是最短的排毒法，可行性非常高。369排毒可以直接深入健康的核心──肝臟，利用其未被發現的節律，快速啟動身體，透過引導肝臟釋放阻礙它的深層毒素和病原體，為自己打開通往完整自我的療癒大門。

順帶一提，如果你想知道這本書中的369排毒與我在《搶救肝臟》書中的369排毒有何不同，答案是原始版369排毒與《搶救肝臟》的369排毒相同，但有一些升級。本書還提供簡易版和進階版369排毒，這兩者是全新的選項。

你可以自由選擇使用原始版、簡易版還是進階版，我們稍後會介紹。如果你願意，你可以整合重金屬排毒法，將原始或簡易版的 369 排毒法提升到一個全新的層面。你可以在第二十一章〈排毒應變方案〉中找到相關的訊息。（進階 369 排毒法已包含重金屬排毒功能。

　　當你完成 369 排毒後，你可以根據需要多次重複其 9 天的週期，並且選擇其他排毒法作為長期治療或保養，或者恢復正常的飲食。你在 369 排毒之後所選擇的任何醫療靈媒排毒淨化效果都會變好，因為 369 排毒能達到深層肝臟和器官的淨化，讓你在日後的治癒療程獲得最大的益處。

排毒淨化法選項總覽

	目的	特別適用	排毒時間	章節
原始版 **369 排毒** 《搶救肝臟》 369 排毒升級版。	根除深層的毒素和病原體，使慢性症狀和疾病最終能夠治癒。	清除肝臟和一生中其他器官的麻煩製造者（毒物、毒素以及以它們為食的病毒和細菌），這些麻煩製造者會導致慢性疾病和症狀，如心悸、熱潮紅、刺痛和麻木、疼痛和酸痛、暈眩、頭暈、腦霧、偏頭痛、焦慮、抑鬱、腹脹、疲勞、生殖問題、甲狀腺疾病、狼瘡、萊姆病、類風濕性關節炎（RA）、乾癬性關節炎、濕疹、牛皮癬、痤瘡、泌尿道感染（UTI）等多種症狀。	9 天 （或重複 9 天的循環）	第十章
簡易版 **369 排毒** 此選項容易達成，其強度和效果是原始版排毒法的七成。	在較溫和的層面上根除毒素和病原體以開啟治癒的過程，適合在繁忙的生活中進行。	高膽固醇、高血壓、脂肪肝、動脈斑塊、淋巴水腫、關節炎；失眠、靜脈曲張、黑眼圈、胃酸逆流、便祕、大腸激躁症（IBS）、皮膚乾燥、第 2 型糖尿病、頭痛、偏頭痛等。 由於其強度較弱，若要獲得你想要的結果，請比原始版進行更頻繁地排毒。	9 天 （或重複 9 天的循環）	第十一章
進階版 **369 排毒** 完全生食、不含油脂的選項，特別適合那些進行過原始版 369 排毒法或 28 天排毒法，想要更進一步排毒的人。	達到更深層的排毒狀態，在處理嚴重的健康問題時，可以進一步提升你的治癒層面。	你覺得某些症狀嚴重影響你的身心健康	9 天 （或重複 9 天的循環）	第十二章

排毒淨化法選項總覽

	目的	特別適用	排毒時間	章節
抗病菌排毒 在 369 排毒法後保持或逐步提升進度最佳的首選。	在你進行排毒後（你選擇的級別）讓身體休息，並且有更大的空間容納治癒食物，讓身體自行修復。	處理病原體引起的症狀，例如自體免疫性疾病和所有症狀。 透過去除飲食中餵養致病毒和細菌的食物，預防病菌繁殖有助於中斷慢性健康問題的循環。	2 至 4 週或更長 （或養成習慣）	第十五章
晨間淨化排毒 另一個在 369 排毒法後保持或逐步提升進度最佳的首選。可以搭配抗病菌排毒法。	讓你的肝臟和身體其他部位持續它們在晨間的自然排毒過程。	強化胃酸分泌以改善消化問題；減少血液中的脂肪含量，這有助於血液中更高的含氧量和更深入的水合作用。	2 週或更久 （或養成習慣）	第十六章
間歇禁食 提供給對禁食有興趣的人	想要提升飲食和在生活中加入芹菜汁的間歇禁食愛好者。	有助於增強消化，淨化身體和控制體重——如果應用得當。	間歇禁食者視需要而定	第十六章
重金屬排毒 可以搭配抗菌排毒法、晨間排毒法或納入 369 排毒法	釋放大腦和體內威脅健康的有毒重金屬。	觸及神經系統問題的根源，如注意力不足過動症（ADHD）、自閉症、焦慮、抑鬱、阿茲海默症、癡呆症、記憶力減退、腦霧、專注力不足、震顫、帕金森氏症、抽搐、痙攣、失眠、睡眠問題、疲勞、多發性硬化症（MS）、狼瘡、自體免疫性疾病和萊姆病；還有皮膚狀況，如濕疹、牛皮癬、硬皮病、白斑和酒糟性皮膚炎。	3 至 6 個月或更久	第十七章（參考第二十一章如何在 369 排毒法中進行重金屬排毒法）

排毒淨化法選項總覽

	目的	特別適用	排毒時間	章節
單一飲食排毒 最簡單的飲食選項，適合身體系統需要緩解鎮靜的人。	舒緩受到刺激和發炎的消化道，並餓死引起症狀的病原體，以治癒腸道，進而增強消化和吸收營養的能力。同時，排除對神經系統有害的食物。	在食物中毒、消化系統疾病後康復的調養期，或因飲食失調、胃腸道疾病或醫學檢查而無法進食的期間。 在慢性、長期食物過敏中復元的調養期。 單一飲食可為大腦和神經系統的其他部位提供充足的葡萄糖，從而修復因病毒神經毒素。 * 附著而導致過敏和發炎的全身神經。 這種葡萄糖輸送轉化可以緩解多發性硬化症（MS）、纖維肌痛、慢性疲勞症候群（ME/CFS）、焦慮和許多其他由病毒性神經毒素引起的病症。 * 神經毒素是病毒的副產品 EBV 在以有毒重金屬和其他體內麻煩製造者為食時所排泄出來的毒素。	一次 1 週或更長 （視需要而定）	第十八章
水禁食 讓負擔過大的消化系統休息一下。	在短期內解決嚴重的消化道問題。	急性健康狀況，例如腸胃流感、食物中毒、噁心、腹痛、膽絞痛和闌尾炎。 不適用於神經系統疾病和症狀。	1 至 3 天	第十九章
果汁禁食 提供給對果汁排毒有興趣的人。	在短期的排毒過程中，保護腎上腺和肝臟。	快速淋巴系統排毒，緩解胰腺、膽囊和肝臟的壓力。 快速恢復水合作用，同時去除助長引起症狀和病症的病原體的麻煩食物。	1 至 2 天	第十九章

「為何」需要排毒

現在讓我們更深入瞭解排毒的選項。當我們要淨化身體時，我們要想清楚究竟要排什麼，排毒和淨化這兩個詞是什麼意思？我們想從身體排出什麼？市面上談論排毒和淨化的理論與方法千奇百怪。排毒這個詞既模糊又普遍，以至於沒有人真正知道如果真的有排出東西，到底身體的系統排出了什麼。

將來「排毒」這個詞可能會引人非議，因為它引起人們對體內毒素的關注，讓你意識到先「中毒」了，然後才會開始追溯毒性的源頭。工業界最不希望我們知道它們的毒藥和這些毒藥對我們的影響，以及將它們排除的必要性。如果我們不瞭解這些致病的毒藥，最終我們只能花錢治病，而這只會助長賺錢的機器繼續運轉。

第三章〈察覺體內的毒素〉詳細介紹我們應該從身體中排出什麼，以及我們應該先限制接觸什麼。以下是我們的重點回顧：首先，工業化化學物質已經滲透我們所有的器官，各式各樣的這些化學物質，實際上早在我們出生之前就已製成，透過精子和卵子，然後在子宮內，從我們的祖先傳承下來。從過去和現在的工業時代，我們體內存在著各種不同類型的這些化學物質，我們活在一個充滿毒素的社會。因此，當考慮排毒時，我們需要細化，去除從日常生活中的有毒重金屬、殺蟲劑和其他農藥、殺菌劑、廢氣殘留物、家用清潔劑、空氣清新劑、香薰蠟燭、髮膠、香水、古龍水和其他化學物質等。我們要為所有的器官著想，特別是肝臟和大腦。

我們還需要考慮病原體。之所以要清除這些工業化毒素的關鍵原因之一，是它們會助長體內的病原體，並且造成疾病。這是最大的問題：體內的有毒工業化學物質、媒介和毒物越多，導致疾病的無數病毒和非益性細菌的食物就越多。不同的疾病有不同的病原體和毒素組合，當病原體和毒素在體內相互接觸時，我們注定會出現各種症狀或病症。

當我們把這些特定的麻煩製造者送走，等於是我們送給身體一份大禮。你會注意到，在 369 排毒和本書的任何排毒法中，膳食脂肪始終維持在最低的攝

取量,目的是稀釋血液。正如第一章提及,今日的飲食——無論是時尚飲食計劃還是標準飲食——脂肪幾乎過量,導致身體無法完成每日的排毒過程。然而,當你稀釋血液,毒素很容易從組織中浮出,並且自由進入血液。在你進行稀釋血液和添加富含營養與療癒性植物化學物質的食物(這就是任何醫療靈媒排毒的過程),你是在協助體內的細胞將毒素排出身體,並且開始修復因病原體和毒物造成的損害。

從選擇一種排毒淨化法開始

對於正在處理多種慢性疾病的人,在這麼多醫療靈媒的訊息中,可能很難決定要從哪裡開始。正如我之前提到的,369排毒法是一個好的開始,它的有效結構可以快速強化體質,為其他的排毒法做好準備(例如《甲狀腺揭密》「90天治癒甲狀腺」),好讓接下來的排毒過程更輕鬆與有效。

記住,我們都有不同組合和種類的病原體、有毒重金屬和其他麻煩製造者;情緒挑戰、損失和壓力;以及不同的支援系統和資源。有些人身強體健沒有任何病痛,或者在情感上甚至經濟上都很順遂。因此,在尋找治癒方法時,所有的這些差異都會影響我們的感受和身體的運作方式。而那些沒頭沒腦說「我的身體不喜歡那種食物」,或者「這種方法不適合我,但可能適合你」,或者「那種食物對我沒效,但對你有效,因為我們的身體不同」的人,完全沒有想到一個關鍵因素,那就是在這個地球上,我們身體的功能是非常相似的。之所以看起來不同,是因為每個人在身體和情感上的挑戰不同,因而受惠於不同的醫療靈媒訊息。

我要重申,醫療靈媒系列叢書中的排毒選項不會出錯,你不會犯錯的,所有的排毒法都很好,有助於逆轉疾病。任何醫療靈媒排毒都可以為你做好另一個醫療靈媒排毒的準備,無論你選擇哪種醫療靈媒排毒法,都不會浪費你在治療過程中的時間或精力。相反的,它會讓你的病情好轉。

每種排毒之所以有效都有其原因,每種排毒都能治癒身體各個方面,例如,

進行「90 天治癒甲狀腺」排毒，你不會忽視肝臟或大腦。再次瀏覽一下排毒選項總覽，看看此時此刻對你最有意義的是什麼。如果你覺得《醫療靈媒》的「28 天療癒淨化法」很適合你，那就開始吧！如果你覺得「369 排毒法」正在對你招手，而你手上剛好也有這本書，那就進行吧！如果你正在尋找更長期的排毒淨化，那麼你可以連續進行 369 排毒，如果你覺得你的情況適合，你甚至可以選擇進階版 369 排毒法。

369 排毒法能夠為任何其他醫療靈媒排毒法奠定基礎，如果你準備好了，你可以先從 369 排毒法開始，對於第一次排毒的人，這是一個很好的起步，為日後的排毒做好準備，同時也是最基本的排毒法。我的意思是，一旦體驗過 369 排毒法，它就會成為生活的一部分，成為你的試金石和一個熟悉的里程埤。

不過，你未必要從 369 排毒法開始。其他醫療靈媒排毒法也很基本，我提供這麼多選項的原因是選擇哪種排毒法很重要。有些排毒過程較長；有些較短，有些時間比較有彈性；有些有一定的節奏；有些有特殊的變化；有些著重在特定的治癒食品，有些則更廣泛；有些提供建議，以配合你的日常生活；有些提供給你關於一整天要吃什麼的指引，讓你可以自由選擇，不會受限。

你還可以隨意改變。我們在身體、情感和精神上不斷成長和進化，所以要配合我們的發展進行各種排毒。你可能會發現目前鍾愛一種排毒，幾個月或一年後，另一種你從未想過的排毒法最終成為你的最愛。有些年我們可能經常旅行，有些年我們可能在家的時間較多，有些年我們可能會花更多的時間在工作上，這些都會影響我們準備食物的選擇。探索不同的排毒法是一種靈性的體驗。雖然其他醫療靈媒排毒本身就具有治癒和改變生活的作用，但 369 排毒淨化是一個你在疲累之際需要休息支援時，可以一次又一次返回的家，這是一個平易近人的排毒法，不僅可以淨化你的身心靈，還能讓身心靈的根紮得更深——因為每個人在生活中的某些時刻都需要這種深深紮根的感覺。

如果你發現自己舉棋不定，不知該從哪一章開始？那就別傷腦筋了。無論你從這本書或本系列叢書中選擇哪種排毒法，都將是最適合你的排毒法。你的天使知道你的身體需要療癒；宇宙知道你的身體想要療癒；上帝知道你的身體已經準備好要療癒，你會被引導該從哪裡開始，並且在未來，無論是從現在起

的一個月還是幾個月後，你都可以自由選擇另一種排毒法。你在康復過程中發現的結果將為你照亮前方的路。

> **基本排毒法升級版**
>
> 如果你是繼《搶救肝臟》後閱讀這本書，你會發現第十章中的原始版 369 排毒法是《搶救肝臟》的 369 排毒法。同時你還會留意到，這本書的排毒功能做了一些升級，因此請務必仔細閱讀〈原始版 369 排毒〉這一章。另外，不要錯過第四部的第十九章〈排毒注意事項〉和第二十一章〈排毒應變方案〉中的全新見解。

369 排毒淨化法：原始版、簡易版或進階版

假設你決定要進行 369 排毒淨化，那你怎知原始、簡易或進階版哪一個適合你呢？這就得回到大方向的問題：你覺得目前自己可以做到什麼？

這個具體的指引方向是否吸引你？你想看到更快的結果嗎？那麼你可能會喜歡原始版 369 排毒法簡單的特性。

如果你想要更多的彈性，那又該如何是好？也許你身兼數職，想要選擇多吃一點熟食，並減緩任何可能的療癒反應，那你可以選擇簡易版 369 排毒法。

你是否覺得自己的健康狀況不佳，進行純淨飲食已有一段時間，或者你更喜歡全生食物飲食，並希望提升到一個新的層面，那麼進階版 369 排毒隨時可以為你提供支持。

原始版 369 排毒在開始的前三天彈性較大，藉此幫助你輕鬆進入每餐的飲食計劃；簡易版 369 排毒法是透過減少脂肪基的攝取，就長遠來看，提供更多變通方法，這些可能都是你決定的因素之一。

如果你在開始進行原始版 369 排毒時覺得有困難或感到不適，這時你可以切換到簡易版 369 排毒。或許有一天，你會再次嘗試原始版 369 排毒，這就是

大方向問題的美妙之處：「此刻」隨時在改變，你永遠不知道將來可以做到什麼階段。

同樣，如果你開始進階版 369 排毒，在中途決定要改為原始或簡易版，因為比較容易達成，這樣也可以。另一方面，當你想要治癒更複雜的健康問題，或許你會更有動力維持進階版 369 排毒，以獲得更深層的療效。那些希望擺脫數年或數月慢性病的患者通常會發現，他們在進階排毒體驗到緩解，讓他們渴望完成整個排毒淨化過程，而且還是連續進行好幾次呢！

食物不耐受

如果你有食物不耐受，你可能會擔心某些排毒法是否對你有效。

解答一：醫療靈媒可以清除麻煩製造者的食物。根據你進行的排毒法，你將限制或去除有害健康的食物，這個暫時休息的過程，會讓你免受許多食物不耐受的困擾。最重要的是，排毒有助於減輕肝臟的負擔，這些負擔導致你對許多食物過敏，最終你的身體可以因此得到緩解。

解答二：關於 369 排毒法，這是需要特定食物的排毒法，如果你有任何過敏的問題，你可以參考第二十一章〈排毒應變方案〉來解決你的問題。

解答三：如果你仍然擔心，那可能你對吃水果感到不安。當有人說他們對水果不耐受，這代表他們可能也對其他食物不耐受。水果首當其衝是因為含有果糖，因而經常受到世界各地專家的圍攻，其實這是一種因誤解而產生的恐懼。

食物不耐受與生病的肝臟有關。如果你從不解決肝臟問題，努力治癒或淨化或恢復它的活力，你怎麼可能克服食物不耐受，包括你以為的水果不耐受？對水果不適通常是一個警告的信號，意味著有些部分出了問題。水果具有排毒的效果，往往可以移除毒物和毒素，將腐爛的脂肪和蛋白質排出體外，這反過來會導致腹脹或皮疹的好轉反應，因為你的系統正將它們排出體外。並不是369 排毒法或任何其他醫療靈媒的排毒法導致這些症狀，這些反應只是對水果

排毒的不適反應。無論如何，早在那個人吃下一片水果，排毒過程尚未開始之前，這些症狀早就蠢蠢欲動了。

問題早已存在，而且存在的時間比你意識到的還要長。這些在排毒過程中出現的症狀也是如此：潛在的病症在被發現之前已經發展很久，可能是在症狀出現前的幾個月，通常是好幾年。症狀是疾病的跡象，在看不見的失衡下潛伏很久之後才會顯現出來。

當水果推動排毒的過程時，毒物和毒素會離開肝臟和身體，因而可能出現一些症狀。然而，你可能在沒有水果的情況下也會經歷這些症狀：例如，當儲存這些毒物和毒素的器官無法再容納並溢出時，或者如果你比平時做更劇烈的運動，震動這些毒藥和毒素的「儲存箱」，三天後毒素的症狀就會出現。水果有能力可以更快速推動這個過程，無需等到我們做激烈的運動或毒素負荷量溢出。水果的排毒性質迫使任何裝滿毒素的儲物箱卸載，協助將毒素排出體外以減輕我們的痛苦。

我們以為是水果不耐受的症狀，問題其實不在水果。當有人遇到這些問題，無論他們的飲食如何，腹脹或皮疹的症狀仍然持續，除非他們停下來照顧好自己的肝臟。有時不一定會出現症狀，因為時間點和不同的食物，再次重申，許多的食物不耐受情況與食物無關，而是關於肝臟。當有人因少吃或不吃水果後反應消失，這並不代表問題完全解決，這只是將潛在的問題隱藏起來：因日常生活接觸到的麻煩製造者，使負荷過量的肝臟停滯、生病，結果情況只會越來越糟，拒絕水果等於拒絕有助於你的使者。

治癒這種情況的方法就是治癒肝臟，也就是排毒淨化。事實上，如何進行369排毒淨化取決於你的病症是什麼。在第二十一章〈排毒應變法〉中，你會發現一點修改，讓你可以輕鬆排毒，如果你對水果有疑慮，這代表你尚未準備好進行完整的療程。如果你還未準備好接受水果，你仍然有一個方法：第十八章〈單一飲食排毒〉其中有非水果的選項。或者，你可能已經準備好進行369排毒，水果不再困擾你，這時如果在排毒中出現一些腹脹或皮疹的症狀，至少你知道自己正在解決深層的內在問題，好讓有一天你可以完全免於腹脹和皮疹之苦。

當你的腳上有刺時，將它拔掉可能會痛，不過至少你已經拔掉了。同樣的，如果你有一顆生病的肝臟引起你對水果的不適，這時你最好解決它，讓它的傷口可以痊癒。

懷孕和哺乳

在哺乳期間，妳仍然可以進行原始、簡易或進階 369 排毒法，或本書任何其他的排毒法，它們可以透過從乳房組織中去除雜質讓母乳更純淨。

如果妳懷孕了，妳要知道原始和簡易 369 排毒法都富含營養。它們不僅可以治癒妳的身體，對發育中的嬰兒也具有支持和治癒的作用。懷孕期間，如果妳在第 9 天重複第 8 天的飲食計劃，以取代原有的第 9 天方案，這樣妳會更有飽足感。

至於進階版 369 排毒，如果妳想在懷孕期間嘗試，請先詢問妳的醫生。妳之所以感興趣，很可能是因為妳在懷孕期間出現某些症狀，這意味著妳已經就該健康問題向一位或多位醫生看診。妳可以聽聽這些醫生的建議，瞭解進階版 369 排毒是否符合他們的建議。

如果妳正在處理的症狀或狀況讓妳想在懷孕期間進行本書的排毒法，請先與妳的就診醫生討論這些健康問題的可行性。

兒童

兒童可以進行原始、簡易或進階版 369 排毒法，但有一個關鍵性的變化：根據孩子的媽媽或其他主要照顧者對孩子飲食習慣的瞭解來調整數量。這意味著將分量減少到適合孩子的胃口。為了幫助你確定芹菜汁的正確分量，請參考第 371 頁上的表格。如果媽媽或其他主要照顧者認為 369 排毒的第 9 天，著重在液體對孩子來說是一項挑戰，這時可以重複第 8 天的飲食計劃。

本書其他的排毒法也非常適合兒童，所有的醫療靈媒排毒法對兒童都是安全的。

肝臟檢測

有時人們一開始想知道自己是否需要排毒，他們想要做一個能提供答案的測試。在你決定照顧肝臟之前，你不會想等到檢查報告告訴你肝臟有問題才行動。早期的肝臟問題仍然無法及早從檢測中得知，如停滯肝臟潛藏的脂肪肝或是病毒開始在肝臟深處紮根。

當肝臟處於早期無法檢測出來的掙扎階段，是否有任何跡象可尋？當然有，從症狀來看。具體來說，我們在生活中視為正常而輕忽的部分，其實是肝臟出現問題的指標。其中包括慢性便祕、腹脹、黑眼圈、腦霧、能量下降、不明原因的體重增加、靜脈曲張、炎症、失眠、皮膚問題、食物過敏、早衰、熱潮紅、膽結石、心悸、情緒困擾、季節性情緒障礙（SAD）、飢餓、生殖問題（包括多囊性卵巢症候群、肌瘤和子宮內膜異位）、偏頭痛、濕疹、痤瘡、暈眩、刺痛、麻木，以及我在《搶救肝臟》書中提及的內容。你可能在遇到任何這些情況時去看醫生，但被告知你的肝臟健康狀況良好，因為醫學界尚未有任何訓練，關於解讀肝臟超負荷的各種症狀，也沒有工具可以儘早診斷肝臟的問題。

同樣，這就是為什麼不要等到肝臟有問題才考慮透過排毒來減輕肝臟的負擔。我們帶著生病的肝臟四處遊走，幾乎影響健康各個方面，但沒有人意識到這一點。即使看起來很健康的人也可能有未知的早期脂肪肝，這會導致體內出現看不見的併發症。在肝臟不適且無法檢測階段的初期，正是進行排毒最理想的時間點，如 369 排毒法。

如果你處於肝臟問題更明顯的階段，以至於血液檢查、成像或活檢指出存在脂肪肝等症狀，這並不意味著排毒為時已晚，而是你的前方有更長的路要走。即便如此，在 369 排毒淨化的過程，你可能會感受到快速的緩解療效，因而帶給你強大的動力持續完成治癒的療程。

重金屬排毒檢測

那有毒重金屬檢測呢？如果你想弄清楚是否該進行重金屬排毒，這時你可以考慮做重金屬檢測。不過請記住，這只是檢測血液中的有毒重金屬，而且含量要達標才會檢測出來。即使你的測試結果正常，你的系統中仍然可能含有有毒重金屬，而且很多。此外，重金屬不一定存在血液中，它們通常隱藏在大腦和肝臟等器官，即使有毒重金屬顆粒在我們體內，但檢測卻無法找到它們，不管是否為納米級的毒素，都會在組織中製造縫隙、中斷神經信號製造麻煩，並透過反應、氧化和發送腐蝕性徑流滲入重要器官，對身體造成更大的損害。

與肝臟不適一樣，我們可以透過症狀來判斷我們是否要處理有毒重金屬，其中包括焦慮、抑鬱、躁鬱、意識混亂、抽搐、痙攣、腦霧、多動症、阿茲海默症、帕金森氏症、自閉症、濕疹、牛皮癬、酒精性皮膚炎、白斑病和克隆氏症等。並非要等到這些症狀出現，你才決定進行第十七章〈重金屬排毒〉或將重金屬排毒納入你的 369 排毒法。任何時候，我們都要留意呼吸的空氣、喝的水、吃的熟食、使用的化妝品、加入車裡的汽油，以及滲入皮膚的雨水都會讓我們接觸到有毒重金屬，如果我們想讓自己和親人免於有毒重金屬對健康長期帶來的影響而痛苦或心碎，現在是時候將它們排出，這絕對是值得的。

人們有時擔心重金屬排毒的副作用，這是一個重要的問題，當你進行任何其他宣稱可以幫助你去除有毒重金屬的方法時。與其他方法一樣，它們都有可能在排毒的過程中殘留在體內，這就是導致反應和副作用的原因。尤其是小球藻和含有小球藻的螯合劑無法完全吸附金屬。相較之下，這本書中的重金屬排毒法可以有效去除重金屬，並且牢牢綁住有毒重金屬，將這些重金屬完全排出體外。

芹菜汁：強效良藥

新鮮芹菜汁是本書所有排毒法的一部分，也是第二十九章〈症狀和病痛真

正的原因及治療劑量〉中所有草藥和補充劑列表的一部分。我寫的每一本書裡都有芹菜汁，甚至為芹菜汁專門寫一本書來介紹這種藥用滋補聖品，因為芹菜汁的功效實在太強大了。

健康領域五花八門，許多理論讓人很容易信服，因此芹菜汁幾乎沒有機會小試身手，對於任何醫療靈媒的信息也是如此。有些人說他們已經嘗試過，並勸阻其他人不要嘗試，但事實上，他們只是蜻蜓點水，根本沒有長時間徹底執行。這就好像你來到一座橋前，有人站在橋頭告訴你：「我走過了，橋那一端沒什麼好看的。」如果你相信他們，你永遠不會知道那座橋的另一端再往前走一點就是伊甸園，警告你的人從未發現，因為他只是走馬看花。

千萬別因為有人告訴你不要過橋而違背自己，因而錯失這個治癒的大好機會。也許那個人的健康狀況還好，所以沒有認真執行，或者被其他方法干擾。不管他們錯過什麼，在你還未開始之前這些會讓你興趣缺缺而遠離康復之路。

我們在第二十二章〈給潛沉奮鬥的勇士和批判者的良言〉將會探討生病和看似健康的情況。人們遇到的症狀與他們對治療方案的重視程度有關。對有些人來說，光是每天起床就有困難，洗澡時更是痛苦不堪。有些人可能會抱怨健康狀況，但他們還是能夠旅行和登山健走。這些都是不同程度的症狀，不管症狀多麼輕微，確實會造成困擾。光是濕疹、焦慮等問題就足以讓我們傷腦筋。在這種情況下，有些人還是正常生活，甚至過得不錯。這意味著他們對正確的飲食指引可能不會太用心，當失去興趣時很快就放棄了。他們不像那些時時刻刻得為生存而努力的人那樣堅定或有動力。作為觀察者，這點讓人容易混淆，以為說芹菜汁沒有用的人與說芹菜汁救他們一命的人的處境相同。我們很容易假設這些人有確實遵照飲食方針，並持續幾天讓芹菜汁在他們的大腦和體內產生療效，但實際上他們並沒有徹底執行。

為什麼芹菜汁是每次排毒的一部分？不是做為裝飾之用，是因為它具有加乘的效果，讓其他機制運作得更好。芹菜汁可增強任何醫療靈媒的排毒效果以及協助所有的排毒過程。它有助於重金屬排毒果昔發揮最大的效益，這就是芹菜汁的功效和與眾不同之處。

無論你怎麼做，芹菜汁都可以促進健康，無論你是否進行排毒，芹菜汁都會

發揮功效，讓你完全受惠於它的療效。芹菜汁會強化任何你正在應用的工具，即使在很小的層面上也能提供益處，它可以增強飲食中對你真正有益健康的效果。

現在，如果你正在吃對你無益的食物或產品，芹菜汁無法化腐朽為神奇，它的作用是對抗那些滋生病毒、非益性細菌和導致慢性疾病等有問題的食物，即使是那些我們不會透露給別人知道的東西，因為分享我們自豪的飲食，隱藏我們明知對人體有害的食物是人類的天性。雖然芹菜汁不能把垃圾食品變成健康食品，但至少它可以幫助抑制你尚未準備好放棄的食物對你的影響。芹菜汁就在你的身邊守護你。

避免受到錯誤資訊的誤導

儘管健康專家對健康等其他方面的知識淵博，但他們缺乏慢性疾病致病因素的知識，我們需要認知到這一點才能有所進展。

更重要的是，我們可能會被那些熱衷在社交媒體引起騷動、發表文章、散播錯誤信息和混亂的健康愛好者干擾，因為這些訊息看起來振奮人心。這些健康愛好者剛出現一些輕微的症狀，進而踏入健康新知的領域，在按讚和點閱率的推動下，有意無意地利用眾多迷失和困惑的慢性病患者打響名號。

當世界上的趨勢或理論讓你質疑本書的排毒知識時，請記住，在第一部的前幾章，你已深入瞭解阻礙正確排毒和治療的三大因素；我們解析為什麼微生物基因體無法解決所有問題，為什麼間歇性禁食不是排毒成功的長期解決方案，以及為什麼在榨鮮果汁時可以捨棄纖維（甚至是重點）。為了進一步闡明為何時尚飲食法會讓你偏離所需的治癒信息，讓我們大致先瞭解一下增肌、減脂和計算高量營養素的趨勢。

❖ 計算宏量營養數：新式卡路里計算法

計算卡路里已經失寵，因為很明顯這讓人們搞不清楚狀況。現在，取而代之的是計算「宏量」或宏量營養素。現在的年輕人（和老年人）喜歡追蹤他們

攝取的所有食物中含有多少公克脂肪、碳水化合物和蛋白質，他們努力控制攝取量卻不知食物中與健康最關鍵的部分：植物化學化合物、抗氧化劑、抗病毒劑、抗細菌劑、微量礦物質和礦物鹽。因為計算宏量比計算卡路里更複雜，且可量身定制，所以人們以為這樣就不會混淆。然而，這是另一種趨勢，誤導那些正在慢性病中掙扎的人，而那些在健身界的人，多數人都以為這是一個長期的解決方案。不過，為了守護你和家人的健康，你要知道這不是一個長期的解決方案，這又是另一個難解的困境。

❖ 減脂或增肌

人們經常發現自己在鍛煉肌肉的同時無法依靠高蛋白飲食保持肌肉結實健康，這點讓人困惑，因為許多信息表示，多攝取蛋白質並戒除或減少碳水化合物是鍛煉肌肉和保持苗條的祕訣。在這個過程中，健身界意識到（儘管他們不承認）光靠蛋白質不足以鍛煉和維持人人想要的結實肌肉。於是，「減脂增肌」成為一種趨勢，也就是透過混合蛋白質、碳水化合物和脂肪（強調蛋白質）帶來多餘卡路里（多於體內燃燒或利用）的循環，從鍛煉中獲得增肌，然後，一旦獲得看似更多的肌肉（在許多情況下這只是肌肉內部和表層厚重有毒的脂肪）之後，再減少卡路里攝取量，目的是保持肌肉與減去過程中增加的脂肪，因為他們害怕「變胖」，然而這會讓人陷入惡性循環，是現在健康潮流的一大錯誤。其實作法應該相反：卡路里攝取量不要經常忽大忽小以增加肌肉質量，這種增重減重的策略會帶給身體極大的壓力，尤其是肝臟，反而容易使肝臟虛弱、停滯，進而失去轉換和儲存營養的能力，從而導致營養不足和加速衰老，而且這種對身體的額外壓力最終會造成心血管問題、膽固醇失衡、糖尿病前期、第 2 型糖尿病、體重增加、肌肉撕裂、軟骨和關節磨損、腎無力、免疫系統減弱等。如果最終身體出現完全不同的病症，並被診斷為自體免疫性問題，那麼很可能這是由於幾年前的增脂減肌對身體所造成的傷害。

增肌理論是每天增加卡路里以產生充足的燃料，這樣就可以在很短的時間內輕鬆鍛煉出更多的肌肉，並且以為攝取的額外蛋白質可以增加肌肉，而碳水化合物則被儲存為脂肪。然而真相是：攝取的額外碳水化合物實際上在努力鍛煉時會

建立更多的肌肉。與此同時，他們沒有意識到添加的額外脂肪已讓飲食變成高脂飲食（他們可能認為只是富含蛋白質），而這會導致肝臟負擔過大，體內的脂肪儲存量增加。

支持增肌理論有兩大派。一派故意增加不健康的卡路里，例如，甜甜圈、蛋糕、餅乾、鬆餅、丹麥麵包、可頌、起司通心麵、披薩、冰淇淋、漢堡和薯條，他們不知道不是這些食物中的碳水化合物讓身體的脂肪堆積，而是這些食物中不健康的脂肪基；另一派則強調他們認為更健康的選擇，例如酪梨吐司、無麩質醬汁義大利麵、堅果、種子、堅果醬、雞蛋、雞肉、鮭魚、豆類、含油的米飯、鷹嘴豆泥和芝麻醬、花生醬燕麥片，以及用杏仁醬、杏仁奶、燕麥奶和一點水果製成的蛋白質奶昔。這派支持者認為是豆類、水果、米和義大利麵讓體內有多餘的脂肪儲存，然而真正的情況仍是脂肪基，例如芝麻醬、酪梨、油和雞蛋內的脂肪等讓人體脂增加。此外，還有第三派是混合與結合其他兩派的食物。

安全、更有效地鍛鍊肌肉是為肌肉細胞提供適當的葡萄糖與充足的微量礦物鹽，幫助胰島素容易附著在葡萄糖上，並且深入肌肉組織中，以便在沒有鍛鍊時仍然可以增肌而不會萎縮。結實肌肉生長無需增加脂肪，更不需要進行減少卡路里或增脂減肌的理論，減少脂肪攝取才是鍛鍊結實肌肉的關鍵要素。

如果你看過我的書，你就知道高蛋白飲食（我將之解讀為高脂飲食）對身體有害。不過，至少它讓人遠離加工食品，並鼓勵多攝取蔬菜和綠葉蔬菜。當一個人同時攝取高蛋白和高碳水化合物時，他們的飲食往往更寬鬆，因而很可能攝取一些對人體有害的加工食品。

那些提倡增肌減脂的人沒有意識到，如果他們在攝取碳水化合物的同時保持低蛋白質和脂肪的飲食，這樣可以直接增肌，而不會在身體內累積脂肪，事後還必須努力減掉。

這就是為什麼你會發現本書沒有任何著重於蛋白質和脂肪的排毒法。相反的，本書將焦點放在健康和力量的真正來源：新鮮芹菜汁、綠葉蔬菜、各種蔬菜，以及我所說的關鍵排毒碳水化合物，也就是我們身體成長所需的碳水化合物，如水果、南瓜、地瓜和馬鈴薯。我們真的可以減少蛋白質和脂肪嗎？絕對沒有問題，儘管不以為然的聲量浩大。你會在本書中找到進一步的保證，特別是在

第十九章〈排毒注意事項〉。

　　人們有時擔心在排毒時會流失肌肉。在翻閱這些排毒法時看不到增肌減脂或計數宏量營養素可能會加深這種恐懼。擔心他們在進行醫療靈媒排毒法後，結果不如預期，他們心理可能在想，真不知這傢伙在說些什麼。這些是一九三〇年代老舊蛋白質怪物洗腦的黑暗年代，影響人們無法從本書中獲得他們需要的幫助，如果他們在不知情的情況下接觸這些知識，希望這個人不是你。千萬不要因為沒有增肌減脂或計數宏量營養素就抹殺本書的排毒法。你現在明白真正的原因：正因為它們避免增肌減脂和計算宏量營養素的理論，這些排毒才是增強力量和活力的解方，同時可以讓你恢復健康。

　　「你即將投入排毒和修復全身細胞的深層療癒過程，這樣才能把握所有復原和痊癒的機會。」

　　　　　　　　　　　　　　　　　　—— 安東尼‧威廉，醫療靈媒

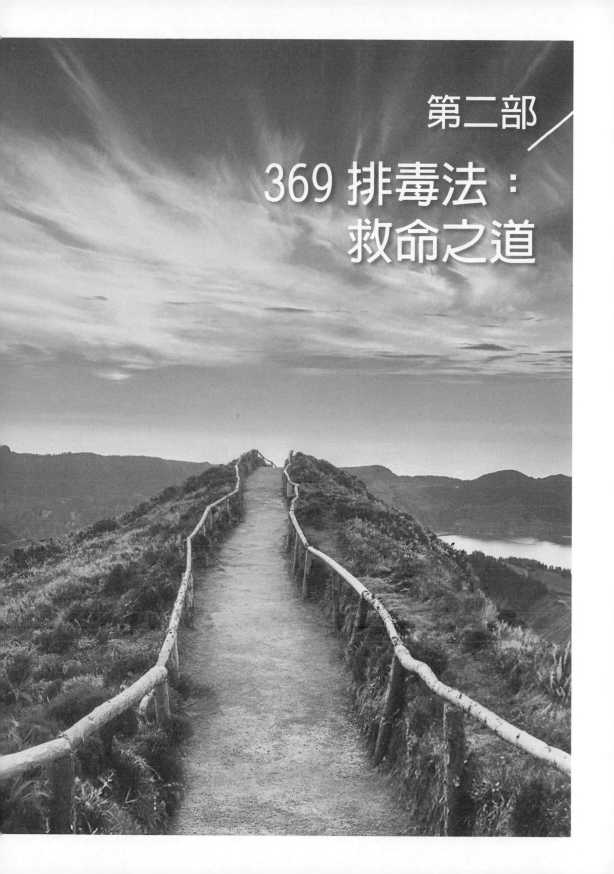

第二部

369 排毒法：
救命之道

第九章

369 排毒如何進行

你將要進行深層自然的排毒，透過這個排毒過程，你的全身細胞都會再生，這樣你才能把握每一個治癒的機會。

369 排毒的架構

不管你選擇要進行原始版、簡易版或進階版的 369 排毒，你都要從最前面三天的準備期開始，我稱之為「前三」，這三天是不可或缺的第一個階段，你不可能跳過這個階段直接進入後面的排毒，因為身體需要一些時間準備，讓後面幾天的排毒更順利。

接下來第二階段的三天，也就是排毒的第四天到第六天，我稱之為「中六」，身體的排毒過程開始。你的肝臟和其他器官，開始把過去幾個月或幾年堆在「囤積箱」裡的垃圾倒出來。這些垃圾包括陳年累積的藥物、石化產品、塑膠、有毒重金屬、油脂和病毒廢棄物。透過這個過程，身體可以達到深層的排毒效果。

最後三天，我稱之為「後九」，也就是排毒的第七天到第九天，肝臟將陳年的垃圾排出送到血液，然後再排出體外，好讓你達到前所未有的療癒目標。這是 369 排毒的最後階段，有助於將困擾你健康的根源徹底清除。

如果你願意，你絕對可以進行更長期的排毒。在結束九天的排毒後，不論是原始、簡易或進階 369 排毒，你都可以重新再繼續進行一次新的九天排毒——你想重複幾次都可以。至於更多的排毒原則，請參考第十三章〈重複 369 排毒〉和第十九章〈排毒注意事項〉。這些章節會釐清關於排毒如何進行的一些常見

問題。例如，如果你因為任何原因必須中斷排毒，這時應該怎麼辦？

排毒的基本原則不可變更。你要謹守每三天為一個排毒階段，讓肝臟做好準備進入九天的深層排毒狀態。如果你想要知道更多關於三、六、九這三個數字背後的含意，你可以在我的書《搶救肝臟》中找到答案。你也會在這本書的第258頁〈生日前後排毒的祕密〉找到關於這三個數字的生理意義。

排毒時機

不管你在生命中的哪個階段，369排毒從第一天開始就能支持你。如果過去你習慣一般飲食，也就是很多加工食物、油炸食物、麩質、乳類製品以及動物性蛋白，這時你無須做任何排毒的事前準備工作——你不需要花一個月戒除問題食物後再進行抗病菌或單一飲食或重金屬排毒。當然，你也可以選擇這麼做。然而，不管你習慣的飲食為何，你都可以直接進行任何版本的369排毒。

唯一例外的情形是，如果你的腸胃非常敏感，特別是如果你有消化道問題，就不建議這樣做。因為369排毒需要很多不同的食材，並不適合有消化困難的人。這個時候可以考慮從單一飲食排毒開始，請參考第十八章關於〈單一飲食排毒〉的進行方式，裡面有完整的說明。

如果你星期一到星期五都要工作，那麼這個排毒法最適合在星期六開始，然後在下個星期天結束。這樣你可以在第一個週末慢慢適應排毒飲食，同時準備接下來排毒所需的食材。之後在接下來的週末，你會有充足的時間和空間進行排毒最重要的階段。

當各種化學毒素和有毒重金屬被排除時，你可能會感到一些疲倦或甚至情緒起伏，因為這個排毒法不僅幫身體排毒，同時也有情緒排毒的作用。所以當你在排除身體毒素時，你也在釋放一部分舊有的自己，釋放過去。這些情緒波動在排毒的任何時刻都可能發生，特別是在最後三天。你要有心理準備，可能會發生這個過程，甚至在開始進行排毒之前，先在腦海預想一遍。你要選擇一個適合開始的時間，讓自己在最後三天有足夠的休息與面對可能的情緒波動，

這也是為何我建議在週末開始進行排毒的原因。如果你每週的行程不一樣，或者因為任何理由你希望在週間的任何一天開始進行排毒，你都可以按照自己喜歡的方式。最重要的是，找到符合自己生活步調和可以支持你的方式。

如果你平常習慣一般飲食——意思是各種加工食物、油炸食物、很多麩質、乳類製品以及動物性蛋白——而你想要直接進行進階 369 排毒，這時你可能要特別留意，因為進階排毒相對於原始版 369 排毒、簡易版 369 排毒和本書任何其他排毒法，都可能引起更大的療癒好轉反應。這不是要讓你卻步，而是要讓你做好準備，你可能會比其他在進行進階排毒之前，飲食較純淨的人釋放更多的毒素進入血液。那些平時飲食較純淨的人，他們清除的是更深層的毒素，但你的卻是全身器官、細胞和組織中表面的毒素，這些毒素會大量快速釋放到你的血液中，進而引起較大的療癒好轉反應，以至於在九天進階 369 排毒的過程，你會興起中斷的念頭。

保護腎上腺

369 排毒最棒的好處之一就是可以保護你的腎上腺，它有別於其他許多的排毒法，不會讓你挨餓也不會讓重要的腎上腺受損。一般讓你挨餓的排毒法會使腎上腺在排毒過程中分泌多餘的腎上腺素，導致肝臟需要清除這些過多的腎上腺素，這在無形中反而造成肝臟更多的負擔。

在排毒過程中，如果你未經思考草率地戒除食物——也就是在不瞭解腎上腺的運作機制下就排除食物——這時你的腎上腺會做出反應，因為它們沒有收到你即將不進食的警告。在這種情況下，腎上腺會持續釋放腎上腺素供應身體作為血糖的替代品，好讓身體各器官在你無預警就採取新飲食而缺乏葡萄糖的情況下，仍然可以正常運作，但結果是腎上腺要付出代價。舊有的生酮飲食和其他高脂高蛋白飲食就是最好的例子。零碳水化合物的飲食不僅讓腎上腺疲勞，也會讓腎上腺受損，讓人們在之後的幾個月總是感到疲倦和能量低落。

如果你擔心排毒期間會挨餓，你大可放心。369 排毒不僅可以保護你，也

可以保護你的腎上腺。你不需要在排毒過程中限制自己的食量，本書所有的排毒法都有點心的選項。

即使是原始版 369 排毒都要降低油脂攝取以減少肝臟和胰臟的負擔，但這些都是漸進式，而且你可以從其他美味的食物中取得平衡。即使在簡易版和進階版九天的排毒期間要完全戒除脂肪基食物，你仍然可以從其他的食物中獲得飽足感。所有的 369 排毒飲食都含有豐富的營養素，可以讓你的細胞得到深層的滿足。

終生受用的排毒工具：原始版、簡易版和進階版

就像我們在第八章〈排毒選擇指南〉提及，在決定要進行原始、簡易或進階 369 排毒時，有幾個因數要考量，包括是否為排毒新手和健康情形。如果你的症狀不多，還不至於影響日常生活，那你可以選擇其中一種。如果你目前疾病纏身，生活陷入困境非常需要排毒、療癒和修護，那麼你要選擇另外一種。你的生活作息也是考量的因素，你最清楚知道自己的目標和可行的方法。記住，這些不是要做就一次做到底的排毒法，不管你現在選擇哪一種排毒，你都可以在其他時間嘗試其他排毒法，這些都是一輩子受用無窮的排毒工具。

第十章

原始版 369 排毒

原始版 369 排毒的目的，是清除體內根深蒂固的毒素和病原體，讓你在未來有機會擺脫各種慢性症狀。

當我們長期與病症對抗時，我們似乎忘了健康是什麼感覺。隨著歲月流逝，我們想不起精力充沛和少有症狀的風采，甚至根本不記得不生病的樣子。有些人從來不知道身體健康的感覺，從小就為疾病所苦。當生活受到病痛的影響時，我們會覺得身體健康似乎遙不可及。然而，原始版 369 排毒是一種強大的工具，可以協助我們拿回健康的掌控權，迎向未來的人生。

透過排毒排除肝臟和其他器官中累積的各種毒素和病原體，將這些造成慢性疾病的源頭排出體外。原始版 369 排毒可以幫助人們緩解甚至擺脫包括心悸、熱潮紅、刺痛和麻痺、酸痛、眩暈、頭暈、腦霧、偏頭痛、焦慮、憂鬱、脹氣、疲勞、生殖系統疾病、甲狀腺疾病、狼瘡、萊姆病、類風濕性關節炎、乾癬性關節炎、濕疹、乾癬、痤瘡、泌尿道感染等疾病或症狀。當病毒和細菌失去任何餵食它們的有毒物質和毒素，生命就出現無限的生機。

你擁有治癒的權利；你值得擁有強健充沛的體魄，身體是你的寶貴工具，陪伴你輕鬆度過美好的人生。

排毒重要原則

在你深入學習本章時，請牢記以下重點：

❖ 升級版

　　如第八章〈排毒選擇指南〉提及，原始版 369 排毒是我在《搶救肝臟》書中救肝 369 排毒的升級版。請務必仔細閱讀接下來的內容，以便獲得升級版中的——例如，在九天排毒中的每一天，都要飲用芹菜汁以獲得更好的排毒效果，並且在前三天的午餐都加入清蒸櫛瓜或夏南瓜。另外，請參閱第十九章〈排毒注意事項〉關於常見的排毒問題解答。

❖ 食譜和菜單範例

　　你可以在《369 排毒食譜》中找到這裡提及的任何食譜，以及每一餐的菜單範例。

❖ 應變方案

　　如果因為任何原因，你不能吃或無法取得接下來幾頁提到的任何食材，或者如果吃固體食物對你來說有困難，你可以參考第二十一章關於替代食物或其他選項。此外，你也可以在那個章節找到如何在這個排毒法中搭配重金屬排毒法。

前三：原始版

	第一天	第二天	第三天
一早醒來	500 毫升檸檬水或萊姆水	500 毫升檸檬水或萊姆水	500 毫升檸檬水或萊姆水
早晨	間隔 15 到 30 分鐘，然後： 500 毫升芹菜汁 間隔 15 到 30 分鐘，然後： 自選早餐和上午點心（謹守飲食原則）	間隔 15 到 30 分鐘，然後： 500 毫升芹菜汁 間隔 15 到 30 分鐘，然後： 自選早餐和上午點心（謹守飲食原則），加一到兩顆蘋果（或蘋果泥）	間隔 15 到 30 分鐘，然後： 500 毫升芹菜汁 間隔 15 到 30 分鐘，然後： 自選早餐和上午點心（謹守飲食原則），加一到兩顆蘋果（或蘋果泥）

	第一天	第二天	第三天
午餐時間	自選午餐 （謹守飲食原則）， 加清蒸櫛瓜或夏南瓜	自選午餐 （謹守飲食原則）， 加清蒸櫛瓜或夏南瓜	自選午餐 （謹守飲食原則）， 加清蒸櫛瓜或夏南瓜
下午點心	一到兩顆蘋果 （或蘋果泥） 加 一到兩顆椰棗	一到兩顆蘋果 （或蘋果泥） 加 一到兩顆椰棗	一到兩顆蘋果 （或蘋果泥） 加 一到兩顆椰棗
晚餐	自選晚餐 （謹守飲食原則）	自選晚餐 （謹守飲食原則）	自選晚餐 （謹守飲食原則）
夜間	蘋果（或蘋果泥） （如果餓了） 500 毫升檸檬水或萊姆水 洛神花茶、檸檬香蜂草茶或白樺茸茶	蘋果（或蘋果泥） （如果餓了） 500 毫升檸檬水或萊姆水 洛神花茶、檸檬香蜂草茶或白樺茸茶	蘋果（或蘋果泥） （如果餓了） 500 毫升檸檬水或萊姆水 洛神花茶、檸檬香蜂草茶或白樺茸茶
飲食原則	<ul><li>脂肪基食物的攝取量減少到平常的 50%。如堅果、種子、食用油、橄欖、椰子、酪梨、動物性蛋白等，如果真的想吃脂肪基食物，也要等到晚餐時再吃。雖然豆類不是高油脂食物，但也要完全避開。</li><li>避開這些食物：蛋、乳製品、麩質、軟性飲料、鹽和調味料、豬肉、玉米、食用油（包括精製油和較健康的油）、大豆、羊肉、鮪魚和其他魚類和海鮮（鮭魚、鱒魚和沙丁魚在第一天到第三天的晚餐可以食用）、醋（包括蘋果醋）、咖啡因（包括咖啡、抹茶、可可和巧克力）、穀物（小米和燕麥在第一天到第三天可以食用）、酒精性飲料、天然／人工香料、發酵食物（包括康普茶、酸菜和椰子氨基酸）、營養酵母、檸檬酸、味精（MSG）、阿斯巴代糖、其他人工甜味劑、甲醛和防腐劑。</li><li>如果喜歡動物性蛋白，請嚴格遵守每天只吃一份瘦肉，並且是有機、自由放牧，或野生肉類、家禽或魚類（鮭魚、鱒魚或沙丁魚），而且只限前三天的晚餐。</li><li>專注於攝取更多水果、蔬菜和綠色葉菜。在《369 排毒食譜》中，蔬菜只能清蒸或加在湯中燉煮。在排毒的九天中要完全避免烘烤食物。</li><li>如果圖表中有任何食物不適合你，請參考第二十一章〈排毒應變方案〉。例如，你可以找到取代椰棗和蘋果的食材。</li><li>吃適合你的分量，如果太飽就要減少分量。</li><li>除了早晨和夜晚的檸檬水或萊姆水之外，每天一整天要喝大概 1,000 毫升（或四杯）的水以保持水分。</li></ul>		

前三：原始版

瞭解「為什麼」要有所謂的「前三」是至關重要的。在開始進行排毒時，把排毒的前三天看成是學騎腳踏車的過程，在拆掉輔助輪之前要做好防護措施，一下子太激烈對你有害無益。這是一個循環的開始，如果沒有這個調整的階段，整個排毒過程就難以順利進行或達到療效。

如果跳過「前三」就像一個人還沒學會發動引擎就去考駕照一樣。很多坊間人為錯誤的排毒法會讓我們的器官陷入困境，讓它們在沒有任何的準備下面臨極大的壓力。我們的器官不可能在這樣的情況下全力進行排毒，反而會變得猶豫不決，就像考駕照的考官嚴厲大聲喊「開始」，雖然身體想盡辦法努力踩油門要開始排毒，但哪兒都去不了，因為我們根本沒有把鑰匙交給身體。

為了讓我們做好準備通往療癒之路，在排毒的初始階段，我們要非常友善地對待身體，讓身體在接下來的排毒過程，可以將毒素和各種病原體排出體外。我們不可能讓肝臟在開始排毒時就超負荷，或讓大腦和心臟無法承受。我們需要給身體適當的時間和引導，這也是排毒前三天最主要的目的。

❖ 一早醒來

- 每天早上都從 **500 毫升的檸檬水或萊姆水** 開始（參考《369 排毒食譜》關於製作檸檬水和萊姆水的正確比例，這不是將十顆檸檬擠成一杯檸檬汁）。如果你願意，你也可以將檸檬水和萊姆水的分量加到 1,000 毫升。

祕訣

- 如果你喜歡，你可以在檸檬水和萊姆水中加一小匙的生蜂蜜。

❖ 早晨

- 在喝完檸檬水和萊姆水之後，間隔十五到二十分鐘，最好是三十分鐘後再喝至少 500 毫升芹菜汁（參考《369 排毒食譜》，或者在當地果汁吧

買新鮮的芹菜汁）。

- 喝完芹菜汁後，等十五到三十分鐘再享用你的**自選早餐**，但是要謹守上面圖表中的飲食原則，在這一章後面會有更詳細的說明。芹菜汁是草藥，它的熱量不高，所以一定要吃早餐。早餐可以是果昔或一些燕麥，你可以在《369排毒食譜》中找到一些餐點內容的靈感。

- 如果稍後肚子餓了，你可以吃一些**自選的晨間點心**。只要不含任何油脂，也不是這個章節提及的任何會阻礙療癒的食物即可。同樣，在食譜的章節中也有一些不同的點心選擇，最簡單的作法是吃一顆蘋果。

- **第二天和第三天**，確保你在晨間可以吃**一顆到兩顆蘋果**當上午點心，你可以直接吃整顆蘋果、也可以切片、和其他水果一起切成小塊、打成果昔、或者甚至做成蘋果泥（生的或熟的都可以）。如果你無法吃蘋果，你可以吃成熟的西洋梨。萬不得已才改喝一些現榨的蘋果汁。蘋果有大小之分，選擇適合自己的分量。

祕訣

- 另外的選項是以重金屬排毒果昔作為早餐，只要不是把重金屬排毒果昔用來**取代**第二天和第三天晨間的蘋果點心即可。如果想要把重金屬排毒加在369排毒飲食中，請參考第二十一章〈排毒應變方案〉。

❖ 午餐時間

- 當你想吃午餐時，你可以享用你的**自選午餐**，原則是不含任何油脂、不含這個章節列出的會阻礙療癒的所有食物。如果你需要來點靈感，你可以參考《369排毒食譜》。

- 不論你的自選午餐內容是什麼，確保在午餐至少吃**一杯清蒸櫛瓜或夏南瓜**。

❖ 下午點心

- 在午餐後的一到兩個小時，如果你肚子餓了，你可以吃**一顆到兩顆蘋果**當點心（或者是等量的蘋果泥或成熟西洋梨），再搭配**一到兩顆椰棗**。

- 在《369 排毒食譜》中，你可以找到蘋果和椰棗有趣的食譜。
- 如果吃完建議的點心你還是覺得肚子餓，這時再多吃一些蘋果。
- 如果你選擇市售的蘋果泥，確保不含任何添加物。
- 如果你不喜歡椰棗，或是無法取得，你可以依序選擇吃一些桑椹（乾燥或新鮮的）、葡萄乾、葡萄和無花果（乾燥或新鮮的），這些都可以和蘋果一起切碎或一起打成果昔。

❖ 晚餐時間

- 當你想吃晚餐時，你可以享用你的**自選晚餐**，只要不含這個章節列出的會阻礙療癒的所有食物。

- 晚餐可以**選擇性**吃一些瘦肉（只要不是在「避免」的食物列表中）或是另一種形式的脂肪基食物，如酪梨、堅果和種子。這一餐你不一定要吃脂肪基食物，如果你希望達到更好的排毒效果，你可以在這個「前三」階段完全不吃任何的油脂。

❖ 夜間

- 如果你在晚餐之後覺得肚子餓，你可以**吃一顆蘋果**（或蘋果泥或西洋梨）。
- 上床前一個小時再喝一杯 **500 毫升檸檬水或萊姆水**。
- 再喝一杯**洛神花茶、檸檬香蜂草茶或白樺茸茶**。只要選擇一種就好，不要混在一起喝。你可以在喝檸檬水或萊姆水的同時喝這些茶飲。

- 你可以在夜間喝的檸檬水、萊姆水或茶飲內加一小匙的生蜂蜜。

中六：原始版

	第四天	第五天	第六天
一早醒來	500 毫升檸檬水或萊姆水	500 毫升檸檬水或萊姆水	500 毫升檸檬水或萊姆水
早晨	間隔 15 到 30 分鐘， 然後： 500 毫升芹菜汁 間隔 15 到 30 分鐘， 然後： 保肝果昔	間隔 15 到 30 分鐘， 然後： 500 毫升芹菜汁 間隔 15 到 30 分鐘， 然後： 保肝果昔	間隔 15 到 30 分鐘， 然後： 500 毫升芹菜汁 間隔 15 到 30 分鐘， 然後： 保肝果昔
午餐時間	清蒸蘆筍 加保肝沙拉	清蒸蘆筍 加保肝沙拉	清蒸蘆筍和孢子甘藍 加保肝沙拉
下午點心	最少一到兩顆蘋果 （或蘋果泥） 加一到三顆椰棗 （或取代食材） 再加西洋芹菜棒	最少一到兩顆蘋果 （或蘋果泥） 加一到三顆椰棗 （或取代食材） 再加西洋芹菜棒	最少一到兩顆蘋果 （或蘋果泥） 加一到三顆椰棗 （或取代食材） 再加西洋芹菜棒
晚餐時間	清蒸蘆筍 加保肝沙拉	清蒸蘆筍 加保肝沙拉	清蒸蘆筍和孢子甘藍 加保肝沙拉
夜間	蘋果（或蘋果泥） （如果餓了） 500 毫升檸檬水或萊姆水 洛神花茶、檸檬香蜂草茶 或白樺茸茶	蘋果（或蘋果泥） （如果餓了） 500 毫升檸檬水或萊姆水 洛神花茶、檸檬香蜂草茶 或白樺茸茶	蘋果（或蘋果泥） （如果餓了） 500 毫升檸檬水或萊姆水 洛神花茶、檸檬香蜂草茶 或白樺茸茶
飲食原則	完全避開脂肪基食物（堅果、種子、食用油、橄欖、椰子、酪梨、可可、大骨湯、動物性蛋白質等）。豆類也完全不吃。 避開這些食物：蛋、乳製品、麩質、軟性飲料、鹽和調味料、豬肉、玉米、食用油（包括精製油和健康油）、大豆、羊肉、鮪魚和所有其他魚類和海鮮、醋（包括蘋果醋）、咖啡因（包括咖啡、抹茶和巧克力）、穀物（這幾天包括小米和燕麥也要避開）、酒精性飲料、天然／人工香料、發酵食物（包括康普茶、酸菜和椰子胺基酸）、營養酵母、檸檬酸、味精（MSG）、阿斯巴代糖、其他人工甜味劑、甲醛和防腐劑。 • 專注於攝取這個章節和上面圖表中列出的各種食物。蔬菜只能清蒸。九天內完全避免烘烤的食物。 • 如果圖表中有任何食物不適合你，參考第二十一章〈排毒應變方案〉。例如，你可以找到取代椰棗和蘋果的食材。 • 吃適合你的分量，如果太飽就要減少分量。 • 除了早晨和夜晚的檸檬水或萊姆水之外，每天一整天要喝大概 1,000 毫升（或四杯）的水以保持水分。		

中六：原始版

在九天排毒的中間三天，肝臟終於可以好好喘一口氣，不需要再分泌大量的膽汁。由於大部分人都是高脂飲食，幾乎每個人的肝臟要不停分泌膽汁──因為需要分解脂肪。這種忙於分泌膽汁的模式讓肝臟非常疲憊，以至於肝臟無法進行每天例行的排毒。現在肝臟終於可以放下重擔，不需要再分泌大量膽汁，因此可以把體內長久累積的所有毒素盡可能排出。擁有一個可以自行解毒與修復的肝臟，對你的健康有益，而且也是讓你從慢性疾病與其他困擾已久的症狀復元的基礎。如果我們沒有透過類似 369 排毒這些方法來照顧身體，最終這些症狀就會發展成為慢性疾病。

❖ 一早醒來

- 同樣，這三天每天早上都是從 **500 毫升的檸檬水或萊姆水**開始。如果你願意，你也可以將檸檬水和萊姆水的分量加到 1,000 毫升。

祕訣

- 如果你喜歡，你可以在檸檬水和萊姆水中加一小匙的生蜂蜜。

❖ 早晨

- 喝完檸檬水和萊姆水後，間隔十五到二十分鐘，最好是三十分鐘後再喝至少 500 毫升芹菜汁。
- 喝完後等十五到三十分鐘，再享用**保肝果昔**。請參考《369 排毒食譜》，你可以製作一份或更多，視你的飢餓程度，然後在晨間任何時間都可以喝保肝果昔。如果你不想打成果昔，你也可以把這些水果切塊放在大碗做成一份水果盤直接吃。

❖ 午餐時間

- **第四天和第五天**的午餐可以吃**清蒸蘆筍**和一份**保肝沙拉**。
- **第六天**可以選擇**清蒸蘆筍和孢子甘藍**，外加一份**保肝沙拉**。

❖ 下午點心

- 午餐後如果肚子餓，你可以吃最少一到兩顆蘋果當點心，或者等量的蘋果泥或成熟西洋梨，同時搭配一到三顆椰棗，外加一些西洋芹菜棒。

- 在早上榨芹菜汁的時候，保留幾根西洋芹菜棒留在下午吃。
- 如果你無法直接啃西洋芹菜棒，你可以用食物調理機切碎，或者和蘋果一起打成泥。
- 如果這些分量對你來說還不夠，你可以在午後多吃一些蘋果。

❖ 晚餐時間

- 第四天晚餐，一樣再吃**清蒸蘆筍和保肝沙拉**。
- 第五天晚餐，**清蒸孢子甘藍和保肝沙拉**。
- 第六天晚餐，**清蒸蘆筍和孢子甘藍，外加保肝沙拉**。

- 和午餐一樣，可以把蘆筍和孢子甘藍打成泥生吃、或者用櫛瓜和夏南瓜替代、也可以用保肝養生湯或保肝果汁取代保肝沙拉。請參考第二十一章〈排毒應變方案〉。

❖ 夜間

- 如果你在吃完晚餐後覺得肚子餓，這時你可以**吃一顆蘋果**（蘋果泥或西洋梨）。
- 上床前一個小時再喝一杯 **500 毫升檸檬水或萊姆水**。
- 再喝一杯**洛神花茶、檸檬香蜂草茶或白樺茸茶**。只要選擇一種就好，不要混在一起喝。你可以在喝檸檬水或萊姆水的同時喝這些茶飲。

- 你可以在夜間喝的檸檬水、萊姆水或茶飲內加一小匙的生蜂蜜。

後九：原始版

	第七天	第八天	第九天
一早醒來	500 毫升檸檬水或萊姆水	500 毫升檸檬水或萊姆水	500 毫升檸檬水或萊姆水
晨間	間隔 15 到 30 分鐘，然後： 500 毫升芹菜汁 間隔 15 到 30 分鐘，然後： 保肝果昔	間隔 15 到 30 分鐘，然後： 500 毫升芹菜汁 間隔 15 到 30 分鐘，然後： 保肝果昔	全日飲食： 兩杯 500 到 600 毫升的芹菜汁（早上、傍晚各一杯）要和其他飲料間隔 15 到 30 分鐘
午餐時間	菠菜冷湯 加小黃瓜細絲	菠菜冷湯 加小黃瓜細絲	兩杯 500 到 600 毫升的小黃瓜蘋果汁（任何時間）
下午點心	間隔最少 60 分鐘，然後： 500 毫升芹菜汁 最少間隔 15 到 30 分鐘，然後： 一到兩顆蘋果（或蘋果泥）加小黃瓜片和西洋芹菜棒	間隔最少 60 分鐘，然後： 500 毫升芹菜汁 最少間隔 15 到 30 分鐘，然後： 一到兩顆蘋果（或蘋果泥）加小黃瓜片和西洋芹菜棒。	甜瓜果昔、新鮮西瓜汁、木瓜泥、西洋梨果泥或鮮榨柳橙汁（盡量多吃，任何時間都可，不過要錯開時間） 水（想喝就喝）
晚餐時間	清蒸南瓜、地瓜、山藥或馬鈴薯，外加清蒸蘆筍和／或孢子甘藍，外加自選的保肝沙拉	清蒸蘆筍和／或孢子甘藍，外加自選的保肝沙拉	
夜間	蘋果（或蘋果泥）（如果餓了） 500 毫升檸檬水或萊姆水 洛神花茶、檸檬香蜂草茶或白樺茸茶	蘋果（或蘋果泥）（想吃東西時） 500 毫升檸檬水或萊姆水 洛神花茶、檸檬香蜂草茶或白樺茸茶	500 毫升檸檬水或萊姆水 洛神花茶、檸檬香蜂草茶或白樺茸茶

	第七天	第八天	第九天
飲食原則	• 繼續避開脂肪基食物（堅果、種子、食用油、橄欖、椰子、酪梨、可可、大骨湯、動物性蛋白質等）。豆類也完全不吃。 • 繼續避開這些食物：蛋、乳製品、麩質、軟性飲料、鹽和調味料、豬肉、玉米、食用油（包括精製油和較健康的油）、大豆、羊肉、鮪魚和所有其他魚類和海鮮、醋（包括蘋果醋）、咖啡因（包括咖啡、抹茶和巧克力）、穀物（這幾天包括小米和燕麥也要避開）、酒精性飲料、天然／人工香料、發酵食物（包括康普茶、酸菜和椰子胺基酸）、營養酵母、檸檬酸、味精（MSG）、阿斯巴代糖、其他人工甜味劑、甲醛和防腐劑。 • 更要專注於攝取這章節和上面圖表中列出的各種食物。蔬菜只能清蒸。九天內完全避免烘烤的食物。 • 如果圖表中有任何食物不適合你，請參考第二十一章〈排毒應變方案〉。 • 吃適合你的分量，如果太飽就要減少分量。 • 除了早晨和夜晚的檸檬水或萊姆水之外，每天一整天要喝大概 1,000毫升（或四杯）的水以保持水分。如果因為下午多喝一杯芹菜汁而讓你不想喝太多水，這時可以稍為減量。		

後九：原始版

終於來到這個階段。基本上，肝臟最期待的就是這一刻，同時也是你最期待的一刻。因為肝臟開心，你也會開心。當你的肝臟和其他器官，在這個階段卸下過去所有的負擔時，你會訝異於身體和情緒從中得到的正面影響，連鎖效應從此開始——當人們看到你的改變，你會受到鼓舞，並在生命中做出更多的改變，這樣的影響不但深刻且長遠。誰知道當你的健康改善後，你會影響哪些人？誰知道接下來你會成就什麼？

在過去的六天中，肝臟已經做好暖身，且身體各部位也準備好了，在「後九」的這個階段，你的身體有能力把所有多年來的廢物、垃圾和毒素，從肝臟徹底排出。相較於清理每天垃圾的晨間排毒，這是更深層的排毒。在這三天大量的流質食物對你而言將會是一種全新的體驗。

第七天和第八天

❖ 一早醒來

- 同樣，這三天每天早上都是從 **500 毫升的檸檬水或萊姆水**開始。如果你願意，你也可以將檸檬水和萊姆水的分量加到 1,000 毫升。

祕訣

- 如果你喜歡，你可以在檸檬水和萊姆水中加一小匙的生蜂蜜。

❖ 早晨

- 喝完檸檬水和萊姆水後，間隔十五到二十分鐘，最好是三十分鐘後再喝至少 **500 毫升芹菜汁**。
- 喝完後等十五到三十分鐘，再享用**保肝果昔**。請參考《369 排毒食譜》，你可以製作一份或更多，視你的飢餓程度，然後在晨間任何時間都可以喝保肝果昔。如果你不想打成果昔，你也可以把這些水果切塊放在大碗做成一份水果盤直接吃。

祕訣

- 另一種選項是第二十一章的改良版，在午餐前喝一份重金屬排毒果昔，只要不是直接用重金屬排毒果昔取代早上的第一餐保肝果昔即可。如果你選擇這個改良版，你可以減少這兩種果昔的分量以免吃得太飽。

❖ 午餐時間

- 午餐吃**菠菜冷湯加黃瓜細絲**。參考《369 排毒食譜》。如果你喜歡，你也可以把小黃瓜直接打在菠菜冷湯裡。

❖ 下午點心

- 在午餐和晚餐之間再喝一杯 **500 毫升芹菜汁**，記得要在吃完午餐後最少間隔六十分鐘。在喝完芹菜汁後，最少間隔十五到三十分鐘再吃或喝其他任何東西。
- 在喝完芹菜汁後，過了間隔時間，你可以吃**一到兩顆蘋果**，或等量的蘋果泥或西洋梨果泥，外加小黃瓜片和**西洋芹菜棒**。

❖ 晚餐時間

- 第七天的晚餐是清蒸冬南瓜、地瓜、山藥或馬鈴薯，搭配清蒸蘆筍和／或孢子甘藍一起吃，再加上自選的**保肝沙拉**。
- 第八天晚餐可以選擇清蒸蘆筍和／或孢子甘藍，最好是兩種一起吃，再加上自選的保肝沙拉。

果昔或打成泥，甚至可以把這些根莖類食物跟蘆筍、孢子甘藍以及沙拉中的葉菜都一起打成蔬果昔，請參考第二十一章〈排毒應變方案〉。

❖ 夜間

- 如果在吃完晚餐後肚子餓了，你可以吃一顆蘋果（或蘋果泥或西洋梨）。
- 上床前一個小時再喝一杯 **500 毫升檸檬水或萊姆水**。
- 再喝一杯**洛神花茶、檸檬香蜂草茶或白樺茸茶**。只要選擇一種就好，不要混在一起喝。你可以在喝檸檬水或萊姆水的同時喝這些茶飲。

祕訣

- 你可以在夜間喝的檸檬水、萊姆水或茶飲內加一小匙的生蜂蜜。

第九天

❖ 一早醒來

- 這一天一樣從 500 毫升的檸檬水和萊姆水開始，如果你願意，慢慢增量到 1,000 毫升。

祕訣

- 如果你喜歡，你可以在檸檬水和萊姆水中加一小匙的生蜂蜜。

❖ 早晨和下午

- 在喝完檸檬水和萊姆水後，間隔十五到二十分鐘，最好是三十分鐘後再喝至少 **500 到 600 毫升芹菜汁**。
- 喝完芹菜汁後，再間隔十五到三十分鐘，在之後的一整天任何時間，你都可以喝小黃瓜蘋果汁來提供足夠的養分。最少要準備**兩杯 500 到 600 毫升的小黃瓜蘋果汁**，小黃瓜和蘋果的比例是 50/50。同時，任何時候

如果餓了，你可以盡量吃任何的**瓜果泥、新鮮西瓜汁、木瓜泥、西洋梨果泥和現榨柳橙汁**。但記得，吃這些不同的食物時要錯開時間。

- 在全天的任何時間，如果你想喝水就喝。你可以在飲用水中加入一些檸檬汁或萊姆汁，如果你喜歡白開水也可以。在接下來原始版排毒原則的章節中，有更多關於水分補充的說明。

祕訣

- 如果你已經進行重金屬排毒的改良版，不用擔心你在這一天錯過重金屬排毒果昔，因為排毒第九天的重點是將毒素排出體外。同時，你的身體裡還留有一些足夠的螺旋藻、香菜、大麥苗汁粉、大西洋紅藻和野生藍莓，這些會幫助你把任何已經清理到表面的重金屬排出去。在第二十一章〈排毒應變方案〉中，有更多關於重金屬排毒改良版的資訊。

- 關於小黃瓜蘋果汁製作的比例和替代的食材，請參考第二十一章〈排毒應變方案〉。

- 在這一整天裡，你可以選擇吃瓜果泥、新鮮西瓜汁、木瓜泥、西洋梨果泥和現榨柳橙汁，而且可以隨時改變。例如，你可以在早上吃瓜果泥，間隔時間之後，再喝現榨柳橙汁，下午和晚餐時吃木瓜泥，或者選擇整天都吃同一種食物。唯一要遵守的原則是，不要把不同的食物攪拌在一起或是同時喝。例如，不要吃一份混合的瓜果加西洋梨果泥，或者在吃完一杯木瓜泥後緊接著喝現榨柳橙汁。記住，不同的食物要錯開時間吃。

- 單獨吃瓜類對胃的消化最好。所以你可以考慮在早上吃任何瓜果泥，之後再吃木瓜泥或西洋梨果泥。如果你已經在這天吃過木瓜泥和西洋梨果泥，接下來就盡量不要再吃瓜果泥。

- 你可以在早上把所有食材備妥，或在果汁吧買好當天所需的分量放入冰箱冷藏。

- 如果你的身材比較嬌小，無法喝下這麼多流質食物，你可以把分量減少。但記得不要吃得太少，因為你需要這些珍貴的營養素以支持身體全力排毒。

❖ 傍晚時分

- 傍晚時最少喝 **500** 毫升的芹菜汁，間隔三十分鐘後再吃任何瓜果泥或果汁。如果要喝任何果汁和白開水，也需間隔最少十五到三十分鐘。

- 喝完芹菜汁後，間隔最少十五到三十分鐘，如果需要，可以喝一些小黃瓜蘋果汁、吃一些瓜果泥、西瓜汁、木瓜泥、西洋梨果泥、現榨柳橙汁或白開水。

❖ 夜間

- 上床前一個小時再喝一杯 500 毫升檸檬水或萊姆水。

- 同時再喝一杯洛神花茶、檸檬香蜂草茶或白樺茸茶。只要選擇一種就好，不要混在一起喝。你可以在喝檸檬水或萊姆水的同時喝這些茶飲。

祕訣

- 你可以在夜間喝的檸檬水、萊姆水或茶飲內加一小匙的生蜂蜜。

原始版 369 排毒原則

❖ 一般原則

九天排毒期間謹守以下原則。

避開麻煩製造者的食物

避開所有在第七章中列出的「麻煩製造者的食物」，這些食物除非有特別註明，否則在九天期間要完全避開。

避開麻煩製造者的食物

• 蛋	• 乳製品	• 麩質
• 軟性飲料	• 鹽和調味料（只有辣椒粉可以）	• 豬肉
• 玉米	• 食用油（包括精製油和較健康的油）	• 大豆
• 羊肉	• 鮪魚和其他魚類和海鮮（第一天到第三天的晚餐可以吃鮭魚、鱒魚和沙丁魚）	• 醋（包括蘋果醋）
• 咖啡因（包括咖啡、抹茶、和巧克力）	• 穀物（第一天到第三天可以吃小米和燕麥）	• 酒精性飲料
• 天然和人工香料	• 發酵食品（包括康普茶、酸菜和椰子胺基酸）	• 營養酵母
• 檸檬酸	• 味精	• 阿斯巴代糖和其他人工甜味劑
• 甲醛	• 防腐劑	

如果你之前跳過第七章沒閱讀，那麼當在進行排毒時，你可以回頭翻閱那一章，以便瞭解避開這些食物的原因。把這些原則放在手邊，當你在面對食物誘惑，很想偷吃一片看似美味的義大利香腸披薩時，這會讓你有足夠的力量拒絕這個誘惑。這個章節會確保你在進行 369 排毒時，知道自己不吃這些食物是非常正確的選擇。

上述的食物之所以被列為問題食物的原因，並不是跟隨坊間流行的觀念。舉例來說，麩質似乎不需要特別強調，因為現今普遍的看法都認為麩質會造成發炎，所以本來就該排除在外。但這其中有更重要的理由需要排除麩質，即使你已經讀過那個章節，我建議你在準備進行排毒時再複習一下。在第二十三章〈排毒的情緒面〉，有更多關於食慾出現時的因應做法。

其實不吃這些食物沒有想像中的難，因為每天都專注在攝取水果、蔬菜和葉菜。當你吃進這些富含營養素的食物，自然就不會有太多空間吃那些難以抗拒的食物，這也有助於你克制食慾。

清蒸蔬菜

在九天排毒期間，不要烘烤任何蔬菜。進行原始版369排毒只能清蒸蔬菜或把蔬菜加在湯裡面燉煮，就像《369排毒食譜》所說的一樣，因為烘烤蔬菜的過程會讓食物的水分蒸發太多。更重要的是，原始版排毒中的食物需要富含一定的水分，這樣才會幫助排毒過程更順利。雖然烘烤蔬菜未必不好，但在排毒時為了增加身體的保水機制與加快排毒的過程，我們選擇不烘烤蔬菜。

吃適合你的分量

每個人都不同，而且每個人都有自己的熱量需求，食量也不一樣，所以適可而止，如果太飽就要減量。關於排毒，大部分人的直覺是不要吃太多，但這樣是不對的。不要挨餓，如果處於挨餓的狀態，這樣只會讓排毒的過程無法順利進行。

在「前三」階段的飲食中，增加天然葡萄糖的攝取，這是為了讓肝臟和大腦準備好。在「中六」階段，列表中的食物可以幫助身體挖出毒素與清理，讓器官能夠完全發揮作用。在「後九」最後的三天階段，要準備充足的食物，這樣你才能輕鬆獲得大量新鮮與具有療效的食物。

如果排毒期間食物的分量對你來說太多，例如，一次吃兩顆蘋果讓你不舒服，這時就不要吃太多讓自己太撐。在排毒的任何階段，如果你覺得已經吃飽就不要硬撐，你可以參考第十九章〈排毒注意事項〉中關於〈飢餓和分量〉該吃多少的內容。

足夠的水分

記得攝取足夠的水。除了每天早晨和夜晚的檸檬水或萊姆水之外，排毒每一天白天的時間裡，最少喝一公升的水，大概四杯左右，如果可以喝更多也沒問題。在排毒的任何時間點，若你覺得需要更多的水就盡量喝，讓自己有充足的水分。

但記得，要避免喝酸鹼值超過8的鹼性水，包括利用鹼性離子水機製作出來的水。飲用水的酸鹼值要在8以下，大概7.7是最好的酸鹼度。當酸鹼值過高的水在胃裡時，這些鹼性水會停留在消化系統裡，直到透過身體排出後，酸

鹼值才會降到 7.7。同樣的，如果飲用水的酸鹼度低於 7.7，身體會花費能量讓它回升到較高的酸鹼值。飲用理想酸鹼值的水可以避免消化系統受到損害。

在第一天到第八天的時間裡，你也可以喝任何溫度的辣味蘋果汁（參考《369排毒食譜》和椰子水（只要不是粉紅色、紅色或者添加天然香料的椰子水即可）。這些水分不計算在每日最少喝一公升飲用水的分量內。

在喝這些飲料時，記得都要和芹菜汁間隔至少十五到三十分鐘。如果排毒當天你喝比較多芹菜汁，例如第七天和第八天，你可以稍微減少飲用水的分量。

❖ 關於第一、二、三天的其他原則

當你進行第一天到第三天的排毒時，以下是更多需要遵守的基本原則：

減少油脂攝取

膳食脂肪的攝取量最少要減半，而且要等到晚餐時再吃。脂肪基食物包括，堅果、種子、酪梨、食用油、橄欖油、椰子、大骨湯以及所有動物性蛋白質。（乳類製品，例如優格、牛奶、鮮奶油、奶油、起司、酸奶以及乳清蛋白也是脂肪基食物，這些在排毒期間要完全避免）。不管哪一天你要吃脂肪基食物，記得至少要減量一半以上。

如果要吃脂肪基食物，也要等到晚餐再吃。早餐時不要吃脂肪基食物，例如優格、堅果麥片、酪梨吐司、奶油吐司、起司貝果、添加椰奶和乳清蛋白粉的精力湯、大骨湯、培根、雞蛋、美式香腸、美式鬆餅、格子鬆餅、巧克力、可可粒或奶油咖啡，這樣一來，你可以減少攝取很多油脂。在午餐和下午點心時，如果也完全不吃脂肪基食物，你的排毒過程會更順利。這意味著，你避開了一些同時被歸類在健康與較不健康的食物，例如，以植物油和奶油為主的沙拉沾醬；含堅果的精力湯；酪梨醬；加入芝麻或油脂做成的鷹嘴豆泥；取代熱狗、美式香腸和漢堡的植物肉；塗滿酪梨、植物油、奶油、酸奶油或起司的烤馬鈴薯；培根生菜蕃茄三明治；起司漢堡；各式漢堡；油炸薯條；水煮蛋和任何方式煮的蛋；加上雞肉、魚或牛排的沙拉；鮪魚三明治；蟹肉餅；花生醬餅乾；一把堅果；或許多其他含有高油脂的午餐和點心。透過這個過程，你讓身體有喘息的機會，

不需要消化脂肪基食物。

　　如果在早上和下午的時間減少脂肪基飲食，仍不足以讓你當天油脂的攝取量減半，這時你可以考慮把晚餐的脂肪基食物減半，同時增加較多的蔬菜和葉菜類。例如，如果你習慣在晚餐的沙拉上淋橄欖油，這時你可以只加一半的橄欖油，同時增加一些切碎的蕃茄和小黃瓜。如果你喜歡晚餐時吃一些煎鮭魚，這時你可以比平常少吃一點，並且多加一些葉菜和蒸蘆筍。另外，你也要注意使用的沙拉醬或沾醬，因為這些醬料通常含有比想像中更多的油脂和其他添加物，這些都是我們在排毒時要避免的。請參考《369排毒食譜》，裡面提供一些不含脂肪基的餐點和點心選項，這些食物也可以讓你有飽足感。

　　如果你喜歡動物性蛋白質，記得只在晚餐時吃一份就好。另外，在這幾天，如果要吃動物性蛋白質，你要選擇瘦肉、有機、放牧、野生、禽肉或魚（鮭魚、鱒魚和沙丁魚），以便在排毒的過程中給身體最好的支持。

　　在「前三」階段需要減脂最主要的原因，是讓肝臟有機會喘息，不需要分泌太多膽汁以分解油脂，可以把能量放在協助身體進行排毒。

　　另一個原因是你可以攝取身體必需的葡萄糖。減少脂肪攝取量讓肝臟更容易吸收葡萄糖和肝醣，以提高肝臟的葡萄糖存量，這對在「後九」階段，肝臟要把毒素排出去時尤其重要。就像晨間排毒一樣，在「前三」階段，馬鈴薯、地瓜（包括日本地瓜）、山藥和冬南瓜都是優質富含葡萄糖的食物，可以讓肝臟儲存足夠的燃料。

吃更多水果蔬菜和葉菜

　　每一天都專注於攝取更多水果、蔬菜和葉菜。在「前三」階段的正餐和點心時間，如果你攝取更多的療癒食物，你就比較不會跟以前一樣，想要吃一些平常會吃的問題食物。因為葉菜和各種蔬菜裡面含有的礦物質、維生素和微量礦物鹽，會和水果中的抗氧化物和葡萄糖產生交互作用，這對於穩定器官和修復細胞非常重要。另一個重點是水果、蔬菜和葉菜不會餵養病原體，而這些病原體是各種慢性疾病的根源。

　　369排毒期間完全不吃豆類。豆類不是有效的排毒食物，雖然它們不含脂

肪基也不是麻煩製造者的食物，但相對於水果、蔬菜和葉菜，它的脂肪含量還是比較高。此外，排毒期間完全不吃豆類可以讓消化道比較輕鬆，因為豆類中的蛋白質需要較多的胃酸來分解，而大部分人的胃酸都不足，不容易消化豆類，這時芹菜汁和其他蔬果正好可以派上用場，修復他們疲累、嚴重受損的腸胃。

❖ 第四、五、六、七、八天的其他原則

當排毒進行到一半時，除了一般原則之外，還有一些需要注意的事情：

避開所有脂肪基食物

為了讓療程更順利，從第四天起完全不吃脂肪基食物。這意味著要完全避開堅果、種子、堅果醬（例如花生醬）、堅果奶、食用油、橄欖油、椰子、可可、酪梨和動物性蛋白（包括大骨湯和乳製品）。在這個階段如果攝取油脂，排毒療程就會中斷。這就好像清洗碗盤洗到一半時，突然有人將油倒入洗碗槽。為了把碗盤洗乾淨，你只好重頭再洗一次。

若要協助肝臟在「中六」和「後九」階段順利排毒，過程中必須避免肝臟因分解脂肪而中斷排毒。當然，在這個階段肝臟仍然會分泌膽汁，以維持身體正常運作，只是它不再因為要分解脂肪基食物而費力分泌膽汁，這樣肝臟就能把能量用在排毒上。記住，肝臟很難進行深層排毒，如果飲食中含有高油脂，這時避開高油脂，同時攝取富含生物可利用的營養素食物，身體就能全心將能量放在療癒上。

減少油脂的同時，你的血液黏稠度也會降低。如果你的血液中含有太多任意流動的油脂，身體要把有毒物質沖出去的能力就會下降。因為油脂會吸附有毒物質，以至於器官周邊充斥有毒油脂。排毒的目的是要把身上的油脂（也就是所謂的肥胖細胞）分解，將這些細胞打開，讓它們把過去儲存的化學毒物、有毒重金屬以及老舊的腎上腺素排出。在這個階段如果繼續吃脂肪基食物會讓血液中脂肪比例變高，這樣就無法達到把含有毒的油脂排出的目的。

另外，如果你喜歡吃酪梨，那麼只能在「前三」階段的晚餐時候吃，從第四天起就不要再吃。雖然酪梨屬於水果類，且比其他脂肪基食物容易消化，但

當肝臟在排毒時，即使是所謂好的、健康的、特別的油脂也會阻礙排毒過程。為了讓肝臟減少負擔不要增加更多的困擾，最好在排毒時不要吃酪梨。

同樣，在排毒的九天中，完全不要吃豆類。豆類雖然不是脂肪基，但是比起其他有助於排毒的食物，其脂肪量還是比較高，消化系統需要更多的力氣消化。

專注於攝取水果和蔬菜

專注在水果、蔬菜、葉菜和香草的攝取，特別是這個章節和變化版排毒食譜中提及的食物。同時避開第151頁提及的麻煩製造者的食物，有些是脂肪基食物，此時都應該避免。

堅持每一餐謹守食物清單中的飲食。也就是不要自作聰明進行排毒，食物清單的特定食物自有其道理，因為這些食物有助於療癒。如果你隨意在果昔中加進其他水果、用果昔取代沙拉、用沙拉取代果昔、完全不吃沙拉、在蒸蘆筍和孢子甘藍時加入其他蔬菜、夜間以香蕉當點心，或在餐點中加入營養酵母和椰子胺基酸，這樣一來，你就錯失排毒過程中真正需要的成分。如果清蒸蔬菜無法引起你的食慾，你可以在《369排毒食譜》中的食譜範例找一些靈感。如果你無法適應排毒的任何一種食材，請參考第二十一章〈排毒應變方案〉。例如，如果你無法吃沙拉，這時可以直接將食材打碎，加在保肝養生湯裡，或者直接榨成蔬果汁。

只吃水果和蔬菜或許讓你卻步，那是因為以前都是小分量，如果早餐的保肝果昔分量不夠，你可以再做一份，或者做一份重金屬排毒果昔，請參考第二十一章更多關於變化版排毒的做法。

如果沙拉無法讓你飽足，很有可能是因為過去你習慣吃小份的沙拉，配上幾片生菜和一點蕃茄。在排毒期間要準備豐富的沙拉食材，大量的柳橙、蕃茄、小黃瓜、生菜和第342頁食譜中其他的食材。記得，因為你要吃保肝沙拉和清蒸孢子甘藍和蘆筍，這些食物帶給你的飽足感會超乎預期，所以要先預留一些空間吃這些食物。

如果你在下午吃兩顆蘋果仍然無法飽足，那就再吃一顆。如果還是不夠就再吃另外一顆。你無需擔心吃太多蘋果，除非身體告訴你已經吃飽了，這時就

不要硬撐，尊重身體的極限。

排毒食物清單中特定或替代的食物可以滋養身體，透過這些食物，身體可以得到前所未有的好處。在排毒階段避開那些比較不好消化的食物，你會發現這些努力是值得的。相反，攝取大量富含營養療癒能量的食物，正是身體在這個階段需要的營養素。

❖ 第九天的飲食原則

第九天：在排毒的「中六」階段，從肝臟清理出來的殘留毒素，會在第九天透過流質食物全數排出。

這一天跟過去你或許曾經嘗試過的果汁禁食或排毒法不一樣，其中最大的區別是這一天吃下的芹菜汁、小黃瓜和蘋果汁含有適量的礦物鹽、鉀和天然糖分，當身體在進行排毒時可以穩定你的血糖。在排毒最後一天，當身體努力讓你更健康的同時，保護腎上腺也一樣重要，這是第九天各種滋補飲品最主要的功能之一。

只喝果汁和果泥

第九天只吃排毒清單中列出的果汁和果泥。在排毒的這個階段，身體正在釋放大量的有毒物質、病毒、細菌、廢棄物和其他毒素，它需要的是少量食物與大量具有療效的流質食物，這些特別的食材有助身體在排出毒素時達到必要的平衡。

專注於攝取排毒飲料，你就能達成兩件療癒關鍵的任務：第一，整天不吃油脂。第二，不需要花費力氣消化食物。因為即使是健康的全食物也都需要能量消化，特別是大量和煮熟的食物。這時只吃簡單、生鮮、流質和果泥類的食物，身體有機會喘一口氣，不需像平常一樣需要消化，因此身體可以將能量投注在把有毒重金屬和各種毒素從器官排入血液，同時也從腎臟和腸道中排出。

在這本書中提及有某些特殊情況是重複第八天排毒，而不是直接進入第九天。或者有些環境因素，例如臨時旅行，讓你無法依照想要的方式安排食物，或是在第九天之前就中斷排毒。不管哪一種，無論你是重複第八天，或者在完

整九天循環之前就中斷排毒，都沒有關係。不論你完成多少，前面幾天的努力都會讓身體狀況有所提升，這時你所完成的淨化過程都能讓你受惠。

讓自己休息

如果可以，在這一天讓自己放輕鬆。將重要的事情排開，這一天就是神聖的「安息日」，或者至少有一些時間休息，如果可以，留一段時間不要工作，甚至小睡一下。在這個階段，察覺身體此刻正在為你做的努力。花一點時間，停下來感受一下你的肝臟和其他器官，肝臟即將進入深層排毒的終點，一切是那麼美好，你的療癒過程即將完成，透過排除有毒物質、減少病原體和它們的廢棄物，你的情緒、身體和心靈都將煥然一新。當你逐漸擺脫各種慢性疾病的症狀後，你將展現健康真實的自我，活出生命無限的潛能。

重複排毒和過渡期

當你準備從 369 排毒過渡到一般的飲食時，請參考第十四章關於特別的步驟，讓身體可以輕鬆的調適。

如同我們將在第十三章中提到的，你可能在完成一輪排毒之後，還沒準備好要過渡到一般飲食，而想重複進行 369 排毒。例如，如果你的病症比較嚴重，或者你需要減少更多體重，你可以進行更長時間的排毒。在那個章節中，你可以找到關於重複排毒的更多原則。任何時候，當你決定要結束排毒過程，你都可以翻閱第十四章讓過渡期更為順利。

第十一章

簡易版 369 排毒

簡易版 369 排毒對於剛開始想排毒的新手、希望從慢性疾病中療癒、或者生活很忙碌又希望能適應排毒過程的人，是非常有幫助且效果也很好。

大部分人總是習慣吃一些平常方便取得、又可以滿足口慾的食物。比起原始版排毒，簡易版排毒在食物的安排上更具彈性，也有更多的選項。透過這樣改變飲食的過程，不僅可以減少情緒衝擊，也可以從很多其他慢性疾病中得到療癒，包括高膽固醇、高血壓、脂肪肝、動脈斑塊、淋巴水腫、關節炎、失眠、靜脈曲張、黑眼圈、胃食道逆流、便祕、大腸激躁症、皮膚乾燥、第 2 型糖尿病、頭痛、偏頭痛和許多其他慢性健康問題。

簡易版排毒飲食每一餐的食物變化較少，也比較少特定的食物。如果你和親人沒有時間和精力準備各種食材，但想要進行更容易的排毒法，簡易版排毒就非常適合。相對於原始版排毒，簡易版 369 排毒仍然可以達到原始版排毒百分之七十的效果，千萬不要低估這個排毒版的功效。對於希望有效排除毒素和病原體的人來說，這個版本的排毒法仍需要投注心力。更何況，如果你比較喜歡從簡易版排毒開始，這個至少還有百分之七十的療效，這對你的健康和幸福而言都是值得的。

排毒重要原則

當你在閱讀這一章時，記得以下注意事項。

❖ 食譜和菜單範例

你可以在《369排毒食譜》中找到這裡提及的任何食譜，也可以找到每一餐的菜單範例。

❖ 應變方案

如果因為任何原因，你不能吃或無法取得接下來幾頁提到的任何食材，或者如果吃固體食物對你來說有困難，你可以參考第二十一章關於替代食物或其他選項。此外，你也可以在那個章節找到如何在這個排毒法中搭配重金屬排毒法。

前三：簡易版

	第一天	第二天	第三天
一早醒來	500毫升檸檬水或萊姆水		
早晨	間隔15到30分鐘， 然後： 500毫升芹菜汁 間隔15分鐘到30分鐘， 然後： 自選早餐（謹守飲食原則） 和 上午點心（如果餓了）：蘋果（或蘋果泥）		
午餐時間	自選午餐（謹守飲食原則）		
下午點心	自選： 蘋果（或蘋果泥）加一到四顆椰棗 再加小黃瓜片和西洋芹菜棒		
晚餐時間	自選晚餐（謹守飲食原則）		
夜間	蘋果（或蘋果泥）（如果餓了） 500毫升檸檬水或萊姆水 洛神花茶、檸檬香蜂草茶或白樺茸茶		

	第一天	第二天	第三天
飲食原則	• 完全避開脂肪基食物（堅果、種子、食用油、橄欖油、椰子、酪梨、可可、大骨湯、動物性蛋白質等）。豆類也完全不吃。 • 避開這些食物：蛋、乳製品、麩質、軟性飲料、鹽和調味料、豬肉、玉米、食用油（包括精製油和較健康的油）、大豆、羊肉、鮪魚和所有其他魚類和海鮮、醋（包括蘋果醋）、咖啡因（包括咖啡、抹茶和巧克力）、穀物（小米和燕麥可以）、酒精性飲料、天然／人工香料、發酵食物（包括康普茶、酸菜和椰子胺基酸）、營養酵母、檸檬酸、味精（MSG）、阿斯巴代糖、其他人工甜味劑、甲醛和防腐劑。 • 專注於攝取水果、蔬菜、葉菜以及小米和燕麥（如果想吃的話）。 • 如果圖表中有任何食物不適合你，請參考第二十一章〈排毒應變方案〉。例如，你可以找到取代椰棗和蘋果的食材。 • 如果你對芹菜汁敏感想調整攝取量，請參考第 177 頁。 • 烘烤食物會減緩排毒過程。如果你喜歡清淡飲食，你可以參考《369排毒食譜》，將蔬菜清蒸或放在湯裡面燉煮。 • 吃適合你的分量，如果太飽就要減少分量。 • 除了早晨和夜晚的檸檬水或萊姆水之外，每天一整天要喝大概 1,000 毫升（或四杯）的水以保持水分。		

前三：簡易版

和原始版排毒一樣，瞭解「為什麼」要有所謂的「前三」是至關重要的。在開始進行排毒時，把排毒的前三天看成是學騎腳踏車的過程，在拆掉輔助輪之前要做好防護措施，一下子太激烈對你有害無益。這是一個循環的開始，如果沒有這個調整的階段，整個排毒過程就難以順利進行或達到療效。

如果跳過「前三」就像一個人還沒學會發動引擎就去考駕照一樣。很多坊間人為錯誤的排毒法會讓我們的器官陷入困境，讓它們在沒有任何的準備下面臨極大的壓力。我們的器官不可能在這樣的情況下全力進行排毒，反而會變得猶豫不決，就像考駕照的考官嚴厲大聲喊「開始」，雖然身體想盡辦法努力踩油門要開始排毒，但哪兒都去不了，因為我們根本沒有把鑰匙交給身體。

為了讓我們做好準備通往療癒之路，在排毒的初始階段，我們要非常友善

地對待身體，好讓身體在接下來的排毒過程，可以將毒素和各種病原體排出體外。我們不可能讓肝臟在開始排毒時就超負荷，或讓大腦和心臟無法承受。我們需要給身體適當的時間和引導，這也是排毒前三天最主要的目的。

❖ 一早醒來

- 每天早上都從 **500 毫升的檸檬水或萊姆水**開始（參考《369 排毒食譜》關於製作檸檬水和萊姆水的正確比例，這不是將十顆檸檬擠成一杯檸檬汁）。如果你願意，你也可以將檸檬水和萊姆水的分量加到 1,000 毫升。

祕訣

- 如果你喜歡，你可以在檸檬水和萊姆水中加一小匙的生蜂蜜。

❖ 早晨

- 在喝完檸檬水和萊姆水之後，間隔十五到二十分鐘，最好是三十分鐘後再喝至少 **500 毫升芹菜汁**（參考《369 排毒食譜》的食譜，或者在當地果汁吧買新鮮的芹菜汁）。
- 喝完芹菜汁後，等十五到三十分鐘再享用你的**自選早餐**，但是要謹守上面圖表中的飲食原則，在這一章後面會有更詳細的說明。芹菜汁是草藥，它的熱量不高，所以一定要吃早餐。早餐可以是果昔或一些燕麥，你可以在《369 排毒食譜》中找到一些餐點內容的靈感。
- 如果稍後肚子餓了，你可以**選擇吃一些蘋果**（或蘋果泥或成熟西洋梨）當點心。

祕訣

- 如果你比較敏感，你可以只喝 250 毫升的芹菜汁，不需要喝到 500 毫升。關於簡易版 369 排毒芹菜汁的飲用量，稍後會有更多的說明。
- 早餐可以再加入自選重金屬排毒果昔。在第二十一章〈排毒應變方案〉有更多關於如何將重金屬排毒果昔納入 369 排毒的說明。

❖ 午餐時間

- 當你想吃午餐時，你可以享用你的**自選午餐**，只要謹守這個章節的飲食原則即可。

祕訣

- 如果你需要來點靈感，你可以參考《369 排毒食譜》的菜單範例和食譜。

❖ 下午

- 在午餐後的一到兩個小時，如果你肚子餓了，你可以吃**一些蘋果**當點心（或者是等量的蘋果泥或成熟西洋梨），再搭配**一到四顆椰棗**、西洋芹菜棒和小黃瓜片。

祕訣

- 如果你選擇市售的蘋果泥，確保不含任何添加物。
- 如果你不喜歡椰棗，或是無法取得，你可以依序選擇吃一些桑椹（乾燥或新鮮的）、葡萄乾、葡萄和無花果（乾燥或新鮮的），這些都可以和蘋果一起切碎或一起打成果昔。
- 你可以在早上榨芹菜汁時，保留幾根西洋芹菜，這樣在下午時就可以當點心吃。
- 如果你無法直接啃西洋芹菜棒，你可以用食物調理機切碎，或和蘋果一起打成泥。

❖ 晚餐時間

- 當你想吃晚餐時，你可以享用你的**自選晚餐**，只要謹守這個章節的飲食原則即可。

❖ 夜間

- 如果你在晚餐之後覺得肚子餓，你可以選擇**吃一顆蘋果**（或蘋果泥或西洋梨）。
- 上床前一個小時再喝一杯 **500 毫升檸檬水或萊姆水**。
- 再喝一杯**洛神花茶、檸檬香蜂草茶或白樺茸茶**。只要選擇一種就好，不要混在一起喝。你可以在喝檸檬水或萊姆水的同時喝這些茶飲。

祕訣

- 你可以在夜間喝的檸檬水、萊姆水或茶飲內加一小匙的生蜂蜜。

中六：簡易版

	第四天	第五天	第六天
一早醒來	500 毫升檸檬水或萊姆水		
早晨	間隔 15 到 30 分鐘， 然後： 750 毫升芹菜汁 間隔 15 到 30 分鐘， 然後： 以水果為主的自選早餐（謹守飲食原則） 和上午點心（如果餓了）：蘋果（或蘋果泥）		
午餐時間	自選午餐（謹守飲食原則）		
下午點心	自選：蘋果（或蘋果泥）加小黃瓜片和西洋芹菜棒		
晚餐時間	自選晚餐（謹守飲食原則）		
夜間	蘋果（或蘋果泥）（如果餓了） 500 毫升檸檬水或萊姆水 洛神花茶、檸檬香蜂草茶或白樺茸茶		

	第四天	第五天	第六天
飲食原則	早餐：晨間以水果為主，可以自選加一些葉菜、西洋芹菜和小黃瓜，也可以加一些芒果乾、無花果乾和椰棗乾。 繼續完全避開脂肪基食物（堅果、種子、食用油、橄欖油、椰子、酪梨、可可、大骨湯、動物性蛋白質等）。豆類也完全不吃。 繼續避開這些食物：蛋、乳製品、麩質、軟性飲料、鹽和調味料、豬肉、玉米、食用油（包括精製油和較健康的油）、大豆、羊肉、鮪魚和所有其他魚類和海鮮、醋（包括蘋果醋）、咖啡因（包括咖啡、抹茶和巧克力）、穀物（小米和燕麥可以）、酒精性飲料、天然／人工香料、發酵食物（包括康普茶、酸菜和椰子氨基酸）、營養酵母、檸檬酸、味精（MSG）、阿斯巴代糖、其他人工甜味劑、甲醛和防腐劑。 專注於攝取水果、蔬菜、葉菜以及小米和燕麥（如果想吃的話）。 更多餐點的靈感，參考《369 排毒食譜》的食譜範例。 如果圖表中有任何食物不適合你，請參考第二十一章〈排毒應變方案〉。 如果你對芹菜汁敏感想調整攝取量，請參考第 177 頁。 烘烤食物會減緩排毒過程。如果你喜歡清淡飲食，你可以參考《369 排毒食譜》，將蔬菜清蒸或放在湯裡面燉煮。 吃適合你的分量，如果太飽就要減少分量。 • 除了早晨和夜晚的檸檬水或萊姆水之外，每天一整天要喝大概 1,000 毫升（或四杯）的水以保持水分。		

中六：簡易版

在九天排毒的中間三天，肝臟終於可以好好喘一口氣，不需要再分泌大量的膽汁。由於大部分人都是高脂飲食，幾乎每個人的肝臟要不停分泌膽汁——因為需要分解脂肪。這種忙於分泌膽汁的模式讓肝臟非常疲憊，以至於肝臟無法進行每天例行的排毒。現在肝臟終於可以放下重擔，不需要再分泌大量膽汁，可以把體內長久累積的所有毒素盡可能排出。擁有一個可以自行解毒與修復的肝臟，對你的健康有益，而且也是讓你從慢性疾病與其他困擾已久的症狀復元的基礎。如果我們沒有透過類似 369 排毒這些方法來照顧身體，最終這些症狀就會發展成為慢性疾病。

❖ 一早醒來

- 同樣，這三天每天早上都是從 **500 毫升的檸檬水或萊姆水**開始。如果你願意，你也可以將檸檬水和萊姆水的分量加到 1,000 毫升。

祕訣

- 如果你喜歡，你可以在檸檬水和萊姆水中加一小匙的生蜂蜜。

❖ 早晨

- 喝完檸檬水和萊姆水後，間隔十五到二十分鐘，最好是三十分鐘，再喝至少 750 毫升芹菜汁。
- 喝完芹菜汁後等十五到三十分鐘，再享用以任何**水果為主的自選早餐**，只要謹守這個章節的飲食原則即可。在「中六」階段的三天早餐應以新鮮水果為主，還可以加入一些葉菜、西洋芹菜和小黃瓜，以及冷凍水果、芒果乾、無花果乾和椰棗乾。
- 晨間如果肚子餓了，可以**選擇吃一些蘋果**（或蘋果泥或熟的梨子）當點心。

祕訣

- 如果你比較敏感，你可以只喝 500 毫升的芹菜汁，不需要喝到 750 毫升。
- 如同「前三」階段，早餐可以再加入自選重金屬排毒果昔。

❖ 午餐時間

- 當你想吃午餐時，你可以享用你的**自選午餐**，只要謹守這個章節的飲食原則即可。

❖ 下午點心

- 在午餐後的一到兩個小時，如果你肚子餓了，你可以吃**一些蘋果**當點心（或者是等量的蘋果泥或成熟西洋梨）、西洋芹菜棒和小黃瓜片。（在

這個階段下午不吃椰棗）

❖ 晚餐時間

- 當你想吃晚餐時，你可以享用你的**自選晚餐**，只要謹守這個章節的飲食原則即可。

❖ 夜間

- 如果你在晚餐之後覺得肚子餓，你可以選擇**吃一顆蘋果**（或蘋果泥或西洋梨）。
- 上床前一個小時再喝一杯 **500 毫升檸檬水或萊姆水**。
- 再喝一杯**洛神花茶、檸檬香蜂草茶或白樺茸茶**。只要選擇一種就好，不要混在一起喝。你可以在喝檸檬水或萊姆水的同時喝這些茶飲。

祕訣

- 你可以在夜間喝的檸檬水、萊姆水或茶飲內加一小匙的生蜂蜜。

後九：簡易版

	第七天	第八天	第九天
一早醒來	500 毫升檸檬水或萊姆水		500 毫升檸檬水或萊姆水
早晨	間隔 15 到 30 分鐘， 然後： 1,000 毫升芹菜汁 間隔 15 到 30 分鐘， 然後： 以水果為主的自選早餐 （謹守飲食原則） 和上午點心（如果餓了）： 蘋果（或蘋果泥）		間隔 15 到 30 分鐘， 然後： 500 毫升芹菜汁 間隔 15 到 30 分鐘， 然後： 瓜果泥、新鮮西瓜汁、木瓜泥、西洋梨果泥或現榨柳橙汁（盡量多吃，任何時間都可，不過要錯開時間） 水（想喝就喝）
午餐時間	自選午餐（謹守飲食原則）		菠菜冷湯

下午點心	自選： 蘋果（或蘋果泥） 加小黃瓜片和西洋芹菜棒	間隔最少 60 分鐘，然後： 500 毫升芹菜汁 間隔 15 到 30 分鐘，然後： 新鮮西瓜汁、木瓜泥、梨子泥或現榨柳橙汁（盡量吃喝、任何時間都可以、要錯開時間）
晚餐時間	自選晚餐（謹守飲食原則） 加上清蒸蘆筍和／或孢子甘藍	蘆筍湯 或櫛瓜羅勒濃湯
夜間	蘋果（或蘋果泥）（如果餓了） 500 毫升的檬水或萊姆水 洛神花茶、檸檬香蜂草茶或白樺茸茶	500 毫升檸檬水或萊姆水 洛神花茶、 檸檬香蜂草茶 或白樺茸茶
飲食原則	<ul><li>第七天和第八天早餐，嚴格謹守早上只吃新鮮水果（冷凍水果也可以），可以自選加入葉菜、西洋芹菜和小黃瓜。第九天則遵照圖表，整天只攝取特定的果汁和果泥。</li><li>繼續完全避開脂肪基食物（堅果、種子、食用油、橄欖、椰子、酪梨、可可、大骨湯、動物性蛋白等）。豆類也完全不吃。</li><li>繼續避開這些食物：蛋、乳製品、麩質、軟性飲料、鹽和調味料、豬肉、玉米、食用油（包括精製油和較健康的油）、大豆、羊肉、鮪魚和所有其他魚類和海鮮、醋（包括蘋果醋）、咖啡因（包括咖啡、抹茶和巧克力）、穀物（小米和燕麥可以）、酒精性飲料、天然／人工香料、發酵食物（包括康普茶、酸菜和椰子胺基酸）、營養酵母、檸檬酸、味精（MSG）、阿斯巴代糖、其他人工甜味劑、甲醛和防腐劑。</li><li>專注於攝取水果、蔬菜、葉菜以及小米和燕麥（如果想吃的話）在第七天和第八天是可以的。但第九天要謹守以上圖表中列出的食物。</li><li>更多餐點的靈感，請參考《369 排毒食譜》的食譜範例。</li><li>如果圖表中有任何食物不適合你，請參考第二十一章〈排毒應變方案〉。</li><li>如果你對芹菜汁敏感想調整攝取量，請參考第 177 頁。</li><li>烘烤食物會減緩排毒過程。如果你喜歡清淡飲食，你可以參考《369 排毒食譜》，將蔬菜清蒸或放在湯裡面燉煮。</li><li>吃適合你的分量，如果太飽就要減少分量。</li><li>除了早晨和夜晚的檸檬水或萊姆水之外，每天一整天要喝大概 1,000 毫升（或四杯）的水以保持水分。如果因為下午多喝一杯芹菜汁，這時你想喝少一點水也沒關係。</li></ul>

後九：簡易版

終於來到這個階段。基本上，肝臟最期待的就是這一刻，同時也是你最期待的一刻。因為肝臟開心，你也會開心。當你的肝臟和其他器官，在這個階段卸下過去所有的負擔時，你會訝異於身體和情緒從中得到的正面影響，連鎖效應從此開始——當人們看到你的改變，你會受到鼓舞，並在生命中做出更多的改變，這樣的影響不但深刻且長遠。誰知道當你的健康改善後，你會影響哪些人？誰知道接下來你會成就什麼？

在過去的六天中，肝臟已經做好暖身，且身體各部位也準備好了，在「後九」的這個階段，你的身體有能力把所有多年來的廢物、垃圾和毒素，從肝臟徹底排出。相較於清理每天垃圾的晨間排毒，這是更深層的排毒。在這三天大量的流質食物對你而言將會是一種全新的體驗。

第七天和第八天

❖ 一早醒來

- 同樣，這三天每天早上都是從 **500 毫升的檸檬水或萊姆水**開始。如果你願意，你也可以將檸檬水和萊姆水的分量加到 1,000 毫升。

祕訣

- 如果你喜歡，你可以在檸檬水和萊姆水中加一小匙的生蜂蜜。

❖ 早晨

- 喝完檸檬水和萊姆水後，間隔十五到二十分鐘，最好是三十分鐘後再喝至少 **500 毫升芹菜汁**。

- 喝完後等十五到三十分鐘，再享用你的**自選早餐**，只要謹守這章節的飲食原則即可。這天早餐只吃新鮮水果，也可以加一些葉菜、西洋芹菜和小黃瓜。（冷凍水果可以，但不吃任何果乾。）
- 晨間如果肚子餓了，你可以選擇吃一些蘋果（或蘋果泥或成熟西洋梨）當點心。

祕訣

- 如果你比較敏感，你可以在早上先喝 500 毫升的芹菜汁，另外的 500 毫升下午再喝，但要切記必須和其他食物和飲料錯開時間。
- 如同前面階段，早餐可以再加入自選重金屬排毒果昔。

❖ 午餐時間

- 當你想吃午餐時，你可以享用你的**自選午餐**，只要謹守這個章節的飲食原則即可。

❖ 下午點心

- 在午餐後的一到兩個小時，如果你肚子餓了，你可以吃**一些蘋果**當點心（或者是等量的蘋果泥或成熟西洋梨）、西洋芹菜棒和小黃瓜片。

祕訣

- 如果你的第二份芹菜汁是安排在下午時喝，記得最少要在午餐後間隔六十分鐘再喝。喝完芹菜汁後，間隔最少十五到三十分鐘再吃其他東西。
- 如果你沒有時間，或不想在一天榨兩次芹菜汁，你可以在早上時就把芹菜汁一次榨好，沒喝完的先放在冰箱冷藏。你也可以在當地的果汁吧，一次買兩份現榨芹菜汁，把其中一份留到下午再喝。

❖ 晚餐時間

- 享用你的**自選晚餐**，只要謹守這個章節的飲食原則即可。同時加上**清蒸**

蘆筍和／**或孢子甘藍**，你可以把這當成是晚餐的配菜。請參考《369 排毒食譜》食譜範例以獲得更多餐點的靈感。

祕訣

- 如果買不到新鮮的蘆筍和／或孢子甘藍，你可以用冷凍的取代。如果連新鮮或冷凍的蘆筍和／或孢子甘藍都沒有，你可以用櫛瓜或夏南瓜替代。
- 如果你無法吃固體食物，你可以把蘆筍和／或孢子甘藍切碎、攪拌成泥或者打成蔬果昔。
- 你可以事先把蔬菜清蒸好後放涼再吃。
- 如果你願意，蘆筍和／或孢子甘藍可以不用清蒸而直接生吃。

❖ 夜間

- 如果你在吃完晚餐後仍然覺得肚子餓，你可以**選擇吃一顆蘋果**（或蘋果泥或梨子）。
- 上床前一個小時再喝一杯 **500 毫升檸檬水或萊姆水**。
- 再喝一杯**洛神花茶、檸檬香蜂草茶或白樺茸茶**。只要選擇一種就好，不要混在一起喝。你可以在喝檸檬水或萊姆水的同時喝這些茶飲。

祕訣

- 你可以在夜間喝的檸檬水、萊姆水或茶飲內加一小匙的生蜂蜜。

第九天

❖ 一早醒來

- 這一天一樣從 500 毫升的檸檬水和萊姆水開始。

❖ 早晨

- 在喝完檸檬水和萊姆水後，間隔十五到二十分鐘，最好是三十分鐘後再喝至少 **500 毫升芹菜汁**。
- 喝完芹菜汁後，再間隔十五到三十分鐘，然後在以下的食物清單中，選擇你喜歡的飲料和食物：**瓜果泥、新鮮西瓜汁、木瓜泥、西洋梨果泥或現榨柳橙汁**。任何時候想吃都可以，只要錯開時間。

❖ 午餐時間

- 享用菠菜冷湯（參考《369 排毒食譜》）。這一天全天都是流質或泥狀食物，所以在喝菠菜冷湯時不要加黃瓜細絲，或把小黃瓜打在菠菜冷湯裡面。

❖ 下午

- 在午餐和晚餐之間，再喝一杯 **500 毫升芹菜汁**。記得需要在午餐過後，間隔最少六十分鐘再喝。喝完芹菜汁後，間隔最少十五到三十分鐘，再吃或喝任何東西。
- 喝完芹菜汁後，間隔最少十五到三十分鐘，如果需要，可以喝一些小黃瓜蘋果汁、吃一些瓜果泥、西瓜汁、木瓜泥、西洋梨果泥或現榨柳橙汁。

❖ 晚餐時間

- 享用**蘆筍湯**(參考《369排毒食譜》),或**櫛瓜羅勒濃湯**(《369排毒食譜》但不要加食譜上面的羅勒葉)。

❖ 夜間

- 上床前一個小時再喝一杯 **500 毫升檸檬水或萊姆水**。
- 再喝一杯洛神花茶、檸檬香蜂草茶或白樺茸茶。只要選擇一種就好,不要混在一起喝。你可以在喝檸檬水或萊姆水的同時喝這些茶飲。

簡易 369 排毒原則

❖ 一般原則

專注於攝取水果、蔬菜和葉菜

在簡易版 369 排毒的九天中,你要專注於攝取水果、蔬菜和葉菜。也就是你主要會攝取果昔、水果、沙拉、療癒冷湯和一些讓你有飽足感的食物,例如地瓜(包括日本地瓜)、山藥、馬鈴薯、冬南瓜和清蒸綠花椰菜、白花椰菜和蘆筍。

小米和燕麥是例外。你可以在許多餐點中都吃(小米是最好的選擇,如果你要吃燕麥,記得選擇無麩質)。從第四天起,午餐前都不要吃任何小米、燕麥或煮熟的食物。接下來你會閱讀到更多的說明,在「中六」階段晨間要專注

於水果的攝取。

本書第四部後半段的食譜提供許多不同的餐點選擇，讓你可以順利進行排毒。當你用水果、蔬菜和葉菜作為點心和主食，你比較不會跟以前一樣，想要吃一些平常會吃的問題食物。因為葉菜和各種蔬菜裡面含有的礦物質、維生素和微量礦物鹽，會和水果中的抗氧化物和葡萄糖產生交互作用，這對於穩定器官和修復細胞非常重要。另一個重點是水果、蔬菜和葉菜不會餵養病原體，而這些病原體是各種慢性疾病的根源。

369 排毒期間完全不吃豆類。豆類不是有效的排毒食物，雖然它們不含脂肪基也不是麻煩製造者的食物，但相對於水果、蔬菜和葉菜，它的脂肪含量還是比較高。此外，排毒期間完全不吃豆類可以讓消化道比較輕鬆，因為豆類中的蛋白質需要較多的胃酸來分解，而大部分人的胃酸都不足，不容易消化豆類，這時芹菜汁和其他蔬果正好可以派上用場，修復疲累與嚴重受損的腸胃。

只吃水果和蔬菜或許讓你卻步，那是因為以前都是小分量，現在蔬果成為主食。如果沙拉無法讓你飽足，很有可能是因為過去你習慣吃小份的沙拉，配上幾片生菜和一點蕃茄。在排毒期間要準備豐富的沙拉食材，大量的柳橙、蕃茄、小黃瓜、生菜和《369 排毒食譜》中其他的食材。除了沙拉之外，書中還有其他美味的餐點，再加上正餐之間還有點心，所以要先預留一些空間吃這些食物。

如果你在下午吃兩顆蘋果仍然無法飽足，那就再吃一顆。如果還是不夠就再吃另外一顆。你無需擔心吃太多蘋果，除非身體告訴你已經吃飽了，這時就不要硬撐，尊重身體的極限。

排毒食物清單中特定或替代的食物可以滋養身體，透過這些食物，身體可以得到前所未有的好處。在排毒階段避開那些比較不好消化的食物，你會發現這些努力是值得的。相反，**攝取大量富含營養療癒能量的食物**，正是身體在這個階段需要的營養素。

完全避開脂肪基食物

為了讓療程更順利，在這九天中完全不吃脂肪基食物。這意味著要完全避

開堅果、種子、堅果醬（例如花生醬）、堅果奶、食用油、橄欖油、椰子、可可、酪梨和動物性蛋白（包括大骨湯和乳製品）。在這個階段如果攝取油脂，排毒療程就會中斷。這就好像清洗碗盤洗到一半時，突然有人將油倒入洗碗槽。為了把碗盤洗乾淨，你只好重頭再洗一次。

若要協助肝臟在簡易版 369 排毒順利，過程中必須避免肝臟因分解脂肪而中斷排毒。當然，在這個階段肝臟仍然會分泌膽汁，以維持身體正常運作，只是它不再因為要分解脂肪基而費力分泌膽汁，這樣肝臟就能把能量用在排毒上。飲食中若含有高油脂，肝臟將很難進行深層排毒。當飲食排除脂肪基食物後，你會意外發現這些食物為你帶來的飽足感。

減少油脂的同時，你的血液黏稠度也會降低。如果你的血液中含有太多任意流動的油脂，身體要把有毒物質沖出去的能力就會下降。因為油脂會吸附有毒物質，以至於器官周邊充斥有毒油脂。排毒的目的是要把身上的油脂（也就是所謂的肥胖細胞）分解，將這些細胞打開，讓它們把過去儲存的化學毒物、有毒重金屬以及老舊的腎上腺素排出。在這個階段如果繼續吃脂肪基食物會讓血液中脂肪比例變高，這樣就無法達到把含有毒的油脂排出的目的。

另外，如果你喜歡吃酪梨，你只好等到簡易版 369 排毒完成後再吃。雖然酪梨屬於水果類，且比其他脂肪基食物容易消化，但當肝臟在排毒時，即使是所謂好的、健康的、特別的油脂也會阻礙排毒過程。為了讓肝臟減少負擔不要增加更多的困擾，最好在排毒時不要吃酪梨。

同樣，在排毒的九天中，完全不要吃豆類。豆類雖然不是脂肪基，但是比起其他有助於排毒的食物，其脂肪量還是比較高，消化系統需要更多的力氣消化。

避開麻煩製造者的食物

在九天期間完全避開所有在第七章中列出的「麻煩製造者的食物」。

麻煩製造者的食物		
• 蛋	• 乳製品	• 麩質
• 碳酸飲料	• 鹽和調味料（只有辣椒粉可以）	• 豬肉

- 玉米
- 羊肉
- 咖啡因（包括咖啡、抹茶、和巧克力）
- 天然和人工香料
- 檸檬酸
- 甲醛

- 食用油（包括精製油和較健康的油）
- 鮪魚和其他魚類和海鮮
- 穀物（第一天到第八天可以吃小米和燕麥）
- 發酵食品（含康普茶、酸菜和椰子胺基酸醬汁）
- 味精
- 防腐劑

- 大豆
- 醋（包括蘋果醋）
- 酒精性飲料
- 營養酵母
- 阿斯巴代糖和其他人工甜味劑

如果你之前跳過第七章沒閱讀，那麼當在進行排毒時，你可以回頭翻閱那一章，以便瞭解避開這些食物的原因。把這些原則放在手邊，當你在面對食物誘惑，很想偷吃一片看似美味的義大利香腸披薩時，這會讓你有足夠的力量拒絕這個誘惑。這個章節會確保你在進行 369 排毒時，知道自己不吃這些食物是非常正確的選擇。

上述的食物之所以被列為問題食物的原因，並不是跟隨坊間流行的觀念。舉例來說，麩質似乎不需要特別強調，因為現今普遍的看法都認為麩質會造成發炎，所以本來就該排除在外。但這其中有更重要的理由需要排除麩質，即使你已經讀過那個章節，我建議你在準備進行排毒時再複習一下。在第二十三章〈排毒的情緒面〉，有更多關於食慾出現時的因應做法。

其實不吃這些食物沒有想像中的難，因為每天都專注在攝取水果、蔬菜和葉菜。當你吃進這些富含營養素的食物，自然就不會有太多空間吃那些難以抗拒的食物，這也有助於你克制食慾。同時，就像剛剛閱讀到的，簡易版 369 排毒的九天中要完全排除脂肪基，因此乳製品、蛋、羊肉、豬肉、海鮮和油脂食物也自動排除，所以你不會吃到這些食物。

芹菜汁

在簡易版 369 排毒中，芹菜汁的飲用量每三天增加一點，這是 369 排毒結構在促進肝臟和其他器官排毒時的一種保護措施。隨著器官會釋放越來越多的毒素，這些芹菜汁會收集與結合這些毒素，然後護送它們排出體外。

在上述的排毒飲食列表中你已閱讀過各階段芹菜汁的攝取量，接下來的圖表你會更清楚每三天芹菜汁增加的分量。

	一般	敏感
前三	500 毫升	250 毫升
中六	750 毫升	375 毫升
後九	1,000 毫升	1,000 毫升 *

* 在排毒說明中提及，在第七天和第八天，如果你無法一次喝 1,000 毫升芹菜汁，你可以在早上喝 500 毫升，另外 500 毫升留到下午時再喝，但要和其他飲料和食物錯開時間。第九天 1,000 毫升芹菜汁的分量已分別安排在早上和下午的時段。

早餐

在簡易版 369 排毒期間的早餐，你也可以每三天做一些漸進式的改變。

	早餐	允許的食物	需要避開的食物
前三	自選早餐	新鮮水果 冷凍水果 芒果乾 無花果乾、 椰棗乾、葡萄乾 西洋芹菜、 黃瓜、葉菜 馬鈴薯、地瓜、山藥、冬南瓜 小米和燕麥	麻煩製造者的食物 脂肪基食物
中六	以水果為主的自選早餐	新鮮水果 冷凍水果 芒果乾、 無花果乾、 椰棗乾 西洋芹菜、 小黃瓜、葉菜	麻煩製造者的食物 脂肪基食物 煮熟的食物
後九	自選新鮮水果餐	新鮮水果 冷凍水果 西洋芹菜、 小黃瓜、葉菜	麻類製造者的食物 脂肪基食物 煮熟的食物 果乾

當我們在想早餐要吃什麼，特別是在排毒期間，記得補充水分是關鍵。早晨起床後，肝臟和其他器官因為昨晚清理出來的有毒物質充滿全身，所以每天開始的第一餐如果能吃富含水分的食物，這時就能協助身體將垃圾排出。更重要的是，排毒過程通常會有一點缺水。富含生命力的食物——也就是生鮮水果、蔬菜、香草、葉菜與它們的水分，這些就是我們最好的食物，可以提供我們在排毒期間必要的水分。在簡易版 369 排毒期間，藉由早餐吃進的鮮果（冷凍水果也包括在內），可以提升我們的血液含水量，帶走體內的毒素，然後透過腎臟和腸道排出體外。與此同時，由於我們避開脂肪基食物，因而可以促進身體的自然排毒機制。

在排毒期間早餐要吃富含生命力的食物，另一個重要的原因是當細胞釋放出有毒物質時，這時有更多的空間可以吸收各種營養素，如礦物鹽、電解質、葡萄糖、抗病毒和抗細菌物質、抗氧化物、具有療效的植化素、礦物質和維生素。這些來自新鮮富含水分的水果、蔬菜、香草、葉菜和它們內含的汁液，全都是細胞過去多年來渴望的療癒營養素，而且此刻細胞剛好有更多的空間可以全數吸收。

足夠的水分

記得攝取足夠的水。除了每天早晨和夜晚的檸檬水或萊姆水之外，在每個排毒日的白天時間裡最少喝一公升的水，大概四杯左右，如果可以喝更多也沒問題。在排毒的任何時間點，若你覺得需要更多的水就盡量喝，讓自己有充足的水分。

但記得，要避免喝酸鹼值超過 8 的鹼性水，包括利用鹼性離子水機製作出來的水。飲用水的酸鹼值要在 8 以下，大概 7.7 是最好的酸鹼度。當酸鹼值過高的水在胃裡時，這些鹼性水會停留在消化系統裡，直到透過身體排出後，酸鹼值才會降到 7.7。同樣的，如果飲用水的酸鹼度低於 7.7，身體會花費能量讓它回升到較高的酸鹼值。飲用理想酸鹼值的水可以避免消化系統受到損害。

在第一天到第八天的時間裡，你也可以喝任何溫度的辣味蘋果汁（參考《369 排毒食譜》）和椰子水（只要不是粉紅色、紅色或者添加天然香料的椰

子水即可）。這些水分不計算在每日最少喝一公升飲用水的分量內。

在喝這些飲料時，記得都要和芹菜汁間隔至少十五到三十分鐘。如果排毒當天你喝比較多分量的芹菜汁，例如第七天和第八天，你可以稍微減少飲用水的分量。

料理重點

如果你已經習慣純淨簡單的飲食，在簡易版369排毒期間，你可以參考《369排毒食譜》中一些輕食食譜，其中包含許多生鮮水果、葉菜和蔬菜，另外還有清蒸蔬菜、蔬菜湯和燉煮蔬菜。蔬菜清蒸和煮湯可以保留較多的水分。雖然烘烤蔬菜未必不好，但會減緩排毒的過程。且在烘烤蔬菜的過程中，食物的水分會流失。不過，在《369排毒食譜》中還是有一些烘烤食譜，讓剛接觸排毒的人也有美味可口的餐點選項。

❖ 第九天的飲食原則

只喝果汁和果泥

第九天只吃排毒清單中列出的果汁和果泥。在排毒的這個階段，身體正在釋放大量的有毒物質、病毒、細菌、廢棄物和其他毒素，它需要的是少量食物與大量具有療效的流質食物，這些特別的食材有助身體在排出毒素時達到必要的平衡。

專注於攝取排毒飲料，你就能達成兩件療癒關鍵的任務：第一，整天不吃油脂。第二，不需要花費力氣消化食物。因為即使是健康的全食物也都需要能量消化，特別是大量和煮熟的食物。這時只吃簡單、生鮮、流質和果泥類的食物，身體有機會喘一口氣，不需像平常一樣需要消化，因此身體可以將能量投注在把有毒重金屬和各種毒素從器官排入血液，同時也從腎臟和腸道中排出。

在這本書中提及有某些特殊情況是重複第八天排毒，而不是直接進入第九天。或者有些環境因素，例如臨時旅行，讓你無法依照想要的方式安排食物，或是在第九天之前就中斷排毒。不管哪一種，無論你是重複第八天，或者在完整九天循環之前就中斷排毒，都沒有關係。不論你完成多少，前面幾天的努力

都會讓身體狀況有所提升，這時你所完成的淨化過程都能讓你受惠。

讓自己休息

如果可以，在這一天讓自己放輕鬆。將重要的事情排開，這一天就是神聖的「安息日」，或者至少有一些時間休息，如果可以，留一段時間不要工作，甚至小睡一下。在這個階段，察覺身體此刻正在為你做的努力。花一點時間，停下來感受一下你的肝臟和其他器官，肝臟即將進入深層排毒的終點，一切是那麼美好，你的療癒過程即將完成，透過排除有毒物質、減少病原體和它們的廢棄物，你的情緒、身體和心靈都將煥然一新。當你逐漸擺脫各種慢性疾病的症狀後，你將展現健康真實的自我，活出生命無限的潛能。

重複排毒和過渡期

當你準備從 369 排毒過渡到一般的飲食時，請參考第十四章關於特別的步驟好讓身體可以輕鬆地調適。

如同我們將在第十三章中提到的，你可能在完成一輪排毒之後，還沒準備好要過渡到一般飲食，而想重複進行 369 排毒。例如，如果你的病症比較嚴重，或者你需要減少更多體重，你可以進行更長時間的排毒。在那個章節中，你可以找到關於重複排毒的更多原則。任何時候，當你決定要結束排毒過程，你都可以翻閱第十四章讓過渡期更為順利。

第十二章

進階版 369 排毒

全新版本的 369 排毒進階版是專門給那些健康狀況危急的人，提供他們一個深層排毒療癒的機會。只有你最清楚自己是否屬於這一類，也就是慢性疾病已經嚴重影響你的健康、妨礙你的日常生活、讓你無法盡情享受生命。

進階版排毒比原始版和簡易版更強效，但仍然很安全與溫和，可以幫助你釋放更多的有毒物質。通常患有較多、較嚴重慢性疾病的人，體內的毒素也比較多，包括氧化的有毒重金屬，以及病毒產生的神經毒素和皮膚毒素，這也是為什麼這些人病重的原因。進階版 369 排毒的目的是把致病的大量毒素徹底排出體外，讓人擺脫病痛迎向健康。

這個排毒法也是專門給那些進行過《醫療靈媒》書中「28 天療癒淨化法」從中受益的人。進階版是 369 排毒中最直接的版本，透過特別的餐點和固定的節奏，提供給那些只吃水果和生菜的愛好者達到前所未有的排毒效果。

前三、中六和後九：進階版

進階版的餐點選項是 369 排毒中最有效率的版本，讓你在避開脂肪基食物，同時又要準備排毒餐點和飲品時能夠得心應手。

這個排毒的主要節奏在於增加芹菜汁的飲用量，從最前面三天早晨的 750 毫升，到中間三天的 1,000 毫升，然後到最後三天，一天喝兩次 1,000 毫升的芹菜汁。如果已經進行進階排毒好幾次的話，也可以在前三天就把芹菜汁的量加到 1,000 毫升。透過這樣溫和增加芹菜汁的量、攝取富含特定營養素的食物、享用容易消化、無油和生食的餐點，你的肝臟會慢慢準備好，以便在最重要的

第九天可以順利釋放毒素。

進階版 369 排毒與原始和簡易版一樣，身體仍然要經過前三、中六和後九的過程。然而這一次可以清除那些毒性更強的致病毒素，包括來自病毒的神經毒素、皮膚毒素，或者是過去幾個月、幾年，甚至一輩子累積的毒素。

在各個不同階段，進階版讓身體可以釋放更多的毒素。

在「前三」階段，身體要適應排毒過程，特別是讓肝臟做好準備，信任我們提供這個機會讓它協助我們療癒，就像是預熱引擎。

在「中六」階段，身體已經進入釋放深層毒素的過程，這些毒素不但嚴重影響我們的健康，並且威脅到我們的未來。

在「後九」階段，身體從排毒一開始就為了這一刻，將過去多年儲存在器官的所有垃圾、廢棄物和有毒物質排出。

如果長久以來你為健康苦惱，認為沒有希望無能為力，這時進階排毒可以提供身體一個自行修復的機會。你的身體可以治癒，進階版 369 排毒將為身體帶來所有療癒的機會。在你完成一次或多次進階版排毒後，請參考第六部〈瞭解原因與治療方案〉針對你的病症尋找適合的營養補充品。

「不明所以的路徑不是你要走的路，在療癒的道路上，你不再無所適從。」

——安東尼・威廉，醫療靈媒

	第一到第三天	第四到第六天	第七到八天	第九天
一早醒來	1,000 毫升檸檬水或萊姆水			
早晨	間隔15到30分鐘，然後： 750 毫升 （或1,000 毫升） 芹菜汁 間隔15到30分鐘，然後： 重金屬排毒果昔 上午點心 如果餓了： 蘋果（或蘋果泥）	間隔15 到30 分鐘，然後： 1,000 毫升芹菜汁 間隔15 到30 分鐘，然後： 重金屬排毒果昔 上午點心 如果餓： 蘋果（或蘋果泥）		全天攝取： 兩杯 1,000 毫升芹菜汁 （早上、傍晚各一杯） 要和其他飲料間隔15 到30 分鐘 兩杯 500 到 600 毫升的小黃瓜蘋果汁 （任何時間）
午餐時間	保肝果昔或菠菜冷湯（可選擇加黃瓜細絲）			
下午點心	自選 如果餓了： 蘋果（或蘋果泥）		間隔最少60分鐘，然後： 1,000 毫升芹菜汁 間隔15 到30 鐘，然後： 蘋果（或蘋果泥） 如果餓了	瓜果泥、 新鮮西瓜汁、木瓜泥、梨子泥 或現榨柳橙汁 （盡量多吃，任何時間都可，不過要錯開時間） 水 （想喝就喝）
晚餐時間	羽衣甘藍沙拉、 花椰菜配綠葉蔬菜總匯、 蕃茄小黃瓜香草沙拉 或綠色葉菜舂卷 或菠菜冷湯加黃瓜細絲			
夜間	蘋果（或蘋果泥）（如果餓了） 500 毫升檸檬水或萊姆水 洛神花茶、檸檬香蜂草茶或白樺茸茶			500 毫升檸檬水或萊姆水 洛神花茶、 檸檬香蜂草茶或白樺茸茶

第一到第三天	第四到第六天	第七到八天	第九天

飲食原則	*如果你是重複排毒（在結束第九天之後，立刻從第一天開始），在前三天早上，把芹菜汁的量從 750 毫升增加到 1,000 毫升。 • 嚴格遵守只吃生鮮水果、蔬菜和葉菜，特別是以上圖表列出的食物（冷凍水果可以）。 • 如果圖表中有任何食物不適合你，請參考第二十一章〈排毒應變方案〉。例如，以西洋梨取代蘋果。 • 參考《369 排毒食譜》中的食譜，如果你選擇果昔或湯品，你可以直接生吃不一定要打成泥。同樣，如果是沙拉，你也可以將全部食材打成蔬果泥。蘋果和西洋梨也可以打成泥，做成生蘋果泥或西洋梨果泥。 • 如果芹菜汁讓你產生強烈的療癒反應，你可以暫時把芹菜汁的分量減半，等到適應後再慢慢增量。 • 完全避開脂肪基食物（堅果、種子、食用油、橄欖、椰子、酪梨、可可、大骨湯、動物性蛋白質等）。豆類也完全不吃。 • 避開這些食物：蛋、乳製品、麩質、軟性飲料、鹽和調味料、豬肉、玉米、食用油（包括精製油和較健康的油）、大豆、羊肉、鮪魚和所有其他魚類和海鮮、醋（包括蘋果醋）、咖啡因（包括咖啡、抹茶和巧克力）、穀物（包括小米和燕麥）、酒精性飲料、天然／人工香料、發酵食物（包括康普茶、酸菜和椰子胺基酸）、營養酵母、檸檬酸、味精（MSG）、阿斯巴代糖、其他人工甜味劑、甲醛和防腐劑。 • 吃適合你的分量，如果太飽就要減少分量。 • 除了早晨和夜晚的檸檬水或萊姆水之外，每天一整天要喝大概 1000 毫升（或四杯）的水以保持水分。如果因為下午多喝一杯芹菜汁而讓你不想喝太多水，這時可以稍為減量。

第一到第八天

❖ 一早醒來

• 這九天每天早上都是從 **1,000 毫升的檸檬水或萊姆水**開始。（參考《369 排毒食譜》關於製作檸檬水和萊姆水的正確比例，這不是將十顆檸檬擠成一杯檸檬汁）。

❖ 早晨

- **第一天到第三天**，喝完檸檬水或萊姆水之後，間隔十五到二十分鐘，最好是三十分鐘。如果這是你的第一輪排毒，先從 **750 毫升芹菜汁**開始。如果你是連續做好幾輪，那麼從第二輪開始的第一到第三天早晨，你可以直接從 1,000 毫升芹菜汁開始。

- **第四到第八天**，喝完檸檬水或萊姆水之後，間隔十五到二十分鐘，最好是三十分鐘後再喝 **1,000 毫升芹菜汁**。

- 每天在喝完芹菜汁後，間隔十五到三十分鐘，再喝**重金屬排毒果昔**，請參考《369 排毒食譜》。

- 上午時間如果餓了，可以**選擇吃一顆或兩顆的蘋果或西洋梨**，也可以打成蘋果泥或西洋梨果泥，請參考《369 排毒食譜》。

❖ 午餐

- 午餐吃一份**保肝果昔**或**菠菜冷湯**自選加入黃瓜細絲（《369 排毒食譜》）。

❖ 下午點心

- 午餐和晚餐中間如果餓了，可以**選擇吃一顆到兩顆蘋果**，或是純蘋果泥、西洋梨或西洋梨果泥。

- 在午餐和晚餐之間再喝一杯 **1,000 毫升芹菜汁**，記得要在吃完午餐後最少間隔六十分鐘。在喝完芹菜汁後，最少間隔十五到三十分鐘再吃或喝其他任何東西。

祕訣

- 如果你沒有時間，或不想在一天榨兩次芹菜汁，你可以在早上時就把芹菜汁一次榨好，沒喝完的先放在冰箱冷藏。你也可以在當地的果汁吧，一次買兩份現榨芹菜汁，把其中一份留到下午再喝。

❖ 晚餐時間

- 吃一份**羽衣甘藍沙拉、花椰菜配綠葉蔬菜總匯、蕃茄小黃瓜和香草沙拉**或**綠葉海苔卷**，以上菜色可參考《369排毒食譜》。

- 如果你喜歡，你可以把任何一種沙拉食材打成蔬果昔，或者選擇**菠菜冷湯自選**加入**黃瓜細絲**。

祕訣

- 如果你選擇的晚餐食譜不包括生蘆筍，你可以選擇另外再吃幾根生蘆筍。

❖ 夜間

- 如果在吃完晚餐後肚子餓了，你可以吃一顆蘋果（或蘋果泥或成熟西洋梨或西洋梨果泥）。

- 上床前一個小時再喝一杯 **500 毫升檸檬水或萊姆水**。

- 再喝一杯**洛神花茶、檸檬香蜂草茶或白樺茸茶**。只要選擇一種就好，不要混在一起喝。你可以在喝檸檬水或萊姆水的同時喝這些茶飲。

第九天

❖ 一早醒來

- 一樣先從 **1,000 毫升**的檸檬水或萊姆水開始。

❖ 早晨和下午

- 在喝完檸檬水和萊姆水後，間隔十五到二十分鐘，最好是三十分鐘後再喝 **1,000 毫升**芹菜汁。

- 喝完芹菜汁後，再間隔十五到三十分鐘，在之後的一整天任何時間，你都可以喝小黃瓜蘋果汁來提供足夠的養分。最少要準備**兩杯 500 到 600 毫升的小黃瓜蘋果汁**，小黃瓜和蘋果的比例是 50/50。同時，任何時候如果餓了，你可以盡量吃任何的**瓜果泥、新鮮西瓜汁、木瓜泥、西洋梨果泥和現榨柳橙汁**。但記得，吃這些不同的食物時要錯開時間。

- 在全天的任何時間，如果你想喝水就喝。你可以在飲用水中加入一些檸檬汁或萊姆汁，如果你喜歡白開水也可以。在接下來原始版排毒原則的章節中，有更多關於水分補充的說明。

面的重金屬排出去。在第二十一章〈排毒應變方案〉中，有更多關於重
金屬排毒改良版的資訊。

- 關於小黃瓜蘋果汁製作的比例和替代的食材，請參考第二十一章〈排毒
  應變方案〉。

- 在這一整天裡，你可以選擇吃瓜果泥、新鮮西瓜汁、木瓜泥、西洋梨果
  泥和現榨柳橙汁，而且可以隨時改變。例如，你可以在早上吃瓜果泥，
  間隔時間之後，再喝現榨柳橙汁，下午和晚餐時吃木瓜泥，或者選擇整
  天都吃同一種食物。唯一要遵守的原則是，不要把不同的食物攪拌在一
  起或是同時喝。例如，不要吃一份混合的瓜果加西洋梨果泥，或者在吃
  完一杯木瓜泥後緊接著喝現榨柳橙汁。記得，不同的食物要錯開時間吃。

- 單獨吃瓜類對胃的消化最好。所以你可以考慮在早上吃任何瓜果泥，之
  後再吃木瓜泥或西洋梨果泥。如果你已經在這天吃過木瓜泥和西洋梨果
  泥，接下來就盡量不要再吃瓜果泥。

- 你可以在早上把所有食材備妥，或在果汁吧買好當天所需的分量放入冰
  箱冷藏。

- 如果你的身材比較嬌小，無法喝下這麼多流質食物，你可以把分量減少。
  但記得不要吃得太少，因為你需要這些珍貴的營養素以支持身體全力排
  毒。

❖ 傍晚時分

- 傍晚時最少喝 **1,000 毫升**的芹菜汁，間隔三十分鐘後再吃任何瓜果泥或
  果汁。如果要喝任何果汁和白開水，也需間隔最少十五到三十分鐘。

- 喝完芹菜汁後，間隔最少十五到三十分鐘，如果需要，可以喝一些小黃
  瓜蘋果汁、吃一些瓜果泥、西瓜汁、木瓜泥、西洋梨果泥、現榨柳橙汁
  或白開水。

❖ 夜晚

- 上床前一個小時再喝一杯 **500 毫升**檸檬水或萊姆水。

- 同時再喝一杯**洛神花茶、檸檬香蜂草茶或白樺茸茶**。只要選擇一種就好，不要混在一起喝。你可以在喝檸檬水或萊姆水的同時喝這些茶飲。

祕訣

- 你可以在夜間喝的檸檬水、萊姆水或茶飲內加一小匙的生蜂蜜。

進階 369 排毒原則

❖ 一般原則

- 九天排毒期間謹守以下原則。

只吃生鮮水果和蔬菜

　　謹守只吃生鮮水果、蔬菜、葉菜和香草，特別是這一章和應變方案中提及的食物。

　　再次重申，不要自作聰明進行排毒，食物清單的特定食物自有其道理，因為這些食物有助於療癒。如果因為任何原因你無法取得或不能生吃沙拉，請參考第二十一章〈排毒應變方案〉的替代方法。例如，如果你無法咀嚼沙拉，你可以將食材打成蔬果昔，無論如何，請謹守本章的建議。

　　只吃水果和蔬菜或許讓你卻步，那是因為以前都是小分量，現在蔬果成為主食。如果沙拉無法讓你飽足，很有可能是因為過去你習慣吃小份的沙拉，配上幾片生菜和一點蕃茄。進階排毒食譜的食材非常多樣，富含不同風味和營養的食物，不僅可以讓你有飽足感，也可以為身體打好基礎以進行排毒。同時，這些食物也很容易消化，這有助於讓身體將所有能量放在療癒上。

　　排毒食物清單中特定或替代的食物可以滋養身體，透過這些食物，身體可以得到前所未有的好處。在排毒階段避開那些比較不好消化的食物，你會發現這些努力是值得的。相反，**攝取大量富含營養療癒能量的食物**，正是身體在這個階段需要的營養素。

完全避開脂肪基食物

為了讓療程更順利，在這九天中完全不吃脂肪基食物。這意味著要完全避開堅果、種子、堅果醬（例如花生醬）、堅果奶、食用油、橄欖油、椰子、可可、酪梨和動物性蛋白（包括大骨湯和乳製品）。在這個階段如果攝取油脂，排毒療程就會中斷。這就好像清洗碗盤洗到一半時，突然有人將油倒入洗碗槽。為了把碗盤洗乾淨，你只好重頭再洗一次。

若要協助肝臟在進階版 369 排毒順利，過程中必須避免肝臟因分解脂肪而中斷排毒。當然，在這個階段肝臟仍然會分泌膽汁，以維持身體正常運作，只是它不再因為要分解脂肪基而費力分泌膽汁，這樣肝臟就能把能量用在排毒上。飲食中若含有高油脂，肝臟將很難進行深層排毒。當飲食排除脂肪基食物後，你會意外發現這些食物為你帶來的飽足感。

當我們戒除脂肪基，並攝取富含生物可利用的營養素，讓身體有機會將所有能量用在療癒上。血液中少了油脂阻礙葡萄糖吸收，讓肝臟更容易吸收葡萄糖和肝醣，以提高肝臟的葡萄糖存量，這對在「後九」階段，肝臟要把毒素排出去時尤其重要。

減少油脂的同時，你的血液黏稠度也會降低。如果你的血液中含有太多任意流動的油脂，身體要把有毒物質沖出去的能力就會下降。因為油脂會吸附有毒物質，以至於器官周邊充斥有毒油脂。排毒的目的是要把身上的油脂（也就是所謂的肥胖細胞）分解，將這些細胞打開，讓它們把過去儲存的化學毒物、有毒重金屬以及老舊的腎上腺素排出。在這個階段如果繼續吃脂肪基食物會讓血液中脂肪比例變高，這樣就無法達到把含有毒的油脂排出的目的。

另外，如果你喜歡吃酪梨，你只好等到進階版 369 排毒完成後再吃。雖然酪梨屬於水果類，且比其他脂肪基食物容易消化，但當肝臟在排毒時，即使是所謂好的、健康的、特別的油脂也會阻礙排毒過程。為了讓肝臟減少負擔不要增加更多的困擾，最好在排毒時不要吃酪梨。

同樣，在排毒的九天中，完全不要吃豆類。豆類雖然不是脂肪基，但相對於水果、蔬菜和葉菜，它的脂肪含量還是比較高。此外，排毒期間完全不吃豆類可以讓消化道比較輕鬆，因為豆類中的蛋白質需要較多的胃酸來分解，而大

部分人的胃酸都不足，不容易消化豆類，這時芹菜汁和其他蔬果正好可以派上用場，修復疲累與嚴重受損的腸胃。

避開麻煩製造者的食物

在九天期間完全避開所有在第七章中列出的〈麻煩製造者的食物〉。

- 蛋
- 麩質
- 鹽和調味料（只有辣椒粉可以）
- 玉米

- 大豆
- 鮪魚、其他魚類和海鮮
- 咖啡因
  （包括咖啡、抹茶、和巧克力）
- 酒精性飲料
- 發酵食品（含康普茶、酸菜和椰子胺基酸醬汁）
- 檸檬酸
- 阿斯巴代糖和其他人工甜味劑
- 防腐劑

- 乳製品
- 碳酸飲料
- 豬肉
- 食用油
  （包括精製油和較健康的油）

- 羊肉
- 醋（包括蘋果醋）
- 穀物（進階排毒包括小米和燕麥）

- 天然和人工香料
- 營養酵母

- 味精
- 甲醛

如果你之前跳過第七章沒閱讀，那麼當在進行排毒時，你可以回頭翻閱那一章，以便瞭解避開這些食物的原因。把這些原則放在手邊，當你在面對食物誘惑，很想偷吃一片看似美味的義大利香腸披薩時，這會讓你有足夠的力量拒絕這個誘惑。這個章節會確保你在進行 369 排毒時，知道自己不吃這些食物是非常正確的選擇。

上述的食物之所以被列為問題食物的原因，並不是跟隨坊間流行的觀念。舉例來說，麩質似乎不需要特別強調，因為現今普遍的看法都認為麩質會造成發炎，所以本來就該排除在外。但這其中有更重要的理由需要排除麩質，即使你已經讀過那個章節，我建議你在準備進行排毒時再複習一下。在第二十三章〈排毒的情緒面〉，有更多關於食慾出現時的因應做法。

其實不吃這些食物沒有想像中的難，因為每天都專注在攝取水果、蔬菜和葉菜。當你吃進這些富含營養素的食物，自然就不會有太多空間吃那些難以抗拒的食物，這也有助於你克制食慾。

吃適合你的分量

每個人都不同，而且每個人都有自己的熱量需求，食量也不一樣，所以適可而止，如果太飽就要減量。關於排毒，大部分人的直覺是不要吃太多，但這樣是不對的。不要挨餓，如果處於挨餓的狀態，這樣只會讓排毒的過程無法順利進行。

在排毒的任何階段，如果你覺得已經吃飽就不要硬撐，你可以參考第十九章〈排毒注意事項〉中關於〈飢餓和分量〉該吃多少的內容。

足夠的水分

記得攝取足夠的水。除了每天早晨和夜晚的檸檬水或萊姆水之外，排毒每一天白天的時間裡，最少喝一公升的水，大概四杯左右，如果可以喝更多也沒問題。在排毒的任何時間點，若你覺得需要更多的水就盡量喝，讓自己有充足的水分。

但記得，要避免喝酸鹼值超過 8 的鹼性水，包括利用鹼性離子水機製作出來的水。飲用水的酸鹼值要在 8 以下，大概 7.7 是最好的酸鹼度。當酸鹼值過高的水在胃裡時，這些鹼性水會停留在消化系統裡，直到透過身體排出後，酸鹼值才會降到 7.7。同樣的，如果飲用水的酸鹼度低於 7.7，身體會花費能量讓它回升到較高的酸鹼值。飲用理想酸鹼值的水可以避免消化系統受到損害。

在第一天到第八天的時間裡，你也可以喝任何溫度的辣味蘋果汁（參考

《369排毒食譜》）和椰子水（只要不是粉紅色、紅色或者添加天然香料的椰子水即可）。這些水分不計算在每日最少喝一公升飲用水的分量內。

在喝這些飲料時，記得都要和芹菜汁間隔至少十五到三十分鐘。如果排毒當天你喝比較多芹菜汁，例如第七天和第八天，你可以稍微減少飲用水的分量。

❖ 第九天的其他原則

只喝果汁和果泥

第九天只吃排毒清單中列出的果汁和果泥。在排毒的這個階段，身體正在釋放大量的有毒物質、病毒、細菌、廢棄物和其他毒素時，它需要的是少量食物與大量具有療效的流質食物，這些特別的食材有助身體在排出毒素時達到必要的平衡。

專注於攝取排毒飲料，你就能達成兩件療癒關鍵的任務：第一，整天不吃油脂。第二，不需要花費力氣消化食物。因為即使是健康的全食物也都需要能量消化，特別是大量和煮熟的食物。這時只吃簡單、生鮮、流質和果泥類的食物，身體有機會喘一口氣，不需像平常一樣需要消化，因此身體可以將能量投注在把有毒重金屬和各種毒素從器官排入血液，同時也從腎臟和腸道中排出。

這本書中提及有某些特殊情況是重複第八天排毒，而不是直接進入第九天。或者有些環境因素，例如臨時旅行，讓你無法依照想要的方式安排食物，或是在第九天之前就中斷排毒。不管哪一種，無論你是重複第八天，或者在完整九天循環之前就中斷排毒，都沒有關係。不論你完成多少，前面幾天的努力都會讓身體狀況有所提升，這時你所完成的淨化過程都能讓你受惠。

讓自己休息

如果可以，在這一天讓自己放輕鬆。將重要的事情排開，這一天就是神聖的「安息日」，或者至少有一些時間休息，如果可以，留一段時間不要工作，甚至小睡一下。在這個階段，察覺身體此刻正在為你做的努力。花一點時間，停下來感受一下你的肝臟和其他器官，肝臟即將進入深層排毒的終點，一切是那麼美好，你的療癒過程即將完成，透過排除有毒物質、減少病原體和它們的

廢棄物，你的情緒、身體和心靈都將煥然一新。當你逐漸擺脫各種慢性疾病的症狀後，你將展現健康真實的自我，活出生命無限的潛能。

重複排毒和過渡期

當你準備從 369 排毒過渡到一般的飲食時，請參考第十四章關於特別的步驟好讓身體可以輕鬆地調適。

如同我們將在第十三章中提到的，你可能在完成一輪排毒之後，還沒準備好要過渡到一般飲食，而想重複進行 369 排毒。例如，如果你的病症比較嚴重，或者你需要減少更多體重，你可以進行更長時間的排毒。在那個章節中，你可以找到關於重複排毒的更多原則。任何時候，當你決定要結束排毒過程，你都可以翻閱第十四章讓過渡期更為順利。

「排毒還給我們失去的歲月，這些我們甚至毫無察覺已經失去，更沒有意識到可以再次重拾的歲月，這是你的機會，你要好好把握！」

——安東尼·威廉，醫療靈媒

第十三章

重複 369 排毒

你的肝臟會善盡職責，只做一次 369 排毒無法將過去累積的有毒物質和脂肪全部排出，因為這樣對身體的負擔太大。這時肝臟會盡所能在安全範圍內釋放毒素，至於尚未排出體外的毒素則要等待下次你再次排毒時釋放。這也是為何 369 排毒要進行多次的原因。不管是連續或是間隔幾天、幾週或幾個月都可以，這樣你才能擺脫病痛找回健康的新人生。

頻率

在完成一次 369 排毒後，你可能會想直接進行下一輪，從第一天開始再做一次完整的九天排毒。只要願意，你要重複幾次都可以，直到症狀有所改善。如果你希望漸進式改善健康狀況，你可以試著每月進行一次 369 排毒，同時在這期間搭配晨間排毒。**如果你懷疑身上有大量致病的麻煩製造者，最理想的方式是每一到三個月最少進行一次 369 排毒**。或者你覺得就目前的健康狀況而言，進行一次 369 排毒就已經足夠，選擇權在你。

如果你的身體很健康，369 排毒也很適合用於預防保健，你可以每一個月或至少每三個月進行一次。例如，假設你的家族中有人生病，你擔心會從父母和祖父母那一代遺傳一些致病因子。切記，不是遺傳基因讓我們生病，這是過去的認知。事實上家族傳承的疾病來自於代代相傳的有毒物質和病原體，這些有害物質透過祖先遺傳給下一代。當我們排除傳承自先人的病原體與進行肝臟排毒，我們就有能力預防家庭疾病的發生。

時間一眨眼就過了，你要對自己有耐心盡力而為。如果你原本三個月前要

進行重複排毒，結果當你想起，時間已過了六個月卻什麼都沒做。這時千萬不要浪費時間懊惱沒有按照計畫排毒，不然時間又會在苦惱中悄悄流逝。不管如何，就是當機立斷馬上行動，不管已經間隔多久。

從頭開始

從 369 排毒的第一天開始，謹守原則持續完成九天的排毒，除非有突發狀況打斷你的排毒過程。如果是這樣，當你準備好，你還是要從頭開始而不是從被打斷的那一天開始。當你完成九天的排毒過程後決定重複時，在大部分的情形下都還是要從頭開始。

以下是一些例外。在特別的情況下，如果你無法進行完整的九天排毒，你可以參考以下說明。

- 當孩童進行 369 排毒時，如果母親和主要照顧者認為第九天對孩子有難度，這時可以重複第八天，不需要直接進行只有果汁和果泥的第九天。
- 如果你覺得排毒過程太快，這時可以重複第八天以取代第九天。
- 孕婦可以重複第八天以取代第九天。排毒前先與醫生討論最適合你的方法。
- 對於特別想減重的人，在完成九天的排毒後，可以從第七天開始，持續重複幾次第七天、第八天、第九天的過程，詳情請參考第二十章〈身體的自癒力〉。
- 對於擔心排毒時體重會驟減的人，可以只進行第一到第六天，之後如果還想繼續排毒，可以持續重複前六天，等到身體狀況穩定後再進行 369 完整的九天排毒。
- 對於水果耐受度不好的人，可以先進行原始或簡易版 369 排毒的第一天到第三天至少連續兩次，讓肝臟做好排毒的準備，這樣身體也不會產生太大的好轉反應。

避開油脂

以下是另一種調整方式：**在原始版 369 的「前三」階段避免脂肪基食物。**排除原本「前三」階段允許的脂肪基，讓身體處在排毒模式，這正是那些想要從中切入重複進行排毒的人必需準備好的模式（備註：在簡易和進階版 369 排毒的九天過程中是完全避免脂肪基食物）。

如果你想更進一步排毒，你可以像這樣重複進行原始版 369 排毒，完全避免脂肪基。即使不是重複 369 排毒，如果你是排毒新手，你也可以試著在「前三」階段就完全避開脂肪基食物。

如果你是重複進行排毒，你也可以在「前三」階段的晚餐吃一份含有脂肪基的食物，一切取決於你當下的感覺。

需要進行幾次

369 排毒需要進行幾次並沒有硬性規定，一切完全取決於你的健康狀況，以及你需要的療程。規劃適合自己的時間，**讓排毒成為生活的一部分，比起究竟要進行幾次更重要**，這是一生受用的工具。

每進行一次 369 排毒，你就是在治癒自己。每一次排毒身體就淨化一次，或許你的毒素或有毒重金屬很多，雖然進行一次 369 排毒在體內就能產生療效，但你不一定感受得到。如果是這樣，你可以重複多次，直到達到你所設定的健康目標。

很多時候，369 排毒可以迅速把致病的有毒物質排出，同時殺死病毒和細菌，並且把以毒素為食的病原體慢慢餓死。這時即使問題已經解決，也就是病原體被殺死且有毒物質也從器官中排出，但你仍然需要時間康復。因為接下來大腦和身體的神經、器官、組織和細胞即將進入修復和再生的階段，這時補充適當的營養補充品非常重要。關於營養補充品更多的說明，請參考第二十九章

〈致病真正的原因與治療劑量〉，你可以從中找到病症與相關營養補充品的詳細說明。（同時請參考第二十五章〈不可不知的補充品〉中的重要指引）

例如，假設長期以來你的身體有嚴重的疼痛狀況，或者是因為有毒物質和病原體造成的神經發炎，那麼神經很可能需要好幾個月才能恢復健康、修復與再生，這並不代表 369 排毒無法擺脫病痛之苦。雖然很多人在排毒期間和結束後立刻體驗到病症減輕，但如果你的身體仍然不舒服，有刺痛、麻木、神經病變、疼痛、眩暈、平衡問題、頭暈、抽搐、痙攣、皮膚灼痛或其他因為發炎神經引起的症狀，你也不要灰心，你要給身體一些時間修復。相信你在與慢性疾病打交道多年後，面對這些起伏的症狀已是專家。如果你經常應用本書進行排毒，且善用第四部適合你的營養補充品，同時在平時戒除第七章提及的麻煩製造者的食物，相信不久的將來，這些受損的神經可以自行修復。

如果你是久病纏身，那麼重複排毒對你而言更加重要，因為慢性疾病就是一個警訊，透露你的肝臟潛藏很多深層的毒素，可能與病原體、環境或重金屬有關，這時重複 369 排毒非常重要。如果進行一次排毒沒有看到任何效果，這時重複幾次就能漸漸看到成效。

連續進行排毒或間隔一段時間

不論是連續進行幾次或是間隔一段時間，重複 369 排毒對健康都有很大的好處，尤其是那些肝功能不佳，因病毒、細菌、有毒重金屬、古龍水、香水、頭髮定型噴霧、插電式空氣芳香劑、香氛蠟燭等，以至於肝臟充滿毒素且負荷過大的人；另一方面，或許你的肝功能正常沒有太多毒素，也沒有慢性症狀或疾病的困擾，這時你可能覺得不需要連續重複進行排毒；或者你雖然罹患慢性疾病，但是身體很敏感，所以在進行重複排毒時要間隔一些時間做為緩衝。

這完全取決個人的健康狀況和感覺，沒有所謂「完美」的做法。如果你有能力連續做幾次也可以，如果你很想治癒，但需要在重複排毒前休息一個星期、幾個星期或一個月也可以，重點是知道自己的處境與該從哪裡開始。

更多注意事項

如果你是長期重複進行排毒，千萬**不要因為不耐煩而偏離排毒原則**，例如擅自加入一些不同的食材和飲品，即使這些食材是你在《醫療靈媒》系列叢書中閱讀到的、或者是《醫療靈媒》訊息以外，其他健康書籍提及的排毒法中建議的食材，因為這些都會干擾你的排毒過程。例如，一開始就以小黃瓜汁取代芹菜汁，除非你真的無法取得西洋芹或無法接受芹菜汁。同樣，如果你是進行原始或進階版 369 排毒，這時也不要每天喝保肝養生湯。除非第二十一章〈排毒應變方案〉列出特定狀況所取代的特定食材，不然請謹守你所選擇的排毒版本，即使是長期進行排毒也要遵守。

另一個例外的情況是，如果你需要生薑水和蘆薈水來解決身體上的問題，你可以在 369 排毒期間繼續喝，只要和芹菜汁錯開時間即可，因為芹菜汁需要一些時間發揮作用。

除此之外，請在謹守排毒原則下做餐點的變化。每種 369 排毒的版本都可以依據自己的喜好準備餐點，不論是食材清單中的保肝沙拉或者食譜範例中的選項，在安排食材方面都很有彈性，日後你會因為謹守排毒原則的成效而感謝自己。

～ 第十四章 ～

369 排毒後的過渡期

　　每一種 369 排毒版本都具有保護腎上腺的功效，所以在排毒結束後可以直接與正常生活接軌，不會感覺失去能量。事實上你可能會覺得充滿活力，根本忘了這時身體仍然在復元期，需要溫柔的對待。如果你願意，你可以再為身體多盡一點心力，藉此表達你的感謝。

　　不論你是完成一次 369 排毒，或是連續進行好幾次，以下這些方法都可以在你完成排毒後讓身體恢復平衡。

排毒結束後的第一天

- 依照第十六章的說明，排毒結束後的第一天，**從晨間排毒開始**。你不會想讓肝臟受到驚嚇而一大早就喝大骨湯、巧克力蛋糕、豬肉、雞肉、起司、牛奶或優格，或是蛋白做成的美式蛋餅。在這個階段，肝臟需要的是果汁和優質的葡萄糖。

- 如果可以，在這一天避免**脂肪基食物**，如椰子、酪梨、食用油、橄欖、堅果、種子、巧克力、可可粒、大骨湯、乳製品和其他動物性蛋白。

- **盡量不要使用醋和鹽**，如果忍不住，加一點就好。

- 在這一天仍然**專注攝取水果、蔬菜和葉菜**，以及《369 排毒食譜》中的食物。這是一個很好的機會清空那些剩餘的馬鈴薯、地瓜、山藥、冬南瓜、孢子甘藍、蘆筍等食材。

- 在這天如果可以喝**一杯芹菜汁**和吃至少**一顆蘋果**，整個排毒的療效會更好。

排毒結束後第二天

- 排毒結束後第二天，你可以試著再進行**晨間排毒**。
- 如果需要用**醋和鹽**，仍然加一點就好。
- 如果這一天你想吃脂肪基食物，等晚一點時再吃，並且**只吃一份，不論是動物性蛋白或植物性油脂**。如果你兩種都想吃，那麼每一種都只吃一點，同樣建議在晚餐時再吃。
- 如果你想**完全避開脂肪基是再好也不過了**。持續避免脂肪基一段時間，可以讓某些排毒療效繼續發揮，同時也讓你得到更多益處。
- 同樣，排毒結束後你仍然可以參考《369排毒食譜》中的正餐和點心的食譜，這些療癒的選項有助於你繼續通往療癒之路。

更多過渡期的選擇

在排毒過渡期中加入**重金屬排毒果昔**，可以把體內殘留的任何有毒重金屬繼續排出體外，不論你在原始或簡易版369排毒期間是否有搭配第二十一章〈排毒應變方案〉中的重金屬排毒變化版。在排毒後的一段時間，持續飲用這個果昔有助於排毒效果。最理想的做法是在369排毒結束後，持續七天到十四天每天早上喝重金屬排毒果昔。

你也可以參考第三部〈其他醫療靈媒救命排毒法〉作為過渡期的選項。例如，第十六章提的的**晨間排毒**或第十五章〈抗病菌排毒〉中的**避免麻煩製造者的食物**。至於進行的時間長短，你可以自行決定。

記住，有一些麻煩製造者的食物會餵養讓我們生病的病毒和細菌，這些病原體包括EB病毒、帶狀皰疹病毒、人類皰疹病毒第六型、人類皰疹病毒第七型、人類單純皰疹病毒第一型、人類單純皰疹病毒第二型、巨細胞病毒和其他病毒，以及鏈球菌和大腸桿菌等，當我們攝取這些病原體喜歡的食物，它們會更茁壯，

當我們從飲食中戒除這些食物，這些病原體會逐漸餓死。在第六部〈瞭解原因與治療方案〉你會閱讀到更多關於病毒和細菌與大多數慢性疾病的關聯。如果你有慢性疾病的苦惱，避開這些問題食物越久，對你的健康就越好。

僅管如此，不要因為這些建議而不知所措。如果你想在369排毒結束後持續療癒，謹守這些原則越久會讓你更有力量。第六部列出的營養補充品也可以針對你的個別需求支持你。

在369排毒結束後，無論你選擇什麼方式繼續，你要知道，你已經完成了進一步的排毒和療癒，你又向健康之路邁進了一大步。

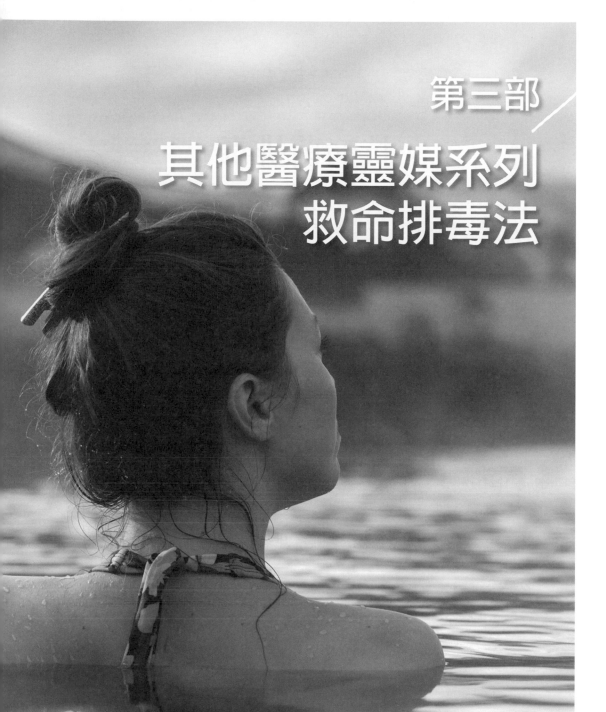

第三部

其他醫療靈媒系列救命排毒法

~ 第十五章 ~

抗病菌排毒

有一種非常簡單的排毒法是在一段期間內，從飲食中戒除某些食物，並且攝取更多具有療效的食物。因為排毒的目的是要協助身體將有毒物質排出，同時餓死病毒和非益性細菌。由於某些特定的食物會滋養病原體，讓某些特定有毒物質和毒素不易從器官和血液中排除，所以在飲食中排除特定食物非常重要，以下是一個重要的工具，有助於你在排毒過程更順利。在第七章〈麻煩製造者的食物〉中，你知道要避開什麼食物，以及為何要避開的原因。在這個章節中，我們會提供更完整的執行計劃，讓身體可以遠離那些問題食物，得到一個喘息的機會。

抗病菌排毒

首先，讓我們先瞭解抗病菌排毒法要如何進行。

❖ 方法

- **早上起床空腹喝最少 500 毫升芹菜汁**，為這一天做好準備。喝完芹菜汁後，間隔十五到二十分鐘，最好是三十分鐘後再吃或喝任何其他食物。
- **完全不吃麻煩製造者的食物**。這個章節提供一份圖表，將問題食物分成不同等級。你可以根據自己的健康狀況和目標來決定要避開哪些食物。不論是第一級還是中間等級，或是排除所有等級的食物都可以，選擇權在你。如果你希望得到更快速和最好的結果，你甚至可以選擇在飲食中排除一些特定食物，以得到額外的好處。

- **每天喝最少一公升的水**，也就是 1,000 毫升或四杯水，芹菜汁的分量不計算在內。記得，吃東西時不要同時喝水。你可以喝椰子水，只要不是粉紅色或紅色的就可以，選擇沒有添加物的椰子水。另外，你可以製作《369 排毒食譜》中的辣味蘋果汁，任何溫度都可以。這些椰子水和蘋果汁的水分不計算在每日最少喝一公升飲用水的分量內。當然，你可以喝超過 1,000 毫升的水，在排毒過程中任何的時間點，如果你需要更多水分，千萬不要猶豫，讓你自己多喝水，但切記要避開酸鹼值超過 8 的飲用水。你可以在第十九章〈排毒注意事項〉中瞭解其中的原因。

❖ 需要多久時間

- 抗病菌排毒法**最少要持續兩週**。你可以選擇要排除哪些等級麻煩製造者的食物（同時每天喝芹菜汁）。
- 如果可以，一整個月都避開這些問題食物。如果你願意，你可以在未來持續避開這些食物。

❖ 排毒原理

- 每天喝芹菜汁，它有助於身體更快速將老舊的問題食物排出，同時它協助殺死病原體，例如病毒和細菌。如果你無法取得西洋芹，或者無法接受，你可以參考第二十一章〈排毒應變方案〉有關芹菜汁的章節找到替代食材。
- 在停止吃這些問題食物後，它們不會立刻排出體外，它們的副產品需要一些時間才能離開你的系統。例如乳製品，它不僅會在血液和淋巴系統中漂浮，還會附著和累積在小腸和結腸壁上。當你開始不吃乳製品後，身體需要花十一天到十三天的時間，才能將乳製品的薄膜排出體外；麩質類食品大概需要九天到十一天才能從血液、淋巴及腸道排出；蛋則需要七到九天的時間。
- 以上提及的還不是指從肝臟中排除，若要將乳製品、麩質和蛋粒子從肝臟中排出，整個過程大約需要九十天的時間。排除的時間長短依個人的

肝臟功能而定。肝臟是人體珍貴的過濾器,但大部分人的肝臟都過於勞累、負擔太大與阻塞,所以需要一些時間將這些問題食物排出。

- 你可能會好奇為什麼 369 排毒只有九天。因為在 369 排毒期間,你做了很多排除問題食物的前置作業,所以可以加速排毒的過程。
- 在抗病菌排毒的過程,讓身體有機會排出問題食物長達十四天(最理想的是二十八天或更久),讓血液、淋巴和腸道有一個全新的開始。這對於改善病症與維持更好的整體健康狀況非常重要。

麻煩製造者的食物清單

第一級	蛋、奶、麩質、軟性飲料、注意鹽分的攝取
第二級	以上所有食物再加:豬肉、鮪魚、玉米
第三級	以上所有食物再加: 工業食用油(蔬菜油、棕櫚油、芥花油、玉米油、紅花籽油、大豆沙拉油)、大豆、羊肉、魚和海鮮(鮭魚、鱒魚和沙丁魚除外)
第四級	以上所有食物再加: 醋(包括蘋果醋)、發酵食品(包括康普茶、酸菜和椰子胺基酸醬汁)、咖啡因(包括咖啡、抹茶和巧克力)
第五級	所有以上的食物再加: 穀物(小米和燕麥可以)、所有油脂(包括各種比較健康的油,如橄欖油、堅果、葵花籽油、椰子、芝麻、酪梨、葡萄籽、杏仁、夏威夷堅果、花生、亞麻仁籽)
額外的好處	為了達到更好、更快的效果: 完全不用鹽和各種調味料(只有純辣椒可以)、一段時間完全避開脂肪基食物 同時限制或避開以下食物: 酒精、天然／人工香料、營養酵母、檸檬酸、阿斯巴代糖、其他人工甜味劑、味精、甲醛、防腐劑

為何需要排除麻煩製造者的食物

我們來回顧一下這些食物之所以影響健康的原因。你可以參考第七章的說明，關於為何不吃這些食物一段時間的理由。

有些食物稱得上是血液黏稠劑，因為內含的油脂，當血液黏稠度到一定的程度後，體內的有毒物質就會在血液中漂流永遠不會離開，直到我們進行排毒。在正常的情況下，毒素會透過血液進入腎臟和腸道，最終排出體外。然而，當血液太黏稠，無法透過原有的管道進行排毒時，這時體內的毒素除了在血液中漂流，有些還會重新回到器官、脂肪細胞、組織，甚至骨骼，這些在醫學研究和科學領域仍然是未知的領域，而體內的油脂「囤積箱」則會緊抓著這些毒性強的物質，例如老舊的腎上腺素、病毒的廢棄物以及有毒重金屬。

有一些食物則會讓身體脫水，因而促使血液變得黏稠，以至於造成所謂的髒血症候群（《搶救肝臟》這本書中有更多的說明）。當人們長期在嚴重缺水的情況下，要排除器官、血液和體內的毒素更是難上加難。

有些食物會讓新的毒素進入身體，雖然你可以嘗試其他有效的排毒法，例如芹菜汁或是這本書的排毒法，但如果你仍然繼續吃這些問題食物，那你的排毒效果會受限。就算你用排毒法將毒素排出，這些食物還是會增加身體的新毒素，這就像是你試著幫一艘正在進水的船把水舀出去一樣。

有些食物會餵養病菌，而這些病原體正是慢性疾病和症狀的致病的根源，讓人們的生命在原地打轉。如果你想維持健康的身心，首要任務就是餓死這些病原體。

透過戒除導致血液黏稠、脫水、累積毒素和餵養病菌的各種食物，身體有機會慢慢將毒素排出體外。由於有些毒素本身會餵養病菌，因此排毒也可以去除這些病原體的食物來源。本章的抗病菌排毒正是排除問題食物和餵養病原體的有毒物質（記住，醫療靈媒所有排毒法都具有抗病毒和抗細菌的效果）。

避開麻煩製造者的食物，並不能保證在健康上會有明顯的改善。例如，你的飲食中可能還是含有高比例的油脂，或是水果、蔬菜和葉菜的攝取量不夠，

以至於體內具有療效的營養素不足。如果你想要更明顯的效果，除了本章的抗病菌排毒法外，你可以同時搭配接下來要探討的晨間排毒與重金屬排毒。或者直接進行專門為肝臟自然排毒循環而設計的 369 排毒，這可以為身體帶來更快速的益處。飲食中排除麻煩製造者食物是 369 排毒的基礎。

如果至今你只進行過抗病菌排毒法，你要知道這也是一項成就。這是投石問路的第一步或日後生活的一部分，決定權在你的手上。

❖ 自行評估再做決定

在麻煩製造者的食物列表中，問題食物有不同的等級，如果你要改善健康狀況，排除第一級食物尤其重要。你可以根據當下的感覺和適合自己的方式，自行決定要從哪一個等級開始，之後再慢慢提升等級。

如果你對排除食物有負面想法，因為過去某些飲食方案必需戒除某些食物，例如食物過敏原檢測，你要瞭解，那些都是人為的方法。設計這些方案的人不僅不清楚慢性疾病背後真正的原因，例如自體免疫疾病，也不瞭解食物對身體健康的影響，那些都只是推測，與我們完全不同。在這裡你會發現食物真正的力量，並且運用知識讓食物發揮療效，掌握我們的療癒過程。我建議轉換思維，從過去的「不可以」吃某種食物，轉換成「選擇」不要吃某種食物，因為這的確是你的選擇。如同我常說，我不是食物糾察隊，你可以根據我列出的清單自行評估哪些食物對你的健康有害。

我要先聲明，這些歸類為問題食物的原因不是因為對某些飲食理念有偏見，例如純素主義、素食主義、植物性飲食、原始人飲食或生酮理論。這個排毒法更不是關於自我剝奪、挨餓或羞於啟齒。這些食物之所以列出來是因為它們會讓你在排毒和療癒的過程中無法成功。

❖ 療癒的機會

將問題食物從飲食中排除就多一個機會：讓餐點和點心更營養。當你不再依賴那些干擾療癒和排毒的食物，身體就有空間吸收更多對身體有益的成分。那究竟該吃些什麼呢？你可以參考《369 排毒食譜》中的多樣食譜。

想吃的渴望是很自然的。當你一段時間不吃那些問題食物，你可能會有情緒波動、感覺孤立或渴望最愛的食物，這時你可以參考第二十三章〈排毒的情緒面〉和第二十章〈身體的自癒力〉。在這兩章中，你可以找到協助穿越渴望，進而讓你更堅強的方法。

更進一步

如果你想更進一步，你可以將意識擴張到食物以外的事物，用行動給予身體必要的支持，同時你會留意到透過呼吸、沐浴、塗抹等，身體可能會接觸到的污染源或其他的有毒物質。

你可以複習第三章〈察覺體內的毒素〉的相關指南。雖然你無法控制所有的接觸源——在高速公路上，你不可能期望從身邊呼嘯而過的卡車不會排放廢氣；你也不可能阻止鄰居不要在他們家門前的草皮上噴灑殺蟲劑，但你可以做一些簡單的改變限制或避免這些麻煩製造者。當你在排毒時，這些是保護自己的措施。

「你剛剛發現到一些不一樣的事，你找到了一條出路，你之所以找到它是有原因的。」

——安東尼・威廉，醫療靈媒

～ 第十六章 ～

晨間排毒

　　沒有人喜歡早上太匆忙，沒時間完成例行事務？這些對你很重要嗎？如果你沒時間挑選外出衣服、刷牙、洗澡、運動、冥想、祈禱、自我激勵，或任何讓你準備好出門的事務，你會如何？如果你一早醒來就被重要事務、工作、責任相關的電話打斷，或是朋友或家人這時候需要你的支持和意見，無法完成你的早上例行事務，你會如何？你的這些例行事務是讓你一天可以順利進行的重要儀式。

　　如果每天你的生活都被打斷？從來都沒有完成過例行公事，絲毫沒有任何改善，你又會如何？當我們每天早上給肝臟大量錯誤的食物和飲品，我們就是在不知不覺中打斷肝臟重要的晨間排毒例行公事，進而危害自己的身心健康。這比錯過晨間冥想、刷牙、運動或講電話或無法使用電話更嚴重。即使肝臟、其他器官、淋巴系統和血液正努力排毒時，如果我們從中阻撓，它們也難以將毒素和麻煩製造者排出體外。

　　如果在早上、晨間或接近中午時攝取脂肪食物，如培根、蛋、牛奶、起司、奶油、優格、大骨湯、酪梨、巧克力、可可粒、堅果、堅果奶、堅果醬和種子，這時身體正在進行晨間例行公事，但我們的血液卻因為這些食物而變得黏稠，也就是血液中漂浮的有毒物質無法順利排出。更重要的是，我們會有慢性嚴重的缺水，當我們攝取咖啡、抹茶、紅茶或是能量飲品時，我們的缺水情況會更嚴重，血液也會變得更混濁。

　　在早上攝取脂肪基食物只會增加肝臟的負擔，因為它要分泌更多的膽汁來分解這些油脂。如果前一天晚餐我們攝取了高脂肪食物，這時肝臟必須在我們睡覺時努力收拾善後，以便在隔天早晨把這些毒素排出。然而，如果我們在早餐時又攝取脂肪基食物，這無疑是阻斷了身體本身的排毒機制。

另一方面，透過每天早上補充適量的水分，同時避開脂肪基食物，讓自己進入治癒之路，這就是晨間排毒的目的。

晨間排毒

這個晨間排毒法讓肝臟有機會執行每天必要的例行任務。如果你熟悉我的另一本書《搶救肝臟》，你會留意到晨間排毒法是那本書中提及的「救肝之晨」的升級版，其中搭配芹菜汁讓療效更好。以下是晨間排毒的原則：

❖ 方法

- 自選：一早醒來時喝 500 毫升到 1,000 毫升的檸檬水或萊姆水（參考《369 排毒食譜》關於製作檸檬水和萊姆水的正確比例，這不是將十顆檸檬擠成一杯檸檬汁），喝完後間隔十五到三十分鐘，然後：

- **空腹喝 500 毫升到 1,000 毫升芹菜汁**，間隔十五到三十分鐘再吃或喝任何其他的食物。

- **中午前不要吃任何脂肪基食物**，也就是不吃堅果、種子、花生醬、任何食用油、椰子、酪梨、可可粒、巧克力、酥油、牛奶、鮮奶油、優格、椰子優格、起司、奶油、酸奶、培根、蛋、大骨湯或任何其他動物性蛋白質，這些食物等到中午過後再吃。

- **整個早上都不要吃果乾和鹽**，這樣才不會阻礙排毒過程的進行。

- 同時，在喝完檸檬水或萊姆水與芹菜汁之後，**要補充足夠的水分。如果可以，盡量在早餐選擇富含水分的水果。除此之外，晨間至少喝 500 毫升的水或椰子水**（只要不是粉紅色或紅色，且不含任何添加物即可）。

- 如果你想增強晨間排毒的效果，在晨間避開第七章提及的麻煩製造者的食物，如果可以，最好全天都避開。

❖ **需要多久時間**

- 進行晨間排毒的時間每次至少持續**兩個星期**。
- 為何不把晨間排毒當成一個終生的習慣呢？就像是每天早晨的例行事務，例如刷牙。

❖ **排毒原理**

- 如同你在第三章〈察覺體內的毒素〉閱讀到的，我們體內有許多不同的有毒物質和病原體，我們要把它們排出體外。晨間排毒就是一個很好的方法，透過主動採取預防措施保護自己遠離疾病。
- 除了讓肝臟有喘息的機會之外，避開脂肪基食物的同時，也有助於身體儲存珍貴的天然葡萄糖，讓肌肉和神經獲得必要的原料以強化肌肉和修復神經細胞。
- 和抗病菌排毒法一樣，每天早上喝芹菜汁，可以提供細胞和器官足夠的鈉簇鹽，以結合體內的有毒物質和病原體，然後再排出體外。如果你無法取得西洋芹或無法接受，你可以參考第二十一章〈排毒應變方案〉中關於芹菜汁的部分。

❖ **晨間排毒的祕訣**

- 如果你的工作屬於大夜班，一天大多是從下午或晚上才開始，這時你可以將起床之後的前幾個小時視為你的早晨。
- 因為這個排毒法是要讓身體有一個喘息的機會，所以早上完全不吃任何脂肪基食物，也就是連一小湯匙花生醬或吐司塗奶油都不行；果昔中不可加入椰子油或乳清蛋白粉、不碰牛奶、起司、椰子優格、酪梨吐司、可可粒、巧克力、杏仁奶和一般傳統的早餐食物。
- 最理想的早餐是一大碗新鮮水果或是果昔，只要不加乳清蛋白粉、花生醬、杏仁醬、其他堅果醬、可可粉或可可粒、椰子優格、乳類製品、堅果奶、椰奶、蛋和其他任何脂肪基食物。你可以參考《369 排毒食譜》

的果昔食譜，主要是以水果為主的果昔。如果你願意，你可以加一些葉菜，只要葉菜的比例不要超過水果即可。如果你的果昔內沒有足夠的水果，這時你就不容易有飽足感，這樣下來，晨間稍後的時間你可能會因為肚子餓而隨手抓一把堅果或吃一條蛋白營養棒，完全忘了晨間排毒的原則。

- 如果早餐你想吃熟食，在謹守晨間排毒的原則下，清蒸馬鈴薯、地瓜（包括日本地瓜）、山藥、冬南瓜、小米和燕麥都是很好的選擇，只要這些熟食不含乳製品、堅果奶或食用油、鮮奶油、奶油、起司、花生醬、堅果醬、種子、堅果穀燕麥片、可可粒和其他任何油脂即可。

- 在整個早上如果餓了，你可以吃一些點心，只要是以水果為主或清蒸馬鈴薯、地瓜（包括日本地瓜）、山藥、冬南瓜、小米或燕麥即可。

- 你可以在《369排毒食譜》中，找到更多早餐的選項。

間歇禁食法

雖然一般我不建議間歇性禁食，但是對於偏好間歇性禁食的人，還是有適合可行的方案。如果你想要嘗試，以下是正確的執行方法，同時請閱讀第五章〈剖析間歇性禁食〉更多的說明。

- 一早醒來喝750毫升到1,000毫升的檸檬水或萊姆水（參考《369排毒食譜》關於製作檸檬水和萊姆水的正確比例，間隔十五到六十分鐘，然後：

- 整個早上啜飲最少1,000毫升芹菜汁（如果願意，可以增量至2,000毫升）。喝完芹菜汁後，間隔最少十五分鐘，然後：

- 啜飲500毫升到1,000毫升的檸檬水或萊姆水（可以加一小匙生蜂蜜）。你也可以自選750毫升的椰子水取代750毫升的檸檬水或萊姆水，只要不是粉紅色或紅色的椰子水，不含任何添加劑即可。

就這樣，只喝檸檬水或萊姆水，之後喝芹菜汁，之後再喝檸檬水或萊姆水（加生蜂蜜）和／或椰子水，每次都要間隔時間。如此一來，你就不會想要喝咖啡、抹茶、能量飲品或大骨湯。我不建議禁食時整天只喝咖啡而不吃東西，起床後四到六小時之內最好要進食，這是間歇性禁食比較安全的版本，我還是比較建議你採用晨間排毒或本書其他的排毒法。

　　儘管我通常建議不要把芹菜汁當成正餐，因為它不是熱量的來源。因此，在喝完芹菜汁後間隔十五到六十分鐘要吃早餐。然而，對於那些偏愛間歇性禁食又不知該如何加入芹菜汁的人，這個方法就是解答。

　　這個方法符合間歇性禁食原則，因為早上不吃任何脂肪基食物。當人們進行間歇性禁食時，由於完全不攝取脂肪，這才是讓人減重或維持體重的原因（請參考第五章更多的說明）。另外，有些人在進行間歇性禁食時，感覺能量提升且思緒清晰，最主要的原因是，原本早上要用來消化油脂的能量轉移到身體其他的系統上。本書還有更多降低脂肪的長久之道，讓你可以在生活中達到持續的效果。

　　在間歇性禁食期間如果在咖啡中加入奶油，這樣身體就無法得到真正的喘息，因為你還有攝取油脂，更別提還有咖啡因。早晨只喝檸檬水或萊姆水、一小匙生蜂蜜、芹菜汁和自選椰子水，這樣不但可以限制卡路里攝取量而且也不進食，這不正是間歇性禁食的目的，同時讓身體繼續排毒，以達到健康的目標：早上不吃油脂，讓身體持續前一晚就開始的排毒狀態，也就是之前提及的，身體這時不需要消化脂肪，這就像晨間排毒和本書其他的排毒法一樣。

　　「這些年來在協助許多人療癒的過程中，慈悲高靈總是說，知道疾病的根源是治癒成功的一半；知道要做什麼、吃什麼和如何運用這些方法，則是治癒成功的另一半。」

——安東尼・威廉，醫療靈媒

第十七章

重金屬排毒

幾乎沒人相信自己已經接觸到有毒重金屬了。如果你想知道自己體內是否有有毒重金屬以及它們的來源，以下的建議可能對你會有所啟發：

你有沒有吃過用鋁箔紙包的口香糖？在野餐時是否使用過鋁箔、鋁製外賣容器吃東西或使用過鋁製廚房工具？是否喝過鋁罐裝的蘇打水、啤酒或軟式飲料？

那銀填充物呢？許多人因汞合金牙齒填充物而接觸到汞，而且將它們移除並不是那麼容易，在取出的過程很可能使人再次接觸到填充物所含的汞，因為過程中會釋放出容易進入血液的汞蒸氣。這就是為什麼我建議每次看牙醫時只去除一個銀填充物，而且只有在銀填充物開始脫落或鬆動，或牙齒出現問題時才進行。

你是否曾經接受過氟化物治療？即使不是最近，過去是否曾經有過？也許是童年時期？用於治療的氟化物是鋁的副產品，一種來自製造鋁所產生的甲基鋁神經毒素，幾乎每個人都以某種方式接觸過，無論是透過氟化物治療、牙膏還是含氟自來水。如果我們接觸過，除非我們採取適當的措施將它們排出體外，否則它會一直殘留在我們的體內。

說到自來水，我們的供水都含有微量的有毒重金屬，如鉛、砷、銅、鋁，甚至汞，這些重金屬含量被認為在安全範圍內，但我們不知道這些微量重金屬長期積累下來對身體會造成什麼影響。即使你在家使用濾水器，外出用餐時也會暴露其中。例如，試想你在最愛的咖啡店喝咖啡、在餐廳用一杯自來水加自來水做成的冰塊、一杯用自來水沖泡的茶，或者一杯由連接到未裝過濾水管製成的蘇打水，這些看似非常安全，沒有人會想到每天買一杯咖啡，十年後對身體會產生什麼影響，或每週幾次在餐廳內喝自來水 —— 微量的鉛、鋁、汞、砷

和銅累積在肝臟和大腦後會產生什麼變化。還有你用來洗澡或刷牙的水？你是否使用過流經銅（甚至鉛）管中的水？你會很驚訝大多數的房屋和酒店都是使用含鉛配件的銅管。

你是否曾經在外面吃飯，吃過用表面刮痕無數的不銹鋼鍋具烹調出來的食物？餐館是接觸到有毒重金屬最常見的來源之一，但這並不是餐館經營者和工作者的錯。

家用刀具一用就是數十年，隨著時間推移我們不斷磨刀子，使其變得越來越薄。你有沒有想過家裡的刀為何變鈍？那些曾經鋒利的刀鋒金屬顆粒透過食物進入我們的身體，更不用說磨損的銀器，你認為那些金屬顆粒去到哪兒了？

還有你最喜歡在壽司吧享用的鮪魚卷或當地餐廳的鮪魚三明治，或者吃過的任何其他魚類？或者，也許你是吃草飼牛肉，認為自己應該倖免，不過，千萬不要以為牛肉就不含重金屬。有毒重金屬每天從天而降，落在牛吃草的草地上，這些有毒重金屬最終進入牛的肌肉。更不用說工業飼養的牛肉，它比草飼牛肉含有更多的有毒重金屬。

那麼藥品呢？所有藥物都含有一些有毒重金屬，無論是鋁、銅，還是鉑或汞。從最簡單的藥物到最具侵略性的藥物，至少都含有一種有毒重金屬。

在我們呼吸的空氣中也含有有毒的重金屬，來自交通中汽車排放的廢氣；有毒重金屬從天而降，來自本地的殺蟲劑和除草劑，以及透過氣流飄流在各大洲的 DDT。（DDT、其他殺蟲劑和除草劑主要的有毒重金屬是銅。）此外，有毒重金屬也會透過雨水降臨在我們身上。

你已在本書第三章〈察覺體內的毒素〉閱讀更多關於有毒重金屬暴露源的資訊。

事實上隨著時間流逝，我們體內會累積許多各種有毒重金屬，而這些只是日常生活中有可能累積在我們體內的一部分。有毒重金屬肉眼看不見，也看不到它們殘存在我們體內。目前還沒有任何技術可以真正確定我們器官內含有有毒重金屬，由於目前研究和科學領域並未將之視為當務之急，因此無意研發這種測試方法，甚至都還未進入構思階段。雖然血液檢測可以驗出接觸到大量鉛等金屬的情況，但這與長年在器官中累積的有毒重金屬完全不同。有毒重金屬

不會只是在我們血液中排徊然後離開身體，它們會深入我們的器官組織。這種日常的有毒重金屬累積才是我們今天社會疾病層出不窮的一個重要原因，我們應該正視這個問題。

相反，醫學研究和科學傾向於將慢性疾病歸咎於身體和基因問題，以及身體失控攻擊自己的理論。如果有一天，科學真的研究有毒重金屬並揭開真相，這將意味著我們的製藥系統將全面翻轉（因為所有藥物都含有有毒重金屬）以及因非必要而受到感染卻受盡委屈的人們強烈的抗議。因此，你不難想像，即使在未來，我們可能接觸到有毒重金屬的頻率，以及它們對我們的影響的事實仍然是祕而不宣。

與其坐等世界看到真相，不如現在就對有毒重金屬採取行動，透過每天進行排毒，將它們從體內排出，好讓自己和家人的身體更健康。

有毒重金屬對我們的影響

儘管我們不願意相信，但我們體內都有有毒重金屬。汞、鋁、銅、鉛、鎳、鎘、鋇、砷和有毒鈣在不同器官不同的部位累積，其中最受青睞的是大腦和肝臟。

有毒重金屬帶有破壞性電荷，會干擾通過大腦的電流。神經傳導物質的化學物質原本會利用大腦內的電流神經迴路，將信息和生命力傳送到大腦中的每個細胞。但是，當大腦內有汞和鋁等有毒重金屬殘留，電脈衝會在撞擊這些沉積物時減弱，導致電流活動異常，進而引發可能長達終生一連串的症狀和狀況。腦霧、記憶問題、困惑、焦慮和抑鬱只是其中的一小部分。大腦中的有毒重金屬還會導致阿茲海默症、癡呆、肌萎縮脊髓側索硬化（ALS，俗稱漸凍人）、帕金森氏症，甚至會導致躁鬱症、狂躁症和精神分裂症等。

不只重金屬沉積物本身是一個問題，有毒重金屬會氧化（就像生鏽的金屬），釋放出重金屬副產物，這些副產物會傳送到周圍的腦細胞，影響更多的神經元，導致長年下來更多的症狀或病情惡化。此外，重金屬之間也會相互影

響，變得比單獨存在時更麻煩。例如，當汞和鋁相遇產生交互作用時會引發劇毒反應，加速彼此的氧化速度，而異常的放電則會導致神經系統症狀，例如震顫、抽搐、抑鬱、焦慮、癲癇、四肢虛弱和記憶力減退等。

同時，每個人體內都有病原體，範圍從多種不同的菌株和品種的非益性細菌，到多種不同的菌株和品種的非益性病毒。光是 EB 病毒就有 60 多個變種，幾乎每個人體內都有，這就是為什麼重金屬排毒很重要：因為 EBV 以體內有毒重金屬為食，然後再釋放出毒性更強的金屬形式副產物。許多有毒重金屬存在於肝臟內，這也是病毒居住的聖地，在那裡，重金屬成為病毒源源不絕現成的食物，隨後再不斷排放毒素。病毒（例如 EBV）在以有毒重金屬（例如汞）為食後排出的這些神經毒素會產生許多自體免疫性疾病患者所經歷的症狀，如纖維肌痛、多發性硬化症（MS）、萊姆病、類風濕性關節炎（RA）、橋本氏甲狀腺炎和慢性疲勞症候群（ME/CFS）等神經系統症狀，以及單一的症狀，如疲勞、酸痛、疼痛、刺痛、麻木、眩暈、頭暈、耳鳴、飛蚊症、神經痛、神經病變、心悸、皮膚灼痛和偏頭痛等不計其數，這些都是神經毒素造成的結果。

到目前為止，你可以看到將有毒重金屬排出體外的價值。重金屬排毒淨化對任何正與上述症狀對抗的人非常重要，同時對於濕疹、牛皮癬、白斑或任何類似的皮膚狀況也至關重要。濕疹和牛皮癬是體內肝臟有毒銅含量升高的跡象，其中也存在著以重金屬為食的 EB 病毒，在這種情況下，結果就會產生一種醫學研究和科學不知的內部皮膚毒素，更不用說還引發這些症狀。這些皮膚毒素被推入血液，並從血液浮出表面到達真皮層而導致濕疹、牛皮癬和皮膚炎患者熟知的斑片狀、鱗狀、發癢、粗糙、發紅或發炎的皮膚。白斑症是肝臟中鋁含量過載，再加上殘留其中的病毒（通常是 HHV-6，有時還有各種 EBV）以有毒重金屬為食，然後釋放出皮膚毒素，進而破壞皮膚中形成色素的細胞。

當兒童的肝臟和大腦中含有無法檢測出的微量汞和鋁時，通常會出現注意力不足過動症（ADHD）、難以專注、學習困難和行為問題。強迫症、妥瑞症、自閉症以及莫名憤怒和人格解體也是受到有毒重金屬的影響。抑鬱、焦慮和失眠是重金屬的早期跡象。如果大腦內導致這些症狀和狀況的有毒重金屬沒有排除，久而久之，累積的有毒重金屬和氧化會導致更嚴重的問題：記憶問題、癲

呆症、阿茲海默症或近乎癱瘓的強迫症或精神分裂症。

所有的有毒重金屬都會引起症狀，並且在某種程度上成為我們的一部分，因為我們脫離不了它們，生活處處受到它們的影響，而且還得在它們之間努力殺出一條生路。大多數人都有重金屬中毒症狀，但他們不知道這與金屬有關，這聽起來似乎不可思議。但是，一旦你努力去除自己和所愛的人體內的重金屬，並觀察有哪些症狀因此減輕，你所經歷到的這些變化將會重新塑造你的生活。

重金屬排毒

以下是有毒重金屬排毒法：

❖ 方法

- 早上起床喝 **500 至 1,000 毫升**檸檬汁或萊姆汁（檸檬或萊姆加水的比例，請參考《369 排毒食譜》），等到 15 至 30 分鐘後：
- 空腹喝 **500 至 1,000 毫升**芹菜汁。等到 15 至 30 分鐘後：
- **喝重金屬排毒果昔**。你可以在《369 排毒食譜》找到。如果你願意，你可以將各種果昔分開來喝，而不是喝混合的果昔──請參閱後續的「果昔替代品」。
- 如果你在午餐前肚子餓了，**你只能吃蘋果**（可以吃一個以上）。你可以將蘋果切開或打成泥，製作《369 排毒食譜》中的生蘋果醬或搭配煮熟的蘋果醬（只要不含添加物即可），或者如果你不喜歡蘋果，你可以選擇成熟的西洋梨。
- 自選：為了達到更好的結果，請參閱第七章中的麻煩製造者食物列表，並開始進行削減，看看在進行這個排毒過程中你想避免哪些食物。飲食中的麻煩食物越少，重金屬排毒果昔就越有效。

❖ 需要多久時間

- 持續三個月。每天早上堅持這個方案連續 90 天，給它一個機會徹底改變你的生活。

- 如果你能堅持六個月或更長的時間，那就更好，特別是如果你正在處理破壞性的症狀和疾病。

- 你可以堅持三到六個月。如果你正在處理金屬可能導致的症狀或疾病，或者你是防患未然，你可以選擇進行一年或更長時間的排毒淨化，將大腦內根深蒂固的有毒重金屬排出。重金屬排毒果昔可以受用一生。

❖ 排毒原理

- 用檸檬水或萊姆水開啟新的一天，讓體內的有毒重金屬更容易排出。你的體內必須擁有充足的水分，當重金屬排毒果昔開始將金屬連根拔起並試圖去除它們時，你才會有足夠的水分將它們排出體外。（如果你對檸檬和萊姆過敏，請參閱第二十一章〈排毒適應方案〉中相關的指引。）

- 下一步芹菜汁會鬆動這些金屬，好讓重金屬排毒果昔將它們聚集起來。芹菜汁還有助於修復被有毒重金屬損壞的器官內部區域，且芹菜汁中的鈉簇鹽能夠中和有毒重金屬的毒性，降低它們的傷害性。（如果你沒有芹菜汁或不喜歡芹菜汁，請參閱第二十一章。）

- 重金屬排毒果昔是這個排毒法的重點，也是唯一擁有正確成分組合的重金屬排毒方案，可以將潛藏在器官深層的有毒重金屬連根拔起，並聚集漂浮在體內的金屬和同樣也是問題製造者的氧化逕流，將它們安全排出你的體外。接下來你會閱讀到更多關於排毒如何運作以及為什麼排毒很重要的原因。

- 如果你在早上晚些時候餓了，蘋果是一個很好的選擇，因為它們是一種強效藥用的排毒食材。蘋果中的果膠有助於吸收來自肝臟要進入腸道內的膽汁，由於重金屬排毒果昔將毒物從肝臟中連根拔起，因此膽汁中可能含有微量的有毒重金屬。

- 為了預防血液變稠，早晨要避免攝取脂肪基食物，這樣有毒重金屬才能更快排出體外。

重金屬排毒如何奏效

　　從體內去除有毒重金屬有點像在玩以前兒童醫生遊戲中的「動手術」。若要手術成功，你必須小心翼翼握住鑷子，從遊戲板上的卡通人體上取出細小的骨頭和器官，不可以碰到切口的側面（這會引起警報聲響）或掉落任何零件，這全要仰賴於手部的穩定度。雖然排除重金屬更為複雜，但穩定的概念同樣適用。若要使重金屬排毒方案有效，重點在於選擇的工具和方法不會在過程中掉落有毒重金屬並造成破壞，這就是其他重金屬「排毒」方案造成的問題。如果你沒有正確清除有毒重金屬，最終導致重金屬散佈全身，結果反而得不償失功虧一簣。

❖ 五大關鍵法寶

　　替代醫學界有相關有毒重金屬螯合排毒法的建議，例如，小球藻經常被推薦用於去除體內的重金屬。事實上：如果這是「動手術」的遊戲，小球藻會左右警報的觸發，因為小球藻會不計後果排除一些重金屬，但當它吸附到有毒重金屬時，很快會再將它們釋放出來丟到附近的組織中，結果可想而知，原來的症狀仍然存在，且新的症狀會開始出現，或兩者情況都有。

　　有些專家會建議使用大蒜等草藥去除有毒重金屬。雖然至少大蒜不會沿途掉落金屬，但問題是大蒜無法先去除過多的有毒重金屬，而是要等到進入腸道後才能發揮作用。大蒜中的硫化合物會產生類似祛痰反應，讓腸道內的血管周圍形成大量粘液，但這充其量也只能使那裡的一些有毒重金屬鬆動。不過，大蒜在其他方面也很出色，對免疫系統有驚人的療效，基本上，大蒜稱不上是特殊的重金屬排毒工具。

　　重金屬排毒的重點在於專業工具，它們對於正確的排毒至關重要。少了它們，你很難真正去除這些金屬。重金屬排毒果昔的主要成分為：

- **野生藍莓**（可使用冷凍或純野生藍莓粉）
- **螺旋藻**（在我的網頁 www.medicalmedium.com 補充目錄中可以找到正確的種類）
- **大麥苗汁粉**（在我的網頁補充目錄中可以找到正確的種類）
- **新鮮香菜**
- **大西洋海菜**

適合的身體環境也是將有毒重金屬排出器官、血液，最終排出體外的關鍵。

你會在別處聽到非常嚴格的排毒法，而且過程中會將金屬散落在體內。有些技術可以將重金屬排出遠一些，儘管如此，它們還是太早放手，使得金屬再次沉澱在器官中。記住，我們試圖排出的一切是自受孕以來就在我們體內的物質，有毒重金屬就是其中一種，我們最初傳承自創造我們的精子和卵子，然後在孕期中又吸收一些，並且在出生後至今仍然不斷地接觸到它們。

❖ 復活節彩蛋尋寶記

並非體內所有有毒重金屬都難以觸及。有些可能在腎臟中，所以一旦它們從腎臟壁內襯脫落，它們很快就能離開身體，只要排尿就可以將它們排出，可能只需要五種成分中的一種就能完全去除這些有毒重金屬。有些有毒重金屬會出現在類似容易觸及的地方，例如小腸，可能只需要五種成分中的兩種就可以聚集它們，然後透過排除的過程將它們安全一路送到直腸。有些有毒重金屬存在於大腦中相當容易觸及的部位，可能只需要五種成分中的三種，就能確保這些金屬完全排出體外。然而，在某些情況下，有毒重金屬已經深入大腦和肝臟的核心組織，需要四種或全部五種成分才能安全將它們從體內清除。

無論如何，盡可能將所有五種成分納入你的重金屬排毒中，因為它們可以相互支援，而且你不知道有毒重金屬及其碎片已在你的體內殘留多久多深。最重要的是，將保證有效的芹菜汁做為一天的開始，因為它的鈉簇鹽具有釋放有毒重金屬的能力，為這五種成分做好準備將毒物排出體外。

也就是說重金屬排毒果昔每種成分都是主角，每種都有可能根除體內的重金屬，無論是在容易觸及，還是在意想不到的地方。這就像是尋找復活節彩蛋

一樣，每種成分都會自行清理你的系統，就像兄弟姐妹分頭在公園尋找重金屬「復活節彩蛋」一樣。小妹和大哥都可能提著滿滿一籃子的彩蛋，因為這完全取決於他們剛好去到哪裡。也就是說，假設你認為螺旋藻或香菜是重金屬排毒的真正明星，但你碰巧使用大西洋海菜，並清除了某種難搞的有毒重金屬沉積物，因而改善一直以來讓你困擾的症狀，這時你也不要感到驚訝！

❖ 配對遊戲

正如我們在本章開頭介紹的，許多不同種類的有毒重金屬會在我們的體內定居。這也是重金屬排毒果昔成分多樣的另一個原因，這些成分對不同的有毒重金屬具有不同程度的攜帶能力。當你喝果昔時，其中一種成分可以輕易吸附系統中的鋁，另一種成分對銅或鎳的吸附能力更強，而另一種成分對汞的吸附效果更好，這些關鍵性複雜層面就是其他有毒重金屬去除法研發者甚至沒有考慮到的問題。

更不用說我們體內不僅殘留單一的有毒重金屬，我們還要考慮到合金，例如，銀鋁合金的錢幣，或在我們體內合二為一的其他金屬，以及這些金屬反應產生的腐蝕性、氧化性徑流。其他重金屬排毒法沒有考慮到這些，因為沒有人意識到這是我們體內正在發生的事情，或者這些合金（相對於金屬本身）和合金碎片更難排除體外。

有毒的重金屬螯合過程不能只是全丟在一堆就好，它需要一個有系統的結構確保將重金屬根除的所有複雜性都考慮在內，以便將有毒重金屬真正排除體外。這個重金屬排毒淨化方案可以解決身體不同部位、不同組合、不同數量的各種有毒重金屬，所有五種果昔的成分，再加上芹菜汁鈉簇鹽的確保策施（還有早上起床第一件事喝檸檬或萊姆水的效益），你將會得到樂見安心的結果（你也可以將重金屬排毒作為 369 排毒的一部分，相關詳情請參閱本章最後一段。）

當我開始分享，有毒重金屬從四十多年前就已存在我們的體內，以及去除它們的必要性後，我很高興看到現在已有越來越多的人意識到這一點。從當時在整體牙科會議上分享到我們今天的認知，這一切真的是太神奇了。重點是你要知道，這些每日有毒重金屬排毒法的資訊是會議中的原始資料，因此這些如

何正確排毒的方法也是第一手資料。

缺少食材怎麼辦

我知道有可能買不到香菜，或者庫存看起來不新鮮，或者大西洋海菜或冷凍藍莓剛好用完。這時，千萬不要跳過重金屬排毒果昔，你可以用手上現有的任何食材製作。確保加入螺旋藻、大麥草汁粉和野生藍莓粉（準備好庫存備用，以預防冷凍野生藍莓用完），直到其他食材準備齊全為止。

如果你真的錯過一天早晨的果昔，我完全可以理解。這時你可以用《369排毒食譜》中的檸檬或萊姆水、芹菜汁、蘋果和其他食譜來取代。然後在原訂的排毒療程結束日後再延長一天，以彌補你在中間錯過的任何一天。另一方面，如果你吃了脂肪基或麻煩製造者的食物，例如雞蛋，來取代你錯過的重金屬排毒果昔；或者在早晨時，你喝了重金屬排毒果昔，同時又吃了脂肪基或麻煩製造者的食物，這時你需要在原訂的排毒結束日後再延長三天。

果昔替代法

你不一定要以果昔的形式攝取重金屬排毒食材，雖然重金屬排毒果昔是最快、最簡單的方法，但它不是唯一的方法。你還可以選擇在 24 小時內確保食用五種主要食物中的每一種。例如，在當天的其他零食和正餐中，你可以決定早上喝 2 杯野生藍莓粉汁和切碎的水果，下午喝一茶匙螺旋藻和大麥苗汁粉加椰子水，以及晚餐吃一份沙拉加 1 杯香菜和 1 湯匙大西洋海菜。（享受螺旋藻和大麥苗汁粉的另一種簡單方法是將它們加入搗碎的香蕉泥中。）

如果你選擇重金屬排毒果昔，你的身體後續要做的工作會最少，且有毒重金屬排出體外的阻力也會降低。另一方面，不同時段分別吃重金屬排毒食材的方法，身體必須多花一點力氣才能排出重金屬。不過，這沒有關係，如果你不

喜歡果昔，也沒有攪拌機，或者出於任何原因更喜歡這種方法，它仍然有效，而且總比完全跳過重金屬排毒要好。如果你採取分別吃果昔成分的方法，首先早上還是要喝檸檬或萊姆水和芹菜汁。

兒童的劑量調整

兒童通常吃不下重金屬排毒果昔全配方的分量，你要為孩子找出適合他們的分量，想想他們何時會喝蘋果汁？一次通常喝多少？240 毫升？300 毫升？還是 360 毫升？無論分量多少，這都是適合孩子分量的重金屬排毒果昔。你可以相對減少食譜的分量：例如，將其減少一半或三分之二（確保將五種關鍵食材按比例分配），或者製作全分量的果昔並喝掉孩子喝不下的部分，或者你可以在 24 小時內分別給他們上述「果昔替代法」的食材。

你也可以繼續為孩子進行其他的排毒療程。兒童可以不用喝檸檬水或萊姆水，而且可以根據適合孩子的分量減少芹菜汁的用量。有關兒童芹菜汁分量更多的指引，請參閱第 371 頁上的列表。

重金屬排毒和 369 排毒法

透過將重金屬排毒果昔（或分別的食材）加入原始版或簡化版的 369 排毒，可以將你的重金屬排毒法提升到一個全新的層次。如需相關的指引，請閱讀第十或十一章中的淨化選項，然後轉到第二十一章〈排毒應變方案〉一開始的〈重金屬排毒變化版〉。

對於超出這個範圍的級別，請參閱第十二章〈進階版 369 排毒〉，其中已具備重金屬排毒功能與許多其他的療效。

~ 第十八章 ~

單一飲食排毒

　　單一飲食是一種令人難以置信的療法，讓人可以從某些健康問題中康復。它適用於多種狀況，最顯著的是腸道治癒和食物過敏。單一飲食在我兒時因食物中毒時救了我一命。

　　當消化道出現問題時，搞清楚該吃什麼似乎不太可能。很多人都患有乳糜瀉、結腸炎、克隆氏症（Crohn's disease）、大腸激躁症（IBS）、小腸細菌過度生長（SIBO）、胃輕癱、胃炎、胃酸逆流、潰瘍、腸痙攣、胃灼熱、腸道神經敏感、便祕、腹瀉、痙攣、胃痛和腹脹。這些人不知如何善用食物改善症狀，因為他們不斷嘗試各種時尚飲食，這時找不出究竟身體怎麼了是可以理解的，然而疾病的診斷和標籤並不是致病的原因。許多人有不明的胃和腸道問題，稍後我們將在本章後半段討論這個話題。不管已診斷出或未診斷出疾病，當沒有人可以解釋消化道為何不適的原因，許多人甚至害怕進食。對於那些日復一日飽受腸道問題困擾的人來說，無論知不知道是什麼疾病，排毒的想法似乎遙不可及，他們的當務之急是知道自己該如何應對與如何進食。

　　許多消化問題其中一個不明原因是病毒和細菌活動。病毒和非益性細菌都能嵌入腸道內壁，且以路過的麻煩製造者為食──從雞蛋、乳製品、麩質到有毒重金屬等致病食物。隨著細菌的繁殖，它們會刺激內壁促使發炎，且當某些病毒繁殖時，它們又會釋出對內壁腸道神經末梢具有刺激性的神經毒素。病毒和細菌也常存在於肝臟中，當病毒駐留在那裡，通常它們會產生神經毒素並傳送到消化道。任何這些情況都可能導致消化不良、胃痙攣、腸道痙攣、脹氣，甚至潰瘍性結腸炎。（醫學研究和科學不知帶狀皰疹病毒會導致腸道血管出血。）簡而言之，病毒和細菌活動會使附著在腸壁上的神經變得極度敏感，這就是許多人在進食和食物通過消化道時的感受，他們感覺到食物觸及腸壁並觸

發敏感的神經，因為這些病毒性神經毒素和細菌活動而引起發炎的症狀。

　　單一飲食就是要解決這個難題。我們所指的「mono」不是單核細胞增多症，而是「one ／單一」。這種飲食方式超級簡單，只吃一、兩種（有時是三種）特定的食物，讓消化道恢復健康。除了其他好處之外，在本章中你還可以找到讓胃腺恢復活力正常分泌鹽酸以分解食物，以及改善肝臟狀況的方法。大多數人的肝臟都代謝緩慢，充滿有毒的麻煩製造者。單一飲食可以淨化肝臟，讓肝臟恢復健康，以便分泌適量的膽汁分解脂肪。

　　這些方案非常適合腸道過敏的人，因為這些食物在通過身體系統時，實際上具有舒緩的作用。同時，單一飲食法可以餓死病毒和細菌等病原體，這些病原體往往是腸道疾病的根源。單一飲食還可以為身體帶來溫和的排毒效果，且不會使身體不堪負荷。

　　基於上述及更多原因，單一飲食也是流感、胃病、食物中毒、食物過敏、飲食失調、禁食或從潰瘍中復元，或遭逢重大困難或壓力時產生消化問題的法寶。當你經歷任何這些身體和情緒狀況時，單一飲食是你隨時可得的工具。

單一飲食排毒

　　單一飲食不同於本書其他的排毒法。雖然它確實可以讓身體進入溫和的排毒狀態，並且在你想要調整與提升感官時，它稱得上是強大的迷你排毒法，但它的主要目的是協助你在不知該如何選擇食物之際，先讓你擺脫困境。透過單一飲食讓肝臟和消化系統修復，之後你可以再進行本書其他的排毒法。

❖ 方法

- 自選：一早醒來喝 500 毫升至 1,000 毫升的檸檬或萊姆水（關於檸檬或萊姆與水的比例，可參閱《369 排毒食譜》）。喝完後，等待 15 到 30 分鐘，接下來：
- **早上空腹喝 500 毫升鮮榨芹菜汁。最理想的情況是，一整個早上慢慢將**

750 毫升到 1,000 毫升的芹菜汁喝完。如果需要，你可以將芹菜汁分成兩份，早上喝 500 毫升，當天晚些時候再喝 250 或 500 毫升。（如果你真的很敏感，你可以從早上喝 125 毫升芹菜汁開始，然後逐漸增量。如果你真的不能喝芹菜汁，你可以先從你想要的等量純黃瓜汁開始。）適用於一般的指引方針：喝完芹菜汁後至少等待 15 到 30 分鐘，然後再吃或喝任何其他東西。

- **選擇本章中單一食物選項其中的一種，全天以少量多餐的形式進食。**你可以在早上吃一點，也可以在午餐時間開始進食，這取決於你的飢餓程度、喝了多少芹菜汁，以及早上需要多少能量。在單一飲食排毒期間，你要固定食物選項，而不是每餐或每天選擇不同的食物。例如，如果選擇香蕉和萵苣，那麼在進行排毒的每一天都要固定相同的食物。也就是說，在選擇食物之前，你可以多嘗試最喜歡的選項。

- **自選：**如果你想在一天中選擇其他選項，你可以在下午喝純黃瓜汁。這並非必要，且下午的黃瓜汁無法取代早上的芹菜汁。

- **不要使用鹽、調味料和香料。**單一飲食越簡單越好。此外，你還要避免第七章中麻煩製造者的食物。這意味著你不會在食物中添加油、奶油、優酪乳、Tamari 醬油或椰子胺基酸之類的東西。單一飲食即是固定選擇的特定食物。如果需要調味，你可以添加新鮮檸檬汁。

- **每天喝一公升水。**除了醒來時自選的檸檬水或萊姆水之外，這相當於 1,000 毫升或 4 杯的水。確保與芹菜汁分開喝。另外，盡量不要在吃東西的同時喝水，你可以在單一飲食排毒期間啜飲椰子水，只要不是粉紅色或紅色的種類，且不含天然香料。你喝的任何椰子水都可算入你每日一公升水的分量。（你可以喝超過 1 公升的水。如果你在整個排毒過程中的任何時候，覺得需要更多水分，請不要猶豫，要讓自己多喝水。不過，一定要避免飲用離子水。若想知道原因，請參閱第十九章〈排毒注意事項〉。）

❖ 單一飲食選項

以下是單一飲食方案可能的選項。本章後半段有更多關於這些選項的詳細

資訊。此外別忘了，無論選擇哪一種，都要以芹菜汁作為每天的開始。

- **香蕉**（搭配自選萵苣）
- **木瓜**（搭配自選萵苣）
- **香蕉＋木瓜**（搭配自選萵苣）
- **清蒸馬鈴薯**（搭配自選萵苣）
- **清蒸豌豆**（搭配自選萵苣）
- **清蒸南瓜＋清蒸青豆、孢子甘藍或蘆筍**（搭配自選萵苣）

❖ 需要多久時間

- 單一飲食排毒一次至少持續一週。如果你需要一天或幾天的時間嘗試一種食物，你可以在幾天後再換另一種，依此類推，直到找出最適合你的單一飲食選項。你的終極目標是至少執行一週固定單一食物的計劃。

- 你也可以根據需要長期使用。例如，你可能決定繼續單一飲食長達一到三個月、六個月，甚至一、二年。

- 單一飲食要執行多久因人而異，大多數是取決於身體當時的狀況，以及身體需要多少時間康復。例如，如果你的消化道發炎，無論是在胃、十二指腸、小腸還是結腸，請記住，醫學研究、科學和衛教專家至今仍不知這種炎症是由病毒、非益性細菌和餵養它們的有毒重金屬引起的，若要剷除這些細菌和病毒並恢復腸道內壁，同時改善鹽酸和增強肝臟膽汁生成是需要時間的。雖然單吃香蕉等選項可以讓病情好轉，但如果你的情況很嚴重，那麼就不太可能在一夜之間復元。不過，許多有消化問題的人確實在一夜之間或至少在第一週內好轉。如果你從一開始病情沒有起色，千萬不要氣餒，要持續單一飲食，你的身體正在默默進行許多治療，總有一天你會開始看到和感受到療效。

- 每當你恢復更多樣化的飲食時，請參閱本章結尾過渡期的指南。

❖ 排毒原理

- **芹菜汁是單一飲食排毒非常重要的部分。它可以殺死導致許多消化系統**

疾病的病毒和細菌，而且芹菜汁對神經元和大腦功能極為重要。此外，它還可以將有益高量的鈉送入你的血液，以保持各種生理機能的穩定。無論你選擇哪種方案，喝足夠的芹菜汁很重要，如果需要，先從 125 毫升開始，慢慢再增加到 500 毫升，最理想的情況是每天 1,000 毫升，以控制你的食慾。芹菜汁的鈉簇鹽有助於降低食慾，因為大多數的食慾是對鹽的渴望，而這正是讓我們忍不住吃下麻煩食物導致前功盡棄的原因。如果有一天你剛好用完西芹，或者努力達到建議的分量，這時你要有心理準備力抗更強烈的食慾，有關如果無法買到西洋芹的作法，請參閱第二十一章〈排毒應變方案〉。

- 正如你之前閱讀到，**單一飲食可以舒緩消化道，餓死許多慢性疾病背後的病原體，讓身體進入溫和的排毒狀態**。它的簡單性還能讓身體的系統以前所未有的方式獲取營養，而且不用消化脂肪基和複雜的膳食，讓消化道暫時休息，進而促進整體健康。

- 有些人不知道自己對食物的敏感程度，也沒有意識到自己吃下的食物正在餵養導致過敏症狀的病原體，正如我們在第七章〈麻煩製造者的食物〉中探討的內容。單一飲食可以避免那些助長病毒和細菌、消耗鹽酸、弱化肝臟等食物——多數人都沒有意識到這些食物讓他們不舒服，而這個方法有助於緩解他們的症狀。當你恢復吃更多的食物時，你可以有系統增加食物，這樣就可以知道哪些食物對身體有害，並且避開這些食物一段時間。

- 你將在本章後半段閱讀到更多關於每種單一飲食選項如何協助特定健康狀況的信息。

擔心營養不足？

如果你擔心單一飲食會營養不良，那你要知道，你在進行單一飲食排毒之前早就營養不良了。每個人都有營養缺乏的問題，不管是消化問題還是慢性疾

病，或者即使每天感覺很好幾乎沒有症狀。許多人的消化道內壁功能不完全：病毒和非益性細菌等病原體，以及其他毒素（包括有毒重金屬）刺激內壁引起發炎、受損，加上長年食用高脂肪食物，更別提還有加工食品阻礙我們充分吸收營養的能力，因此每個人都有營養缺乏的問題。

　　完善的單一飲食不會造成營養不良，相反，單一飲食不僅可以提供必需的療癒植物化學化合物、抗氧化劑、微量礦物質、礦物鹽、抗病毒化合物和抗菌化合物；單一飲食有助於恢復受損的腸壁內襯，讓導致內襯受損的病毒和非益性細菌挨餓。同時，單一飲食有助於恢復你的鹽酸，讓你可以更有效地分解食物中的蛋白質和其他營養物質，順便殺死病毒和細菌。單一飲食還有助於恢復你的肝臟，使膽汁儲備充足，確實將脂肪分解完全。此外，我們之前提及的單一飲食選項富含營養，這些食物可能比你一生中吃過的任何食物都要營養且更具抗病原性。透過大量單獨食用它們，你可以獲得比以往更多的營養，因此，集結所有這些好處就可以大大降低營養不良的問題。有關更多顧慮，包括蛋白質和脂肪，請參閱本章後半段〈對單一飲食的顧慮〉。

　　即使長期採取單一飲食排毒，你的營養缺乏問題只會改善，不會變得更差。在不理解消化道問題真正的原因之下，不當的進食，吃多種錯誤的食物，更無法解決營養缺乏的問題。補充益生菌也無法彌補營養缺乏，談論微生物基因體也不會使營養完整。唯有採取適當的行動，使用營養豐富的食物來化解受損真正的原因，這才是保護自己免於營養缺乏，讓疾病真正痊癒的方法。

關鍵在於正確的食物

　　單一飲食並不是選擇任何一種食物一直吃就好，而是選擇本章列出的指定選項之一，並且正確使用。選擇滋養與舒緩胃和腸道內壁的選項，而不是像堅果、種子和穀物那樣帶有澀味、酸味或刺激性。如果你要選擇一種本章沒有列出的食物，你的系統很可能比不吃單一食物更混亂。例如，蔓越莓、藍莓和葡萄都是強效藥用食材，如果消化能力較弱和消化道內壁受到刺激的人以它們為

主要飲食，可能會感到不適，因為這些食物太酸太澀，以葡萄和蔓越莓為例，大量的果皮並不容易消化。

有時你會聽到健康專家建議單獨吃葡萄。他們沒有意識到葡萄的澀味、酸度和酸味會讓消化系統本來就不好的人更不舒服。單吃是錯誤的選擇，只吃葡萄就是一個例子。有些人截取我在十多年前，開始在講座中向專業人士和試圖治癒的人傳遞來自「慈悲高靈」提供的單一飲食療法，然後曲解這個概念並傳遞錯誤的訊息。在這裡，你看到的是用於治療慢性疾病原始版的單一飲食法，不是那些碰巧喜歡一種或兩種食物並養成習慣長期只吃那種食物的人。

因此，無論是蔓越莓、藍莓還是葡萄都不適合單一飲食，它們也不能為長期單一飲食提供足夠的卡路里。短期（即一兩天）食用這些療癒水果還可以，但不建議有慢性消化不良或疼痛的人使用。這些療癒水果適合加入更多樣化的飲食中當點心和配料，以獲取其治療功效。無花果也是一樣，飲食方案不應以無花果為主或只吃無花果。它們的表皮可以促進腸道蠕動，只要適度就好，但如果是唯一的食物就會太刺激。生花椰菜也是一種療效強大的食物，應該包含在多種食物中，如果每天只吃生花椰菜，沒有搭配其他食物，這樣對於非常敏感的消化道而言，纖維含量就太多了。這點和羽衣甘藍很類似，雖然對身體有神奇的作用，但不應取代所有其他的食物。羽衣甘藍纖維質多，最適合搭配各種食物一起食用。本書所列的單一飲食食物，不僅療效強且營養豐富，對敏感的系統來說也很溫和。

我們不能以學到的關於溫和食物的知識作為單一飲食的選項。例如，你不能只吃雞蛋——正如之前提及，即使它們現在看起來不刺激，卻會不斷餵養體內所有的病原體，包括腸道和其他器官和血液，進而加劇所有消化道過敏的症狀，從長遠來看，還會使你已被診斷出的任何疾病惡化。幾乎每個人體內都有病原體等著吃雞蛋等食物，這些病原體包括各種病毒的菌株和變種，例如 EBV、HHV-6、巨細胞病毒（CMV）、單純皰疹第 1 型和第 2 型和帶狀皰疹，以及鏈球菌、大腸桿菌和葡萄球菌等細菌，再加上各種非益性真菌、酵母菌和黴菌。由於雞蛋不含纖維，看似是單一飲食的健康選項，然而事實卻剛好相反。

（假設，你碰巧生在地球某個地方，雞蛋是唯一的食物，你找不到馬鈴薯

或香蕉甚至豌豆，你別無選擇只能暫時吃雞蛋，這點我完全理解。如果吃雞蛋是你唯一的生存機會，那麼只好吃了。不過如果可以，請試著搭配奧勒岡、百里香、肉桂、八角或卡宴辣椒等香草或香料，這些能夠在消化道中發揮抗病原體的作用，藉此減緩雞蛋餵養病原體可能產生的任何效應。不過，這些香料對患有腸道疾病和敏感的人可能具有刺激性。）

補充品和藥物

有關在單一飲食中使用補充品的指引，請參考第二十五章〈不可不知的補充品〉。

如果你正在服用藥物，使用補充品前請先諮詢你的醫生。

如何選擇單一飲食計劃

每個人體內有各種病原體、有毒重金屬和其他毒素等不同的組合，因此很難斷定這些單一飲食計劃哪一種最適合你，不要有太多顧忌，所有這些都很有幫助，歡迎你嘗試其中任何一個，你可以一一進行實驗，直到找出你最喜歡的選項。你可能還會發現，當你閱讀這些說明時，或許其中一個比其他的更能引起你的共鳴，因為它有益於你的特定症狀。你可以聽從自己的直覺，只要不脫離本章指引的大方向即可。

如果你需要幾天的時間來適應單一飲食法，你可以先嘗試一餐。例如，一餐清蒸馬鈴薯晚餐（可搭配或不搭配萵苣）或一份只有香蕉的早餐（可搭配或不搭配萵苣）。

更多關於單一飲食的選項

再次重申,單一飲食不是只選一種食物,然後吃上一段時間。單一飲食有特定的療癒選項:香蕉、木瓜、香蕉加木瓜、清蒸馬鈴薯、清蒸豌豆或清蒸南瓜加清蒸青豆、抱子甘藍或蘆筍(所有這些都可以搭配萵苣)。

在每種選項中,你都可以從自選的檸檬水或萊姆水開始新的一天,然後是新鮮的芹菜汁。如果你餓了,你可以在早上晚一點吃第一餐,然後在下午再吃第二餐,然後就是最後一餐的晚餐,三餐都是同樣的食物。或者,你可以少量多餐,大約四、五餐吃相同的食物或只吃兩餐。接下來你會閱讀到關於「分量」,一開始最好先嘗試小分量,如果你覺得小分量無法帶給你充足的能量,或者仍然很餓,這時再逐步增量。並非第一天要吃少一點,而是基本上,你不會想一下子吃了五磅的馬鈴薯後發現自己太飽。此外,也不要長時間不吃東西,因為長時間不補充葡萄糖和礦物鹽,血糖可能會下降,因而造成情緒波動、喜怒無常或無精打采。

現在讓我們來看看這些食物選項如何幫助你:

❖ 芹菜汁

芹菜汁的好處多到不勝枚舉,我寫了一整本書,書名為《神奇西芹汁》:醫療靈媒給你這個時代最有效、療癒全球數百萬人的靈藥。你會在本書找到所有問題的答案。

❖ 萵苣

我不建議在一整天只吃萵苣,因為沒有足夠的卡路里;萵苣本身無法提供一天所需的燃料。如果你決定在單一飲食中加入萵苣,你可以在選擇吃木瓜、香蕉、馬鈴薯或清蒸蔬菜的同一天搭配生菜一起吃。你可以將整顆萵苣作為點心或配菜食用,或者做成沙拉,或像墨西哥餅皮一樣包裹食物,或切碎與你選擇的單一食物混合一起食用。

吃生菜不太容易過量，你可以自己決定萵苣的數量。我的意思是，你可以定期吃一把萵苣，或者在想吃的時候吃一大碗。萵苣很難讓人吃得太飽，當你吃不下時你自然會知道。如果你以前就不喜歡萵苣，你可以試著在早上洗一些萵苣，放在容易拿到的地方，當身邊有備好的新鮮萵苣時，也許你會發現自己很有可能想嘗試一下。

盡量尋找嫩葉萵苣（butter leaf lettuce），它是對腸道內壁最溫和的萵苣品種。紅葉萵苣（Red leaf lettuce）是另一種較溫和的選擇，這兩者比任何品種都更容易消化。如果你特別敏感，請遠離綠葉萵苣（mixed greens），除非你只能找到這些。很多時候，這些混合的綠萵苣，包括羽衣甘藍、芝麻菜、菊苣和紅甘藍等對我們身體有益，但對那些敏感且試圖嘗試單一飲食的人來說並不容易。如果你只能找到混合的萵苣，記得要挑選鮮嫩一點的綠色萵苣。

所有的萵苣都具有抗病原體的特性，意味著抗病毒和抗菌。萵苣含有化學化合物，可以破壞和清除不應該存在於腸道內的病原體。（更多關於萵苣對消化道的療效，請參閱第二十一章〈排毒應變方案〉中的〈沙拉〉。）萵苣含有微量的 omega-3 脂肪酸、極易吸收和消化的蛋白質，以及豐富的微量礦物質和礦物鹽，這些對於強化血液和大腦內的神經傳導物質的功能非常重要。

❖ 香蕉

香蕉隨手可得非常方便。不需要料理，且在大多數情況下，經濟又實惠。如果你擔心香蕉含糖過多，請放心。香蕉中的卡路里並不如你想像的那麼高，而且香蕉是由天然葡萄糖組成的。此外，香蕉還含有生物可利用的蛋白質、有益的 omega 脂肪酸、纖維、水、抗氧化劑和具有療效的植物化學物質，如鉀。香蕉等富含高鉀的食物對許多消化系統疾病非常有幫助；香蕉單吃療癒效果非常好，有一部分是因為鉀含量。鉀有助於調節心臟功能，促進血管健康，滋養中樞神經系統，並有助於消化道的神經功能。

香蕉還具有抗病原體作用，它們也是一種令人難以置信的益生元，一方面，它們協助破壞和消除腸道中的非益性細菌，同時間，也為腸道中的有益微生物提供營養。當你吃的食物無法餵養病原體（本章中的食物都不會）時，你就贏

了。除此之外，香蕉的抗病毒、抗菌、抗真菌特性是加乘的好處。

　　稍後你會讀到，這種抗病原體的作用類似馬鈴薯。然而，香蕉具有不同舒緩腸道的方式，對消化道內壁也有不同的影響。香蕉具有「行走於水面」的特性，我稱之為「耶穌效應」，也就是它們可以在不接觸腸道內壁的情況下沿著腸道移動，香蕉內含的化合物會在香蕉和腸道內壁之間形成一層薄膜狀的屏障，但香蕉中的營養物質（以及同時在腸道中的其他食物）可以穿過屏障，進入腸道內壁，不過，當香蕉分解時，它不會摩擦腸道內壁，香蕉的化合物就像治療的藥膏，可以覆蓋與舒緩腸道的內壁襯。

　　在單一飲食計劃中，你要如何享用香蕉取決於你：直接吃、包在生菜葉中、用食品加工機或攪拌機打成泥，或用叉子在碗中搗碎。如果是直接吃，一定要細嚼慢嚥，千萬不要狼吞虎嚥。當你在處理消化問題時，最好在吞下香蕉前，讓香蕉就在口中開始分解的過程。如果你是打成泥，記住不要加水，如果你想喝一些水，最好在吃香蕉泥之前或之後喝一點水。盡量避免喝水和吃香蕉同時進行，當你的消化系統受損時，你不會想在吃東西時同時喝水，或將水混入食物中，除非你有特別的原因必需如此。水會稀釋處理食物所需的鹽酸，因此為了消化完全，兩者最好分開進行。香蕉實際上比水更容易消化，因為香蕉的酸鹼值偏中性，是適合腸胃道的酸鹼值。大多數時候，水的酸鹼值偏低，因此比香蕉更難消化。（並非酸鹼值高的水比較有益。請參閱第十九章〈排毒注意事項〉中的提示）。如果你真的需要在食物中加入一點液體，這時你可以加一點椰子水（只要不是粉紅色或紅色，且不含天然香料即可）。

需要多少根香蕉？

　　每個人胃的消化系統和容量不盡相同，更不用說香蕉有不同的大小，因此每個人單一飲食排毒的香蕉攝取量也有所不同。有些人一天只能吃 6、8 或 10 根香蕉，有些人一天卻能吃 15 根以上的香蕉。男性往往能吃更多的香蕉，而女性，尤其是身材嬌小或患有慢性疾病的人，通常吃不下那麼多。有些人的胃比較小，有些人的胃習慣一次處理很多食物。每個人都有不同的情況，香蕉的分量取決於每個人一天所需的數量。

不要害怕吃太多香蕉，因為擔心過多的糖或鉀。身體需要充足的葡萄糖才能運作正常、保持肌肉強壯、補充細胞和癒合。長期生病時，香蕉是一種完美的食物，可以預防因無法如常人般運動而導致肌肉萎縮的情況。

香蕉小提示

以下是關於單吃香蕉更多的小提示：

盡量不要食用過熟、表皮呈完全棕色的香蕉，也盡量不要食用綠色或沒有任何斑點的香蕉。最理想的香蕉表皮上有小褐色點，但大部分仍是黃色，且有一定的彈性。

有時成熟度可能難以辨別，世上有太多不同產地各種品種的香蕉，因此成熟度的指標也不同。例如，來自不同產地的香蕉可能外觀相同，但裡面的果肉可能處於不同的成熟階段。香蕉未成熟的一個跡象是咬下去帶有澀味；另一個是香蕉太硬；或者香蕉皮很難剝除。

成功的香蕉單一飲食重點在於保持香蕉的供應量，這樣手邊隨時都能有成熟的香蕉支援你的康復計劃。你可能需要每週購買幾次，或者考慮購買一箱香蕉以確保數量足夠。

如果在香蕉變褐色之前吃不完，可以先冷凍起來。如果你買一箱香蕉，它們在同時間成熟，你突然意識到來不及吃完，這時你可以將香蕉剝皮後裝在可重複使用的容器中冷凍，重點是不要等到香蕉熟透後再冷凍。當香蕉表皮全是斑點或裡面的果肉呈糊狀時，這時再冷凍已經太遲。因為在解凍和攪拌時香蕉會進一步成熟，這點不利於排毒，過熟的香蕉會產生發酵作用。至於為何發酵的食物對身體不好，請參閱第七章〈麻煩製造者的食物〉第四級的說明。

另一方面，如果你在香蕉過熟時才冷凍也沒關係。在理想情況下，一旦你脫離單一飲食後，你可以食用這些冷凍的香蕉。香蕉單吃法最好是吃新鮮的香蕉，不過，當你單吃香蕉時，備用一些冷凍香蕉可以緩解焦慮，這樣你就無須擔心有一天可能沒有成熟的香蕉。如果你真的需要以冷凍香蕉作為單一飲食計劃的食物，請在搗碎或攪拌前先將它們解凍。製作「香蕉冰淇淋」（以食品加工機攪拌冷凍香蕉，直到呈冰淇淋的稠度）是一個不錯的選擇，如果你需要一

些變化讓自己持續下去。不過，冷凍香蕉比解凍或新鮮香蕉更難消化，有些比較敏感的人，他們的消化系統可能會感到不適，所以最好不要一整天或連續好幾天吃冷凍香蕉。如果你需要使用冷凍香蕉，大部分時間請先解凍再吃。

那些說吃香蕉會便祕的人是因為吃了未成熟的香蕉，他們誤以為綠色香蕉在某種程度上有益健康，因為糖還未形成。這是一種刻意的誤導，來自反水果糖的偏見理念，甚至某些醫學界支持這種水果糖有害的理論，但並沒有醫學研究或科學的證明。這些是一群被誤導的專家所提出的理論，他們害怕水果，認為所有的糖都是有害的。事實上，水果吃得越少，生病的機會就越大，因為水果有助於療癒。但也不要因此迴避馬鈴薯、豌豆或清蒸蔬菜等單一飲食計劃，它們像水果一樣可以提供人體必要的葡萄糖，協助你治癒直到你可以將水果納入日常生活中。

即使不是單一飲食，也不建議將綠皮香蕉放入果昔中——因為任何未成熟的食物對身體都不易消化。任何未成熟的果實都含有單寧，目的在於保護果實在樹上或灌木上不會受到昆蟲和鳥類的侵害。隨著果實的成熟，單寧會轉化為抗病毒、抗菌的化合物，幫助我們療癒。這個成熟的原則也適用於蔬菜和草藥，牛蒡根不宜太早採收；蘆筍如果長得太高就會變成蕨類；蒲公英葉如果長得太長就會變苦。飼養動物供應消費的農民最清楚他們的牲畜何時是美味的階段。每種食物都有其最佳的採收和使用期限，對香蕉來說，最好的食用期就是當它們的表皮呈黃色並帶有小褐色斑點。（如果你很幸運當地有各種品種的香蕉，它們的成熟度指標可能各有不同——通常以可剝皮的情況為準。）

❖ 木瓜

如果有排便問題，那麼單一飲食最佳的選擇為木瓜、香蕉或木瓜加香蕉。木瓜可用於緩解持續性、慢性、全天性的便祕，也適用於鹽酸稀少、胃無力的狀態（情況類似難以消化，伴有腹脹、胃痛、發炎、痙攣、抽搐、胃酸逆流、食道裂孔疝氣，或疤痕組織或之前手術造成的阻塞，或者可能被診斷為腸道疾病。）如果你的便祕是間歇性而不是持續性，你可以搭配香蕉一起食用。

每當有人一段時間不進食，無論是禁食、厭食還是嚴重疾病，木瓜泥就像

是重啟進食的魔法，因為它含有充足的卡路里，可以舒緩神經，具有抗病毒和抗菌的特性，同時還有微量礦物質和 β-胡蘿蔔素，非常容易消化。請參閱《369排毒食譜》，此外，你也可以搭配萵苣與木瓜一起打成泥。

重點是要選擇未經基因改造的木瓜。選擇馬拉多（Maradol）木瓜，這是一種非基因改造的大品種，此外，選擇成熟的木瓜，果肉可以輕易用勺子挖出。通常木瓜可以從外表判斷成熟度，當表皮變成橙色或黃色，用拇指輕壓時微軟如同成熟的酪梨。與香蕉一樣，要多預備一些，以便持續有成熟的木瓜供應。許多出售馬拉多木瓜的商店有提供購買整箱的優惠，這樣在你單吃木瓜的階段就有足夠的數量。

❖ 清蒸馬鈴薯

馬鈴薯單一飲食非常適合那些排便過於頻繁的人。單吃清蒸馬鈴薯也有助於處理極低鹽酸和低胃酸問題的人。馬鈴薯的功效很普遍，它足以維持平日依賴動物蛋白（如雞蛋、雞肉、魚、火雞或牛肉）或植物蛋白（如堅果、種子、花生醬或豆腐），但因腸道發炎或其他過敏，不能攝取這些食物的人作為日常卡路里的來源。馬鈴薯不僅含有極易吸收的蛋白質，它們還富含礦物質，如鉀和左旋離胺酸，這些有助於減少病原體引起的發炎。此外，馬鈴薯還可以舒緩潰瘍和胃灼熱等症狀。

有時人們被告知要小心馬鈴薯，因為它們屬於茄科植物。人們一聽到茄科就害怕，所以擔心馬鈴薯會過敏。不過，馬鈴薯還不至於讓人過敏，更不用擔心，因為它們是碳水化合物的來源。所謂茄屬植物引起問題的理論是從人們出現的症狀猜測得來，他們甚至不知道是什麼導致慢性疾病。恐懼是由猜測造成的，一旦謠言傳開，結果就變成「常識」，完全是歪曲和錯誤的訊息誤導人們。這種情況也發生在水果、凝集素、草酸鹽和許多其他食物成分中的糖分，這些成分無害但在沒有確實的科學理論下被人們排除。業界人士造成茄屬植物屬的恐慌是因為他們不知道是什麼導致疾病。「茄屬植物」和「碳水化合物」是非常廣泛的類別，如果我們被這些術語嚇到，我們就會失去治癒的機會。話說回來，的確有一些野生茄科植物不可食用，與我們在超市購買的茄科水果和蔬菜

不同，如蕃茄、馬鈴薯、茄子和辣椒。不過，有些形式的碳水化合物（例如加工小麥）對健康無益，但馬鈴薯沒有這方面的問題。這幾十年來，我見證過馬鈴薯挽救許多人的生命。

因為馬鈴薯是「白色食物」而不碰也是不智的。我們會認為蘋果或小蘿蔔是白色食物嗎？釋迦是白色食物嗎？當你切開它們時，它們的內部是白色的，但我們不會給它們貼上「白色」的標籤，我們知道它們很營養。藍莓也是如此，以水果顏色為其命名，當你觀察栽植中藍莓的內部，它的果肉幾乎是透明的。而你在超市看到的馬鈴薯，其中會有成堆的棕色、黃色、紫色或紅色品種。因此，馬鈴薯不屬於「白色食品」類別，該名稱應適用於白麵包等精製食品。

請注意，當我們談論單吃馬鈴薯，我們指的是簡單的清蒸馬鈴薯，而不是碳烤馬鈴薯、烘烤馬鈴薯或水煮馬鈴薯，這些在平日生活中都非常美味，當然也不包含炸馬鈴薯；我們談論的清蒸馬鈴薯不含油、奶油、酸奶油或任何調味料。單吃清蒸馬鈴薯時，可以淋一些新鮮的檸檬汁增添風味，在單一飲食中要遠離香料。對消化道敏感的人來說，最佳的選項是萵苣葉包清蒸馬鈴薯。如果你不想吃馬鈴薯皮因為你覺得不好消化，你大可放心，清蒸過的馬鈴薯皮實際上很容易消化，且富含抗病毒化合物和營養物質。如果你吃的是一般馬鈴薯，你可以選擇去皮後再吃。此外，不要吃綠色或正在發芽的馬鈴薯。

馬鈴薯之所以名聲不好的部分原因在於，它們幾乎總是搭配脂肪，這些組合對我們有害無益，無論是油炸、加奶油或鮮奶油，還是加培根片。無脂清蒸馬鈴薯甚至不是我們意識中的飲食選項，但它卻可以扭轉我們的生命。食用清蒸馬鈴薯可熱可冷、一整顆或搗碎，甚至打成泥（只要不添加乳製品或其他添加劑）。如果是吃一整顆，記得要細嚼慢嚥。

雖然地瓜和山藥具有療效，但它們並不是單一飲食最佳的選項。它們的果肉肥厚，對消化敏感的人來說不好消化。因此單一飲食只使用一般馬鈴薯。

清蒸馬鈴薯之所以具有療效，部分原因是它們不會在體內餵養任何有害或有毒的病原體。它們也不會餵養病毒，病毒是當今世界許多慢性疾病（包括腸道疾病）的根源；馬鈴薯也不會餵養非益性細菌、酵母菌或黴菌。事實上，馬鈴薯會與引起憩室炎或前列腺炎的細菌結合，將它們排出結腸；它們也可以將

鏈球菌、大腸桿菌、葡萄球菌和非益性真菌排出體外。馬鈴薯中的化合物具有粘性，具有與病原體結合的特性，這不只是澱粉的關係，而是當馬鈴薯通過腸道時，其內含的化合物會吸附病原體，與病原體結合，讓病原體無法逃脫。馬鈴薯甚至有助於直腸內的蟯蟲等蠕蟲排出體外。相比之下，有些人或許不認為他們對雞蛋過敏，因為沒有人告知我們要留意雞蛋，然而事實是，雞蛋餵養我們不想要的腸道和器官中的所有菌種，是非益性細菌和多種病毒的食物。馬鈴薯不會餵養任何病原體，相反，馬鈴薯會減緩病原體的速度並削弱它們，這樣你的免疫系統就可以變得更強大更容易殺死病原體。

同時，馬鈴薯非常容易消化，對腸道是最具療效的食物之一。所以盡量不要被錯誤的信息干擾，認為馬鈴薯的糖分或碳水化合物含量過高，會餵養念珠菌或其他任何東西，這些是不確實的訊息。（有關念珠菌的更多信息，請參閱第四章〈關於微生物基因體〉）馬鈴薯單一飲食計劃可以讓消化道恢復活力，緩解慢性腹瀉、腹脹、胃炎、便祕、胃酸逆流等症狀。它甚至可以減輕食物中毒和食道裂孔疝氣的症狀。由於它們不具磨蝕性，對腸道內壁神經而言很溫和，可以舒緩腸道內壁。即使一些最嚴重的消化問題，馬鈴薯也可以很容易被吸收和消化。

❖ 清蒸豌豆

對於無法找到或使用香蕉、木瓜或馬鈴薯的人來說，單吃清蒸豌豆是一種很好的備用計劃。清蒸豌豆對腸道很溫和，雖然不如其他選擇溫和，但清蒸豌豆不會餵養病原體。（所有的單一飲食選項都不是病原體的食物）豌豆含有易於吸收的植物化學化合物和碳水化合物以及豐富的葉綠素，這些葉綠素容易被腸道內壁吸收，有利於腸道內壁健康的細胞生長，有助於受到過量腎上腺素、有毒的麻煩製造者、麻煩製造者食物和病原體傷害而留下疤痕損傷的黏膜修復。

不要使用豌豆蛋白粉，選擇新鮮或冷凍豌豆，除非你真的買不到，且只能用罐頭豌豆。單一飲食豌豆最佳的選擇是小豌豆（鮮嫩小豌豆）。冷凍豌豆或許料理方便，如果你能找到新鮮嫩的豌豆，自己去殼這是最好的選擇。不過，最方便的或許是冷凍豌豆。如果可以，儘量購買有機豌豆。

蒸豌豆的時間可自行決定。找出最適合自己腸道的熟度，你可以將它們蒸至

非常柔軟。如果你的消化道沒有很敏感，你可以不必煮太久。與馬鈴薯一樣，你可以將一天所有的食物全部一起蒸，然後冷食，或在吃之前重新加熱（不加油或奶油），或者要吃多少就蒸多少。此外，如果可能，請不要用微波爐加熱豌豆。

如果要在單吃清蒸豌豆中加入萵苣，你可以將豌豆放在切碎的萵苣上做成沙拉食用，也可以像墨西哥餅一樣，將豌豆放在萵苣內食用，或者將萵苣作為豌豆的配菜，你甚至可以把豌豆和萵苣一起打成泥。或者，你不想吃萵苣，在這種情況下，你可以選擇早上喝芹菜汁，然後全天只吃清蒸豌豆。無論哪種方式，請記住，不要在豌豆上添加奶油、鮮奶油、任何油脂、醬油、tamari醬油、營養酵母，甚至香料等。若要增添風味，你可以淋上新鮮檸檬汁。治癒腸道最佳的方法是飲食越簡單越好。

❖ 清蒸冬南瓜 + 清蒸青豆、孢子甘藍或蘆筍

這個計劃適用於腸道不會太敏感，認為單一飲食挑戰太大，在一天中需要多種變化的食物才能持之以恆的人。集結冬南瓜和清蒸青豆、孢子甘藍或蘆筍（選擇三者中的兩種——稍後再選），你可以獲得一天所需的抗氧化劑、葉綠素、富含硫的化合物、抗病毒化合物、抗菌化合物、β-胡蘿蔔素和重要的葡萄糖，所有這些都非常適合肝臟和消化道的復元，同時擊潰甚至殺死病原體。這些食物有助於肝臟產生膽汁，並且恢復腸道內壁的神經。它們非常溫和，適合單一飲食且供應充足容易買到。

以下是這個選項的運作方法：早上喝芹菜汁後，直到晚餐時間，你的主要食物是清蒸冬南瓜，也就是上午（如果你餓了）、午餐時間和下午都是吃冬南瓜。不管是早餐或午餐開始吃，取決於你的飢餓程度。正如我在本節開頭提到的，不要長時間不吃東西。如果太久不吃東西，你的情緒和體力都會低落。

晚餐時，你可以選擇這三個選項中的兩個：清蒸青豆、清蒸孢子甘藍或清蒸蘆筍，至少你覺得有選擇，不會對單一飲食感到厭倦，但這仍然是嚴格的單一飲食法，可以改善任何健康狀況。

與此同時，不管你選擇哪一種選項，你都可以搭配萵苣一起食用。

關於冬南瓜更多的資訊：胡桃南瓜是最常見的冬南瓜種類，（如果你覺得

切塊太費力，你可以購買冷凍的胡桃南瓜。）另一方面，金線南瓜通常無法提供足夠的卡路里，最好選購更甜的南瓜種類，例如甜薯南瓜、甜餃子南瓜、橡子南瓜和日本南瓜都是不錯的選擇，如果你能買到。假設你的腸胃很敏感，你可以在烹飪後去籽去皮。如果你的消化能力很好，你可以連皮一起吃。無論哪種方式，清蒸南瓜都比碳烤或烘烤更好。記住不要放奶油、食用油和鮮奶油。

分量

在單一飲食時選擇的分量取決於你平日習慣進食的食物量。你習慣吃大份還是小份？這會影響到一次只吃一兩種食物時的舒適程度。

在單一飲食的第一天，最好先從嘗試少量食物開始。如果你感到精力不足或飢餓難耐，你可以再吃一點。這不是關於不吃或少吃。相反，基本上是不要一口氣吃掉 5 磅豌豆或 20 根香蕉，讓自己吃得太飽，因為單一飲食的主要目標之一是幫助治癒你的消化系統，所以不要過度飲食造成腸道的負擔。

此外，也不要在康復的過程中讓自己挨餓——這只會讓你因為太餓而隨便吃一些麻煩製造者的食物。。

依照你個人的情況，先從適量開始再慢慢增加。

單一飲食注意事項

❖ 關於腸道

儘管單一飲食是舒緩腸道最佳的方法，但腸道敏感的人可能會感覺到體內食物的流動，擔心不好消化。如果你在進行的過程中感到有些不適，這時先不要擔心。當腸壁和內壁發炎時，在食物通過時會變得比較敏感。香蕉、木瓜、萵苣或清蒸馬鈴薯、豌豆、南瓜、青豆、孢子甘藍或蘆筍，這些都是溫和的食物，對腸道不會造成傷害。

這似乎有悖常理，因為當你吃一塊起司或一顆雞蛋時，你可能不會感到任何不適，不過這是誤導，因為起司和雞蛋像軟膠一樣通過腸道，不會摩擦過敏的神經，但它們會餵養腸道中引發炎症的細菌、病毒，甚至非益性真菌，最終助長這種過敏反應。在你試著食用萵苣等療癒性食物時，你可能會有一點不適，因為它們接觸到腸道內壁發炎的區域，因而神經末梢送出信號，然後你可能決定停止食用萵苣，因為你覺得好像無法消化（當下的感覺正是你在消化萵苣）。如果你沒有意識到真正的來龍去脈，並戒除雞蛋和起司，以及準備好將萵苣納入你的生活，這時你可能決定回過頭吃雞蛋和起司（致病的原因），因而陷入一個惡性循環。

胃輕癱

今日有越來越多的人被診斷出胃輕癱，但它的病因對醫學研究和科學來說仍然是一個謎。胃輕癱的診斷令人困惑，因為這都是純屬猜測，至今沒有真正的方法可以判斷胃、十二指腸、小腸、大腸或直腸是否癱瘓，除非有人遭受外傷或因外科手術，傷到了消化道特定區域的神經末梢。事實上，許多胃輕癱的病例都是源自大腦，有毒重金屬和病原體會引起大腦發炎，進而削弱消化道任何區域的神經強度，從而導致一系列症狀。由於 EBV、帶狀皰疹和 HHV-6 等病毒會使腸道內壁周圍的神經發炎，進而減緩神經末梢的功能，最終導致腸道蠕動緩慢。

胃輕癱有不同的程度。如果你能咀嚼食物，不需要灌食裝置，那麼單一飲食對於治療胃輕癱非常有效，有助於消化道內壁的神經復元。單一飲食排毒還可以為大腦提供急需的礦物鹽和葡萄糖，進而增強神經元與神經傳導物質的活動，這有助於將信號傳到急需蠕動的腸道內壁區域。同時，這些單一飲食計劃具有抗病毒的特性，可以減少低度病毒感染，避免造成疤痕組織和消化內壁與消化系統等其他區域內的神經受損。基本上，單一飲食可以重新訓練消化系統，幫助它與中樞神經系統保持一致讓人痊癒。

❖ 關於未診斷出的腸道問題

正如我之前提及，消化道的問題難以診斷，事實上，胃、十二指腸、小腸和／或結腸中的神經，會因細菌或病毒量升高引發炎症而產生過敏反應，讓人

感到極大不適，好像消化系統無法消化或吸收食物，而單一飲食就是解決之道。

更別提世界上大多數人都有潛藏的消化問題：低鹽酸。這意味著無法完全分解蛋白質，因此殘留的蛋白質在腸道內腐爛，最終導致上消化道，甚至下消化道脹氣或腹脹。當食物腐爛時會成為非益性細菌的食物，日後導致罹患小腸細菌過度生長（SIBO）甚至克隆氏症或結腸炎等疾病。

許多人的胃都不太好，即使沒有意識到這一點，他們的胃壁很可能都處於粗糙、佈滿疤痕組織、磨損、甚至凹凸不平的狀態。胃是一個器官，當被濫用時，它在產生鹽酸和彈性方面都會變弱，因而更容易受到致病性疾病的影響，例如細菌引起的潰瘍。

此外，在胃的底部通往十二指腸的途徑中，當腐爛的蛋白質、脂肪和其他殘渣開始累積而下壓這條通道時會形成一個小囊袋。醫生看不出這種情況，也看不到胃的另一邊已開始變形，因為胃周圍的結締組織已充滿毒素多年，以至於開始側拉，而不是均勻伸展。最終這種情況會導致食道裂孔疝氣、胃痙攣、喉嚨和食道痙攣、胃酸逆流和胃灼熱等症狀。

單一飲食讓胃有機會療癒和恢復活力，回復到強健和富有彈性的狀態，使受損的內襯組織修復，並且最終發揮最大的功能。

❖ 關於肝臟

當人們有任何類型的消化問題，無論症狀是什麼都有一個共同點：肝臟衰弱，因此無法產生足夠的膽汁來分解脂肪。由於充滿毒素、毒物和病原體，使得肝臟代謝異常，血液供應減緩，造成消化問題，因為弱化的肝臟讓消化道更有壓力，包括產生鹽酸的胃腺。所有的單一飲食計劃都有益於肝臟，並且有助於調節消化道和胃中的鹽酸。

❖ 關於食物過敏

本章中的單一飲食計劃非常適合調整體質，從食物過敏中恢復健康。在某種程度上，侷限在這些飲食計劃中可以預防麻煩製造者的食物，這些食物會滋生導致過敏問題的病原體。透過單一飲食，身體有機會擺脫這些增生的病原體

所產生的有毒副產物。換句話說，EBV 等病毒喜歡以雞蛋、麩質、玉米、牛奶、起司、奶油、所有其他乳製品和某些加工食品為食。來自植物和動物的高脂肪食物通常會使血液變稠，從而降低血液中的含氧量並削弱肝臟，進而助長病毒和非益性細菌繁殖。與此同時，這些病毒會吞噬我們每天接觸的傳統清潔產品、空氣清新劑、香薰蠟燭、古龍水、香水、有毒重金屬、殺蟲劑、除草劑和化學品。當病毒不斷繁殖，它們會排泄神經毒素，進而破壞我們的系統，讓我們對食物過敏，即使看似健康的食物也一樣。此外，鏈球菌等細菌也會在這種環境中增殖。因此，透過排除麻煩製造者的食物，單一飲食可以停止這個循環，讓導致對食物過敏的病原體因飢餓而死亡，這樣你才有機會康復。

排毒效果

單一飲食除了讓你擺脫過敏，它也是一種排毒淨化法。雖然它不像 369 排毒那樣可以淨化你的肝臟，但單一飲食排毒可以將肝臟和其他器官內，以及胃、十二指腸、小腸、大腸和直腸的毒素溫和地排出，它提供的是強效的全身性排毒。

正如我們之前提及，本章中的單一飲食也具有抗病原體的特性：它們可以抗病毒、抗菌、抗真菌、抗酵母菌和抗黴菌。當你單吃任何這些食物，病原體會開始餓死，這時身體已自然產生排毒作用。除了對身體有益之外，這種淨化效果還可能化解食慾和情緒的問題。相關資訊請查閱第二十章〈身體的自癒力〉和第二十三章〈排毒的情緒面〉。

對單一飲食的顧慮

當人們學習單一飲食時，有時會擔心營養不足或多樣性的問題。我們不能帶著這些恐懼進入單一飲食，這些是錯誤的信息，也就是色彩豐富的膳食對你最好。這種飲食並未考慮身體有狀況的人，例如腸道、肝臟或胰腺等疾病；醫

生無法診斷的慢性不明消化問題，例如腹脹、便祕、痙攣、抽搐或灼痛等症狀；甚至因血糖失衡而出現症狀，這些透過單一飲食都可以獲得改善。改善健康並非要將每種食物中的所有營養素吃進體內，因為當身體受損時，身體無法處理與利用這些營養素。改善健康是讓身體在這一刻得到所需的養分，啟動本身的自癒力。你有餘生可以吃更多的食物。現在，你要努力修復當下遇到的症狀，在解決眼前的問題之前，你無法從多樣的飲食中受益。

❖ 關於彩虹食物

在單一飲食排毒中，食用木瓜等療癒性食物越多，身體越能從中受益，這樣就能取代對多樣化的需求。如果你追求的是色彩豐富的食物，那麼每種食物都只是吃一點，一小片原生種蕃茄、幾片黃瓜、幾片綠葉蔬菜。雖然這可能會帶給你色彩豐富的體驗，但療效可不像一次吃掉一整碗蕃茄或一整朵花椰菜。相反，你將營養素分散在這些小塊的食物中。在某些情況下，這種吃法也會奏效。如果你的消化沒有問題，你可以用一些蕃茄、幾片黃瓜、胡蘿蔔碎片、兩朵花椰菜、一片紅甜椒、一片酪梨和一片柳橙（如果你吃水果），上面再加上雞胸肉片做成一份沙拉。有時在日常生活中，即使我們不是單一飲食，最好還是著重在療效強大的食物，並且要大量攝取。例如，直接吃兩杯野生藍莓會比吃一堆食物中一小撮的野生藍莓更有效；一碗原生種蕃茄可能還比你在沙拉中加入的半片蕃茄還有效，而且你很可能在午餐時還吃不完一整盤沙拉呢！

如果你的消化不良，想想看，你從全光譜的飲食中能夠吸收多少？當你的消化系統無法正常運作，它又是如何從這麼多不同的小塊食物中提取營養？事實上，當你的消化系統受損，大量食用本章提供的特定、有效的療癒食物的療效更勝於什麼都吃一點。透過專注於本章中的一、兩（或三種）療癒食物的飲食，你才有機會讓症狀好轉。

在飲食中追求多樣性可不是一場賽事，這不是要讓自己在一天之內盡可能什麼都吃。含有 50 種成分的超級食品粉末就是一個典型的例子，結果只會徒勞無功。當你舀一湯匙混合粉末，你只會得到每種成分的一點點，真正的療效有限。多樣化應該是一個長期目標，你只有一個胃，一天只能裝下這麼多食物。

如果你的目標是 24 小時都採取全光譜彩虹飲食，實際上很可能會營養缺乏，因為消化不良意味著你只能消化某些食物。此外，你在同時間吃下的麻煩製造者食物，實際上可能會干擾有益食物的吸收和同化。

即使在單食一、兩種食物的幾個月裡，你得到的種類會比你意識到的要多。你在各家商家購買的香蕉可能來自不同的農場，或者同一個農場但不同的田地，這意味著其中的營養成分略有不同。任何其他的單一飲食食物也是如此。一季採收的馬拉多木瓜可能來自某個地方，下次你再購買，它們可能來自不同的地方。即使你只吃隔壁田裡的馬鈴薯和萵苣，你也能獲得多樣性的營養素，因為土壤成分會隨著時間推移而改變。

當你進行單一飲食，你獲得的營養比你意識到的還要多——更多的抗氧化劑、微量礦物質、抗病毒劑、抗菌劑、植物化學化合物、維生素 C、鉀、礦物鹽、葡萄糖等——因為你吃下的營養食物比以往任何時候都要多。木瓜是目前這個星球上最有療效的食物之一。每天吃一顆木瓜持續六個月，其療效遠大於你每天忙著張羅各種色彩豐富的食物。然後在單吃木瓜和生菜幾個月後，你可能會覺得是時候可以加入香蕉，或者在重新加入其他食物之前，你可能會先單吃馬鈴薯和生菜一段時間。隨著時間的推移，你的食物會越來越多樣化，這時你的身體已經可以消化、吸收和同化各種食物，讓食物的營養素發揮更大的效益。

芹菜汁也是這些單一飲食計劃中重要的一部分，它是一種優於超級食物的草藥，在進行單一飲食中要搭配芹菜汁，讓它成為日常的一部分，不久你會看到自己的轉變。你或許從不喝純芹菜汁，但飲食非常多樣化，然而很可能還是擺脫不了疾病，因為錯過了芹菜汁可能對身體有益的真正療效。如果食物多樣化是健康的關鍵，為什麼這麼多看似健康、多樣化的生酮、原始人或高蛋白／高脂肪飲食、純素食、直覺飲食和植物性飲食的人仍然疾病纏身？

也就是說，如果你認為「營養不夠」而不願意嘗試單一飲食，那你就剝奪了自己痊癒的可能性。相反，問問自己，有多少人吃多樣化的食物，因為他們相信「均衡飲食」，但最終還是生病了——答案是很多人，包括那些只吃未加工全食物的人。那些選擇各種堅果、種子、野生魚類、有機水果和蔬菜、野生及草飼、未經高溫殺菌動物蛋白的人，仍然罹患各種疾病，就像採取其他任何飲食理念的

人一樣，因為我們致病的原因不是在於飲食有多少變化或有多均衡而已。每個人都帶著不同的病原體和毒素來到這個世界，從我們在受孕、子宮期和新生兒時期就已經接觸到這些病原體和毒素。最重要的是，在成長過程中，我們從人際關係和其他接觸源中累積更多——這些毒物和病原體就是導致我們一生健康問題的原因，因此，解決這個問題才是我們真正療癒和保護自己的方式。

我們必須小心，不要將單一飲食視為營養不足。當人們罹患醫生無法解釋的不明症狀，某種食物或許可以讓他們脫離苦海；當某人因胃痙攣痛到站不起來，但醫學檢查和各種專家都無解，或者不明的嘔吐、噁心或胃炎，沒有胃腸病學家或其他醫學權威可以解釋，這時單一飲食可以改變他們的生活，讓他們能夠再次進食無須受苦，有機會痊癒和享受人生。

❖ 關於蛋白質和脂肪

當你每餐只吃木瓜之類的東西，你要有心理準備一定會遇到這個問題：「那你怎麼攝取蛋白質？」如果你被蛋白質這個詞誤導，這意味著你高估了蛋白質，相信它是問題的解答——這代表很可能你會避開單一飲食，因而錯過它的所有療效；或者你要有心理準備接受別人的質疑，並且知道該如何回應。

記住：我們身處在一個人量攝取蛋白質的世界，且疾病層出不窮。攝取蛋白質的人口越來越多，結果人們的症狀越來越嚴重。你還會認為蛋白質是解方？或者你認為人們生病可能有其他原因？

當患有慢性疾病或任何類型症狀的人去找健康專家和醫生諮詢，他們會說：「也許你需要更多的蛋白質」，難道你不覺得奇怪嗎？但每天卻發生在數百萬人身上。這些專家不是應該說：「讓我們來看看你可能生病的其他原因」嗎？事實上，每個人都在與病原體、有毒重金屬、其他毒素和營養不足打交道，他們沒有被告知正確飲食的治癒之道。我們真正缺少的不是蛋白質。木瓜內含的生物可利用胺基酸、抗氧化劑、β-胡蘿蔔素、葡萄糖、礦物鹽、抗病毒劑、抗菌劑、抗真菌劑、微量礦物質和抗老植物化學化合物，還有芹菜汁或其他單一飲食的食物選項，可以治癒使生活陷入絕境的疾病，因為它們有助於終止導致許多人生病的病毒和非益性細菌，這些是蛋白質望塵莫及之處。蛋白質無法阻

止病毒或細菌；蛋白質無法去除有毒重金屬；蛋白質無法排毒或淨化身體；蛋白質無法滋養中樞神經系統、神經傳導物質或神經元。當我們深受慢性疾病之苦時，蛋白質無法拯救我們或協助我們康復。

醫學研究和科學實際上還不確定究竟我們需要多少蛋白質、蛋白質確實的機制為何，以及有哪些效益。沒有任何技術可以追蹤蛋白質在進入口腔、通過消化系統、穿過身體其他部位時的後續發展；至今沒有技術可以確定它的流向、作用或是否有助於人體。蛋白質優點的源起是一種理論，至今仍然還是理論，這意味著當人們談論蛋白質的最佳來源，其實也只是理論，即使你聽到的所有關於蛋白質的對話似乎都很先進。如果醫學研究和科學不知道導致自體免疫和慢性疾病的原因，那他們又怎麼知道蛋白質對我們是否有用，是否是我們在慢性疾病時所需的營養？當我們生病時，他們不知道我們的問題出在哪裡，卻告訴我們，我們需要蛋白質。蛋白質是生命答案的理論，我不得不說這只不過是猜測和想像。即使受過高等教育的人也不清楚「蛋白質」對健康真正意味著什麼，他們沒有工具瞭解，所以不要輕信這些資訊。實際上，單一飲食可以讓你獲得足夠的蛋白質。本章的這些食物選項提供給身體最易吸收、生物可利用的蛋白質來源，讓你的身心強健和充滿活力。

人們也經常擔心要吃多少脂肪，尤其是在高脂肪趨勢持續受到關注的情況下。的確，我們生活在一個攝取大量脂肪的世界，你是否也受到影響，認為高脂肪飲食也是解答？事實並非如此。香蕉、馬鈴薯、木瓜，甚至萵苣等食物所含的微量有益脂肪足以維持你的健康，你無需擔心這些單一飲食計劃中的任何一種，因為不含脂肪基，如堅果、種子、橄欖或酪梨等會產生問題。這些單一飲食計劃中的任何一種都能為你提供所需的 omega 脂肪酸。事實上，單一飲食的脂肪含量之低是一種優勢——遠離脂肪基有助於平衡我們在平日吃下的大量脂肪，讓肝臟有機會從餐餐脂肪繁重的負擔中暫時休息，因為負擔過量的肝臟會消耗膽汁儲備量並削弱胰腺。讓肝臟和胰腺休息是單一飲食療癒的關鍵。（相關脂肪的更多信息，請重溫第七章〈麻煩製造者的食物〉。）

❖ 我們與食物的關係

　　有時候，當你進行單一飲食時，身邊的人擔心的不是蛋白質、脂肪或各種營養素的問題，他們是害怕你對食物成癮。如果你遇到這種情況，千萬不要動搖，人人都有食物成癮的問題，不要誤以為他們真的什麼都吃，食物不是他們生活的重心。即使他們嘴巴說不在乎吃什麼，他們想吃時就吃，那麼妳不妨看看，假設有人將他們喜歡的食物拿走，換成他們討厭的食物，他們會有什麼反應。每個人都離不開食物，而且對食物著迷。

　　當有人努力對抗某種症狀而使用食物來治療時，旁人可能會說他們對食物成癮。這些指指點點的人，他們本身的症狀和狀況或許還不至於影響生活。其實，這些質疑者才是對食物成癮的人，只是他們將自己對食物的恐懼投射在每天真正在探討食物，實踐以食物治癒自己的人。無論他們的背景為何，吃什麼或不吃什麼，食物與他們每天的生活息息相關，再次重申——所有人都對食物著迷，這是我們的天性，總是在盤算下一餐在哪裡。如果我們不規劃下一餐，當我們餓過頭，我們會做出不健康的選擇，並且在事後檢討中懊悔自己為何吃了餅乾或蛋糕，以至日後產生強迫性的想法。我們將在第二十三章〈排毒的情緒面〉中做更詳細的探討。

　　有沒有可能對單一飲食產生固著現象，因為這曾是你在痛苦時的一線生機，恐懼讓你不敢增加其他的食物？這種情況可能會發生。就像是固著於在對切的葡萄柚上灑糖，或者整天喝咖啡，然後晚上暴飲暴食，或者在燕麥片加適量的花生醬，或者為了不浪費而將餅乾屑倒入碗中，或任何與食物有關的一切。不管你固著於什麼食物，關鍵在於覺察，觀察自己對脫離單一飲食是否有任何猶豫？這樣你才會知道固著的原因是一種對食物的正常依戀，因為它讓你的整體感覺變好。

　　那些沒有嘗試過單一飲食的人不明白，這項技術可以讓你不用為食物傷腦筋，並減少在廚房的時間。當你進行單一飲食計劃，方便簡易的飲食完全取代每天想破頭要選擇什麼飲食方案和準備食材的難題。你會發現除了食物之外，你還有心思可以將焦點放在生活的其他領域。這就是單一飲食的祕訣之一，它

不僅能治癒你與食物的關係，同時還有助於身體的療癒。

你要知道，花費大量心思採取特定飲食治療自己並非異類，或許看似孤單，那是因為其他人不一定會直接了當說出自己對食物的需求和煩惱，不過相信我，很多人和你一樣，你並不孤單。此外，單一飲食不會是你永遠的選項，當你的健康狀況好轉後，你可以開始添加其他食物，循序漸進脫離單一飲食。接下來，你會閱讀到關於過渡期的指引。

脫離單一飲食的過渡期

你的餘生不會只有單一飲食，而且在你尚未準備好之前也無須停止，如果單一飲食排毒讓你的身體持續好轉，那你很可能會害怕改變，擔心前功盡棄。

無論哪種方式，這一天總會來臨，當你準備好重新開始吃更多樣化的飲食，不管你是渴望還是猶豫，不管是在幾天或幾週，還是幾個月之後，因為你需要靠單一飲食來解決更嚴重的症狀。或許你擔心一輩子只有單一飲食，永遠無法吃其他食物，但你也不想放棄一次加入各種新食物。關於何時以及如何度過這個過渡期，你需要留意一些注意事項。

也許你沒有明顯的症狀，你嘗試單一飲食的目的是改善整體的健康和微調你的味覺，以便更能品嘗各種風味。假設如此，那你隨時可以開始加入多樣其他的食物。或者你患有某種疾病，覺得單一飲食的療效正好適合你。你不會被困住的，總有一天你可以離開單一飲食，一旦時機成熟時你自然會知道。

❖ 當時機成熟時

當時機成熟時，最好不要再吃麻煩製造者的食物。相反，越簡單越好，一次添加一種新的食物（非麻煩製造者）。在開始加入多種食物之前，你甚至可以決定從一種單一飲食計劃轉換為另一種長期飲食計劃。例如，如果你進行了一段時間的馬鈴薯和萵苣單一飲食排毒法，並且準備改變，同時又擔心一次加入太多食物，那麼你可以從選擇本章中的另一種單一飲食的選項開始。

你如何知道自己是否準備好脫離單一飲食？其中一個判斷自己的神經是否已經自行治癒的方法是你已逐漸恢復正常的生活，你變得比以前更好，一次添加不同的食物時，你會覺得消化系統已經可以處理它們，你看到了自己從開始至今有很大的轉變。

❖ 過渡期重要注意事項

當你準備好恢復吃更多食物，你不會想吃牛排配炸洋蔥和奶油卷，再加甜點巧克力冰淇淋當作晚餐；你甚至不想立即加入比較健康的脂肪基，給身體一點時間適應是一個不錯的作法，這意味著：

- **暫時遠離脂肪基食物**，其中包括堅果、種子類、堅果醬（如花生醬）、油類、椰子、酪梨、可可、巧克力、橄欖、大骨湯和其他動物蛋白。這段時間要持續多久取決於當時你進入單一飲食排毒的狀態。當時你的症狀輕微？或者有重大疾病？只要你願意，你可以盡可能遠離脂肪基——不要害怕或恐慌你會錯過脂肪基可提供的一切，不要被出於善意的從業者或文章所迷惑或打動，這些文章標榜我們的大腦需要脂肪，這是基於沒有科學依據的宣傳和理論。我們的大腦主要由糖原儲存構成，且大腦依靠葡萄糖運作，葡萄糖是糖的一種形式。少了這種糖，我們的細胞就無法運作，中樞神經系統只好停擺。所以不要急著補充脂肪，花點時間在癒合的過程。《369 排毒食譜》會提供你一些膳食和點心的想法。如果你還是想加入脂肪基，酪梨是消化系統中最容易吸收的。先從四分之一成熟的酪梨開始，在晚餐時與沙拉或蒸蔬菜一起食用。
- 此外，遠離第七章列出的麻煩製造者食物。特別是如果你在開始單一飲食之前身體狀況不好，那麼永遠不要碰這些食物了；即使你在進行單一飲食前身體沒有明顯的症狀，也要盡可能避免這些麻煩製造者食物。

❖ 你已經進步很多了

記住，在單一飲食排毒後，健康的纖維食物（如羽衣甘藍、紅甜椒、柳橙、綠花椰菜、白花椰菜和蘆筍）或脂肪類食物（如鮭魚、堅果、種子、堅果醬和

無麩質穀物）雖不在麻煩製造者食物清單上，但當你開始將它們加入飲食中，可能仍會引起一些不適。當你感到不適，並不意味著這些食物不好。當人們在康復期，有時他們不會意識到自己已經改善很多。例如，他們可能是因為極度腹脹、不適、大量排氣和痙攣而採取單一飲食排毒。當他們開始漸進式擺脫單一飲食，他們或許會感覺到這些新食物在摩擦消化道內壁，甚至產生輕微的腹脹。即使這些食物不是麻煩製造者的食物，他們也可能會驚慌。

如果你是這樣，你要提醒自己現在的情況比以前好多了。你比以往任何時候都能適應身體的狀況，更能意識到細微敏感性的差異。單一飲食讓你整體的感覺更好，當你處於過渡期，即使你的消化能力比之前好很多——肝臟分泌更多的膽汁，胃中的鹽酸更強——你能更強烈地感覺到身體對不同食物的適應能力，不要將這種感覺與你在單一飲食之前的狀況混淆。

即使你的整體健康已有所改善，但仍然擔心一些輕微的過敏，這時你可以隨時回到適合自己的階段，吃一些在單一飲食中讓你感到舒服的食物。儘管你的症狀好轉，但體內還是可能殘留病原體和毒素而產生發炎，當你開始改變你的食物，有時再回到單一飲食是很正常的。或者，作為過渡期的一部分，你可以先從本章另一種單一飲食選項，或者本章提及的多種食物開始，找出適合自己的方式。即使這不是一條恢復多樣化飲食的捷徑，記住，你在康復的過程中已經走了很長的一段路。你的狀況已大幅好轉，是你把自己帶到了現在的位置。

「記住，在療癒的過程中，你已經走了很長的一段路。你的狀況已大幅好轉，是你把自己帶到了現在的位置。」

——安東尼·威廉，醫療靈媒

第四部

排毒重點
指南

第十九章

排毒注意事項

在本章你會找到關於排毒過程有用的訊息，你可以將其視為護理手冊，其中的提示和解答可以增強排毒效果，並且幫助你成為醫療靈媒的排毒專家。此外，這些關鍵的知識和見解可以讓你的排毒成為改變生活的催化劑。以下是接下來要探討的大綱：

• 這是一種屬靈的淨化	• 何時進行排毒
• 生日前後排毒的祕密	• 排毒期間何時吃東西
• 排毒中斷	• 水和其他飲料
• 檸檬水	• 饑餓和分量
• 鹽、香料、調味料、大西洋紅藻和蜂蜜	• 補充品和藥物
• 兒童	• 懷孕和哺乳期
• 膽囊問題	• 糖尿病
• 有機與傳統	• 生食與熟食
• 排毒後的無脂飲食	• 治癒好轉反應和其他排毒法
• 喝水禁食法	• 果汁禁食和果汁排毒法

這是一種屬靈的淨化

醫療靈媒所有的排毒法早已超越身體療癒的層面，369 排毒就是一種屬靈的排毒法，本書和這一系列所有其他的排毒法都是如此，因為這些不是人為的，它們是來自慈悲的高靈。

人們常想，醫療靈媒的信息讓我的症狀痊癒了，現在我要繼續我的靈性之旅。他們沒有意識到的是，運用醫療靈媒信息治癒自己正是心靈之旅的起源。當你的

身體從扭曲、生病、掙扎到痊癒時，你的靈魂也得到了釋放，因此在靈性上的發展也會更順利。相同的信息不僅可以治癒你的身體，同時也能治癒你的靈魂。

我建議人們在應用醫療靈媒信息後不妨回顧一下，看看自己在身體和心靈上走了多遠。我們靈性發展其中一個最大的課題是不要將奇蹟視為理所當然，當你飽受症狀所苦，四處求醫卻得不到答案，然後答案從天而降來自高靈，沒有比這更屬靈的了。這其中有一位訊息傳遞者，並不代表這些答案是人為的，而且這裡提供的解方遠遠超乎身體上的治療。根除自己真正的痛苦源頭是最屬靈的療癒，治癒身體的症狀就能治癒你的靈魂。。

我們不能將本書的 369 排毒和其他排毒法視為理所當然，用它們治癒身體後將它們晾在一邊，然後再踏上靈性之旅尋找答案。其實我們已經在旅途上了，屬靈的答案早已幫助我們淨化，恢復我們對心智、情緒和身體健康的信心；重建我們的心靈；並允許我們自由選擇前方的道路。如果我們經歷的一切不是為了靈性的發展，我們怎麼可能走到這一步呢？

記住，任何自稱是專家而提供 369 排毒課程的人，如果內容不是來自醫療靈媒的健康或淨化訊息，排毒的效果將會大打折扣。如果有人試圖將外來的屬靈信息與淨化扯上關係，情況也會一樣──效果不彰。這些身體和心靈的淨化仰賴於來自原始源頭的信息。

如果你想擴大本書 369 淨化或其他淨化的靈性本質，你可以應用《搶救肝臟》一書中的救肝冥想。你還可以在《醫療靈媒》書中找到日落冥想和其他靈性療癒技巧的相關內容。

何時進行排毒

何時進行 369 排毒，取決於你的方便性。在你的日曆上挪出九天，並且盡可能確保第九天行程不會滿檔，因為那天身體需要大量的釋放。記住，最好在排毒結束後計劃幾天的調整時間，讓自己花一點時間重新引入更多樣化的食物。換句話說，你不會想在完成排毒後的第二天就舉辦燒烤活動。

生日前後排毒的祕密

　　現在，有一個更大的概念與你的肝臟更新週期有關，我在《搶救肝臟》一書中介紹過。你的肝臟每天都會自我更新。但是，肝臟每日產生新的細胞，並不代表這些是乾淨的細胞。過去被污染的細胞會污染新細胞，除非我們積極排除病毒、病毒副產品和碎屑、有毒重金屬、殺蟲劑、空氣清新劑、香薰蠟燭、古龍水、香水等麻煩製造者。

　　如果你沒有排除體內的毒物，新細胞一定會受到污染。想像一下，有人在你穿的襯衫上噴古龍水，你不但沒有洗襯衫，反而把它掛在衣櫃裡。現在，你放在衣櫃裡的每一件乾淨的衣服都被污染了，它們吸收了氣味，全都有古龍水的味道。這與麻煩製造者長期殘留在肝臟，從受污染的細胞傳遞到新細胞的原理相同。這也是排毒的原則：一定要重新開始，徹底清洗衣櫃裡所有的衣服——或者排除細胞中的麻煩製造者——即使需要好幾次才能擺脫污染。

　　根據這種精神，任何時候都是進行肝臟369排毒的好時機，因為任何時候都可以打造更健康的肝臟，這是健康的核心。好處是：每三年，我們就有一個最佳時間點，特別適合透過369排毒來照顧我們的肝臟。自出生以來，你的肝臟每三年更新三分之一。在你三歲生日之前，肝臟的常規細胞更新會加快速度進行大規模的更新；直到三歲左右時再生三分之一的新細胞。等到六歲生日前又更新另外三分之一，然後在九歲生日前更新最後三分之一。當你即將滿12歲時，一切又重新開始。這個九年的更新週期會一直持續終生。

　　關鍵是讓肝臟有機會更新乾淨、未受污染、健康的細胞。從長年定期的排毒開始，無論是369排毒、抗菌排毒、重金屬排毒淨化，或任何其他醫療靈媒排毒。你可以在三倍數生日前大約三個月內，給自己一段時間好好排毒，讓自己在身心方面全面提升。（如果你是早產且發育不良，你可以在生日後幾個月的時間進行排毒。）如果你即將來到三倍數的年齡，例如24、39、45、51、63、78、87或93歲，或者任何其他3倍數的年齡，你都可以透過369排毒法，給自己一個提升與轉變的機會。

你是否看到了其中屬靈的本質？當我們運用生日和數字結合器官排毒時，我們就能與更新身體和心靈的時鐘同步。這種屬靈排毒不只是關於淨化細胞，而是一種屬靈演算法，關於數字如何影響我們的本質、我們如何被創造以及如何治癒，這一切讓排毒更是充滿屬靈與重生的力量。

369 排毒可以強化身心連結，讓你的身心靈合一，更靠近我們的本質，這是每個追求靈性洞見的人內心的渴望。

如果你錯過了「三」倍數生日前那幾個月的排毒期，為了給予肝臟更多的支持，你可以多喝芹菜汁，少吃一點脂肪，盡可能避免第七章中的問題食物（尤其是級數高的食物），多吃富含抗氧化劑、抗病毒和抗菌化合物、微量礦物質和必需葡萄糖等水果，保持充足的水分，並且定期進行晨間排毒。

排毒期間何時吃東西

當你思考如何在排毒過程中安排進餐和點心的時間時，最重要的一點是要喝芹菜汁，並且給它時間發揮功效。早上，在喝完檸檬水或萊姆水後等待 15 到 30 分鐘後再喝芹菜汁，然後至少再等 15 到 30 分鐘後吃早餐。如果你是那種不吃東西全身會顫抖的人，或者覺得早上需要一些卡路里，那麼你一定要在醒來時喝的那杯檸檬水或萊姆水中加入一點生蜂蜜。

當你在下午喝第二份芹菜汁時，至少等吃完午餐後 60 分鐘再喝，然後在喝完芹菜汁後，等 15 到 30 分鐘再開始吃任何零食。我知道遵照芹菜汁的時間指引很無趣且不容易，但這是值得的，留意芹菜汁的時間有助於強化它對你的療效。

至於白天何時或如何分配其他食物和飲料，這並沒有一定的規則。如果你的消化系統本來就很敏感，那麼你可以在排毒的過程中自由選擇適合進餐的間隔時間。例如，如果你覺得早上起來不想吃東西，那你就不要強迫自己喝果昔，你可以花一些時間讓身體先適應。或者，你是一早要吃東西的人，在這種情況下，先喝檸檬水或萊姆水（如果需要，還可以加生蜂蜜）和芹菜汁（仍然要間隔時間），這樣你就能盡快吃早餐。不管你在處理什麼慢性消化問題，無論是

脆弱敏感的消化道問題，還是需要在特定時間進食以緩解的便祕，請根據自己的情況進食，配合你為自己制定的個人日常飲食策略，以便在排毒期間也可以使用，你要在你覺得最舒適的時候進食和飲水。

如果你沒有消化敏感的問題，那麼在早上喝完檸檬或萊姆水和芹菜汁後，你可以在適當的時間自由飲食。接下來你無需刻意間隔喝飲料、吃點心和進食的時間，只因為過去學到的理念，因為即使嚴格執行也不會有太大實際的成效。例如，如果你發現自己整天因嚴格執行進餐間隔時間而拖到深夜才吃晚飯，結果失眠對你則沒有任何的好處。你要放輕鬆，觀察適合自己的進餐時間。

中斷排毒

如果你需要在中途停止排毒，不要擔心會產生反效果，這是一種有益肝臟的排毒法，具有自動保護功能，因此不會對身體造成負面的影響。

健康界有各種排毒法，其中很多是關於中斷會產生不良後果的理論，關於這個部分眾說紛紜，讓人擔心害怕。不過我們要記住，這些都是人為的排毒法，沒人真正知道其中的安全性與排毒效果。別忘了，這些提出人為排毒法的人根本不知道慢性疾病致病的原因。

使用 369 排毒，無論是原始版、簡易版還是進階版，以及本書其他的排毒法，你都可以放心無需擔憂。這些排毒法是專為人體設計的，來自高靈，並在排毒的信息中提供相關慢性疾病致病的解答。它們的目的是協助你，不過有時生活難免出現意外。如果在你開始進行排毒時出現突發狀況，讓你無法持續至少三、四天，結果也不會因此造成傷害。這三、四天的排毒也有正面的療效，你的肝臟和身體比起你尚未開始排毒之前又更進一步了。當然，我們的目標是九天完整的 369 排毒，不過中途停止並不會有任何負面的影響。

正如你在第二部中讀到的，根據 369 排毒的結構，肝臟在倒數第三天才會真正開始排毒，而且大部分是集中在最後一天：第 9 天。這意味著，如果你在第 2 天停止，你做的只是停止身體釋放毒素的強度；如果你在第 5 天停止，你

只是在肝臟開始建立更多力量並清除毒素和毒素時停止，這也無傷大雅；即使你在第 8 天停止，當身體真正開始要排毒時，這也沒關係。你可以在任何時候停下來，唯一的影響是你在治癒的過程中又多走了一步。

如果你真的需要中斷排毒，過程中你無需採取額外的措施，例如多喝水等。相反，最理想的作法是在第二天早上喝一些檸檬水或萊姆水，然後運用第十六章〈晨間排毒〉（至少在午餐前不要攝取脂肪）來幫助清除毒物。除此之外你不需要做任何特別的事。與其他排毒法不同，369 排毒和其他的醫療靈媒排毒法都非常的安全。（有關對排毒亂象反彈更多的資訊，請參閱第一章〈來自高靈的排毒法〉）。

當你準備再次嘗試 369 排毒時，你不是從上次中斷的地方繼續，而是要從第一天重新開始。

如果你進行的是抗病菌排毒、晨間排毒、重金屬排毒或單一飲食排毒，情況就不一樣了。假設你在其中一天中斷，你不需要回到第 1 天。相反，在最後一天後再加上三天。例如，如果你進行三個月的重金屬排毒，在過程中的某個早上，你吃了花生醬燕麥片、蛋白奶昔、雞蛋和起司三明治或奶油起司貝果，那麼在最後一天結束後再加三天，從原本的 90 天變成 93 天。如果你進行的是三週的抗病菌排毒，而你在中間吃了問題食物，那麼結束後再加上三天，從原本的 21 天變成 24 天。

記住：度過任何排毒的第 1 天就是一項重大的成就。這一天好好對待肝臟並致力於它的治癒過程，這對你的大腦和身體的其他部位意味著你成功了。即使一天的晨間排毒也有助益且很重要。不要讓內疚蒙蔽你的思緒，你會再找其他機會再試一次，而且當你嘗試得越多，你會越有動力，同時在這個過程中慢慢康復。現在，你已經為自己做了一些非常特別的事情。

水和其他飲料

正如我之前提及，如果你習慣蘆薈露或生薑水來緩解身體不適，那麼在

369 排毒（或本書任何其他排毒法）期間你都可以繼續使用，只要與芹菜汁的間隔時間夠長（間隔 15 到 30 分鐘），讓芹菜汁可以發揮療效。當排毒需要檸檬水或萊姆水，但你無法取得時，你可以用生薑水代替。如果你已經攝取足夠的水分和食物，這時就無須刻意在排毒過程中加入蘆薈露或生薑水。。

黃瓜汁只能用作 369 排毒中芹菜汁的替代品，而不是添加物。記住，儘管黃瓜汁具有療癒作用，但效果不如芹菜汁。在進行任何排毒時，最好以芹菜汁為主。

在 369 排毒期間，整天啜飲保肝養生湯似乎很合乎邏輯，但還是保留之後使用（除非它是《369 排毒食譜》午晚餐食譜的成分之一）。選項太多只會使排毒複雜化，反而分散你的注意力，讓你錯過真正需要的東西，自作聰明的排毒技倆反而得不償失。

在排毒時的飲水量，究竟要喝多少呢？一天大約 1 公升的水（相當於 4 杯）。這還不包括早晨的檸檬或萊姆水、晚上的檸檬或萊姆水或晚安茶。1 公升的水量是除了這些之外，你在兩餐和點心之間喝的水量。此外，你可以在飲水中加入檸檬或萊姆汁（稍後會詳細介紹檸檬水）。和以往一樣，喝水的時間不要太接近喝芹菜汁的時間，兩者至少間隔 15 到 30 分鐘。

如果你覺得 1 公升水太多，即使每隔幾個小時喝一次，你也不要強迫自己全部喝完。另一方面，如果你習慣喝更多的水，且仍然還有胃口吃排毒的食物，那麼喝超過 1 公升的水也沒問題。重點是，不要在排毒過程中脫水，也不要因為喝太多水而吃不下反而造成困擾。

正如我們在 369 排毒提及，避免使用鹼性離子水機和人造鹼性瓶裝水。（天然的鹼性水，如來自火山岩或古老岩層的含水層或泉水，沒有添加礦物質或其他添加劑，更容易被消化系統轉化。）無論你是否在排毒，盡量避免使用鹼性離子水機和人造鹼性瓶裝水，因為在消化系統尚未將酸鹼值的水調節到可以釋放到全身之前，大量工業或人造酸鹼值較高的水會滯留在胃中，進而使得胃中的胃腺和消化系統其他部位承受更大的壓力，因而削弱身體可用於治癒的寶貴能量。飲用天然、非人工的酸鹼值平衡水可預防消化系統變弱。

（鹼性離子水機通常不是用來過濾病毒或大多數的寄生蟲、細菌、有毒重金屬、殺蟲劑、除草劑、殺菌劑、藥物、溶劑或石化產品。它們的主要功能是

將水離子化，而不是淨化水，過程中會破壞水的自然狀態，基本上是扼殺水的本質，這時水已帶電，無法恢復生機。正如我之前提及，如果你打算使用這種水，最好只喝少量，不要用它作為你唯一的飲用水。對於慢性病患者來說，人為處理的水不是最好的選擇，這種技術應該改變，要加裝一個淨化器，以便在水離開離子機之前，可以過濾出內部金屬板任何腐蝕或侵蝕的污染物。不過業界自有其看法，至今仍然沒有人這麼做。目前，鹼性離子水機上的過濾器無法去除導致慢性疾病的病原體和某些毒素。如果你擔心飲用水是否純淨和健康，那麼你的重點應該放在不含病毒、細菌、寄生蟲、有毒重金屬、藥物、溶劑和工業化學品的水。多年來，有數百名使用鹼性離子水機的人來找我，因為他們仍為自己的症狀所苦，找不到治癒方法直到醫療靈媒資訊帶給他們一線生機。我聽過無數有關鹼性離子水機被束之高閣的故事，因為它們承諾的轉化性療效沒有實現。例如，這些機器並沒有緩解他們的狼瘡、多發性硬化症、慢性疲勞症候群或萊姆病，但醫療靈媒信息確實改善了他們的症狀。）

　　最後，在 369 排毒（或本書其他的排毒）時可以啜飲椰子水，只要不含天然香料，也不是粉紅色或紅色即可。粉色至紅色為已氧化的舊椰子水，但你不會知道，因為市場行銷這種顏色是有益的。除了單一飲食之外的任何排毒法，你都可以在過程中啜飲辣味蘋果汁（不限溫度，參考《369 排毒食譜》）。記住，在白天喝的任何椰子水或辣味蘋果汁是無法取代與計入每日 1 公升水的分量。

檸檬水

　　有些人誤以為檸檬對牙齒有害——檸檬的酸度會破壞琺瑯質或導致牙齦問題。這是近年發展出來的理論，但未經研究和科學證實。全球牙醫診所人滿為患，這些人可不是整天吃檸檬或喝檸檬水。牙齒和牙齦的問題是缺乏礦物質、微量礦物質、抗氧化劑和許多其他植物化學化合物的結果。我們一出生就缺乏某些營養素，無數兒童從小就有牙齒問題，因為他們出生時就缺乏微量礦物質，況且這些兒童從出生起也沒喝過檸檬水，因此牙齒問題與檸檬或檸檬水無關。

當你坐在牙醫的椅子上做根管治療或鑽孔、填補蛀牙或拔牙時，這並不是因為你吃太多檸檬的關係，而是長年的營養缺乏導致琺瑯質變弱；腐爛的蛋白質和酸敗的脂肪在腸道內壁結塊，成為病原體的溫床，而以這些有害物質為食的病原體又會排出氨氣，進而上升到口腔。這是因為肝臟停滯而導致膽汁分泌不足，所以造成脂肪變質；由於胃腺受損使得鹽酸不足，因此吃下的蛋白質在體內腐爛；長期飲用的咖啡侵蝕牙齒，使得琺瑯質缺乏不足變薄，讓細菌有機可趁形成蛀牙。是這些問題食物滋養了病原體，而病原體又產生氨，氨滲入牙齒後隨著歲月的流逝侵蝕牙齒。是單純皰疹、帶狀皰疹和 EBV 等病毒使下巴、牙齦和牙齒的神經發炎，導致疼痛、受損並變得敏感，尤其是當你喝下熱或冷的飲料時。無論哪一種情況，這才是牙齒問題的真正原因，但我們很容易（且是錯誤的）歸咎於過去每天、每週或每個月一直喝的檸檬水。如果你帶著對檸檬水或檸檬的恐懼進行這些排毒，那你就被誤導了。這種錯誤的信息在替代療法和傳統的健康領域中氾濫，讓你無法真正治癒。檸檬（和萊姆）水可以淨化、排除、破壞和殺死無益細菌，從而打造一個更健康的口腔環境。

牙齒會隨著時間流逝而脫落的另一個原因是多年前的氟化物治療，這會削弱牙齒的琺瑯質。氟化物是一種鋁副產品，對牙齒有害無益，反而會傷害牙齒。這點出一個更大的問題：你現在牙齒的問題，不一定來自你目前所做的事情，而是源自於多年前的因果。

檸檬不是任何人都喜歡的食物。它們是人們吃得最少的食物之一，通常是吃檸檬條、檸檬蛋糕或檸檬餡餅之類的形式。因此，讓牙齒出問題的不是烘焙點心中的檸檬，而是牛奶、雞蛋、奶油、鮮奶油和麩質。如果有人每天咀嚼合成的檸檬糖，或者合成的檸檬口香糖，我敢打包票這對他們的牙齒無益。這與將半顆或整顆檸檬擠入一大杯水，或擠半顆檸檬淋到沙拉上完全是兩回事。醋對人們的牙齒也沒有幫助，但它是大多數人飲食中的首選，許多食譜和沙拉都少不了醋，事實上它還會傷害和妨礙琺瑯質。很少有人每天會吃檸檬；甚至每個月喝檸檬水的人也很少，有些人甚至每年都很難得吃到以某種形狀或形式料理的檸檬。因此，當談到檸檬，我建議你要堅持，儘管外界充斥著錯誤的資訊。我們不要將數億人的牙齒問題歸咎於檸檬，這種混淆只會剝奪你善用排毒和治

癒的強大工具。你要持續治癒自己，克服對檸檬的恐懼。

饑餓和分量

如果你發現 369 排毒的食物太多，你可以減量。例如，你可以將〈保肝養生沙拉〉的食譜分量減半，將 8 杯綠色蔬菜減成 4 杯綠色蔬菜，或者依照你平日的飲食分量來減量。

如果吃少於建議量的食物時要留意是否減掉太多，以至於很快就餓了，然後吃一些排毒期間不該吃的食物？水果、蔬菜和綠葉蔬菜比其他食物清淡，熱量密度較低，因為含水量高，即使煮熟後也是如此，且纖維含量高。它們有些體積較大，而且還可能膨脹。如果我們習慣在早上吃一片吐司加一顆水煮蛋或一片起司，那麼當我們只吃水果、蔬菜和綠葉蔬菜時，我們可能需要時間調整才能多吃一點，並且適應這種飽腹的感覺。

此外，當身體在排毒時，血糖會下降，因為身體會使用葡萄糖來增強力量，這樣才有能量和儲存量來排除毒物。血液中的糖分不會阻礙身體排毒，反而在排毒過程中攝取足夠的食物非常重要。這些排毒旨在保護你的腎上腺，因為如果血液中沒有葡萄糖，腎上腺就會釋放腎上腺素來取代葡萄糖，以保持功能運作正常不致於崩潰，但你要為此付出代價。如果你沒有遵循這些建議，也就是吃得不夠或不夠頻繁，那麼你的排毒速度可能會加快，進而導致血糖下降和腎上腺受損，結果反而抵消原本要透過排毒來療癒的目的。所以請記住：在排毒的同時要留意自己的營養！如果有人嘗試外界其他的排毒法後身體更虛弱，其中的原因是腎上腺受損。與此同時，他們因為身體正在排毒，所以產生更不舒服的反應。事實上，排毒對他們的腎上腺造成極大的壓力，以至於他們在未來幾個月都會為之所苦。

如果你發現醫療靈媒排毒的食物太少，你可以根據自己的喜好自行增加。其中一個例外，在最初的 369 排毒期間的前三天晚餐允許單份動物蛋白，這段期間仍然繼續只吃一份動物蛋白，並且在晚餐時限制任何脂肪基食物，並將整

體的脂肪攝取量減少 50%。

如果要吃得更飽，你可以增加建議的水果、蔬菜和綠葉蔬菜。以蘋果為例，在原始版的 369 淨化中，如果在第 4 天到第 6 天下午，你吃了一至兩顆蘋果、一至三顆椰棗和芹菜莖後仍然感到飢餓，這時請先問自己的飢餓感來自哪裡（是情緒上的飢餓？還是因為前一天錯過了排毒過程中某些食物？你是否陷入一種吃得不夠多的排毒心態？午餐呢？你是吃一把孢子甘藍加幾片萵苣？還是用營養豐富的配料做沙拉，並且吃足夠的孢子甘藍或蘆筍來增加飽足感？如果你有吃飽，但在下午吃完點心後仍然覺得肚子餓，那也沒關係。在這種情況下，如果需要，你可以再吃一、兩顆蘋果或更多的芹菜，或全打成泥再吃——這些食材會讓你更快痊癒。（在所有 369 排毒版本中，一定要限制椰棗的分量，儘管它們有益身體，你也要確保為富含水分的食物預留空間。如果吃太多椰棗，你可能會因為太飽而錯過其他療癒性的食物。）

同樣的想法也適用於排毒時的其他餐點和點心。少量增加，問自己你的飢餓感來自哪裡，如果感覺需要更多的卡路里，你可以增加攝取量。在原始版 369 排毒中，一個簡單的作法是早上喝果昔。然後再做一杯保肝養生果昔在上午飲用或做一些重金屬排毒冰沙也不錯，你可以在第二十一章〈排毒適應和替代法〉中閱讀更多相關的內容。

飢餓的原因很複雜，有時想吃更多並不是身體對更多卡路里的呼喚。有時飢餓是一種壓力反應，或者，正如《搶救肝臟》書中提到的「莫名的飢餓感」，原因是肝臟缺乏葡萄糖，而 369 排毒都能協助你解決這兩種問題。

當你在排毒時，身體正在康復，你要如何知道所謂的「足夠」是怎樣呢？如果你是那種無論吃什麼都沒有飽足感的人，請記住這一點，這樣你才不會吃得太多——例如，你知道如果一下子吃太多蘆筍或孢子甘藍後，你會感覺不舒服。相反，先從一盤蘆筍或孢子甘藍開始，看看你吃完後的感覺。如果你在第一盤吃完後需要更多，這時再增加——或者留一些空間給下一餐吃其他的食物。用常理判斷，當你吃了適量的食物時，要讓自己停下來休息一下。

在排毒過程中，所謂的「飽足」可能與日常生活中的感覺不同。例如，如果你習慣油膩難以消化的食物，或者大量的穀物或脂肪基，那麼你可能需要一

些時間適應用富含水分的水果和蔬菜來填飽肚子的感覺。每個人的體驗都不一樣，對某些人來說，這是他們有史以來感覺最飽足的一次。然而，對某些人來說則是欲求不滿。（請閱讀第二十三章〈排毒的情緒面〉中的渴望。）記住：在排毒過程中，你的肝臟和身體正以前所未有的方式得到滿足。它們得到了必需的東西，以便排出毒素和吸收養分。最終你會喜歡這種飢餓的感覺，甚至與食物建立全新的關係。

記住另一個概念：如果你是因為活動量很大而需要更多的食物，那麼至少在 369 排毒的最後一天一定要讓自己放輕鬆。在第 9 天，你的身體正在進行許多關鍵性的工作，保持充足的水分是必要的。為了確保達到療效，請不要從事有氧運動或其他劇烈的運動。

鹽、香料、調味料、大西洋紅藻和蜂蜜

在醫療靈媒排毒期間，我們需要注意食物的調味。以下是一些指引方針：

鹽： 在本書 369 的排毒和其他排毒法中，即使是最優質的鹽也要避免。你可以將檸檬（或萊姆或柳橙）擠在任何食物上，以增添柑橘風味和柑橘內含的礦物鹽。

香料： 在 369 排毒期間，飲食中可以加入肉桂、辣椒等類似的純香料，只要它們沒有添加鹽或調味劑等混合物。你也可以使用黑胡椒，如果你喜歡且習慣使用它，雖然有些人覺得很刺激。不過，在單一飲食期間要避免使用香料。

調味料： 排毒期間避免其他調味料。通常，它們都含有鹽、營養酵母、香料或其他隱藏的成分。在這期間也要避免醬油、tamari 日式醬油、日式生醬油（nama shoyu）和椰子胺基酸。在排毒期間，你只能使用純香料。

大西洋紅藻： 這種帶鹹味的大西洋海菜也是為食物增添鹹味最佳的替代品。在任何 369 排毒版本中，每天最多可以加一小把大西洋紅藻在食物中。本書除了單一飲食法外，其他任何的排毒版本都可以添加大西洋紅藻。

生蜂蜜： 在 369 排毒中，早上的檸檬水或萊姆水，以及晚上的晚安茶都可

以加入 1 茶匙的生蜂蜜；本書的排毒食譜和其他排毒法也可以加入生蜂蜜，每天最多 1 湯匙。

補充品和藥物

以下關於補充品和排毒最重要的一點：不要服用非醫療靈媒建議的補充品。例如，魚油和膠原蛋白等流行的補充品，這些會妨礙你的療癒。

你可以在第六部〈瞭解原因與治療方案〉中找到有關使用補充品的信息。在排毒期間你可以自行決定是否要服用這些補充品——請閱讀第二十五章〈不可不知的補充品〉中更多的訊息。如果在 369 排毒中使用醫療靈媒建議的補充品，你會發現最好不要在第 9 天服用，因為這天你要喝大量的液體。

當你使用本書其他排毒法時，你還是可以在平日服用補充品，只要它們是第二十九章〈致病真正的原因與治療劑量〉中列出的特定補充品。不管你是否正在進行排毒，你都可以在第二十五章中找到相關補充品更詳細的指引。

如果你正在服用藥物，請先諮詢你的醫生。

兒童

在第八章〈排毒選擇指南〉中，我們介紹所有的醫療靈媒排毒，包括 369 排毒所有的版本，這些對兒童都很安全。媽媽或主要照顧者要決定哪些適合你的孩子，並且斟酌分量以配合孩子的胃口。你可以在第 371 頁上找到兒童芹菜汁分量的表格。

在 369 淨化中，如果第 9 天以液體為主的計劃對你的孩子有困難，這時你可以讓他們重複第 8 天的方案。

懷孕和哺乳

在第八章〈排毒選擇指南〉中提及，原始和簡易版的 369 排毒是懷孕期富含營養的選擇，對你的身體和發育中的嬰兒都有支持和治癒的效果。如果你在第 9 天時重複第 8 天的方案，你會發現這兩種排毒版本都可以讓你在懷孕期更有飽足感。

如果你想在懷孕期嘗試進階版 369 排毒，這代表你正在處理某種症狀或狀況，而且這也意味著你已經與你的醫生討論過健康的問題。在你進行 369 進階排毒前，先諮詢你的醫生是否與他們的建議相符。

如果在懷孕期你有健康方面的問題，因而想嘗試本書其他的排毒法，在這之前請先詢問你的醫生。

在哺乳期間，你可以使用任何版本的 369 排毒以及本書任何其他的排毒法。這些排毒法都有助於清除乳房組織中的雜質，從而分泌更純淨的母乳。

膽囊問題

如果膽囊已經切除，是否可以進行 369 排毒或本書中任何其他的排毒？當然可以。當膽囊切除後，保養肝臟應該是首要之務，沒有什麼比 369 更能保護肝臟了。一個停滯、緩慢、有問題，無法分泌膽汁患病的肝臟比沒有膽囊的問題更加嚴重。369 排毒涉及進食的部分，而包含進食的排毒法，對沒有膽囊的人來說總是好的，因為低脂肪食物有助於稀釋和吸收持續流出的膽汁，這樣膽汁就不會刺激腸道內壁。最重要的是，369 排毒可以大幅降低或排除脂肪基的攝取量（取決於你選擇的版本），而且脂肪正是元兇，會促使肝臟分泌過多的膽汁。持續高脂飲食，肝臟只好不斷分泌膽汁，這對沒有膽囊的人來說可能非常刺激。飲食中攝取的脂肪越少，對任何人都有益——尤其是對失去膽囊的人。遠離脂肪基，你的肝臟會更強健，不再遲滯緩慢，因為它不需要再持續不斷地分泌膽汁。

糖尿病

如果你是胰島素依賴型的糖尿病患者，並且對 369 排毒感興趣，請先與你的醫生討論如何讓其發揮效應。本書的排毒法對糖尿病患者都很安全；它們旨在幫助排除肝臟中的毒素，從而改善患者糖尿病的狀況。不過，每個人的症狀都不一樣，有些人的糖尿病在可控制的範圍內，有些人則較難處理。請先諮詢你的醫生，瞭解哪些方法適用於你目前的治療方案和服用的藥物。關於糖尿病的補充品選項，請參閱第六部〈瞭解原因與治療方案〉。

有機與傳統

雖然有機食品更好，但如果你無法取得有機食品而需要使用傳統食品時，這也沒有問題，完全是可以理解的。

生食與熟食

如果你是以生食和植物性飲食為主，你可以選擇進階版 369 排毒繼續你的生食。不過，你本來的生食飲食可能包含脂肪基、脫水食物、鹽和其他添加物，例如蘋果醋，然而這與進階版 369 排毒全然不同。不要因為你已經習慣生食而小看進階版 369 排毒，這是一種非常強效的排毒法。

另一方面，如果你擔心生食會造成消化不良，對排毒中生食的餐點如保肝沙拉和其他排毒沙拉抱持保留的態度，這時你不妨思考以下幾點：

與生食有關的不適通常都與難以消化的食物有關。例如，當我們想到生蔬菜，我們就會想到生胡蘿蔔，它們並不容易消化，生櫛瓜也是一樣。雖然櫛瓜麵條廣受歡迎，是小麥的絕佳替代品，但生櫛瓜對胃來說可能不好消化，況且

當排毒時間越長，我們希望讓腸道更好消化，這樣身體才能將能量集中在排毒。生食還有許多較溫和的選項，例如小黃瓜細絲和萵苣，這些都是本書生食佳餚強調的食物。

消化道神經末梢敏感問題是人們對生食有所顧忌的另一個原因。正如我們將在第二十一章〈排毒應變方案〉中提及的訊息，當萵苣摩擦結腸內壁時，我們很容易誤認為是消化不良。事實上，從長遠來看，萵苣有助於治癒這些神經末梢，所以對身體有益。

如果因為其他原因（無論是過敏還是咀嚼）生食對你來說是個問題，那麼你可以參考第二十一章適合你的各種變化選項。

排毒後的無脂飲食

如果你在369排毒期間暫時遠離脂肪基食物後感覺很好，以至於你想在未來幾週、幾個月甚至幾年內都不碰脂肪，這應該怎麼做呢？是否一定要恢復攝取脂肪基食物呢？人們經常提問這些好問題。答案是：在日常生活中避免脂肪基絕對沒問題，而且你不會錯過任何營養。

正如第七章〈麻煩製造者的食物〉提及，事實上，幾乎所有水果、蔬菜、綠葉蔬菜、海菜和草本植物中都含有天然脂肪。一小撮大西洋紅藻就含有一點脂肪；奶油萵苣、馬鈴薯、香蕉、青豆等都含有微量脂肪，所有這些都比你大量食用脂肪基更有益於你的健康。所以你不會錯過營養素。你可以採取「無脂」飲食──也就是長期避免脂肪基，如堅果、堅果醬、種子、油類、橄欖、椰子、酪梨和動物性產品，如果你願意，你甚至可以終生避免且不會錯過營養素。有益的omega脂肪酸存在於無數的食物中，包括漿果、芒果、萵苣和其他綠葉蔬菜等。

一個人能吃的食物有限。那些吃堅果和種子的人會定期攝取各種蔬果以獲得每種營養嗎？恐怕連邊都沾不上呢！就連堅果種子類，他們真的會吃所有的種類，包括奇亞籽、亞麻籽、大麻籽，以及所有生長在陽光下的堅果嗎？還是他們只吃同款的核桃燕麥片或花生醬燕麥片？沒有人會循環吃所有不同的食物

以獲得所有的營養。

　　攝取多樣化的食物並非解決之道。在一天之中只吃幾種不同的食物所獲得的營養，比起你在一天之中吃各種多樣化的食物還要多。一天你就只有這麼多的空間、胃口和時間吃東西，不吃脂肪基的人可以有更多的空間攝取更多營養豐富的食物，如水果、蔬菜、綠葉蔬菜、香草和海菜，這些食物富含必需的療癒植物化學化合物、抗氧化劑、抗病毒劑、抗菌劑、微量礦物質、生物可利用蛋白質和非脂肪基的礦物鹽。這意味著隨著時間流逝，他們比吃脂肪的人可以獲得更全面的營養。

　　令人擔心的是那些完全不吃水果的人。想想看，如果他們只吃雞肉或核桃，他們將錯過來自西瓜、香蕉、野生藍莓和木瓜等食物的關鍵營養素。相反，如果他們坐下來吃兩、三顆芒果和一些綠葉蔬菜時，他們會獲得所有的 β - 胡蘿蔔素和各種營養素，這些都是療癒強效的營養素。

　　（順帶一提，永遠不要擔心攝取過多來自芒果和木瓜等水果的 β - 胡蘿蔔素。你不可能攝取過量；β - 胡蘿蔔素是皮膚健康和抗衰老最重要的成分之一。）

治癒反應和其他排毒法

　　在排毒時，我們很容易心急，想透過同步進行其他方法以提高排毒效果。紅外線桑拿、瑜伽、鍛煉──在進行 369 排毒期間可以做這些活動嗎？你將在第二十章〈身體的自癒力〉瞭解更多的原因，在這個期間，你最好將注意力集中在排毒上面。你的身體在 369 排毒過程要做很多工作，這時加入任何新花樣都不恰當。

　　在那一章中，你還會找到各種協助你解決任何排毒症狀的指引，我稱之為治癒反應，這些症狀在排毒時可能會出現。並非每個人在排毒時都會感受到這些影響。但是，如果你有這些反應，這也是很自然的，它有助於讓你瞭解表面下的問題。此外，當你改變食物時，即使只是一餐或一天，你可能會有情緒或渴望方面的起伏，這也是很自然的。你將在第二十三章〈排毒的情緒面〉中找到有關如何穿越的洞見。再次重申，由於這是一種屬靈的排毒法，你或許會想

進行《搶救肝臟》的冥想練習，這個練習對情緒方面有莫大的幫助。

喝水禁食法

如果是嚴重的健康症狀，第一到三天的喝水禁食是一種選項，例如食物中毒、膽囊絞痛或疑似的盲腸炎。第三天之後，我不建議再採取喝水禁食，這會對身體造成嚴重的傷害。

你很有可能因慢性疾病而採取喝水禁食法。如果你的健康狀況是屬於神經系統方面的疾病，那麼喝水禁食法不僅無法讓你的病情好轉，還會對你的健康造成不利的影響。神經系統疾病的範圍從慢性偏頭痛到身體疼痛、皮膚灼熱感、神經疾病、刺痛和麻木、四肢無力、腦霧、焦慮、抑鬱、抽搐、顫抖和痙攣、強迫症、躁鬱症等，我強烈建議不要在焦慮的狀態下進行喝水禁食。喝水禁食也不適合有創傷後壓力症候群（PTSD）或任何類型情緒受傷的人，因為停止進食本身可能就是一種難熬的情緒體驗。對於許多人來說，戒除對我們不利的食物（例如雞蛋、披薩、咖啡飲料、抹茶和大量巧克力）就足以讓人情緒化，更不用說一次全部戒除。喝水禁食甚至可能觸發過去的情緒創傷，讓人再次感受到當下受傷的情境。

當你真的要進行喝水禁食時，你一定要問自己一個問題：你的喝水禁食法是否正確？是否有喝足夠的水？如果有，必須只是水；蒸餾水不利於喝水禁食法，因為裡面沒有足夠的礦物質或微量礦物質，如果用蒸餾水禁食則會導致嚴重的電解質危機，特別是對於患有任何神經系統疾病的人。我並不是完全反對喝水禁食，有時它是一種有用的工具，但它不是解決慢性疾病和症狀的答案。過程中如果稍有疏失，喝水禁食會觸發體內可能存在的未知病原體而產生慢性疾病的病症。這是因為如果在錯誤的條件或錯誤的原因下，進行錯誤的方式，喝水禁食只會導致更多的問題，並對身體造成衝擊，從而降低免疫系統，進而導致病毒或細菌菌株反客為主產生新的症狀。喝水禁食不是強效基本的治療和排毒工具，無法長期協助你從病症中康復。許多人在結束喝水禁食後，在選擇

食物和分量方面會犯下許多錯誤。喝水禁食具有讓人上癮和強迫症的屬性，當你持續某些天數後，你會害怕開始進食。甚至在情緒上會想打破自己的記錄，因而禁食的時間一次比一次長。

如果你要選擇喝水禁食，請遵循一到三天的時間表。每小時喝一杯 500 毫升的水，從醒來開始一直到入睡。確保這期間不要開車，沒有東奔西跑的行程，確保待在安全的地方，如果可能，最好有一位教練可以透過電話或互聯網與你保持聯絡。24 小時喝水禁食是一個指標，當你患有急性病症需要它，例如未曾有過的噁心或腹痛，或者感染胃流感。如果你要執行喝水禁食讓消化系統休息，你可以每個月進行一天。每當過程結束後，不要馬上進入正常飲食。你可以運用第十六章中〈晨間排毒〉來配合喝水禁食結束後的飲食。

果汁禁食和果汁排毒法

如果你覺得需要果汁禁食或果汁排毒，我建議你喝一到兩天的芹菜黃瓜蘋果汁。每天先從 500 至 1,000 毫升檸檬水或萊姆水開始，15 至 30 分鐘後再喝 1,000 毫升芹菜汁，再過 15 至 30 分鐘後，你可以開始啜飲芹菜黃瓜蘋果汁。將每份果汁分為 500 到 600 毫升，並在一天其他的時間裡每兩小時喝一次。如果你願意，你可以在榨汁時加入少許生薑、菠菜或羽衣甘藍。除了水之外，在每次的間隔期間不要吃任何東西。最好在每次喝完果汁後一小時再喝一杯 500 毫升的水。在這個期間盡量放慢生活步調，不要太操勞，盡可能多休息。雖然一至兩天的果汁禁食對身體很好，但我仍然建議要進行本書的其他排毒，以達到真正治癒、排毒和淨化體內器官的效果。

我不建議長期果汁禁食或果汁排毒。從長遠來看，它們無法為肝臟和身體確實排毒，因為最後會對身體系統造成壓力。雖然芹菜黃瓜蘋果綜合果汁可以短暫穩定血糖，但連續兩天以上則會導致葡萄糖缺乏，使得真正需要葡萄糖的區域負擔沉重：大腦、肝臟和心臟。喝水禁食也可能導致葡萄糖缺乏，因此長期果汁禁食、果汁排毒或喝水禁食無法提供足夠的卡路里以維持身體所需，進

而造成血糖過低，所以不利於排毒，因為腎上腺會試圖維持血糖平衡，這種持續腎上腺素分泌會讓人異常興奮。這就是為什麼延長果汁排毒的人可能會覺得能量充沛——這是因為腎上腺在兩天後大量釋放腎上腺素藉此保護你。你不會想把腎上腺逼到這種處境，但最終還是發生了。當過量的腎上腺素進入大腦時，它開始分解神經傳導物質的化學物質，浸潤神經元和肝臟，且對整體神經系統具有腐蝕性。當你進入果汁禁食的第五天、第六天或第七天時，你的腎上腺素正在飆升。這比整天喝咖啡而不吃東西要好嗎？稍微好一點。但是如果你的目的是排毒，且要確實排毒，那麼長期果汁禁食就不是一個好的選項。

如果你看到本書這一部分心想：「哇！果汁禁食！正合我意！」然後上網查詢果汁計劃，知道這次自己不會照單全收貿然行動了。如果你之前嘗試過果汁禁食並且體驗到好處，我真心為你感到高興。然而，由於長期果汁禁食，你的健康可能會出現其他問題——例如腎上腺衰弱，以及肝臟代謝異常，因為它必須在禁食期間吸收所有的腎上腺素。果汁禁食或果汁排毒有時會排出過多的毒素，但這些毒素不會離開身體，反而再次被吸收回到肝臟。

果汁禁食或果汁排毒最多只能進行三天。過了三天，你將面臨葡萄糖缺乏、神經傳導物質和電解質失衡、肝臟承受極大壓力與腎上腺功能弱化的風險。不過，在這三天你要謹守本章第一段攝取果汁的指南：先喝檸檬或萊姆水，然後是芹菜汁，接下來一整天喝芹菜小黃瓜蘋果汁（和水），這將有助於你的果汁禁食過程更加順利。

「知其然，知其所以然」讓人充滿力量。知道你的身體沒有攻擊自己；你的基因或荷爾蒙不是疾病的肇因，錯不在你，你也不是一個壞人，你不是有意或放縱情緒讓自己生病。

——安東尼・威廉，醫療靈媒

~ 第二十章 ~

身體的自癒力

即使醫療靈媒排毒在許多方面可以緩解症狀，可以立即感受到緩解；或者在過程中時好時壞，生活仍然有許多意想不到的挑戰。例如，在與人交流中可能接觸到新病菌、吃飯前忘記洗手，然後發現自己在流鼻水；與親近的人發生衝突受到打擊，發現自己情緒低落，甚至出現胃痛等身體症狀；在朋友家或餐廳吃飯，作為排毒前最後的狂歡，然後卻在開始排毒時發現食物中毒，這些情況我們都很容易誤以為是排毒引起的問題。

事實上，這些問題都不是排毒的錯，也不是我們的錯，現實生活就是如此，無法總是如願，我們無法控制一切。雖然本書的排毒可能會有輕微的好轉反應，也就是身體和情緒排毒的症狀，我們將在本章和第二十三章〈排毒的情緒面〉中介紹，但它就像生活可能會遇到的麻煩、煩惱和障礙。對於長期患者，這些往往更具有破壞性。例如，在商店試穿用殺菌劑處理過的衣服，或者購買新衣服在穿之前沒有清洗乾淨，如果本身對化學物質敏感的人，這時可能有發癢難耐的症狀。這些完全與排毒無關，但人們很容易將之歸咎於醫療靈媒的排毒。

工作或家庭壓力增加、財務問題；接觸黴菌、殺蟲劑或除草劑也是如此；或在排毒之前或期間發生類似的情況。每個人對壓力的反應不同，有些人甚至沒有意識到壓力可能是觸發身體和情緒症狀的來源，隨時保持覺知，盡量不要怪罪排毒或對排毒失去信心，不然你會錯失這條通往療癒的深層之路。

排毒時該注意什麼

每個人的排毒體驗都是獨一無二的；每次的排毒情況也會有所不同。本書

的排毒，尤其是369排毒所有不同的版本，是為每個人個別的差異而創造的——因為在很多方面，我們並不完全相同。在完成整個療癒過程後，你的情緒、身體和精神的經歷和感受可能有別於他人；第一次嘗試369排毒的體驗可能與再次嘗試或之後再次嘗試時的體驗不同。面對這些差異性，請保持開放的態度，記住，儘管每個人的體驗不同，但我們身體的功能非常相似，我們都能從醫療靈媒信息中受惠。

更多排毒措施

如果你喜歡嘗試各種排毒措施，請在排毒期間暫停。紅外線桑拿、瑜伽、整脊、按摩和針灸等治療對身體有益，不過，如果你之前不曾接觸，或者已經很久沒有接觸，那麼儘量在排毒過程中避免這些療法。如果你習慣每週按摩或針灸一次或至少做一次瑜伽，那你可以在排毒期間繼續。我不想聽到你說：「好吧！我正在進行369排毒，所以我要進蒸氣室排汗。」或者去桑拿、泡溫泉、靜修、開始上飛輪課、參加瑜伽課，因為很有可能，你會讓自己在排毒過程中疲憊不堪，帶給身體更大的壓力。或者，相同的情況，我不想聽到你說，「我要開始進行369淨化，那何不也來重拾幾個月停止的瑜珈練習？」

我知道當你開始排毒時，你可能會忍不住想嘗試一些不同的療法。你可能已經排毒一陣子，在這方面很有心得，因此想要進入全面的自我保健模式，這些都是可以理解的。然而，此時最好的自我保健之道就是放輕鬆專注於369排毒。

另外，治療師很可能在你進行排毒時給你其他建議，推薦某些食物或補充品，而這可能會讓你偏離正軌。例如，你正在進行369排毒，你去找一位新的針灸師，他問你：「為什麼不吃魚油呢？」假設你因為這樣而在排毒中途服用魚油，那麼你將因治療師的善意和誤導建議而前功盡棄。

在排毒過程中不要引入或重新做運動的另一個重要原因是，當你在處理毒素和毒物時，身體正在努力平衡。如果你已經兩年沒有做瑜伽，但在這一段時間決定要做一小時瑜伽，或者如果你已經長時間沒有按摩，但決定在排毒時做一次按摩，那麼你可能會破壞身體試圖找到的平衡。假設你因長時間沒有做瑜珈，而在第一次做瑜伽時拉傷肌肉，這時身體某部分免疫系統的寶貴能量就必

須用於修復和治癒損傷以減少發炎，即使是輕微的拉傷。不管任何方式對身體多麼有益，都會在身體免疫系統做調整時增添負擔，這反而讓身體無法在進行徹底排毒時發揮最大的功能。

❖ 體重

體重的變化不是我們以為的那麼簡單。如果你的身體超重，並且在 369 排毒中發現並不如預期地迅速減重，這並不表示排毒對你無效。你要知道：身體正將儲備的能量用於治癒其他更重要的部分，減重不是首要之務。減重可以拭目以待，但先從修復器官和中樞神經系統開始。這並不意味著你的身體還沒有開始減重的過程。事實上，隨著脂肪細胞的分散，如果它們是有毒的脂肪細胞，那麼身體會產生更多的水來釋放毒素，以便將它們安全排出體外。

大多數人體內都有水滯留和宿便的問題。基本上，宿便情況很常見，即使是人們認為的健康、均衡生酮、原始人、植物性、素食或純素飲食。體內的宿便可能有 7 到 8 磅之多，有時甚至更多——如果是標準的一般飲食，則可能重達 10 或 14 磅；如果是長期進行所謂的純淨飲食，這些人大約只有 5 到 6 磅的宿便。不過，每個人的腸道容量不一樣。有些人小腸很窄，有些人結腸特別大還會形成囊袋；有些人則是因為有毒廢物負擔過重，導致淋巴系統腫脹和水腫；有的人則是因為水腫，體重增加 5 到 10 磅甚至 20 磅或更多，因而將水腫誤認為肥胖。

369 排毒吃得比平時清淡許多。儘管你要吃足夠的分量，讓自己有飽足感，但由於食物本身富含水分、葡萄糖、生物可利用的蛋白質、抗病毒劑、抗菌劑、微量 omega 脂肪酸、微量礦物質、抗氧化劑和療癒性植物化學化合物，這些都有助於身體排便。尤其是在 369 排毒接近尾聲時吃得更清淡，所以會排出腸道中大部分的物質和積聚的液體，這就是之所以減重的原因。

如果你的體內沒有滯留水分或宿便，沒有大量的水分可以排出，那麼你可能不會有體重減輕的結果。或者，你沒有攝取充足的水分，你可能在排毒前就吃得很少，可能是因為不適或情緒問題，並且不喝新鮮果汁和果昔或吃新鮮多汁的水果。相反，你可能喝了大量咖啡，藉由咖啡因提神，因而導致長期脫水，因為咖啡因是一種利尿劑。因此，當你進行醫療靈媒排毒時，雖然攝取更多的

纖維和果肉，且第一次獲得充足的水分，但即使你減掉了脂肪細胞，你的減重效果可能不會立即從數字中顯現。

有些人則是迅速減重，因為他們體內有大量的水分滯留和積壓已久的宿便。每個人減重的時間不同。很多時候，我看到便祕的人在改吃排毒食物後迅速減重 5 到 10 磅，甚至 18 到 20 磅，因為他們清除了體內長期以來的宿便。

以下是我們腸道中宿便對體重的影響：假設在不吃晚餐的第二天早晨醒來後，你去洗手間，排出前一天的午餐和早餐，然後量體重，之後再對照前一天有吃晚餐時所量的體重，結果沒吃晚餐的體重會比有吃晚餐的體重少五到七磅，這是很正常的，因為到了早上你的晚餐還在腸道裡消化。

假設你吃了晚餐，也許是一頓豐盛的晚餐，第二天醒來，排出昨天的早餐和午餐。然後在早上喝咖啡、吃貝果、酪梨吐司、燕麥片、雞蛋或果昔；接著吃午餐；然後大約在下午 1 點或 2 點左右去看醫生。如果你在那裡量體重，這時你可能會比前晚不吃晚飯後在早晨量體重時多 7 至 9 磅甚至 12 磅，因為你的體內仍然還有前三餐的食物和液體。

同樣，這很正常，但卻讓很多在不同排毒過程中，不同時間點量體重的人感到困惑。甚至還會激起秤重狂潮，例如，有人聽到醫生說他們每天的體重都不同，又或者「喔！你少了八磅」或「少了六磅」，第二天則是「重了六磅」。之所以有這些不同，是因為不同的時間點，吃下不同的液體和不同類型的食物，以及處在不同的消化階段。生命的自我價值不是建立在體重的數字上，這就是最好的例子，這不是一個絕對的數字，體重不斷在改變，你也是如此——這才是生命的本質。

順帶一提，這些例子是指規律定期排便的人。許多人如廁時，他們排出的不是昨天的食物，他們可能仍然還在消化兩三天前的食物，甚至沒有意識到這就是我所謂的宿便。這些累積的宿便會影響腸壁的兩側。當你嘗試本書其中一種排毒時，尤其是原始版或高級版 369 排毒，受到影響的宿便會開始鬆動並移動，最終離開身體，讓你無便一身輕。

減重的煩惱

如果你確實執行排毒，但體重沒有減輕，這意味著身體仍然在進行一些康復的工作，這時該怎麼辦？或者，在排毒後，你的體重開始增加——如果你重新吃一些對身體不利的食物，由於液體和宿便開始累積，因此很有可能再增加一至五磅或更多的體重。

在這兩種情況下，無論你是想減肥還是維持減重後的效果，解決之道都是重複排毒，很快我們會提到細節。重點是：在醫療靈媒排毒過程中，不要自作主張試圖透過挨餓來達到效果。讓自己挨餓——心想因為在排毒，且立志減重，於是盡量少吃飯，以減少卡路里攝取量，在短期內這樣或許體重會有顯著的差異，但最終不會實現你的目標。相反，它會讓身體進入腎上腺素分泌的模式，不僅抵消排毒的效果，而且當肝臟充滿腎上腺素時，這也是導致體重增加的因素之一。此外，這還會讓你在飢餓時選擇問題食物。最重要的是，過量的腎上腺素會使神經傳導物質受損，從而引發情緒性的飢餓。

回到起點的原則

身體需要一些時間釋放多餘重量的另一個原因是，身體有一個內建的反制保護機制。當肝臟停滯不前充滿毒素和病原體時，這時身體會不斷適應想辦法排除毒素，並且不斷調整以保持體重水平。直到肝臟被毒素與病原體充滿，以至於身體無法再保持平衡，這時再多的鍛煉和改變飲食都於事無補，因此，你會嘗試更嚴格的飲食或鍛煉計劃。但問題就來了：當你試圖控制身體系統，靠腎上腺素來減輕體重，最後只會產生危機，而且這也只是暫時的，因為這並非是健康的方式。至於每個人的身體能撐多久才會陷入這樣的處境則是因人而異。

我的意思是：我們犯一次錯誤——也就是嘗試控制身體的系統——事後身體會原諒我們。一旦我們意識到這個方法無法持續，我們就會停下來，這時身體會自然調整回到一個新的起跑線，但這已不是當初我們犯錯前的那條起跑線。當我們犯二次錯誤——嘗試另一種腎上腺素飆升的方法——身體會再次原諒我們，並回到另一個起跑線，不過相較於上一條起跑線，這次就失色多了。如果我們犯三次錯誤，身體還是會原諒我們並帶我們回到另一個新的起點，不過肯

定沒有之前的好。大多數時候，身體可以容許三次犯錯的機會。然而有時只有兩個，甚至只有一個機會。這一切都取決於每個人體內的毒性和病原體水平，以及肝臟和腎上腺的健康狀況。

在經過身體三次（或兩次或一次）允許犯錯的機會後，身體會啟動反制機制來保護你，這是身體自我保護的開關──因為當我們在嘗試減肥或尋求更好的健康時所犯的錯誤是要付出代價的。事實上，我們一直在犯錯，但這不是我們的錯；因為外界有太多的方法、技術和理念，這些全都是不利於我們的理論，且當我們被告知這些都是被認可且合情合理時，我們哪知道它們對我們無效？實際上，沒有一個健康專家真正瞭解人們為什麼發胖。宏量營養素、卡路里、新陳代謝和運動量都是理論，而當所有方法都失敗後，他們就推測你的基因肯定是體重增加的原因。沒錯，這是有原因的，在與體重拔河的背後有一個健康的問題。但是，把責任歸咎於個人，我們只會不斷迷失方向，並且一試再試，尋找更多的理論，進而造成身體和情緒上更大的傷害。我們是這些理論下的受害者，即使如此，我們卻不願承認這些技術、飲食或方式對我們造成的傷害。

減重一個常見的錯誤是建議每天去健身房鍛煉兩個小時，但沒有人意識到這樣會促使腎上腺耗損，特別是患有腎上腺疲勞症候群的人。當你越努力推動腎上腺，它們反而會變弱，導致日後體重倍增。那些不吃碳水化合物、只吃蛋白質和脂肪試圖快速減肥的人，沒有意識到這個過程對身體會造成多大的傷害。雖然他們戒除加工食品，這在短期內可能有所幫助，但高脂肪／高蛋白飲食最後是要付出代價。沒有人能免於因減少碳水化合物所帶來的麻煩──大腦和器官缺乏葡萄糖，以及飲食中增加脂肪對肝臟和腎上腺所帶來的壓力。

當我們測試各種錯誤的理念時，身體會原諒我們，並且讓我們回到原點，但傷害已造成。請注意：「回到原點」可能意味著體重增加。也就是說，如果你是根據推測理論不吃碳水化物來節食減肥，但無視身體可以承受的程度或為何一開始體重增加的原因，那麼很可能你的復胖是因為身體試圖恢復平衡。請記住，機會最多只有三次（有時是兩次或一次）。直到某個時間點，當身體再也無法承受，這時它會堅守崗位自行啟動安全開關，因而增加一些重量。我們的身體不會屈服於我們為了要更健康而反覆試驗所犯下的錯誤。這時身體不

再相信我們的決定；不再信任我們——因此再次重申，錯不在我們，即使我們沒有選擇對的食物，我們的飲食過量。

記住，有些人似乎無論怎麼吃體重都不會增加，直到多年後問題才浮現。他們過去之所以平安無事，是因為早期毒素和病原體還不至於造成肝臟代謝異常和其他健康狀況。他們的高脂肪飲食問題也尚未浮上檯面，但無可避免還是會受到同樣這些錯誤因素的影響，而這些因素往往與我們多方嘗試所謂的健康飲食有關，遲早身體還是會出現症狀，只是早晚而已。

如果你在尋找各種方法時沒有犯下很多錯誤，且有減肥的目標，那麼在369排毒期間體重應該會下降。如果你嘗試過各種理論、減肥選項和無益的飲食時犯下很多錯誤，那你的身體可能不再信任你的選擇，且會透過維持體重一段時間以堅守立場。在這種情況下，我建議進行多次原始或進階版369排毒，甚至連續多次，在完成所有9天後，再回到第1天重新開始，或者，你也可以考慮從下一節我們將提及的內容，在第一輪之後，直接從第7天開始。

在你完成369排毒的重複過程，我建議你最好採取長期低脂或無脂飲食至少90天。我所謂的「低脂」或「無脂」是限制或戒除脂肪基，例如酪梨、堅果、種子、堅果醬、可可、巧克力、油脂、雞肉、牛肉、大骨湯和魚。正如之前提及，你仍然可以從水果和蔬菜等食物中獲取所有必需的有益脂肪，無需擔心營養方面的問題。此外，我還建議避免第七章列舉的麻煩製造者食物，因為它們肯定會讓你的體重增加。

我知道去除脂肪基聽起來很激進，但目的是讓身體再次信任你。你甚至可以在決定進行369排毒週期前90天和後90天戒除脂肪基食物，這是再次獲得身體信任的最佳方式。

當肝臟開始恢復活力時，身體很快就能恢復信任，但脂肪基會阻撓這個過程。在你連續第二次進行369排毒後，通常減重的成效會加快。或者身體需要更長的時間恢復信任，這就是為什麼要長期遠離脂肪基的原因。信任取決於身體經歷過多少對肝臟或腎上腺有害的錯誤選擇，還有很大部分取決於肝臟當時的狀態，是否陷入困境、負擔過重、有毒等問題。如果肝臟充滿病原體和毒素——而你沒有意識到這一點，那麼可能就需要更長的排毒時間來緩解肝臟的

毒素，因為身體需要慢慢釋放這些毒素來保護你。就長遠來看，你要有耐心，當你要重拾身體對你的信任時，首先你要先信任自己的身體。

當你在考慮減肥，你還要考慮到，就體重而言，所謂的「理想身材」也只不過是個人偏好，一般人可接受與否的理論。況且，我們不瞭解體內水與脂肪整體的關係，一切都只是推論。如果沒有人知道致病或體重增加的原因，那又是如何知道什麼是真正的標準呢？有些女性在開始健康飲食後就停經，這是好還是壞？醫生只能猜測，且通常將原因歸咎於體脂肪太低。然而，有些停經的女性其體脂肪很高，這又是如何解釋呢？這些標準模稜兩可，全都是推測而來。只要慢性疾病仍然無解，我們怎麼知道什麼才是真正健康身體需要的呢？這就是為什麼本書排毒來自高靈的原因：照顧自己不再依靠那些推測的理論。

重複 369 排毒減重方案

如果你覺得體重尚未達到預期的健康水平，我建議你重複 369 排毒。原始版和進階版 369 排毒最有可能帶給你這方面的成效。你有以下幾種選項：

- 當你完成一次完整的 369 排毒的第 9 天後，再從第 1 天重新開始排毒，循環次數不限；
- 如果重點在於減肥，一旦你完成一個完整的 369 排毒的第 9 天，你可以直接從第 7 天再次開始，盡可能多次重複最後三天；
- 在進行 369 排毒一次循環後回復正常生活，然後每個月進行一次排毒循環，依此類推。同時在 369 排毒的間隔中，每天做晨間排毒，並且遠離麻煩製造者的食物和考慮定期限制脂肪基。

無論選擇哪一種都可以讓你越來越健康，讓肝臟恢復活力、排毒、修復神經，同時協助身體每個器官癒合。這是透過降低水腫、排出腸道中的宿便、釋放和消除不必要的脂肪和有毒淋巴液，進而達到減重的原因。

擔心體重驟降

有些人則是相反，擔心體重驟降。如果這是你的擔憂，我們需要從幾個不同的角度來探討。你的焦點是關於體重的數字？還是外表身形？還是你的感

受？在某些情況下，慢性疾病的患者因無法鍛煉而肌肉流失，由於缺乏肌肉質量讓他們看起來很瘦，這時重建健康是當務之急，而且要按部就班慢慢來。一旦症狀（例如，疲勞或身體疼痛）得到改善，他們就能慢慢訓練肌肉，做基本的瑣事與家務開始，之後甚至可以恢復到能再次做運動和鍛煉肌肉，而不是將重點放在吃更多的食物。

有時會出現這種情況，尤其是男性，他們沒有意識到自己的腫脹程度，所有的肌肉都有一層有毒液體和一層薄薄的脂肪。當身體開始癒合時，隨著有毒液體排出體外，腫脹可能會迅速消失。如果你是那種又高又壯的人，這時你可能會很困惑，但事實上，你早已習慣這種有毒和腫脹的身材。

在某些情況下，有些人天生身材嬌小，早已習慣被人們說他們有多瘦小。這使得他們對自己的體重有不安全感，有些人甚至有飲食失調的問題，所以當他們試圖透過更好的飲食來治癒自己時，結果排出一些有毒水分的重量、宿便或脂肪，因而引來身邊人的關心，這反而觸發了那些試圖治癒的人。有些人因為旁人對自己體重的評論身心受創，不管是認為他們的體重過重或過輕，這種無形的壓力會讓人害怕在試圖治癒時做出錯誤的決定。

基於以上原因，體重和體型不等於身體真實的情況，尤其當身體有各種症狀。這本書是關於擺脫你的症狀和疾病。當你恢復健康時，你可以更快速與輕易地鍛煉肌肉，讓生活回到正軌，找回自信，對自己生來的體重更能輕鬆以對。

你有飢餓感嗎？你是否刻意不吃，每天只吃一兩根香蕉和一兩顆馬鈴薯，還有各種水果和果汁，因此整天有飢餓感且體重下降？或者你沒有飢餓感，吃得很少，體重因而下降？有些人確實如此，要特別留意才能吃飽，他們在排毒期間需要不斷提醒自己要記得吃東西。

這其中還有一個很重要的原因，也就是每個人身上的宿便。尤其是進行原始版或進階版 369 排毒，當人們在排毒過程中，如廁時排出積聚已久的宿便後，體重會迅速下降 5 到 10 磅。換句話說，如果你一開始發現體重明顯下降，請不要驚慌。回想一下，當你中午在醫生辦公室量體重，結果比這天在其他時間量多了幾磅。我們的體重會隨著時間，以及體內食物和液體的多少產生波動，我們要牢記這一點，這樣就不會執著於磅秤上的數字。369 排毒目的在於平衡身

體機制，它有助於讓你達到療癒的狀態，這樣你才能鍛煉你想要的肌肉。

對於體重不足的人，進行原始版或高級版 369 排毒的方法是重複第 1 天到第 6 天的循環，先保留最後三天不做，直到恢復健康，並且有信心完成所有 9 天時再進行。如果你要嘗試這種方法，你可以根據需要循環多次第 1 天到第 6 天，也就是當你完成第 6 天，你可以立即再從第 1 天開始。

你也可以在進行第 1 天到第 6 天後，等待幾週再進行一次第 1 天到第 6 天的循環，並按照時間表進行，直到最後你覺得準備好可以完成所有的 9 天排毒。

你不要急於完成所有 9 天的 369 排毒，每次重複前六天的淨化，你還是可以釋放毒素，使病原體挨餓，淨化和治癒你的器官，並準備好讓肝臟在適當的時機排出更多的毒素，透過這個方法，你仍然可以痊癒。

❖ 排便

在進行這本書的排毒過程中，排便次數增加是完全正常的。369 排毒特別提供比你平時可能獲得的更多水分和纖維，而每日芹菜汁可恢復你的鹽酸和肝功能，同時殺死有毒病原體，從而促進你的腸道蠕動。此外，保肝果昔中的火龍果具有溫和的通便作用，可以快速通過你的系統。

當你在進行這些排毒過程時，你不太可能出現有生以來的第一次便祕。如果你真的確實遇到便祕的情況，這表示你在未排毒前就有便祕的問題，或者之前就出現類似的情況。在這種情況下，在排毒過程中出現便祕是經常有的事，因為你的腸道仍然處於重新調整和癒合的過程中。

治癒反應

當我們的身體在淨化或排毒，我們必須牢記，我們處理的可是有毒物質，而且每個人體內累積的毒素、數量和毒性強度都不一樣。例如，割草或加油時不小心將汽油灑在手上；或經常吸入有害的家用清潔劑、空氣清新劑、古龍水、香水或香薰蠟燭；或經常在家中接觸殺蟲劑、除草劑、殺菌劑，甚至室內殺蟲劑等。

我聽過無數這樣的故事：有人看到一隻蟲子爬過廚房櫃檯，於是立即拿出殺蟲劑，直接噴在食物或櫃檯上的蜘蛛或螞蟻，同時也吸入和沾到這些殺蟲劑，這種情況在我們生活中層出不窮，於是這些毒素在我們體內慢慢累積，而且種類多到我們無法想像。

病原體也是如此。我們身上都有多種病毒和細菌，並且以累積在我們體內的毒素為食，這樣的組合導致我們出現第一種症狀，並開始尋找解方。

在此，我們提到的好轉反應是指經過許多的努力，身體可能需要時間釋放毒素、殺死病原體並修復多年來造成的損害。這個過程和變化因人而異，有時排毒後似乎可以立即緩解症狀，有時則需要多一點時間。

記住，在你確定自己的任何不適是因為進行 369 排毒（或本書其他排毒）之前，你要問自己幾個問題：這是之前症狀的一部分嗎？你是否接觸到與排毒無關的誘發因素？生活是否出現任何變化？你在排毒前是否感染流感，但將症狀歸咎於排毒？你在排毒前是否經歷情緒打擊或壓力事件？你在排毒前，是否曾經搭乘汽車而接觸到空氣清新劑、香水或古龍水？在排毒前，你是否吃了問題食物，你之前不顧後果，現在終於嘗到苦果了？

最後一個問題很重要：你在排毒前是否大吃一頓？百分之九十的人在開始任何排毒之前都會縱容自己，吃喝那些他們知道很快就不能吃的食物，甚至吃一些平時不會吃的東西，作為「閉關」前最後一次狂歡。無論是預謀還是不假思索，人們都會吃幾頓告別餐後再進入排毒，然後就忘了這些事。當出現症狀時——甚至可能在四到五天後——他們沒有意識到這是排毒前狂歡的直接結果，而不是排毒的症狀。正如你在第七章〈麻煩製造者的食物〉中讀到的，這些狂歡飲料和食物會留在我們的體內。

人們很容易將排毒期間或之後出現的一切都歸咎於排毒，就像我們很容易將任何症狀歸咎於生活中的任何新事物，而不是歸咎於已經累積很久看不見的舊問題。例如，當某人第一次出現偏頭痛，無論他們當天做了什麼，他們都認定這就是原因。如果他們剛好多年來首次嘗試椰子，而偏頭痛就在那天出現，那麼椰子就成了禍首。或者，有人在開始 369 排毒時就出現首次偏頭痛——反正早晚都會出現——而排毒很容易成為眾矢之的。他們沒有意識到偏頭痛是由

於體內積聚的多種問題相互交錯引起的效應，實際上，偏頭痛是因為肝臟代謝停滯，日積月累導致身體中毒。正如你很快會閱讀到，有時在某種層面——甚至是潛意識——你會隱約感覺到某種症狀，並且在感應到內部信號時開始排毒。排毒當然不是致因，而是你的本能，好讓身體在這個過程中得到更多的照顧。醫療靈媒排毒旨在協助療癒，並且擺脫讓你困擾的任何症狀。

如果以上都無法解釋你的症狀，且真正的問題就在於排毒，那麼這就是一種好轉反應，代表排毒正清出許多毒物並殺死病原體。由於排毒正在淨化你的肝臟和其他器官，一些毒素會接觸神經並在離開身體時出現在皮膚上，這些症狀通常都很輕微，因為任何醫療靈媒排毒法都是微量釋放毒素。如果你的體內充滿大量毒素，而且你的好轉反應讓你極度不舒服，這時你可以停止，讓自己休息一下，然後再重新開始。如果你進行的是原始版 369 排毒，那你可以先嘗試簡易版的 369 排毒，等你準備好後再進行原始版的 369 排毒。如果你進行進階版 369 排毒，那你可以先回到原始版，或者隨時進行單一飲食法排毒。

在這個過程中，你可以解讀身體正在發生的狀況，本章有更多關於好轉反應的訊息。除了常見的好轉反應解釋之外，你還會找到一些特定的狀況並非好轉反應，而是代表身體仍然需要進行一些療癒。

❖ 突發症狀和情緒起伏

在 369 排毒期間，如果你遇到任何平時就有的症狀突然發作，這時先問自己平時這種症狀發作的頻率為何。無論是痤瘡、濕疹、纖維肌痛、耳鳴、酸痛、疲勞還是任何其他症狀，它們多久發作一次？一直以來你是否有留意，記錄它們的發作時間？它們是每 10 大、每兩週、每個月發作一次嗎？如果你的濕疹在 369 排毒期間發作，很可能這是自然循環發作之一，這時要持續與頻繁地進行排毒，直到這些發作的循環不再。

如果你在 369 排毒期間或之後症狀突然發作，並且與你平時發作的時間不一致，那麼我們需要考慮以下幾個問題。你最近是否接觸到觸發源？在你開始排毒前一週，你的情緒是否起伏很大？是否承受巨大的壓力？是否在排毒前狂歡，現在苦果找上門了？

假設你確定這些都不是你平時症狀發作的週期,且想不出任何其他可能的觸發源,那麼很可能這是好轉反應。有些人在排毒過程中,過去的症狀會突然發作,這也是一種好轉反應,因為排毒將這些潛在的問題一併清除。

濕疹或牛皮癬等皮膚病就是一個常見的例子。一些較輕微的症狀在排毒時突然發作並不常見,因為 369 排毒是以微量的方式將肝臟和身體內的毒素清除。另一方面,如果有人長期忍受濕疹或牛皮癬之苦,並且可能已服用藥物幫助緩解症狀,那麼他們在排毒後很可能會出現皮膚發炎的現象。因為明顯的皮膚狀況是肝臟承受大量毒素的徵兆,當皮膚毒素尤其開始擴散時,即使以特定的方式處理,敏感的皮膚也會受到刺激。當這種情況發生時,請務必記住,你離治癒濕疹、牛皮癬或其他皮膚病的終點線又靠近了一步,正如之前運用醫療靈媒訊息的人一樣。

對於突發症狀,我們還需要考慮病原體的部分。當我們戒除它們喜歡的食物讓病毒挨餓時,它們可能會變得非常絕望。以前,它們在我們體內很舒服,有一個對它們友善的環境。病原體大量繁殖不是我們的錯;是因為我們被教導要吃某些食物,同時卻沒有教導我們為什麼會生病或是什麼導致我們這個時代的疾病。有些人體內沒有某種病原體,他們採取一般標準的「正常」飲食,感覺就像正常人一樣。有些人體內有病毒或細菌,他們也吃同樣的食物,這時他們的病情可能會越來越嚴重,因為他們正以這些食物餵養病原體,但他們完全不知道發生了什麼事。反而,他們覺得很困惑,心想「為什麼別人吃同樣的食物就沒事,我卻有事?」即使有人真的意識到他們是受到食物的影響,他們也很可能會推測是過敏的原因,並且怪罪自己,而不會認為食物本身才是麻煩製造者。無論如何,病原體早已習慣餵養它們的環境,當你將病原體的食物拿走時,可能會引起一陣騷動。我們的醫療系統目前還沒有相關的這些食物的解答,因此無法提供關鍵的訊息讓我們保護自己。

這與擾亂蜂箱一樣。那些在我們體內某些器官和部位定植的病毒和非益性細菌,開心地生長增殖,並且有生命週期。當我們透過切斷它們的燃料來改變環境,它們會掙扎拼命尋找食物,甚至還需要用到它們存留在自己細胞和我們器官內的食物沉積物。當我們將細菌或病毒餓死 —— 這就是 369 排毒的目

的──它們不可能存活很久。病原體的菌群通常會迅速死亡，這時我們可能會暫時出現以前相同病原體所經歷過的症狀。當充滿汞、雞蛋蛋白或激素等食物源的病毒，或在充滿有毒化學物質肝臟內的病毒，在失去這些食物後很快會死亡，並且釋放出這些毒素，甚至有些病毒在死亡時會爆裂。這些釋放出來的毒素會引發與病原體活著時相同的症狀，並且釋放相同的神經毒素。

所以，如果你很容易因帶狀皰疹而疼痛，這種疼痛是來自帶狀皰疹病毒家族所產生的神經毒素，當你進行 369 排毒開始清除帶狀皰疹病毒細胞時，由於你切斷它們的食物來源，這種病毒會逐漸死亡，並且釋放出它們在繁殖時相同的毒素。當你的身體充滿這些病毒毒素時，它們會接觸到神經，或以帶狀皰疹的形式出現在皮膚表面，看起來好像是病毒再次活躍，然而實際上這是它們死亡的跡象。

另一個重點是，在病毒細胞因排毒而垂死之際，它們會爭先恐後尋找燃料。為了尋找食物，它們需要耗盡儲存在體內的任何能源，這意味著它們在移動時會排出和釋放有毒的能量來源。就像如果你要從沙發上爬起來跑到街上，你會開始出汗，不久還可能需要去洗手間，因為運動促使體內循環加快。當你餓死病原體時，它需要從「沙發」上起來，離開原本舒適的環境，然後沿著「街道」──基本上是你的血流──尋找資源。在這場求生競賽中，病毒會消耗能量排出大量毒物。儘管最終它們會死亡，但它在尋找食物時排出的毒物可能讓你的身體出現小規模突發症狀，或者感覺到更疲倦、體力不支或輕微的腫脹和神經疼痛。

也就是說，這些人的病毒在體內已有一段時間，並且累積了大量的毒素。請注意，並非每個人都會經歷這種病原體死亡的症狀，每個人體內都有不同種的病菌，有些毒性不強，你無須對排毒戒慎恐懼。你很可能是那些體內毒素不強，當毒素離開身體時，你不會有太大的反應。另一方面，如果你碰巧在排毒期間或之後經歷輕微的突發症狀，這時請回到這一章，讓自己安心，任何的不適都是一種正常的好轉反應，而不是令人憂心的病因。

在排毒期間，如果你出現以前曾有的疲勞、腦霧或其他症狀，或者持續出現當前的症狀，這並不意味著你在排毒後健康沒有改善，或者過去的症狀沒有好轉。有時我們需要進行多次 369 排毒才能排出眾多的毒物、毒素、病毒和有

害細菌，這樣最終才能完全擺脫症狀。

此外，請記住，如果你遇到任何突發症狀，即使已經很久沒有發作，這都代表這些症狀潛在的問題或疾病並未真正消失；或者你可能感染了新菌種，現在的新症狀類似以前的症狀。無論是哪一種，排毒對於根除致病源非常重要，這樣才不會在日後變成更深層的疾病。排毒有助於你治癒和清除病原體。制伏這些病毒可能需要一些時間，當你進行 369 排毒時，藉助於補充劑可以有效治療許多不同的慢性症狀和疾病，通常我們需要這些額外的措施來幫助治癒和修復，尤其是在病毒感染的情況下。你可以在第六部〈瞭解原因與治療方案〉中閱讀到與健康問題相關的草藥和補充品清單。

關於在進行 369 排毒後的情緒起伏是正常的嗎？或許是，就如同突發症狀一樣。但是，如果出現比以前更嚴重的焦慮、抑鬱或狂躁發作則是不正常的，除非你在排毒前、過程中或之後碰巧遇到情緒波動的事件，或者遭逢意外的損失或困難等情緒壓力。相反，由於排毒有助於改善體內毒物、有毒重金屬和病毒神經毒素的水平，因此這些情緒波動不會太大。例如，類似焦慮的症狀甚至可能在排毒後完全消失。

在進行任何醫療靈媒的排毒過程，如果出現前所未有的症狀則是不正常。假設在進行 369 排毒或本書任何排毒法的期間或之後，你確實出現新的症狀，這代表它已經潛伏很久。當你在處理慢性健康問題時，新的症狀會在這過程中浮現，這是很常見的情況。排毒不會觸發或加速新的症狀，這只是時間的巧合，或者——很重要的觀點——在某種程度上，你可能感覺到隱約的症狀，於是你的潛意識督促你要進行排毒，給予身體更多的照顧。下一節我們將探討更多關於這方面的信息，你無須擔心排毒會以某種方式衍生其他的問題；醫療靈媒排毒的作用是在保護你免於受到未來症狀的影響，同時支持你安然度過現在的處境。

❖ 鼻涕、咳嗽、鼻竇感染、偏頭痛、鼻涕、尿道感染、喉嚨痛、舌苔和疲勞

在 369 排毒期間或之後，你可能會出現急性症狀，例如流鼻涕、咳嗽、鼻竇感染、偏頭痛、麥粒腫、尿道感染、喉嚨痛、舌苔或疲勞。這些不是因為排

毒而引起的症狀或讓你生病。相反，這種情況通常是來自直覺、本能的反應，認為身體出了問題，並且覺得現在是進行排毒的好時機。也許你在一個月前讀過 369 排毒的部分，然後有一天靈光乍現覺得應該要開始；或許不是那麼突然。無論是潛意識還是輕微的身體感受，在某種程度上，就是有某種感覺湧上讓你難以抗拒，這是一種內在的本能試圖透過淨化來保護自己，就像感覺需要在暴風雨前做好準備。

幾千年來，人類就存在著這種直覺。即使你沒有察覺，但就是這種本能，當你的身體感染了有害細菌時，它會引領你到河岸洗澡。沐浴是淨化外在——這是一種內在的衝動，當我們覺得需要以某種方式獲得額外的幫助，而排毒則是由內而外的淨化。

在現代的世界中，流感在地球上隨時隨地都在散播。病菌也是如此，當我們在餐廳用餐或使用公共廁所或共用餐具、盤子和杯子時都可能感染病毒。在親密關係中，這些細菌和病毒很容易傳來傳去。在我們感覺到任何病菌或出現任何症狀之前，我們的身體都會向我們發送信息。通常，這些信息是讓我們多喝一些水或藥草茶，或者進行排毒。

這本書可能已經放在你的書架上好幾個月，有一天你心血來潮拿起它決定嘗試 369 排毒。如果在這個過程，你開始出現類似流感的症狀、鼻竇感染、偏頭痛等，請知道這不是排毒引起的。相反，排毒是協助你治癒這些症狀。

❖ 化學物質過敏

如果你對化學物質很敏感，那麼你很可能已經面臨大量的毒素，再加上病毒毒素，例如 EB 神經毒素。我在《搶救肝臟》一書中詳細介紹了關於化學敏感性，在本書的第六部分，我提供一份補充品清單協助你治癒。在你進行排毒之前，你早已對許多東西很敏感。例如，如果你使用精油含量過高的牙膏刷牙，且你對化學物質敏感，這時你的口腔內膜可能會受到刺激。在許多情況下，對化學物質敏感的人很難處理合成化學物質，甚至是最天然的化學物質，因為身體系統負擔太重——無法再接受任何額外的暴露源。再次重申，這些問題早在你進行排毒之前就已經存在了。

有些人比其他人對化學物質更敏感，因此他們的排毒體驗會不同於其他人。而且每個人體內的毒素也不盡相同，當這些毒素從肝臟和其他器官的細胞中排出時，每個人受到的影響也不同。對某些人來說，可能是暫時多了一些症狀。369 排毒適合非常敏感的人，不管哪個版本的排毒都很溫和，不是一次就將所有毒素排出。相反，這些排毒法是讓毒素逐漸離開——而且是真正離開身體，不是再次被吸收成為後患。

因為排毒非常溫和，如果你在過程中出現化學敏感性的症狀，那麼很可能是剛好接觸到外在過敏源。在症狀出現的幾天或幾小時之前，你做了什麼事？你是否在行經停車場吸入了卡車的柴油廢氣？是否使用新品牌的牙膏？是否走進瀰漫香薰蠟燭或插入式空氣清新劑或古龍水或香水的商店？當你打開窗戶時，是否在不知不覺中吸入化學物質？鄰居是否在他們居家進行殺蟲劑處理？是否有全身充滿古龍水味的送貨員投遞包裹到你家，導致你家的門口因包裹而散發出濃濃的化學味？你是否買了經過殺菌劑處理過的新衣服？你是否最近常開著暗藏黴菌的汽車？是否使用新的化妝品或護髮產品？是否最近和身上全是濃郁洗滌劑或織物柔軟劑氣味的朋友聊天數小時？結果第二天症狀就突然發作？在怪罪 369 排毒之前，我們需要考慮許多以上這些因素。

369 排毒是否可能引發某種化學敏感性突然發作？有可能，且會出現輕微的症狀，這是一種排毒反應，是治癒和釋放的正面徵兆。對於對化學物質敏感的人來說，這是最溫和的排毒方式，因為能保護肝臟。本書 369 排毒和其他排毒法有助於緩解化學敏感性。如果你尚未準備好進行 369 完整的 9 天排毒，你可以隨時進行縮小版，請參考第十三章〈重複 369 排毒〉中〈回到起點〉的選項或第十八章〈單一飲食排毒〉中更適合你的選項。

❖ 水腫、滯水和腫脹

如果你很容易水腫，例如淋巴水腫，淋巴管充滿液體並腫脹，導致身體各個部位浮腫，無論是腳踝、小腿、腿、手、胸部、手臂、面部或腹部等，這表示肝臟中毒、發炎、遲滯、它為了保護你而吸收各種毒物而代謝停滯。當某人感染病毒時，他們也會變得更容易腫脹，通常體重會增加，其中大部分是水分滯留。

淋巴水腫和水滯留的液體不是透明的水，而是類似膿液的不透明液體，充滿在淋巴系統和器官內，這是體內病原體活動的結果。例如，60 多種 EB 病毒中有許多會產生大量病毒副產品，因而觸發身體產生液體包覆這些副產品，藉此減緩神經或纖維肌痛的症狀。在某些更嚴重的情況下，這些液體會試圖挽救你的生命。一開始這種液體是透明的，一旦包覆了毒素就會變色。這種液體滯留可能是偶發，比較明顯的可能是一個月或一週一次；或者每兩週或每天一次，早上時消腫，然後一整天到晚上越來越腫，特別是如果有人對麩質、雞蛋、乳製品、玉米甚至過多的鹽過敏。

任何醫療靈媒排毒，例如 369 排毒或其他排毒法，都有助於緩解以上的症狀。若有人正為水腫所苦，那麼這種情況可能會在排毒時時好時壞。有時，如果肝臟中毒很深，積聚大量病毒副產物，這時身體可能會產生更多液體來保護你，以便將毒物、毒素和病毒廢物排出肝臟並排出體外。對於此時經歷水腫的人可能會感到困惑，以為排毒沒有效果或情況惡化。事實上這是一種治癒的反應。

如果你想在〈搶救肝臟 369 排毒〉的週期之間緩解水腫，那麼在進行 369 之前和之後，你要遠離第七章所有的麻煩製造者食物。這將使病原體挨餓，讓毒物和毒素可以輕鬆離開身體。一旦長時間停止攝取問題食物，你的腫脹問題就會越來越少。

❖ 腹脹

在大多數情況下，醫療靈媒排毒可以緩解腹脹。如果你在進行其中某種排毒時確實出現腹脹，且以前從未出現過，這表示腸道中可能有某種非益性細菌正在死亡。此外，這也可能是肝臟在排出毒素時造成腸道的輕微發炎現象。一旦你度過了這個治癒階段，腹脹的情況很可能會在排毒後減少。

或許你在排毒前就有腹脹。在這種情況下，恢復鹽酸、增強膽汁儲備量並殺死導致腹脹的細菌需要一些時間。你要有耐心，記住你已經逐漸康復了。

❖ 胃不適或噁心

與列表中其他內容一樣，排毒時胃不適或噁心不是排毒的結果。在 369 排

毒中，食物的選擇很有彈性。也就是說，在原始版 369 排毒的一到三天和幾乎所有簡易版 369 排毒的期間，你可以選擇一些自己的食物。然而，在這期間你是否越界，選擇了會干擾消化的麻煩製造者食物？

同樣重要的是，你是否在開始進行醫療靈媒排毒前胃就感染了？或者在排毒期間因外食而食物中毒——或者是否訂購一些看起來很健康，但內含你不知道的麻煩製造者成分？我們甚至需要留意天然食品商店內熟食的調味料？這些熟食通常含有以味精為基礎的成分，例如營養酵母、調味料和天然香料。另外，外出用餐時也要注意芥花油，有些廚房使用的混合油只會標記為「橄欖油」。

在進行 369 排毒時感到噁心，如果排除了上述原因，那麼很可能噁心已是舊疾，這通常是病毒和有毒重金屬刺激迷走神經而引起的。排毒不會引起噁心，除非有些人實在無法接受排毒中的食物，不過這種情況很罕見。相反，排毒時感到噁心通常是很敏感的人，也許是被食物的氣味或香水和古龍水觸發，這時可以繼續進行排毒。事實上，隨著時間的推移，369 排毒可以緩解噁心等症狀。

如果胃出現不適的情況，但不是病菌問題或吃了問題食物，或過程中情緒劇烈波動，那麼很可能是消化道內的神經很敏感。當生鮮蔬菜在腸道中經過這些癒合中的神經時，你可能會感到有些不適。重點是，這些食物實際上有助於神經癒合，而且可以溫和地清理腸道。假設你還是感覺不舒服，在這種情況下，你可以依照排毒指南的指引，將各種食物打成泥再吃。

如果你開始進行原始版或進階版的 369 排毒感到不適（無論是胃部不適還是噁心，來自病菌感染或其他原因），你都可以隨時改為簡易版 369 排毒，或者暫時停止排毒，並且進行單一飲食排毒來緩和當前的症狀。一旦胃不適的症狀緩解並準備好，你可以再試一次任何版本的 369 排毒。

❖ 腹部不適

在排毒時，有些人的肝臟周圍會感到不適，並擔心可能衍生的問題。這種情況可能是在小腸或結腸中有一個靠近肝臟的敏感區域，平日或許這些「敏感點」已有徵兆但相安無事，但在進行排毒時由於更留意身體的變化，因此感覺到疼痛。這些敏感的區域根本的原因各不相同，很可能是因為大腸桿菌或鏈球

菌等細菌使結腸發炎而引起的痛感。此外，小腸也可能因病毒和細菌等病原體而發炎，這些病菌會產生氣體在腸道周圍移動，並對發炎處施壓因而觸發敏感區域，進而導致腸道痙攣，幾乎所有人都有這種問題。另外，病原體及其有毒副產品也會使器官和腸道周圍的神經發炎，因為這些問題需要時間治癒，所以有些人在排毒時會感到不適。

有些人在排毒時感覺到肝臟非常不適是有原因的，因為 369 排毒是在喚醒肝臟，許多人的肝臟代謝停滯幾乎沉睡已久——它們不得不關閉才能存活。一個充滿毒物、毒素和脂肪沉積物的肝臟因奮力掙扎而耗盡能量，血液無法自由流動，而且過去的飲食沒有提供它能量必需的營養，因此肝臟試圖透過休眠模式來保護和維持自己，因為它要執行關鍵的功能，好讓你可以存活與呼吸。當你進行 369 排毒時，這就好像喚醒沉睡的巨人。你對肝臟說：「嘿！現在排毒是安全的，我要給你恢復所需的養分，這樣你就可以充電了。」它就好像是一頭強壯的老獅子，在炎熱的天氣中從午睡中醒來，伸一下懶腰，打個哈欠，身體稍微搖晃一下，你的肝臟就活躍起來了。對許多人而言，意識到肝臟正在淨化，這是一種全新的感覺。當他們第一次留意到時，可能會覺得不舒服。被喚醒的肝臟也意味著它的細胞開始再生與更新，包括分泌膽汁的細胞，而光是肝細胞更新就可能引起輕微的痙攣，就像一台老舊引擎轟隆隆，再次充滿活力。

❖ 痔瘡

正如我在「排便」中提及，當你透過進行排毒改變飲食時，你的排便可能會更頻繁。如果你之前患有痔瘡，在排毒期間上廁所的次數會比以往更頻繁，而從肝臟透過泌尿道和腸道排出的毒物和毒素，會導致已經發炎的直腸周邊敏感的靜脈和黏膜症狀突然發作。

通常人們排便有一定的節奏，如果每天排便一次就可以避免痔瘡。如果突然間吃大量蔬果、綠葉蔬菜，這時腸道內會有更多的纖維和酶，可以協助肝臟排出毒素並從結腸排出，所以一天會有幾次或多次的排便。雖然這不一定會使痔瘡惡化，但如果真的發生了，那些毒物和毒素才是發炎的原因。

這種情況是暫時的，因為你正在擺脫一直存在於體內的毒素，這些毒素不

時發作，導致長期便祕和痔瘡惡化。369 排毒最終可以緩解痔瘡組織，一旦發炎的毒物和毒素從肝臟和腸道排出，陳年的痔瘡就能成為過去式。最重要的是，你可以輕鬆上洗手間但不會便祕，光是這點就足以讓你如釋重負。

❖ 頭暈

　　一些敏感的人可能會在 369 排毒的第 9 天感到頭暈或輕度頭暈。當出現這種情況時，通常是因為不習慣輕食，也因為毒素正從體內排出體外。有些人因累積大量的毒素，所以排出的毒素較多；有些人長期患有慢性疾病，他們的中樞神經系統很敏感且容易焦慮，此時身體正在清除大量毒物，如病毒神經毒素、其他病毒副產物、病原體、毒素和有毒重金屬，而這些毒物引起的發炎會刺激迷走神經和膈神經，進而導致暈眩和頭暈。

　　這就是為什麼我建議在 369 排毒的第 9 天保持低調且不要離家太遠。提前規劃，這樣才不會在這一天忙得焦頭爛額。大多數非常敏感的人在這天通常會留在家，事先規劃好安排適合自己的行程，為第 9 天做好萬全的準備，因此自然會選擇清淡的飲食。

❖ 疼痛

　　除了我們提及可能的病毒或神經系統突發症狀外，在醫療靈媒排毒時很少會出現疼痛的好轉反應。重點是你在排毒過程中所經歷的一切並非都是排毒的結果，這些疼痛很可能早已存在，也就是說，你可能之前就有這種疼痛，甚至很可能是幾個月，甚至幾年前接觸到的菌種變成了病毒感染，且進一步引起神經發炎造成疼痛。還好你開始進行醫療靈媒排毒，因為它可以協助你排除潛在的病菌。此外，疼痛也有可能來自日常因素，例如提重物、丟大型垃圾或取大型包裹，或者調整家中的家具或很久沒運動而一時興起開始鍛鍊身體。

❖ 頭痛

　　如果你常常頭痛和偏頭痛，當你在排毒時接觸到平日的觸發源時，這些症狀難免會出現。與疼痛一樣，除非你平時就有頭痛，不然排毒時不會出現這些

症狀，劇烈的頭痛並不是排毒的症狀。

❖ 皮膚乾燥

排毒時皮膚乾燥這是正常的嗎？對於這個答案，我們分幾個部分來探討。

首先，當肝臟代謝停滯，充滿神經毒素和其他病毒副產物時，這時可能會有皮膚乾燥的症狀。有時剛好就在排毒的過程中，反正一定都會發生，因為那些病毒毒素會溢出而導致皮膚乾燥。（當毒素離開肝臟時，有時離開血液的速度不夠快，因此有些毒素會進入真皮層，試圖透過皮膚離開身體。）也就是說，有些人在不知原因的情況下皮膚變得非常乾燥。

還有一些人在開始排毒時皮膚就變得很乾，或者他們的皮膚本來就很乾，因為他們的肝臟充滿毒素。請記住，氯化水、室內暖氣以及寒冷、炎熱、潮濕和乾燥空氣等氣溫都會刺激皮膚，導致皮膚變乾。在天氣變化之際進行排毒，再加上更乾燥的空氣，這一切都會助長皮膚乾燥等症狀，恰巧就在開始排毒時同步發生，於是人們怪罪排毒，因為我們傾向於將問題歸咎於任何新的事物。

有時，排毒時出現皮膚乾燥並不完全是巧合，雖然排毒不是致因，但它加速了病毒毒素通過皮膚的過程，因此症狀比其他狀況更早出現。因為毒素浮現表面也是排毒過程的一部分，最終對你有益。目標是在你完成這個過程後，你的皮膚會比之前沒有進行 369 排毒或本書其他醫療靈媒排毒時更水嫩。

有時，有些人在排毒時體重會減輕一些，整體感覺更好，然後持續至兩、三個月後，皮膚變得很乾燥。由於才剛排毒不久，他們可能會認為是排毒引起的症狀。當出現這種情況時，實際上，乾燥的皮膚狀況遲早都會出現，排毒反而是避免情況惡化。

在濕疹、牛皮癬、異位性皮膚炎、酒精性皮膚炎、白斑症和類似皮膚病的情況下，排毒不會導致症狀惡化。這些情況主要是由於體內病毒所產生的皮膚毒素引起的，這些病毒主要以有毒重金屬為食。正如我們在〈突發症狀和情緒起伏〉中探討過，369 排毒可以清除肝臟中的皮膚毒素，並在療癒的過程中浮現在皮膚表面。這種排毒可以大幅緩解皮膚的症狀，讓皮膚更保濕，正如你在社交媒體上看到所有分享的治癒故事。

第二十一章

排毒應變方案

當你進行 369 排毒時，盡量固定主要的食物。這在原始和高級版 369 排毒尤其重要，因為每餐的安排是經過規劃。試著遵循排毒提供的內容，而不是隨意改變，只因為你想喝比建議量更多的果汁，或在晚餐後吃香蕉或睡前吃清蒸蔬菜當點心。

不過，我不想你因為找不到或不喜歡排毒的食物而苦惱。如果你無法確實遵循每一種特定食物，這時你可以稍微調整或使用替代方法，我們將在本章後半段探討。

如果你有興趣增強原始或簡易版 369 排毒效果，那就是重金屬排毒變化版。（進階版 369 排毒已包含重金屬排毒，因此無需額外再增加）。接下來我們先探討變化的版本。

重金屬排毒變化版

如果你特別關注有毒重金屬排毒，首先你要知道，369 排毒不僅可以解決麻煩製造者問題，同時還能排除一些重金屬，這不是所有排毒可以達到的效果。最重要的是，任何版本的 369 排毒都能將其他毒物和毒素從肝臟排出，當體內排出其他麻煩製造者後，肝臟和身體其他部位更能將過去無法排除的深層重金屬排出。因此，你可以選擇按照指引完成原始或簡易版 369 排毒後再轉為進行重金屬排毒第三部分，以達到前所未有的療效。

另一種選項是直接選擇進階版 369 排毒，因為其中已包含重金屬排毒的功能。

此外，你還可以選擇以下的變化版，在原始或簡易版 369 排毒中納入針對重金屬的排毒法。

❖ 變化版如何運作

早上，喝重金屬排毒果昔。就這麼簡單。你可以選擇在第 1 到 8 天加入果昔，或者從「中六」開始，也就是在第 4 天到第 8 天飲用。無論哪種情況，第 9 天停止重金屬排毒果昔，並堅持執行排毒指南（稍後會詳細介紹）。

如果你是進行原始版 369 排毒，這並不意味著你應該喝重金屬排毒果昔而不是保肝果昔。相反，除了保肝果昔外，你還要喝重金屬排毒果昔。你可以選擇在早上喝完保肝果昔後不久再喝重金屬排毒果昔。如果早上你無法喝下那麼多果昔，你可以斟酌依照食譜分量減量。這兩種果昔飲用的時間無需隔開，如果你願意，你可以在保肝果昔後直接喝重金屬排毒果昔。

請參閱第十七章〈重金屬排毒〉，瞭解如何處理無法備妥的成分。另外還有一個選項是單獨食用果昔的成分，而不是將全部攪拌打成泥。

❖ 如何掌握排毒第 9 天

不要擔心你會在 369 排毒的第 9 天跳過重金屬排毒冰沙。那天重點个是排除重金屬，而是排除所有準備離開肝臟和其他器官的東西，將所有這些毒物、毒素、分解的脂肪和陳午的腎上腺素從肝臟細胞和身體血液中排出，並引導它們排出腎臟和腸道。這自然也包括在排毒過程中已經鬆動的有毒重金屬，而這已由於之前的重金屬排毒果昔已經開始離開你的身體。且由於前幾大喝的那些果昔，你的系統中仍然還有螺旋藻、香菜、大麥苗汁粉、大西洋海藻和野生藍莓這五種關鍵成分，這些剩下的物質足以在第 9 天去除任何脫落的有毒重金屬。所以請記住，為了依照原訂計劃排除血液中的毒素，請在第 9 天暫停使用重金屬排毒果昔，並從你選擇的任何版本中的 369 排毒中著重在以液體為中心的第 9 天方案。

如果你是基於第十九章〈排毒注意事項〉中提及的任何原因需要重複 369 排毒的第 8 天，在這種情況下，你可以在早上繼續喝重金屬排毒果昔。如果你

是繼續第 9 天的排毒指引，這時就暫停飲用果昔。

食物和食譜的應變方案

在 369 排毒過程中，我們未必可以取得特定的食物，或者擔心咀嚼、消化或對某些食物過敏的問題，以下是一些應變的指南提供給你參考。

❖ 水果

如果你對水果類食物很敏感，請繼續閱讀有關蘋果的具體看法，這有助於化解你對水果的顧慮。此外，你還可以在以下〈保肝果昔〉的頁面中找到特定果昔的替代食物。

如果你仍然有顧慮，你可以回顧第十三章〈重複 369 排毒〉的指引，重複第一至第三天的過程，透過排毒的療效，啟動身體自癒的能力，讓你可以攝取更多的水果。有關水果更多的信息，請參閱《搶救肝臟》書中的〈化學物質與食物過敏〉和〈水果恐懼症〉的章節。

❖ 蘋果

假設你是基於某種原因不可以吃蘋果，那麼你還有其他選擇。如果是因為咀嚼蘋果有困難，例如，三叉神經痛、顳下頜關節功能障礙（TMJ）或牙齒問題，這時你可以將蘋果放入食物攪拌機中打碎或打成蘋果泥。或者有些人對生蘋果過敏，熟蘋果則沒有問題。在這種情況下，可以為自己做一些簡單的熟蘋果醬，或者買罐裝蘋果泥，不過要確保不含檸檬酸、添加糖或天然香料等優質有機的蘋果醬。

在某些情況下，有些人不喜歡蘋果醬，他們喜歡啃蘋果，但由於身體原因無法咀嚼；因為情緒上的厭惡，即使他們要吃蘋果泥也難以下嚥。在這種特定情況下，你可以用新鮮蘋果汁代替。不過這不像芹菜和芹菜汁（芹菜汁集結所有的營養，使其發揮最大療效），蘋果的果肉和果膠也具有強大的療效。另外，

如果你只喝蘋果汁，你一定會感到飢餓，這樣你就無法維持排毒中很重要的飽腹感。這時如果有人在你進行 369 排毒期間帶貝果進入辦公室，最終你很可能會忍不住吃一個貝果，因為空腹讓你無法克制食慾，因此，從排毒的第一天開始，如果你是吃整顆蘋果，包括所有的果肉、果膠和果汁，這樣很可能你就不會被貝果所惑。只有在真的難以接受整顆蘋果、蘋果醬或熟成的西洋梨（稍後會提及），這時才能以新鮮的蘋果汁來取代排毒中的蘋果點心。

在 369 排毒中，你可以隨意吃蘋果。如果下午兩顆蘋果吃不飽，那你可以吃三顆甚至四顆。有些人擔心自己吃得太多，是否要限制蘋果的數量，答案是，如果你吃完覺得不舒服太撐，這就表示你吃太多蘋果。蘋果為自限性食物，也就是很難吃太撐。即使是最甜、最多汁的品種，你的身體會發出非常明顯的信號告訴你：「我現在只能吃這麼多蘋果了」，讓身體來引導你。

有些蘋果很酸不適合吃太多。例如，粉紅佳人品種有時會很酸、很乾或很硬。同樣，澳洲青蘋通常汁不多或不夠甜，不適合排毒，很快你就會不想吃。富士品種非常適合，不過或許還有其他類型的蘋果也適合，包括你的所在地所生產的蘋果。你可以嘗試各種不同類型的蘋果，直到找到至少一種你真正喜歡的蘋果。多逛超市或農夫市集，從成堆的五顏六色的品種中挑選一些，看看是否有吸引你的品種。盡量不要只吃一種蘋果，要多多嘗試。盡可能找到自己認為最美味的蘋果，每個人的口味都不一樣。讓吃蘋果成為一件樂事而不是苦差事。

如果你最喜歡的蘋果剛好就是紅蘋果，那你很幸運，因為紅蘋果含有一些最有益的抗氧化劑和抗病毒、抗菌植物化學物質。在大多數情況下，紅皮蘋果也比較甜，所以你真的很幸運。此外，當肝臟在長年的高脂飲食中耗盡葡萄糖儲備量後，紅蘋果中的額外葡萄糖甚至有助於肝臟。

記住，有些人害怕蘋果是因為他們被告知對蘋果過敏，然而事實上過敏測試往往不準確，非常容易出錯。有時善意的從業人員給病人一份他們完整的過敏物品清單，蘋果就是其中之一，但很可能他們從來都沒有對蘋果產生任何不良的反應。如果你也是這樣，本來吃蘋果都沒事，但卻被告知要避免它們，這時請你不要拒絕蘋果可能為你帶來的療癒機會。

如果你真的對蘋果過敏，那麼請在排毒期間選擇成熟的西洋梨。這需要一

些計劃，你可能需要在「前三」階段的前幾天開始購物，以便在需要時有足夠軟嫩的西洋梨，然後還要在排毒中補足充裕的庫存，以確保它們按計劃慢慢熟成。成熟的西洋梨比未成熟的西洋梨更容易消化。

同時，你要知道：事實上，對蘋果過敏很可能是吃到未洗淨蘋果表面上的蠟和殺蟲劑。當這種情況發生時，舌頭會立即吸收化學物質，而與口腔相連的敏感三叉神經和迷走神經會引發可能包括發癢、刺痛、麻木或灼燒感的反應。對化學過敏的人如果遇到這種情況，這時就要過一陣子再吃蘋果。等到神經平復後，再嘗試有機蘋果，如果需要可以去皮，以避免任何的過敏反應。

如果你無法取得蘋果或西洋梨，你可以用柳橙代替；如果你無法取得柳橙，你可以找木瓜；如果你買不到木瓜，你可以用香蕉；如果你買不到香蕉，你可以用芒果代替蘋果或西洋梨。

❖ 蘆筍和孢子甘藍

我們在原始版 369 排毒章節中提及，如果需要，你可以用櫛瓜或夏南瓜來取代蘆筍或孢子甘藍。

以下是關於蘆筍和孢子甘藍的一些注意事項：

如果妳有咀嚼困難，你可以搗碎，或用食品加工機將蒸熟或生的蘆筍或孢子甘藍（或櫛瓜或夏南瓜）打成泥。你甚至可以將它們與保肝養生湯的成分（或湯品中綠色蔬菜部分）打成泥後飲用。

或者，你可以將蘆筍或孢子甘藍（或櫛瓜或夏南瓜）放入水中或保肝湯中煮熟，然後再攪拌成製成熱濃湯。這是一款最基本的選項，你可以參考《369排毒食譜》蘆筍湯或孢子甘藍蔬菜湯中的食譜。

如果你對以上替代法仍然非常敏感，那你可以將蘆筍或孢子甘藍榨成汁，在這種情況下，請遵循《369 排毒食譜》中的〈保肝果汁〉。

❖ 甜瓜果泥、西瓜果泥、木瓜果泥、熟成西洋梨果泥和鮮榨柳橙汁

這些食物種類繁多，足夠讓你在第 9 天果泥選項中使用。你可以自行決定選擇其一整天啜飲，或者如果你想在早上吃甜瓜果泥，晚上再吃木瓜果泥。如

果你要吃兩種以上，留意不要混吃（例如，不要將柳橙汁與西洋梨混合），原則是每次只吃一種。

如果你想在水果中加入一點綠色，你可以加入大麥苗汁粉或螺旋藻，除此之外，不要嘗試其他粉末。就木瓜而言，雖然有時將少許木瓜籽與果肉混合對身體有益，但在 369 排毒期間請將籽去除。

❖ 椰棗

如果你不喜歡椰棗或無法取得椰棗，或者你想混合桑葚（乾燥或新鮮）、葡萄乾、葡萄和無花果（乾燥或新鮮），你可以按照這個順序食用，這些都可以取代椰棗對肝臟有益。1 小把的分量可以取代椰棗的分量；你也可以將它們切碎或與蘋果混合當成點心食用。

❖ 芹菜和小黃瓜點心

在某些日子中以蘋果和芹菜棒為點心時，如果你的芹菜不夠，這時你可以用多的小黃瓜代替。同樣，你可以在需要時使用多的芹菜棒代替小黃瓜。請記住，如果咀嚼芹菜（或黃瓜）對你來說有困難，這時你可以用食品加工機將其切碎或與蘋果打成泥後再食用。

❖ 芹菜汁

如果你無法取得西洋芹製作芹菜汁，也無法從當地果汁吧買到新鮮純正的芹菜汁，請不要絕望。在這種情況下，小黃瓜汁是理想的替代品。雖然它無法提供芹菜汁特定的治療功效，但它確實具有獨特的療效，例如補充水分。作法就如同芹菜汁一樣，鮮榨純正小黃瓜汁，並在空腹時飲用，且要與其他食物和飲料間隔一段時間。

如果你不能喝芹菜汁也不能喝小黃瓜汁，那你可以選擇生薑水、蘆薈水和檸檬或萊姆水。

❖ 小黃瓜蘋果汁

正如你在第二部 369 排毒中閱讀到的，原始版和簡易版中要求的第九天小黃瓜蘋果汁的比例原則為 50 ／ 50。如果你偏好蘋果勝於小黃瓜，你可以將比例調整為 75 ／ 25，反之亦然。如果生蘋果不適合你，你也可以改成小黃瓜西洋梨汁。

如果你只喝純黃瓜汁也不用害怕，雖然會缺乏卡路里，但你可以從第九天剩餘時間喝的混合水果中獲得葡萄糖和卡路里。

如果出於某種原因你真的無法取得小黃瓜，這時你可以用茴香球莖來取代。

❖ 洛神花、檸檬香蜂草或白樺茸茶

如果你有特定原因不能喝洛神花、檸檬香蜂草或白樺茸茶，例如，醫生囑咐你避免藥草，或者這些藥草讓你感到不適，那麼你可以在排毒過程中省略睡前的茶飲。

另一方面，如果你只是不喜歡洛神花、檸檬香蜂草或白樺茸的味道，或者你不想喝，而想跳過排毒過程中茶飲的部分，這時請你繼續喝茶的部分。找一種你認為最好喝的茶，讓自己在臨睡前喝一大杯。（如果需要，你可以加一茶匙生蜂蜜。）你可能會發現經過一、二天的調整後，你會漸漸喜歡上喝茶。

❖ 檸檬和萊姆

如果你對檸檬和萊姆有任何顧忌，請閱讀第十九章〈排毒注意事項〉中的〈檸檬水〉，它會化解你對檸檬水或萊姆水的顧慮，尤其是關於牙齒健康的部分。

如果基於某種原因檸檬或萊姆不適合你或無法取得，這時你可以在早晚喝薑水或選擇白開水。

如果你喜歡，你可以在早晨的檸檬水或萊姆水中加入一茶匙生蜂蜜。

作為〈保肝養生沙拉〉中檸檬或萊姆（或柳橙）汁的替代品，你可以選擇將該食譜中自選配料上的水果切碎，以取代醬汁增添風味。

❖ 沙拉

有些人無法咀嚼生菜。在這種情況下，你可以用食品加工機攪拌沙拉，直到完全切碎或混合成泥狀。這就是保肝養生湯的配方：這是一種簡單的混合沙拉，適合在原始或簡易版 369 排毒期間（或日常生活中）需要它的人。

如果你是進行進階 369 排毒，這時你可以應用羽衣甘藍沙拉、花椰菜配綠葉蔬菜總匯、蕃茄、小黃瓜和香草沙拉或綠葉海苔卷食材，將它們混合製成生菜湯品，或者選擇菠菜冷湯作為正餐。

對於那些認為自己無法消化生菜或「粗糧」的人，這些都是很有用的方法。如果你正在進行原始版 369 排毒且非常敏感，你甚至可以將保肝養生沙拉製作湯品，同時還可以選擇在湯品中加入蒸蘆筍和／或孢子甘藍。作為原始 369 排毒的最後備案，你可以應用保肝果汁的配方將沙拉的材料榨成汁以獲取營養。當你的消化功能受損時，你或許可以先從第十八章中的〈單一飲食排毒〉開始。

請注意，在消化生菜時感到輕微不適，並不代表你要避免食用生菜。正如我在《搶救肝臟》書中〈食物過敏〉單元提及的內容，當不同食物摩擦腸道內壁時會觸動敏感的神經並引起不適，這時我們很容易心生恐懼。有些人可能會說：「我不能吃萵苣，我很敏感，但是雞蛋、起司或麵包則沒事。」諷刺的是，實際上萵苣有助於按摩腸道內壁、鬆動碎屑和其他廢物囊袋，從而在不提供病毒燃料的情況下消除它們，而雞蛋、起司和麩質則可以餵養 EB 病毒等病原體，產生更多神經毒素，最終對化學和食物更敏感。人們對雞蛋、起司和麵包沒有太大反應，是因為它們沿著腸道中間向下移動，變成柔順液化的膠質體。此外，萵苣會餓死 EB 病毒，且其另一個神奇作用為刷淨腸道內壁，但那裡的神經感受器會受到刺激，很容易讓人誤以為是對萵苣過敏。另外，萵苣還可以舒緩神經；其核心的乳狀物質具有整體鎮靜、舒緩的作用。

❖ 保肝果昔

以下應變方案將以保肝果昔為主。有關重金屬排毒果昔的問題，請參閱第十七章〈重金屬排毒〉。

如果你不喜歡香蕉，你可以用馬拉多木瓜代替或完全省略，只需將火龍果與你選擇的果昔其他成分混合即可。

如果你無法取得火龍果或不喜歡火龍果，你可以用野生藍莓來取代，或者在緊要關頭時使用黑莓、普通藍莓或冷凍櫻桃。為了讓肝臟得到所需的療效，你要確保自己吸收到這些水果的花青素。

如果你體驗到火龍果溫和的排便作用（治療便祕絕佳的食物），但你不想如此頻繁排便，你可以減少果昔中火龍果的分量，並增加香蕉或木瓜的部分。

如果你不喜歡果泥，你也可以將果昔配方的水果切碎享用。

如果你喜歡在果昔中添加粉末和補充劑，你可以加入本書第六部提及的補充品，特別是大麥苗汁粉和螺旋藻。不過，只能添加建議的補充品。不要添加蛋白粉（包括乳清蛋白粉）、亞麻仁油、膠原蛋白、椰子油、辣木粉、堅果、種子、堅果醬、可可粒或可可粉、杏仁奶、椰奶、大麻籽奶、燕麥奶、山羊奶、酸奶或任何其他常見的果昔配料。

儘管在果昔中加入其他水果很誘人，但除非你別無選擇，不然最好謹守食譜和這些替代品。果昔成分越簡單則有助於主要營養素充分發揮效力。

❖ 菠菜冷湯

在《369 排毒食譜》中，菠菜冷湯食譜的基本成分是菠菜和蕃茄。如果菠菜不適合你，你可以用奶油萵苣代替；如果蕃茄不適合你，你有幾個替代方案。第一，你可以改用芒果，如果你找不到鮮甜芒果，你可以購買冷凍芒果解凍。或者，你可以用香蕉代替蕃茄，只要確定不要將香蕉和蕃茄混合，因為這兩種食物加在一起不容易消化。

在簡易 369 排毒的第 9 天，喝菠菜冷湯時不要加小黃瓜細絲。其他日子則是在菠菜冷湯上加入小黃瓜細絲——非常薄的小黃瓜片，使用螺旋器或切絲削皮器製成。這是為了增添吃飯時的一些樂趣和口感（關於為什麼我不建議櫛瓜麵條的說明，請參閱第十九章〈排毒注意事項〉中的〈生吃與熟食〉）那可以把小黃瓜放入湯中一起攪拌成泥，而不當麵條吃嗎？當然可以。

❖ **冬南瓜、地瓜**（包括日本地瓜）**、山藥和馬鈴薯**

　　如果因為某種原因，在原始 369 排毒第 7 天晚餐的選項都不適合你，你可以用清蒸孢子甘藍代替，將它們蒸至軟嫩叉子可刺穿即可。

　　「你依然沒有放棄，放眼未來的人生，你可以選擇成為強大治癒運動的一分子。」

　　　　　　　　　　　　　　　　　　——醫療靈媒 安東尼・威廉

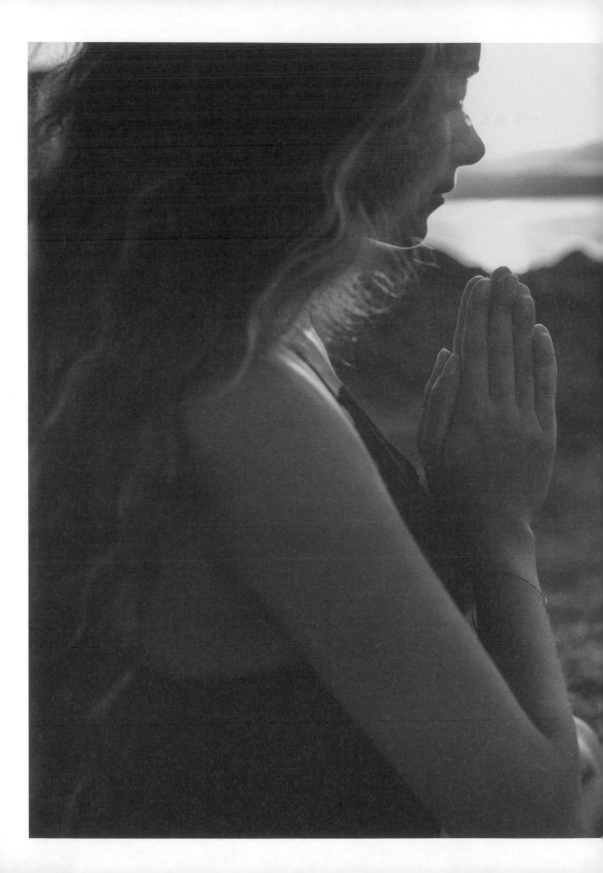

第五部

靈性療癒
的支持

~ 第二十二章 ~

給潛沉奮鬥的勇士
和批判者的良言

霸凌：這不是你應得的。無論你經歷過什麼、無論生命中你遇到哪些仇恨者、無論誰試圖阻止你向上：你不應該如此被對待。或許你有苦衷，因為說出來不安全；或許你沒機會表達或你很想大聲疾呼但卻步；或許多年後你才有機會表達你的不滿；或許你挺身而出救人某些人也救了自己。總之，你經歷這一切，你依然沒有放棄，放眼未來的人生，你可以選擇成為強大治癒運動的一分子。

我們都知道，霸凌不會隨著我們成長而停止，健康界尤其是一個明顯的例子。當有人分享關於治療的先進信息，很可能就會上演這種情節；當有人開始應用這些信息進行治療，很可能就會發生這種情況；甚至當有人應用這些信息治癒時，這種情節更是屢見不鮮。你或許會想，誰會欺負這些身心飽受病痛之苦，最終好不容易治癒的人呢？很抱歉，事實上是很多人。長久以來，當涉及痛苦和健康議題時，許多人會質疑自己或難以啟齒，尤其是女性。不過，隨著社交媒體興起，有越來越多的人勇敢分享自己的故事。與此同時，幸運的是那些與慢性健康問題奮鬥多年的人，可以更容易找到資源與相互支持。

批判性思維：在這個混亂的世界，我們需要批判性思維。仇恨者：我們不需要。批判者想知道更多，透過發表評論學習，旨在跳脫自己的見解，從而創造新的思維模式。仇恨者的言論目的不在於改變，因而造成不該存在的霸凌。然而，我們還是要找出一種實際的應對方法，即使仇恨當前仍然無懼分享信息，對惡意以慈悲心相待。最重要的是，我們必須拯救自己。

人生並非總是一帆風順，有些人因為生命中的創傷，在情感甚至身體上承受莫大的痛苦，有一部分的人因此成為仇恨者，出於痛苦，他們變得憤世嫉俗。

是沒錯啦！我們對他們要有一點同情心。相對的，世上還有很多人在情感或身體上也曾經受到傷害而痛苦，但他們沒有懷恨之心，不會欺負或試圖摧毀他人。我們不能寬恕和縱容任何仇恨者，這樣無疑是不尊重那些不會傷害任何人的人，即使在他們在最痛苦之際。如果我們無法區別在黑暗和痛苦中想要拉人下水的仇恨者與只想減輕他人痛苦的人之間的差異，這樣只會讓仇恨者趁心如意逃過一劫。

沒錯，我們是要有同理心，但也不能因此傷害自己。如果我們相信每個人都是好人，最終我們只會怪罪自己。如果我們沒有意識到，在康復的過程中可能會出現傷害我們的仇恨者，那麼當我們努力試圖治癒時，我們的自我價值核心很容易受到打擊而自我懷疑，這就是黑暗力量的影響力。好人往往會鞭打自己與自我懲罰，即使他們沒做錯任何事情。如果我們沒有意識到生活周遭這些拒絕光的仇恨者，我們可能會在療癒的過程中受到更多的傷害。你可以保護自己，知道自己是一個良善的人，這不是你的錯，你沒有做錯任何事以至於必須承受這些痛苦。

我們被教導「人性本善」，我的職責是告訴你真相好讓你保護自己。如果我們天真地相信所有人都會為我們著想，那麼仇恨者就可趁機對我們的身心造成傷害。這並不意味著所有的仇恨者都無可救藥，奇蹟可以改變　個人，總有扭轉的機會，讓光明和善良進入他們的內心喚醒他們。不過在這之前，還要遭受多少傷害呢？還要多少人在情感上受傷才能讓他們覺醒？這些無私的人還要犧牲自己的幸福而受苦多少年呢？

這些訊息是給那些努力掙扎和試圖治癒的人，不是給那些不喜歡或不相信本書信息的仇恨者，這些訊息已幫助無數人康復，在此我們歡迎批判者，如果你是其中之一，我知道你是個好人，這是關於探討另一個層面的議題，睜開你的雙眼，這樣你才能看穿真正發生的一切。我的任務是照顧那些在鬼門關徘徊，屢敗屢戰的鬥士，有些人不斷被霸凌和傷害，心中的創傷難以撫平。如果你有相同的情況，讓這些良言支持你，讓你不會被那些仇恨者拉入他們痛苦的深淵而受傷。將這些良言作為你的反霸凌工具，當過去求學時被霸凌的感覺湧上時，它們就是你的避難所。

生病與看似健康

從未因健康問題而行動受限的人，可能經常會評斷那些健康有問題的人。經歷一點腹脹、輕度痤瘡、偶爾能量不濟或體重稍微增加，與真正生病、多年疾病纏身四處求醫的人截然不同。對於那些長期以來，試圖從重度疲勞、身體疼痛和腦霧中恢復，並嘗遍各種傳統和替代療癒的患者而言，他們非常清楚受困於這些無形掙扎的痛苦，對他們來說，偶發的腹脹或症狀發作算是幸運啊！對於看醫生只是例行檢查，跟隨健康潮流變來變去看似健康的人，很難真正體會慢性疾病之苦。

正是這種認知差異讓看似健康的人對關於健康和療癒的解答充滿評斷，例如，排毒的必要性。有毒重金屬會對我們的身體造成傷害？病毒等病原體會造成這麼多疾病和症狀？芹菜汁是一種強效的藥物？如果過去沒有這些病痛讓你變得謙卑，你很容易一笑置之或忽略這些救命的洞見。

這就是生病與看似健康的人之間的鴻溝。讓我們面對現實：當今，大多數人都面臨某種健康問題，即使看似無礙生活沒有受到太大的影響，至少目前是如此。此時，看似健康的人或許仍然擁有健康的優勢，生活不會戛然而止，但這並不意味永遠都會如此，尤其如果他們笑看那些有朝一日可以挽救他們生命的答案。

❖ 慈悲高靈守護著每個人

當某人身體不適且沒有很快復元時，生病的過程往往讓人快速衰老，或者對於將心思放在關懷子女的母親並不這麼覺得。有些看似健康的人能夠感同身受，他們知道雖然無法體會每天受苦的感覺，但這並不表示那些生病的人是無病呻吟。另一方面，有些看似健康的人將看似健康的好運誤認為是比較優越，否認自己也有脆弱的一面，認為自己知道更多，更懂得如何生活，完全無視他人受苦和治療的心酸，這些人驕傲自滿，自認為比生病的人更瞭解生命。在過去幾十年裡，隨著慢性疾病發病率高居不下，對慢性病患者缺乏同理心的情況也隨之增加。

有些看似健康的人以當下看似健康的生活方式謀生，並且隨著社交媒體點閱量和名氣攀升，藉此炫耀以此「證明」某種生活方式就是解方。甚至公然謊稱某人有症狀在社交媒體上引起注意，這樣他們才能示範這種生活方式拯救了他們，與此同時，利用該平台宣傳他們的公司或銷售產品。這些看似健康的人，除非假裝有症狀，否則很難在社交媒體上引起騷動成為話題，但這對真正患有疾病的人來說是一種侮辱。為了增加瀏覽率不惜作假操弄，利用慢性病患者長期與疾病對抗的弱點，讓他們信以為真。當你正為疾病所苦，這時聽到某人也有類似的經歷，你可能會有種被認同的感覺。在購買這些產品前要小心，確保不是這些看似健康人設下的誘餌，目的在吸引真正生病的人。

當生病的人不斷尋找慢性疾病的解答時，發現到醫學研究和科學至今並未有所有的答案。傳統、功能、綜合、整體、替代醫學：全都不得其解。雖然這對於那些看似健康的人，從未經歷過一些連替代醫學都束手無策的疾病，以及從事醫學的專業人員和許多先進醫學領域的人來說有點不敬，不過事實上，健康從業者並未真正接受過治療慢性病實質的訓練。

當生病的人找到像芹菜汁這樣的解方並且每天飲用時，他們知道自己找到了真相。他們感受到沒喝芹菜汁時能量下降，他們尊重其他各種療法，不過，他們知道這個工具可以改善健康，無論當下狀況如何。他們意識到慈悲高靈守護著每個人，只要我們不讓健康產業、反對者、剝奪權力者阻礙我們前方的療癒之路。

❖ 找到金礦

健康療法的理論琳瑯滿目，病人和看似健康的人對此的態度完全不同。那些看似健康的人往往抱著嘗鮮的心態嘗試最新趨勢的療法，然而對於生病的人來說，這關乎存亡。患有慢性疾病的人都知道，無論是補充鹿茸、康普茶、膠原蛋白、益生菌、初乳、蘋果醋還是印度苦楝都無濟於事。這些整體療法就像之前和未來的許多方法一樣，無法讓慢性疾病患者解脫病痛之苦。另一方面，芹菜汁──我寫了一本書專門介紹這種「藥方」，且這本書所有的排毒法都少不了它──這已經過數百萬人飲用，並且見證和分享它在健康方面的療效。

生病和看似健康的人最大的區別在於：生病的人會全心投入治療方案，看似健康的人則是「漫不經心」，可能不看任何指引就嘗試一週的芹菜汁，因為他們沒有閱讀醫療靈媒的書籍做全盤的瞭解。他們錯誤地將檸檬、膠原蛋白或蘋果醋加到芹菜汁中，或購買經過 HPP（高壓殺菌）的現成芹菜汁、喝芹菜汁的同時吃其他食物，或者為了拍攝社交媒體視頻只喝芹菜汁 5 到 7 天，同時又補充新的補充品或挑選幾天戒除麩質。由於三心二意與一知半解，他們可能錯過真正的益處並放棄，感覺就像他們跟上了健康潮流但效果不彰。最重要的是，看似健康的人生活不受症狀影響，所以不會體驗到空腹啜飲鮮榨純芹菜汁的立即療效，也無法如同那些生病的人體驗到明顯的轉變。生病的人會謹守正確的指引，不僅研究醫療靈媒的訊息，更讓自己成為這方面的專家，全心投入正確的作法，也正因為如此，他們看到自己的生命正在改變。

如果聽他們分享，我們很容易以為看似健康和生病的人是做同樣的事情，並且相信看似健康的人也是全力以赴。然而，如果仔細觀察，你會看到兩種完全不同的情況：一種是幾乎只碰到皮毛，另一種是堅持且挖到金礦。只要我們專注和投入，這些健康信息可以治癒一些最棘手的健康問題。

慢性病和莫名疾病已成為流行病

保護自己免受霸凌的一個重要工具是來自高靈的真理知識。有了這些知識，在面對霸凌者的威脅與信心動搖之際，你不會懷疑自己。讓我們更深入瞭解為何醫療靈媒訊息有別於主流的替代醫學和傳統醫學：因為慢性病處於歷史的新高點。光是在美國，就有超過 2.5 億人生病或出現不明症狀，且人數還在增長中。這些人在傳統或替代醫學研究或科學無法解釋病因的情況下，生命日漸萎縮，或者在誤解病因的情況下感覺更糟，例如自體免疫理論（身體的免疫系統正在摧毀腺體和器官，你只能任由發展無能為力）或基因理論（基因缺陷和突變，你的本質一開始就有問題）或激素理論（所有的症狀都歸咎於荷爾蒙）。如果這些剛好是你的情況，可以肯定的是，醫學科學對這些不明症狀和慢性病流行

的原因仍然不解。

　　為什麼我們要聽信這些醫學體系錯誤的答案，這些答案只是根據從未被證實的理論推測而來？慢性病領域的醫學研究和科學形成一個霸凌體系，藉由告知我們關於身體不真的訊息欺瞞我們，對我們的身心靈造成傷害。我不是指控那些立志學醫和研究慢性病的好人，他們也是該體系下的受害者。今日，你可以用這個反霸凌工具，對抗這個體系和堅信醫學和科學研究那套貶低身體理論看似健康的人。現在你可以保護自己免於受到那些主張是身體缺陷或身體攻擊自己謊言的影響。

❖ 受制於資金

　　再次重申，我崇尚完善的醫學科學，這個領域充滿具有天賦和才華橫溢的醫生、外科醫生、護士、執業護士、醫師助理、技術人員、研究人員、化學家，以及更多在傳統醫學和替代醫學方面貢獻良多的人，我何其有幸能與他們共事，感謝上帝賜予我們這些慈悲的醫治者。要學習如何透過嚴謹有系統的研究來瞭解我們的世界，可想而知這需要多大的堅定意志。

　　大多數醫生與生俱來的智慧和直覺告訴他們，醫療體系並未提供他們所需的知識，可以在慢性病方面提供患者最佳的診斷和治療計劃。你聽過多少次：「『□□□□□』沒有已知的治療方法」，這個『□□□□□』可以是濕疹、牛皮癬、狼瘡、多發性硬化症、肌萎縮性脊髓側索硬化症（漸凍人／ALS）、阿茲海默症、橋本氏甲狀腺炎、多囊性卵巢症候群、子宮內膜異位症、纖維肌痛、各種自體免疫性疾病，現在甚至是萊姆病，這個清單多到不勝枚舉。即使是頂尖醫學院名列前茅畢業的醫生，他們坦誠地說，在完成學業後其實尚未準備好治療慢性病患，一切必須自己摸索。另一方面，有些醫生認為在學校學到所有的答案，且出於某種原因認為他們的訓練足以取代慢性病的奧祕，其他一切都是無稽之談和鬧劇，很不幸的是，他們活在否認數以百萬人正遭受病痛之苦但找不出真正解答的世界。

　　然而，醫療界無法解開慢性疾病之迷不是醫生或研究人員的錯。每天科學界卓越的研究人員都會偶爾有驚人的發現，但這一切需要投資者和高層決策者

同意才能繼續研發。因此，數以千計可以改變人們生命的研究發現無法問世，連帶個人研究的科學領域也受到阻礙。

❖ 理想與現實

有時我們將醫學視為純數學，完全以邏輯和理性為主。儘管有時相互影響，但數學和醫學大不相同。數學是精確的，但科學不是。真正的科學是從事實的結果進行歸納總結得出理論。你可以在醫學科學中使用數學；例如，你可以用數學製造藥物，但在尚未得到證實的結果，讓數字最終變得有意義之前，該藥物不應被視為可行的科學選項。科學實驗室通常是高智商者的遊戲場，他們有條不紊將不同的材料拼湊在一起，測試不同的假設和理論，然而由於投資者急於取得有利的結果會施加壓力，很多時候，在理論尚未被證實或反駁前就已被視為事實。慢性病尤其如此。在慢性病醫學的領域中，你很難得到一個明確直接的答案。

讓科學回歸科學的本質不是很好嗎？不涉及金錢只追求真相？就像任何人一樣，醫學科學仍然不斷在發展。想想最近醫學界認定腸系膜為器官，這種活躍、網狀的結締組織一直隱身在腸道中，一直以來醫學界都知道，但直到最近才開始重視它的存在。還有更多類似的情況每天都在發生。科學日新月異，某天看似重大發現的理論，很可能第二天就被揭示為過時甚至是有害的；過去看似可笑的想法，或許在下一刻就成為挽救生命的理論，這一切意味著：科學並沒有所有的答案。

我們已經等了一百多年，等待醫學界解開慢性疾病患者如何改善健康之謎，但始終沒有答案。你不應該再等五十年或更久，等到醫學界出現合適的人找到真正的答案。你不應該浪費一輩子，等待醫學研究和科學承認找不到慢性病答案的事實，等到他們不再推廣毫無根據的理論，粉飾成看起來像是問題的解答，與此同時人們卻無能為力只能在黑暗中摸索。如果你是臥病在床，過一天算一天，或者對自己的健康感到迷茫，你不應該再過任何一天這樣的日子，更何況是數十年。你也不應該讓孩子經歷這種病痛之苦——然而，數百萬人的生活卻是如此。

來自高靈的訊息

這就是為何在我四歲時，至高無上的高靈，來自上帝的使者（我稱之為慈悲高靈）進入我的生命：教我如何看到人們病痛的真正原因，並將這些信息公諸於世。如果你想瞭解更多關於我的源頭的信息，你可以在《醫學靈媒：慢性與難解疾病背後的祕密，以及健康的終極之道》中找到我的故事。簡短的版本是，慈悲高靈不斷清晰準確在我耳邊說話，彷彿一位站在我身邊的朋友，讓我瞭解周圍每個人的症狀。另外，慈悲高靈從小教我如何掃描身體，就像 MRI 磁振造影掃描，可以揭示所有阻塞、疾病、感染、麻煩區域和過去的問題。

我們瞭解你，我們知道你在對抗什麼，而且我們不希望你再經歷了。我的人生使命就是傳遞這些信息，協助你穿越混沌的海洋——當今健康時尚潮流眾多的雜音和理論，目的是讓你找回健康，重新以自己的方式掌握人生。

本書的內容真實可靠，全都是為了你的治癒著想。這本書有別於其他健康書籍，內容很多，你可能會一次又一次重溫，以確保吸收所有的信息治癒和保護自己與親人。有時這些信息肯定與你之前聽到的相反，有時可能類似其他來源，只是有細微和關鍵性的差異。

這些訊息之所以與已存在的健康信息類似，是因為在我出版醫療靈媒叢書之前，我花了 30 多年的時間將這些先進的醫學和高靈信息傳播給成千上萬的人，其中許多人是健康領域的專家，他們需要幫助重症的患者。多年來，慢性病患者與醫生、護士和健康教練，經由我的講座和我與慈悲高靈合作的個人指引瞭解這些信息，並將其傳播到其他資訊來源。你會留意到，由於這些其他來源在接收這些信息的過程與誤導的想法混淆，因此當你在外界耳聞這些健康信息版本時，其中有許多漏洞。在這本書和系列叢書中，你終於找到真正的源頭，全部的真相來自於此，它不是重新包裝聽起來像是慢性症狀和疾病的新見解，或者是回收的理論。這裡的信息不是來自片斷的科學論點、利益集團、附帶條件的醫療資金、草率的研究、說客、內部回扣、信仰體系、名人的個人講座、健康領域收益或時尚陷阱。

❖ 尋找真相

這些障礙——從利益集團到趨勢再到回扣——阻礙了醫學研究和科學在理解慢性疾病與其治癒方法等大幅的發展。想想看：你是一個科學家，在提出某種理論後必須吸引投資者，也就是你要向他們推銷你的理論。如果投資者喜歡你的推銷，往往是因為他們想看到某種結果，所以他們提供資金贊助你繼續研究。這樣反而帶來巨大無形的壓力，你必需產生有利實際的結果，證明投資者投入的資金沒有白費。然而，身在這種處境的科學家擔心如果搞砸了，未來將不再有投資者贊助他們另一個理論的研究，那麼他們在這個行業可能永遠無法占有一席之地。

這樣的氛圍無法給科學家或實驗室技術人員太多空間，以遵循研究原本順其自然該有的方向：容許或許理論不成立、接受意想不到的方向發展，或者發現原本專研的基礎理念是錯的。這些種種限制讓人不免質疑，我們讀到所謂突破性研究結果的報導是否有偏頗。當外在來源為了自己的利益而隱瞞某些真相時，寶貴的研究時間和金錢就會花在無謂的領域，於是某些真正有助於慢性病治療的研究被忽視並失去資金，因而阻礙病毒學的發展，以及發現挽救生命與預防自體免疫性疾病的關鍵。此外，我們認為絕對的科學數據可能還會被扭曲——被篡改和操縱——然後被其他健康專家視為規條，即使本身就存在著缺陷。這就是為什麼當今健康信息如此混亂和矛盾，因為大部分與事實相去甚遠。

醫療靈媒排毒已經證明其有效性，在沒有實驗計劃和資金介入左右結果的情況下，人們親自在生活中驗證。有越來越多文獻記錄 369 排毒法和其他醫療靈媒排毒法，以及醫療靈媒的訊息幫助了無數的人，並且證實這些療法有效，數以百萬的人因芹菜汁健康好轉，許多人在生活中只是添加芹菜汁就看到成效，將芹菜汁從理論帶入醫學的真理。就本義而言，科學就是知識，當我看到有些人在嘗試一切後，因為醫療靈媒的信息，如芹菜汁、重金屬排毒果昔和 369 排毒法，讓他們從臥床不起到恢復生機，我想再也沒有比這更確定的知識了。

❖ 相關例證在哪裡？

在本書關於排毒和慢性疾病的事實和數據，你會留意到並未有任何例證或來自無益來源的科學研究。你不必擔心這裡的信息會被證明是錯誤或被取代，就像你之前在其他健康書籍中看到的經驗，因為我分享的健康信息全都來自一個純淨、未經篡改、先進——更高的源頭：慈悲高靈，沒有什麼比慈悲更具有療效了。

如果你是一個只相信科學數據的人，同樣我也喜歡科學。然而，在慢性病方面，傳統和「自然」醫學界應用科學的目的大多是銷售藥物和營養品，這其中充斥各種亂象。雖然我們處於一個偉大的時代，從心臟手術到癌症成像技術蓬勃發展，但疾病與疲憊的人口卻創歷史新高。如果醫療專家知道真正導致人們病痛的原因，我們對健康就會有完全不同的看法。

與許多其他以重量、測量和數學為基礎的科學領域不同，至今慢性病在科學領域上仍然是理論導向，但這些理論幾乎沒有根據，這就是為何許多人仍然患有慢性病症的原因，如果任由這種情況發展，我們將去到一個沒有任何研究議程和收益會與人們原本期望的結果相悖。這種趨勢就是為什麼科學機構從一開始就讓慢性疾病社群失望，也讓醫生失望，更讓數億人受苦的原因，而你有權力拒絕成為其中的一員。

對一切抱持質疑的態度

很久以前，我們活在權威的統治下，被告知地球是平的，太陽繞著地球轉，我們也都相信。雖然這些理論不是真的，但人們卻信以為真，那個時代的人並不會覺得生活跟不上潮流，因為生活就是如此。任何公開反對現狀的人都像是個傻瓜。隨後出現科學範式轉移，提問者——堅定的研究人員和思想家——那些一直不滿足於從表面上接受「事實」的人最終證明，透過分析可以打開一扇門，讓我們更深入與更真實地理解我們的世界。

如今科學成為新的權威。在某些情況下，這可以挽救生命。例如，外科醫

生使用無菌工具，因為他們意識到之前外科醫生沒有意識到的污染風險。然而，我們不能因為從某些領域進步受益就停止對事物的質疑。是時候進入下一次範式轉移，「因為科學」不足以解決慢性疾病方面的問題。這其中的科學完善嗎？背後有哪些資金？樣本數量是否足夠多樣化研究？研究規模是否夠大？實驗控管是否合乎道德規範？是否考慮足夠的因素？測量工具是否夠先進？結果分析是否與數字不符？研究進行是否草率倉促？是否有偏見？是否有網紅或權威介入？有些科學研究在這些質疑下成果依然卓越；有些則漏洞百出：收益、回扣、樣本量小、控管缺失。當我們遇到「科學」這個詞，就好像注定要全盤接受，因為我們並未如自己以為的那樣已跳脫權威的體系。如果對既定的框架不能提出質疑，我們就無法進步。然而在當今的社會，我們卻不允許質疑科學的框架。

趨勢並不一定真的是趨勢，它們經常偽裝成合理的醫療建議。業界許多健康信息都是老生常談，或者更糟的是有些是混亂扭曲的傳言。我們必須謹慎面對這些信息，因為在耳語相傳下，這些訊息可能早已被扭曲。完善優質的主要訊息來源曾經是黃金標準，現在，在龐大壓力推波助瀾之下，一些健康文獻研究基於某個看似還好的來源就倉促發表。我們必須想想這些研究和發表單位的特殊利益，甚至基於以上這些因素，我們可以信任研究結果嗎？

此外，有一些健康愛好者在沒有科學研究的情況下，在互聯網上發表文章，雖然沒有科學根據，但無法阻止其他健康愛好者引用這些文章，就好像它們是經過實證。看到這些文章標題，你可能不會意識到這些文章沒有進行任何科學研究。另一種要留意的是：有些人貪圖一時之便，引用或更改過去的文章。例如，盜用最近的訊息撰寫一篇文章，然後使用較早的日期在網站發布該文章，讓文章看起來像是幾年前的信息。一些過去的文章在不知不覺中被操弄，我們處在一個誠信和公平早已不再的世界。

❖ 食物之戰

如今科學常被用來作為攻擊的手段，以科學之名渲染一切。以食物大戰為例，以植物為主的素食主義者和以動物產品為主的原始人和生酮飲食愛好者，

皆以科學作為武器相互攻擊。他們都用研究證明自己的立場，因為你絕對可以針對某件事情找到某項研究來證明其合理性，不管研究是否真實，或其他研究人員是否支持其研究方法，更別提這項研究是否只觀察 10 到 20 名相同年齡和背景的人，而且他們可能從中收取報酬，以上這些因素都可能會導致研究結果產生嚴重偏差。

我們應該警覺留意以「科學」之名發表的文章，因為傳統的思維會讓你以為科學提供的答案是明確的。任何辯方的人都已經學會利用這一點為自己謀取利益，然而你願意將生命交給這些辯論的戰術嗎？當科學成為雙方陣營各自攻防的策略時，這已經說明一切：這其中有些科學不是真的。有些是有缺陷的科學，有些是偽科學，有些是發展不完全的科學，每一方都使用針對其面向特別有利的科學。動物產品科學不相信以植物為基礎的科學，基於植物的科學不相信動物產品的科學，這些科學實體相互對立。同時，傳統的主流醫學科學實體甚至尚未將食物視為良藥，也不支持任何食品科學的實體，所以，究竟是誰的科學才是真實合理，誰的不是呢？

當科學辯論還不夠精彩時，食物戰的參與者會挾持信仰體系訴諸情緒面。素食主義者指控原始和生酮飲食的愛好者正在殺死動物；原始和生酮飲食的愛好者則指控素食主義者正讓自己和他們的孩子挨餓。

與此同時，他們還是生病了。無論他們引用什麼研究或信念試圖反駁對方，他們都遇到了自己和科學無法理解的健康問題。也許疾病時好時壞，之後三個月或幾年後又復發。第一次發病或許不引以為意，然而當某人一再成為健康問題的受害者時，例如自體免疫問題等，如濕疹、牛皮癬、腎上腺疲勞症候群、多發性硬化症、乳糜瀉、萊姆病或橋本氏甲狀腺炎，或患有多囊性卵巢症候群、子宮內膜異位、肌瘤、焦慮、抑鬱、腦霧、腹脹、克隆氏症、結腸炎或眩暈——這時人們就開始懷疑。無論之前他們相信什麼體系，他們都會逐一檢視。如果他們從一開始就不太相信素食主義，並在高蛋白或高脂肪的植物性飲食中遇到麻煩，那麼植物性食物似乎很容易成為他們生病的罪魁禍首。當動物蛋白陣營的人生病時，有時他們會歸咎於食物。更常見的是，由於動物蛋白在當今社會備受推崇，它並不會受到指責，相反，那個人會試圖找出其他問

題，檢視自己的心態，以及想法是否夠正面，有時參加心靈靜修，因為他們認為是自己的念頭導致生病。或者他們可能歸咎於吃的水果，或者怪罪於黴菌或生活中的壓力。

當這兩個陣營的人忙於尋找替代醫學的醫生，擔心微生物基因體、腸道細菌過度生長、新陳代謝問題或營養缺乏時，到頭來才發現自己是白費力氣。以植物為基礎陣營的人很容易相信他們的症狀是由缺乏維生素、礦物質，尤其是蛋白質、念珠菌或腸漏引起的。與此同時，動物蛋白陣營的人同樣也缺乏營養，儘管他們的飲食很少受到醫生的指責。相反，他們會聽到是因為自體基因突變或自體免疫的問題。當然，當任一陣營的人在服用各種補充品與改變日常飲食習慣後，健康多少會有所改善。但對於大多數人來說，這只是暫時的，因為每個人還是不知道答案，這一切仍然是一個猜謎遊戲。

扭轉健康不是關於選邊站或當時採用哪一種體系——即使是你讀過有科學研究報告的體系，而是要瞭解在這個過程中，我們一直被矇蔽，以及我們需要知道為何生病的真正原因。

❖ 保持開放的態度

如果把科學當聖旨，把質疑理論和研究的人當傻瓜，我們只會停滯不前。當今醫學科學眼中只有醫學科學，雖然個別醫療保健單位或許立意良善，但規模較大的業者並非以人為本，由於要鞏固權威，他們眼中只有自己。這種閉門造車的心態是慢性病領域常見的現象。

讓我們面對現實。即使今日我們認為最可靠的科學領域有時也會出差錯。如果你聽過召回髖關節置換零件或疝氣網片，你就會知道我的意思。這些都是有形的物件，依照嚴格的科學標準設計，在投入使用前也經過嚴格的科學測試，然而這種高規格的科學過程也沒有絕對的保證。某些產品出現無預期的問題，以及一個看似無可挑剔的科學領域卻被證明有誤。那麼想想看，科學領域對於慢性疾病和排毒如何緩解的理解有哪些是不確定的。369 排毒不是那種可以拿在手上實測和分析的設備，它完全是因人而異，根據人體尚未被發現的節奏運作，我們都知道人體是生命中最偉大的奇蹟和奧祕之一。如果某項科學未知的

方法有助於肝臟解毒，而且能解決至今科學還沒發現存在於人體的問題，我們怎麼能相信任何宣稱排毒是假消息的來源？同樣，人類不斷追求科學求取進步，尤其是涉及解讀人體之謎，這需要保持謹慎、開放、謙遜和應變的態度，才能達到真正的進步。

如果你從未受過病痛之苦，多年來從未因不明疾病而困擾，或者你堅信某種醫學、科學或營養信念體系，我希望你抱持好奇和開放的心態閱讀這本書。今日廣泛存在的慢性症狀和痛苦背後的意義遠超乎任何人的認知。這本書的內容將與你過去閱讀到關於慢性健康問題或治療的任何信息不同，然而，在過去的幾十年裡，這些信息已協助數百萬人從疾病中康復。

對抗錯誤訊息

當你身強體健時，你可能會覺得不可思議，關於那些疾病纏身的人，光是洗澡和刷牙就會讓他們如同跑馬拉松那樣筋疲力盡。這就是慢性病患為何經常遇到歧視的原因之一：因為從外表看來，他們或許看起來「很好」或「很正常」。直到疾病找上你，不然你永遠無法體會當聽到別人說：「不過，你看起來很健康！」但其實不然時有多麼沮喪。人類的天性自然會想確認我們的病痛以及我們能否治癒，但當涉及慢性病和從慢性病中復元時，這種驗證卻少之又少。

❖ 嚇阻作用

健康懷疑主義又另當別論，如果伴隨著好奇心和開放的態度。相反，我們經常看到的都是霸凌者——因為慢性病患總是被欺負，霸凌不是幾十年前校園才會發生的情景，至今在社交媒體、工作場所（如果慢性病患者仍然可以工作），甚至在家庭中都很常見。

過去許多一直隱忍病痛的人現在可以在社交媒體上表達自己，外界對此的反應不大。當一個在互聯網上分享自己生病的故事時，往往可以得到認同，或者至少可以自由表達自己，雖然評論中可能會有一些懷疑者，但這種異議至少

是在可以忍受的範圍，直到她開始治癒。

　　一旦她開始講述一個健康好轉的故事，這時霸凌就開始了。可悲的事實是，當慢性病患者的大軍崛起並開始尋求脫困，隨之而來的是抨擊和鞭笞，有時甚至是直接的對抗。當有人找到如芹菜汁之類的答案，他們可能會受到攻擊，就好像他們無權治癒或分享，厭惡和仇恨因而產生。

　　這就好像有人希望慢性病患者保持沉默、隱藏和順從。他們不希望這些勇敢、被遺忘的靈魂表達病痛之苦的真相，或者更糟的是，不希望他們揭露最終什麼是治癒疾病的真相。讓慢性病患者噤聲，好讓那些沒有同情心的人更有力量，這讓他們自以為比慢性病患者優越，話說回來，他們在自私和對他人漠不關心這方面的確比慢性病患者強。這就是一種控制慢性病患者的方式。

　　由於慢性病患者通常因長期受苦而失去信心，只要受到抨擊便立即卻步，這正是那些冷酷靈魂預期的結果，他們不希望這些患者復元或振作，更不希望他們重拾喜悅人生。他們希望這些人感到匱乏、無用和絕望，這樣他們才能隨心所欲有計劃地操控這些人。

　　我知道這聽起來很極端，我希望這不是真的，儘管這種嚇阻力在今天看來是新潮流，特別是在互聯網和社交媒體上，但這種策略已經存在好幾個世紀，患有麻風病的患者曾經經歷過；一九八〇至九〇年代愛滋病毒／HIV 感染者也是過來人，現在則是所有慢性病患者的處境。

　　因此，當你吐露某人為疾病所苦的真相，無論是親人還是自己的，並且指出這不應該是常態，你可能會被徹查。當你進一步分享領先醫學研究和科學有關如何好轉的先進信息，你可能會遇到反擊。這些反擊通常來自哪裡呢？大多是來自看似健康或極少數沒有症狀的人（順帶一提，這些人通常是男性）。永遠記住，如果你因為採取有力良善的行動而遇到任何徹查、反對者或負面情緒，這代表你走在正確的道路上，你正在做一些改變——因而在不贊同的世界裡引起他人的嫉妒。

　　你還要記住，你為治療所下的功夫不僅影響深遠且很有力量，激勵那些需要治癒真理、治癒信息和啟發的人，為他們帶來希望與堅持的勇氣。你的治癒向其他人示範，有一條出路可以擺脫痛苦，只要提供身體真正所需的一切，他

們也可以治癒。當你激勵人們站起來為自己的健康權利而戰並康復時，這些人因你而受惠。在靈性層面上，沒有什麼比改變人們的生命更重要的任務了，讓人們看見一線曙光，意識到身體並沒有缺陷，他們不是壞人，他們值得擁有健康的身心，可以和你一樣治癒。因此，透過分享你的治癒故事，壓倒那些不在乎人們掙扎、受困和痛苦，沒有同情心的人的雜音和徹查。你現在是一個改變世界的人，你必須記住，有一群沉默、內向的人在掙扎中發現了你，並且把你的話銘記在心。他們對你的建議和信息認真看待，並且應用它讓自己從灰燼中重生與治癒。我們都在同一條船上，我們要牢記這一點。

❖ 我們都在同一條船上

自從我開始分享慈悲高靈的信息，我很幸運看到它對發現它的人所產生的影響。隨著醫療靈媒系列叢書的出版，我看到這些信息傳播世界各地幫助成千上萬的人，我非常感動。

我還注意到，有些職業導向的人為了讓自己聲名大噪，操控其中一些信息，藉此觸動人們內心的痛苦，趁機利用人們的弱點從中得利。

這不是我被賦予這份天賦的本意，慈悲高靈為渴求答案之人提供解答，是一個獨立的來源，有別於任何充滿陷阱且已錯失許多寶貴生命的系統。我們樂見人們分享與引用這些原始來源的健康信息並成為專家，同時為了幫助更多人，廣泛分享慈悲高靈的訊息，對此我由衷感謝。但當這些信息被篡改後，相對的就變得很危險，不僅與流行的錯誤信息混合及被扭曲，而且訊息改造得恰到好處以至於聽起來像是原始版，或者公然盜用並歸因於看似可信的來源，但卻沒有事實的根據。這導致患有慢性疾病患者相信這些斷章取義和變造的信息來源，反而使真正需要治療的人無法找到原始來源的治癒方法。我在此特別強調是因為我想讓你免於受到外界誤導，知道如何保護自己和所愛的人。

這本書不是重複過去你曾經讀過的內容，也不是那些怪罪基因或說身體本身有問題的信仰體系，更不是為了避免症狀而改變流行的高脂或高蛋白飲食。本書的源頭來自高靈，不是人造的理論，這些是訊息，讓人們可以在生活中應用與驗證。這些都是全新的訊息，協助你以全新的視野看待阻礙許多人生活的

症狀和如何治癒的方法。

　　正如我之前提及，我尊重批判者。如果你是那些批判者之一，我尊重你。批判者想要學習，批判者會花時間研究與閱讀，之後再判斷其中的價值，而不是在不理解的情況下隨便發表高見。如果你在閱讀這些內容時懷有戒心，我完全理解。我們會做出反應與判斷，這是我們的本能，在某些情況下可以保護我們；有時，我們就這樣度過了一生。這一次，我希望你能仔細思考，不要因為學習真理而批判自己，以免錯過了幫助自己或他人的機會。

　　我期望你成為保護自己和家人免於受到這個世界的病原體和毒素侵害的新專家，我們都在同一個陣線努力讓人們身體更健康。

你不是孤軍奮戰

　　即使在我們離開很久之後，這些信息仍然可以留給後代子孫。也就是它是永恆，沒有時間的限制。這個星球將繼續為生活在其中的人帶來更多的挑戰，通常是以病原體和其他有毒麻煩製造者的形式出現，如果我們的後代知道如何利用身體的排毒節奏，那麼人體將繼續擁有治癒的能力。

　　許多發現醫療靈媒信息的人將其納入家庭的一部分，他們希望這成為傳承給後代的遺產，他們希望親人可以繼續使用這種治療知識來保護自己，當他們無法再協助他們。雖然這些知識一直都在，但有時我們需要為這些信息而戰並抵禦霸凌。我們可以帶著更大的使命感來完成這個任務，甚至可以帶著幽默感來完成這個使命。

　　當你發現自己面臨保衛自己的挑戰時，請記住你並不孤單。你是賦權運動的一分子，透過為自己挺身而出，你就是為那些對自己生活懷抱希望和夢想的人站出立場，他們不應該被長期的病痛之苦拖累。

　　感謝你與我一起踏上治癒之旅，並花時間閱讀這本書。請將你在這裡閱讀到的真理應用在生活中，這將為你和身邊的人帶來不可思議的轉變。

「永遠記住，如果你因為採取有力良善的行動而遇到任何徹查、反對者或負面情緒，這代表你走在正確的道路上，你的光正在改變世界。」

——安東尼·威廉，醫療靈媒

～ 第二十三章 ～

排毒的情緒面

排毒本身就是一種情緒冒險。只要想到改變平時的飲食習慣就可能觸發情緒。許多人不喜歡改變，我們害怕新事物。即使你喜歡嘗試新事物（包括新食物）的人，你仍然可能會因為排毒而出現一些情緒。

改變每天的飲食習慣是一項挑戰，許多人都喜歡吃自己想吃的東西，即使我們謹守相對健康的指引。根據定義，排毒的飲食有其限制，369 排毒也不例外，這些限制是為了保護我們：確保我們不會餵養體內的病原體，我們讓它們挨餓，同時也將餵養它們的有毒物質清除，但在這個過程中我們不需要挨餓。

許多人都曾經有過因食物而情緒受創的經驗，無論是小時候被告知要吃什麼、在學校被迫吃東西、被告知我們吃得不對，被家人斥責或挑戰吃法不同，或者成長過程中因貧困買不起足夠的食物。我們在食物方面都曾受到或多或少的情緒傷害。許多家庭認為，如果家中青少年或年輕人開始學朋友做出較健康的選擇，他們可能會出現飲食失調症。這時常會聽到「你怎麼沒有多吃蛋白質？」或者「科學研究說要多吃脂肪才會更健康。」之類的勸告。他們有來自家人和朋友的壓力，因為要脫離過去的飲食習慣。

當你開始進行排毒，你或許也會遇到類似的擔憂，有些人可能會讓你覺得自己不正常──「正常」的情況是大家一起吃披薩，至少來個一片（或三片），外出吃晚餐時點燒烤或義大利麵加起司。當我們嘗試健康的飲食，結果很可能引發其他人的不安，因為他們會質疑自己的食物選擇，而這種不安會直接指向與投射在我們身上，進而觸發我們過去關於飲食的情緒體驗。如果你有飲食失調的歷史，雖然已經好轉，但當你開始嘗試本書的排毒法，這時如果身邊有人擔心你的飲食失調復發，你可能會很沮喪，因而陷入過去黑

暗的情緒困境。

請記住，每個人都有關於飲食的議題，沒有人例外，因為在食物方面從未出現過完美的情境，我們的祖先在大蕭條時期排隊買一條麵包，這一點讓他們永生難忘；他們把這個故事分享給下一代。或者也許你曾親身經歷食物配給的年代。除此之外，你或許從祖先那裡聽過農作物歉收或早年戰時糧食短缺的困境。從一開始，我們就擔心食物的問題，因為這是我們生存的一部分。一代又一代，這一切早已深植在我們內心深處。

有些家庭兄弟姐妹眾多食物永遠不夠，由於餐餐吃不飽而導致成年後對食物有強烈的偏好，即使這些偏好像是求生技能深植人心，但我們卻毫無察覺，或者有些人將之視為飲食失調。關於食物的求生技能可能代代相傳，以各種不同類型的偏好反復出現，無論是從父母或祖父母那裡學到，還是因為困境自然形成。親戚們未必相信家族中會有飲食失調的議題，這已成為一種常態。此外，關於食物的錯誤信息和錯誤理論也會代代相傳，十多年前對蛋白質洗腦的資訊始終揮之不去。有些人擁有新鮮食物來源，有能力負擔，有些人必需依賴罐頭食品或速食，每個人的情況都不同，因此每個人都有飲食不均衡的問題。

沒錯：每個人的飲食都不均衡。當健康專家說：「你需要均衡的飲食」時，誰能肯定他們的「均衡」飲食是正確的，甚至是均衡的？事實並非如此。這些只是業界某些人決定我們應該吃什麼或不應該吃什麼，隨後教育一群健康專家認同這個觀點。如今關於什麼是均衡飲食的理念和解釋無所不在。

與此同時，很多人的健康出現各種問題。許多人的體內有活躍的病原體，因而導致疾病與症狀產生，但沒有人瞭解這一點，連醫生和營養師都不瞭解。如果我們要改變這種狀況與治癒，我們需要改變所吃的食物。我分享來自「慈悲高靈」的醫療靈媒訊息是針對個人、個別症狀需要吃什麼和不吃什麼的細節，因為「均衡」不是問題的解答。所謂的「均衡」是以誰的健康來衡量呢？「均衡」又是根據什麼健康問題呢？如果不知道人們生病的真正原因，誰又真的知道應該吃或不吃什麼呢？這一切都只不過是推測的理論。

所以當你聽到均衡飲食這個詞時不要被唬住了，那些提倡這些想法的人已被混淆與誤導。每個人都有關於食物的議題，即使是那些說吃什麼不重要，生

活過得去就好的人。「食物不是我的生活重點」或「我很隨意，想吃什麼就吃什麼」，這其實已透露出他們正是食物的俘虜。我們與食物有密不可分的關係，從各種口味的喜好到情緒問題等。甚至不用吃東西，就可能讓人留下深刻的印象，例如孩子伸手拿餅乾罐裡的餅乾時被褓姆打手等這種簡單的體驗。這種例子多到數不完，且並非完全是負面的。食物就是生命，我們不得不考慮到食物，這是現實，沒有人能跳脫現實，這是地球上人類的一部分。

在進行排毒時請記住，如果出現情緒問題，這是很自然的，我們很快就會明白其中的原因。如果出現渴望現象，這也是有原因。我們體內的情緒、毒素、病毒、非益性細菌之間的關聯比任何人意識到的都還要緊密。369 排毒和其他醫療靈媒的排毒法可以安全地釋放它們。如果在排毒時情緒忽上忽下，不要為此擔心。你現在正在駕馭自己的船，情緒波動起伏是進入更大節奏的一部分。把你的焦點放在遠方的目標，知道這些是有益的，可以讓你在淨化後不久獲得回報，同時帶給你更美好與更健康的人生。

關於渴望

在進行本書的排毒時，你不一定會出現渴望的情況。渴望因人而異，且隨時都在改變。如果你確實出現渴望，這都是很自然的現象，瞭解為何會產生渴望可以協助你克服它們。

❖ 致病原垂死的掙扎

首先，我們要知道，在排毒期間渴望培根起司漢堡或香腸、雞蛋和起司三明治並不是身體告訴你需要脂肪或蛋白質。這是來自體內的信號，但不是來自身體本身，而且對你有害。當我們不吃一般的療癒美食時，情緒會開始浮現。渴望生起的原因之一是當我們拒絕麻煩製造者的食物時，病毒和非益性細菌會開始挨餓，由於它們沒有得到必需的食物（如雞蛋、麩質和乳製品），這些病原體開始分泌信號化學物質，隨後進入大腦刺激飢餓信息受體，從而觸發我們

渴望這些食物。

　　當你理解這一點時，至少不容易被渴望所困，可以安然度過渴望期，我想你不會想受制與病毒或細菌的控制，對嗎？你想成為主控者，帶走它們的養分來源，將病原體排出體外。你甚至可以將渴望視為一個好兆頭，代表體內的病毒和細菌正在失去力量，這是它們垂死的掙扎。

　　正如你在第二十章〈身體的自癒力〉讀到的，當我們開始排毒時，有些人會感到些許不適，這也會使情緒受到影響，讓我們害怕和懷疑是否應該排毒，並且質疑是否應該回到正常的飲食，或者至少讓我們渴望那些療癒美食。如果我們理解其中的來龍去脈，這有助於我們克服對食物的渴望：我們經常在不知不覺中感染病毒，且這些病毒與病毒性神經毒素和皮膚毒素充滿我們的脂肪細胞。平時，這些脂肪細胞以某種方式保護我們，如同緩衝劑，讓我們的症狀不明顯。然而，當我們開始淨化脂肪細胞時，這意味著它們要將吸收的病毒和病毒廢物排出，這時我們會感到不適。你不必超重就可能有這些體驗，我指的不只是肥胖可見的脂肪細胞，我們的器官內都有懸浮著病毒和病毒廢物的脂肪細胞，因此每個人都可以體驗到這些排毒的效果。雖然這會讓我們擔心身體暫時的不適，但這是一種釋放讓身體漸入佳境的跡象。

　　如果有人在排毒過程中感覺更糟，且出現更明顯的疲勞感，這代表存在於他們體內的病毒已有很長的一段時間。這意味著他們全身充滿神經毒素——無論是來自 30 多種帶狀皰疹中的一種、60 多種 EB 病毒中的一種、單純皰疹病毒、HHV-6、巨細胞病毒，或者許多其他未發現的皰疹病毒等，進而導致他們生病。而且當他們進行排毒時，這還會帶出更多的神經毒素。儘管這個階段很棘手，卻也是治癒必經的過程。我們的目的是讓病毒死亡，但當它們死亡時，它們會釋放神經毒素和皮膚毒素。從長遠來看，排毒可以協助你餓死體內病毒和增強免疫系統，這不僅可以預防神經毒素累積，也可以降低病毒的活力，讓你完全擺脫疾病之苦。瞭解排毒不適背後的原因，讓你在康復過程中遇到情緒起伏時可以保護自己，因為你的身體正在好轉的階段。

　　有關淨化病毒神經毒素情緒方面的特別見解，請參閱本章後半段〈更多關於病毒排毒的祕密〉。

❖ 釋放腎上腺素

當我們避免某些食物時，渴望的背後不一定全是病原體作祟，有時也是因為情緒因素。在飲食和情緒方面，人們往往離不開這兩種情況：一種是透過吃東西擺脫痛苦，藉此轉移焦點。因此，當我們不吃療癒美食後，這時那些我們試圖用食物來壓抑的感覺，那種古老、熟悉的悲傷、孤獨、恐懼、羞恥、內疚或憤怒漸漸籠罩我們，我們感覺到胃不斷翻攪或胸口緊繃，就在那一刻，享受披薩或通心粉和起司或冰淇淋的樂趣似乎是最完美的解方。

我說「試圖」壓抑是因為吃東西真的能抑制情緒嗎？這只是一時之快。壓抑是最終的目標嗎？或許不是——治癒才是。有時情緒確實會被壓抑，當你受到創傷時，隱藏傷痛的腎上腺素會儲存在大腦情緒中心的神經元深處。通常這是有其用意，並不是件壞事，情感之牆的存在是為了保護我們。然而，除了這種真正被抑制的創傷外，其他的疼痛往往會不斷出現。當我們再次被勾起這些情緒時，我們會渴望吃某些特定食物，如果我們不知道哪些食物對我們的大腦和身體癒合有幫助，這種對食物的衝動可能會無止境地湧現。

我們在第一時間想吃療癒美食的原因之一是要吸收伴隨情緒障礙或衝突而來的腎上腺素。傳統的療癒美食（炸玉米餅、玉米片、披薩、千層麵和起司、冰淇淋、肉丸義大利麵、煎餅、炸薯條、奶油龍蝦、雞翅、豬肉三明治、烤起司、煎蛋）通常脂肪含量高，可以吸收腎上腺素。一旦脂肪吸收了腎上腺素，壓力荷爾蒙就被困在脂肪細胞中，由於脂肪細胞附著在器官中，因而成為我們的一部分。重點是：腎上腺素儲存著壓抑的訊息，因此，當情緒出現波動時所釋放出來的腎上腺素其中也包含我們過去經歷的恐懼、傷害、背叛、傷害或壓力等超負荷的信息。

當我們開始戒除療癒美食的那一刻，比如進行本書其中的某種排毒法，這時體內舊的脂肪細胞會開始溶解與釋放出被困的腎上腺素，因而過去與腎上腺素相關的情緒會漸漸浮現，從而讓我們想吃之前的食物來壓制它們。理性上，我們知道吃披薩餅（無論是一般的還是純素的）、冰淇淋（無論是否為乳製品）或糕點（一般的或無麩質的）只會讓這種悲傷和抑鬱不斷循環。傳統的療癒美

食只能帶來短暫的滿足感，而且我們能吃的有限。不過，渴望無關乎理性，那我們該如何克服這種誘惑？透過瞭解這種渴望背後的生理原因，知識讓我們重拾自主的力量，本書的排毒法是透過飲食協助你排除體內的腎上腺素，而不是儲存，同時讓你在精神和靈魂層面上得到滋養。

　　另一種人是在痛苦時不想吃東西，因為痛苦的情緒讓他們沒有食慾或身體不適，沒有食慾成為他們的癮頭或害怕進食，因為他們怕飲食失控。他們覺得對周圍的環境或發生的人事物已經無法控制，因此，無論是有意識或無意識，他們極端控制對於放入口中的東西。（另一類那些暴飲暴食的人，往往也有失控的議題；他們只是以不同的方式來處理這種感覺。）對於這些不吃東西的人而言，雖然他們也會有對食物的強烈渴望，但不吃東西或吃很少的渴望更強烈。不過這種模式無法持久，當飢餓難耐再也無法控制時，體內的血糖會急速下降，這時腎上腺素的分泌會增加以維持身體機制，以至於有些人最終轉變成另一種類型。因為我們的器官，尤其是大腦需要葡萄糖的天然糖來餵養細胞以維持健康和正常運作。於是突然間，那些不吃東西的人可能會發現自己開始吃那些之前避免很久的食物，同樣的，除非他們知道哪些食物可以幫助大腦和身體癒合，不然也難以擺脫這種循環的困境。

❖ 釋放毒素

　　我們的器官和脂肪細胞儲存的並非全是腎上腺素，除了腎上腺素之外，還有環境和致病毒素，以及來自麻煩製造者的食物本身的毒素。當我們開始排毒時，這些毒素會在排出體外的過程中，通過血液開始浮現，隨之而來的是對帶有相同毒素的食物的渴望。以披薩為例。當你開始進行排毒不吃披薩後，你的身體終於可以擺脫這種食物所有的殘留物，隨著帶有這種食物的脂肪細胞與殘留物，以及你在吃下這些食物時身體試圖處理和排出的各種毒素，或者麵皮中任何的麩質、藥物，如乳製品中的抗生素、有毒激素、重金屬或食物內含的其他毒素都會浮現出來。

　　由於釋放這些毒素而產生渴望時，這是另一種排毒渴望為好兆頭的例子，這意味著你的系統正在淨化。再次重申，對某種食物的強烈渴望並不意味著

你的身體非常需要：如果你在排毒時非常渴望培根起司漢堡，這代表你的身體正在清除過去你曾吃過培根起司漢堡或類似食物中的致病養分。這正是你當初要排毒的原因：淨化。如果這時你忍不住吃了起司漢堡而中斷這個過程，你就違背了自己的意圖。你不需要浪費精力去解讀渴望要傳達的訊息，因為現在你知道了：致病原正在凋亡、脂肪細胞正在溶解、腎上腺素和毒素正在釋放。透過美味的排毒飲食，你正在治癒自己，並且時時提醒自己為何這麼做的目的。

❖ 釋放滯留的體液

　　當我們排毒時，釋放的不只是脂肪細胞，還有淋巴系統中的有毒液體。當體內充滿麻煩製造者時，我們的淋巴腺會充滿粘稠而停滯的黃色體液，這些是從病毒和細菌副產品到在受壓情況下釋放的腎上腺素，再從肝臟溢出後困在淋巴系統中的毒物和毒素。儘管這些液體已受到污染，但它是一種保護者；存在於淋巴系統中以稀釋這些毒素，使它們的濃度不具有太大的侵略性。

　　隨著體液被越來越多的麻煩製造者污染，體內的水分開始滯留。這時體重可能會增加，並導致體重問題，而我們可能將其誤解為只是脂肪堆積。大多數時候，體重增加有很大的一部分實際上是水腫。有些人可能大約有 5、10、15 或 20 磅的滯留液體，因為他們的淋巴系統正在努力懸浮這些毒素。例如，你或許超重 40 磅，其中有 15 到 20 磅可能是這種粘稠的體液滯留。甚至在某些情況下，有些人超重 100 磅，其中 30 到 40 磅可能都是體夜滯留。雖然並非每個人都是如此，但這種情況確實很常見。

　　當人們開始改變飲食並使用書中其中一種排毒法，最初或許會經歷快速的體重減輕，因為這種粘稠的體液會離開淋巴系統，透過腎臟和汗腺排出體外。這是一種健康有益的過程，不過也可能伴隨一些情緒，因為累積的體液可能含有來自儲存過去情緒的腎上腺素、大量致病副產物（細菌和病毒）和其他毒素。隨著體液的釋放，一波又一波的悲傷、恐懼、內疚、羞恥或迷失和困惑的感覺會浮上檯面。正如之前提及，排毒在情緒上的反應會非常強烈。有些波動很大，有些波動很小，其中有些會產生渴望。這一切都是為了度過這些短暫的風暴，

因為當一切釋放後，迎來的是風平浪靜，晴朗的天空，這時的你就可以卸下重擔，且在身心方面都會變得更堅強。

如何應對

如果你在進行 369 排毒或任何排毒時有任何情緒出現 —— 每個人都會有 —— 這時你若沒有如同以往用療癒美食來分散生活中的痛苦和悲傷，你可能會開始想念之前的花俏咖啡飲品、抹茶拿鐵、奶油起司貝果，甚至是很久沒有吃的療癒美食。

然而，這些渴望不會讓你不安，因為這就是醫療靈媒有別於以前你聽過或嘗試過的任何其他方法：它們的目的是滋養你，為你提供情緒甚至精神方面的支持，與此同時，協助身體進行前所未有的深層療癒，從長遠來看，你的生活已漸漸擺脫這些渴望的影響。

在排毒時，不吃那些通常會帶給你慰藉的療癒美食是否很難？的確，不過你沒有太多機會沉浸於這種渴望，因為一整天，你會不斷攝取可以提供大腦修復、讓肝臟快樂且很容易消化的飲品和食物。這種組合讓身體有機會好好喘一口氣休息一下，我們從不知超負荷的肝臟和消化道會對我們的精神狀態造成多大的影響。

此外，讓人意想不到的好處是可以給予大腦真正的支持。我們已經習慣於讓大腦（以及身體其他部位）處於葡萄糖不足的狀態；血液中過多的脂肪使細胞無法獲取和吸收這種關鍵燃料。當我們降低膳食脂肪的同時，我們的腦細胞便開始接受高品質的葡萄糖，更不用說來自芹菜汁等生命來源的豐富礦物鹽，這可以促使大腦在全新的層面上癒合與運作，並且全然改變我們與渴望和情緒問題的關係。

有些排毒很草率。你要留意它們對情緒的影響，即使是喝水禁食法。如果做法正確這確實有其療效，但也會產生巨大的情緒起伏，尤其是對曾經有過創傷的人來說可能會過於強烈。

另一方面，本書的排毒法旨在滋養與保護你，徹底改變你與食物的關係。369 排毒的目的並非在釋放過去那些悲慘的經歷，讓你再次受苦；369 排毒的重點是提供治癒之道，只要你遵循排毒指引，不要吃得太少，以為排毒就應該挨餓，這樣當情緒釋放時就不會造成太大的傷害，因為 369 排毒和其他醫療靈媒排毒可以提供大腦必需的葡萄糖。

再次重申：葡萄糖可以穩定你的情緒，有助於保護你免受創傷後壓力症狀群和情緒創傷之苦。當我們進行其他類型的排毒戒除葡萄糖，更不用說日常飲食缺乏來自新鮮水果和類似來源的天然糖分，這些都會對身體造成傷害。如果我們不攝取葡萄糖來穩定大腦，保護大腦的情緒中心，我們可能會出現缺乏葡萄糖的徵兆，這時也是情緒創傷最容易復發的時候。369 排毒的目的則是預防重於治療，即使是單一飲食排毒，你也可以獲得足夠的葡萄糖，這是任何醫療靈媒排毒目的的一部分，葡萄糖就是關鍵的要素。

❖ 善待自己

從飲食中減少食物的想法，即使是在很短時間裡進行一次迷你排毒，也有其成效。長期以來社群總是將身材容貌與食物選擇聯想在一起，尤其是對女性。我不斷強調我不是食物警察，記住：當你看到醫療靈媒建議限制或暫時減少某種食物時，這與批判無關。醫療靈媒從不關乎於審美與羞愧感，而是在於治癒。從醫學的角度來看，羞愧無助於療癒。相反，這種羞愧感會釋放一種刺激性的腎上腺素混合物，對我們的神經系統具有腐蝕性的傷害，反而會削弱我們的免疫系統。

如果你有強烈的企圖心要恢復健康，但緊張應接不暇的行程讓你餓昏頭，不由自主吃了剛好出現在休息室排毒以外的食物，這時是否你應該感到內疚？千萬不要為此自責。無論任何時候你選擇什麼食物，都不是「壞事」或可恥的。這只不過是——你做了一個選擇——下一次，你可以做出另一種選擇。在 369 排毒的情況下，這代表你要從頭開始，因為指南以外的食物選擇會破壞排毒過程。在那些強烈渴望的時刻，你或許可以問自己：「我想要重頭開始嗎？還是我要克服這種渴望？」

（在進行第三部排毒法時，如果你在排毒過程中途中斷，那麼在排毒結束後你要再增加三天。例如，如果你正在進行 30 天的晨間排毒，如果你在第二週喝了一杯加了牛奶的咖啡，你還是可以繼續晨間排毒，但在 30 天結束後，你要繼續在第 31 天、第 32 天和第 33 天進行排毒。）

當你吃了某種明知不會讓症狀緩解的食物時，這時自我懲罰無濟於事，與其自責，不如試著溫柔提醒自己，在這個階段，你能做的最好的選擇就是善待自己。何謂善待自己？有些人以為克服對食物的羞愧感看起來像是隨時想吃什麼就吃什麼，但願如此，你可以這麼做如果你有足夠的本錢，這當然是一種選擇。但是，這會讓你步上一條重病纏身之路。每當你有股衝動想吃不屬於排毒的食物時，善待自己的你會停下來問自己一個問題：「我想要重頭開始排毒嗎？」如果你的答案是肯定的，至少你有尊重自己。那麼很可能當你在排毒過程中吃了某種麻煩製造者的食物時，你會感受到腸道、情緒或其他方面的差異，從而鼓勵你下次選擇具有療效的食物。

❖ 不要逞強

善待自己的另一種方法是超前佈署，考慮到你可能出現口腹之慾的實際狀況。飢餓是生命的跡象，你無須為了證明什麼而不吃早餐或午飯，所以不要試圖在排毒時逞強，藉由減少食量來證明自己！這對任何人都沒有好處，只是讓你的腎上腺素狂奔，越來越疲憊、易怒和餓過頭（間歇性禁食的人常見的問題），以至於你忍不住吃那些讓你中斷排毒的食物，結果不得不重新開始排毒的過程。

如果可能，你可以先做好計劃。在你外出或預知在忙碌行程中無法準備餐點時，提前備好充足的點心和餐點。你可以購買整箱的農產品，如果你需要備妥足夠且經濟實惠的食材。在上班、辦事或履行其他職責時，你可以將食物裝入冷藏袋隨身攜帶，以避免在忙碌的一天中，突然想到要吃飯時，為了節省時間只好隨手抓起午餐活動托盤上的鮪魚三明治。

從長遠來看，為我們的需求做好準備，而不是假裝沒有需求，這樣的效果會更好，這有助於我們在面對食物的渴望時不為所動——在某種程度上，這往

往只是表面上的渴望，然而，我們更深層的渴望是要更健康。不管你聽到什麼，沒有人願意生病，我們與生俱來都有一股想要健康的衝動。在此之前，我們根本不知道如何達到這個目標，不過，現在有了隨手可及的治療選擇後，我們就更能聽到內心這些深層的渴望，並且做出持續排毒的選擇，好讓我們的身體可以繼續進行釋放和修復的過程。

隨著身體日漸康復，你可能會發現對食物的渴望開始降低。有些人心情變好是因為肝臟和大腦不再像以前那樣負擔過重，而且也得到了適當的葡萄糖補充，從而讓你不需要再靠某些療癒美食就能擁有好心情。有些人心情變好是因為有足夠的時間遠離麻煩製造者的食物，因此你感受到沒有它們的差別，你意識到某些食物如何直接干擾消化系統、神經功能和其他身體的過程。有些人心情變好是因為這本書醫療靈媒具有療效的食物為你直接帶來情緒和精神上支持。（你可以在我的另一本書《醫療靈媒：改變生命的食物》中閱讀到更多關於這一切是如何運作的資訊。）

食物的目的是要滋養我們，我們要好好的享受。

脂肪和感受

經過一段時間停止攝取脂肪基的排毒過程後，你可以慢慢調整恢復食用脂肪。一開始我們降低或戒除脂肪基主要是為了減輕肝臟的負擔。基本上，排毒飲食主要是為了肝臟，以便協助大腦和身體的其他部分，我們按部就班循序漸進，讓食物和飲食觸及每個人的情緒核心。我們有很多關於食物方面的議題，無論是在成長過程還是生活在這個艱困的世界，因此在戒除某些療癒美食的過程中，我們會體驗到之前提及的一連串情緒，接下來，我們要特別探討關於對脂肪基食物的感受。

❖ 回歸生活

排毒之後會如何，當我們再次攝取多樣化的食物？這時情緒會隨之而來，

那是因為在排毒結束時，我們往往會有成就感與強烈的情緒感受。有時我們甚至不確定是否準備好回歸正常生活，因為我們的狀況好到不行。所以在排毒後，如果我們遇到一點壓力或情緒觸發，這時很容易受到某些食物的誘惑而忍不住吃一點，即使是健康的食品，如芝麻醬或酪梨，我們可能會感到內疚，也許會有種失敗或挫敗的感覺。或許我們覺得這會破壞自己的康復過程。即使一開始有這種感覺，我們也不能那樣看待。相反，我們要看到自己的成功，無論我們完全戒除脂肪基還是減少脂肪基食物，光是這一點對肝臟來說就是一項很大的成就，足以讓我們的療癒過程向前跨出一大步。

當然，這其中有一些分別。吃一些以豬油製成的杯子蛋糕、煎培根，或者烤冷凍比薩餅，與重新引入芝麻醬和酪梨全然不同。即使在那些情況下，我們被觸發並吃了巧克力蛋糕或披薩餅或其他不理想的食物，我們仍然必須看到自己的成就，不能因為被觸發而重拾舊習就懲罰自己。

如果想要達到最佳療效，最好在排毒後仍然保持最低的脂肪攝取量。將晨間排毒視為生活的一部分，這對健康會有很大的助益。如果你將脂肪基限制為只攝取高品質的脂肪食物，每週只攝取二到三天（並且只在午餐或之後攝取），你的身體會因此感謝你。這意味著每週有四到五天完全避免攝取脂肪基，甚至你可以持續無脂肪飲食，只要你願意，你也可以將脂肪基食物完全排除在飲食之外。如果做不到，你也不會因此受到任何評斷。對於那些認真考慮將這個作為一種選擇的人來說，更要明白這一點。

我們進行任何的排毒步驟都是一項偉大的成就，我們要接受已經得到的成果，無論我們進行369排毒多久，即使在三天後就停止，在這個過程中還是有某種程度的療效，這也是一份值得慶祝的成就。如果在排毒後，你必須回復以往的生活，那麼接下來的目標則是能否繼續避免雞蛋、牛奶、起司、奶油、麩質和其他一些第七章提及的首要麻煩製造者的食物。如果不可行，你仍然得吃雞蛋、牛奶、起司、奶油和其他食物，你的身體也會因為九天的排毒過程感謝你。你在這方面的成就非凡，完成重要的體內排毒，利用肝臟釋放和修復的神祕週期，這對於你的健康非常重要。因此，我們無需因為無法在日常生活中謹守369排毒法而懲罰自己。很有可能最終你會自然而然擺脫雞蛋、牛奶、起司、

奶油、麩質等，因為你感受到在過程中極大的差異，進而激勵你下定決心全面改善自己的健康。

❖ 身體的感覺

排毒後重新攝取脂肪基食物，你的身體和情緒感受都會受到影響。不久前你戒除脂肪食物，這很可能是生命中的第一次。除了你在特定時間運用特定食物和飲品支持你的排毒過程之外，這本身就是一項了不起的成就。如果排毒後你直接回到正常的脂肪量，無論是芝麻醬或雞肉，身體很容易感到不適。其中一個原因是在無脂的排毒過程後，身體被迫一下子分泌大量的膽汁；另一個原因是讓你意識到高脂肪實際上對身體的負擔有多麼的沉重。

當你長時間不吃脂肪時，例如進行 369 排毒，身體才剛剛適應將葡萄糖直接輸送到大腦，這可能是生命中的第一次。你的神經元吸收到更多的葡萄糖，你的神經傳導物質接收到更多的電解質，你的大腦累積更多的糖原儲存量，這些體驗可能會改變一生。因此，在你可以自由飲食後讓血液充滿過多脂肪再次變得濃稠時，這可能會對精神和情緒造成影響，因為血液中的脂肪會阻止葡萄糖正常進入大腦。如果整天攝取脂肪基食物，這意味著大腦永遠沒有一個窗口讓真正必要的養分進入。於是大腦內的電解質下降、神經傳導化學物質減弱，少了讓思緒清晰和精神穩定的強大資源——充分的葡萄糖供應量，你的感受會受到衝擊——尤其是當大腦才剛獲得必要的燃料。

有時，當你重新攝取脂肪基食物，你會有疲倦感，同樣，那是因為一直以來你知道它們對你的影響。消化脂肪基食物對消化系統來說是一項重大的任務，當你的身體從每天不斷消化脂肪的沉重負擔中解脫後，你終於體驗到這種如釋重負輕鬆的感覺。因此，當你重新開始吃脂肪時，你可能會感到有點沮喪，因為你已經適應了大腦和身體不需要處理額外工作時的不同感覺。有些人特別敏感，以至於再次攝取脂肪基食物時，他們會察覺到自己過去的感受。你可能也是其中之一，過去的你是否總是感到悲傷、困惑、不專注或不切實際？

當你完成 369 排毒的修復過程後，你的神經元、神經傳導物質、大腦功能和免疫系統全面獲得改善，這意味著在 369 排毒之後，你可能變得更健康、更

有活力，心靈更強大。當你再次攝取芝麻醬、酪梨、堅果、種子或橄欖油或其他可能不那麼健康的脂肪基食物，你有能力做出更好的選擇：要吃多少與什麼時候吃，因為你可以感受到食物對你的細微影響。你很難再吃以前認為可以放縱但現在知道具有毒性的食物。只要你稍加留意，在某種程度上，你可以更加保護自己和家人，明確知道身體真正的需求。

這裡有一些關鍵的微妙之處，你的身體真正需要的和你認為身體想要的之間的差異。一個典型的例子，當我們說：「我的身體需要雞蛋，雞蛋讓我有好心情。」在這一刻，我們就錯失了瞭解身體真正需要什麼的機會。事實上，雞蛋餵養我們體內所有人類已知和未知的病原體。如果隔一段時間不吃雞蛋和其他麻煩製造者的食物，我們的直覺感知力會大大提高。在排毒後，當我們再次攝取含有脂肪基的食物（如果我們願意），我們會更傾向於選擇以芝麻醬或酪梨來搭配沙拉，而不是選擇兩顆水煮蛋或更不健康的食物。

更多關於病毒排毒的祕密

有些人感染病毒多年——例如，感染 EB 病毒或單純皰疹病毒——他們的體內會積累大量的神經毒素，因而可能飽受症狀之苦。因此，隨著脂肪細胞流失，在排毒過程中，神經毒素甚至皮膚毒素會回流到血液中在全身漂浮，這些毒素都帶有信息。這些附著在神經毒素和皮膚毒素的信息可能遙不可及，但非常龐大。即使感覺到了也說不上來究竟是什麼感覺。儘管如此，人們仍然可以感受到這些感覺，即使非常輕微。

神經毒素和皮膚毒素的信息取決於在產生它們時病毒株當下的故事。你第一次如何接觸到 EB 病毒？你是否在十幾歲時與同學接吻而感染單純皰疹病毒？你是否在子宮內，還是在受孕時透過精子或卵子從父母那裡感染了病毒？是否在外出時使用公共浴室受到感染？是否在吃飯的餐館內受到感染？是否從某一段親密關係中受到感染？在病毒還未進入你的體內前，它在別人的身上，在此之前它在另一個人身上，在更早之前又在另一個人身上。病毒必須與宿主共存，

當任何病毒株在人體內傳播時，它會沿途收集所有宿主的資訊。當你感染到病毒時，該病毒已經收集過去所有宿主所經歷的情感與身體上各個層面的信息。於是當你感染病毒那一刻，它會收集與你第一次接觸它的時間、如何感染等相關信息。此後病毒所產生的任何神經毒素和皮膚毒素都會帶著這些信息。

當你透過去除病毒喜歡的食物（例如雞蛋）進行排毒時，實際上你是在讓病毒挨餓。369 排毒和所有其他醫療靈媒排毒都具有抗病毒的作用。在排毒過程中去除某些食物的原因並非根據所謂的「有益」和「無益」的食物理念。在第七章如雞蛋等那些麻煩製造者的食物之所以被排除的主要原因是，這些是導致慢性疾病的病原體食物，它們需要這些食物才能在人體內存活。因此排毒不僅可以清除我們體內的毒素，也可以餓死病毒，並排出病毒的廢物，其中包括神經毒素、皮膚毒素和其他病毒副產物。隨著這些排毒的過程，我們會感受到某些情緒，特別是那些釋放病毒廢物後的情緒感受。

如果你在感染病毒的那一刻體驗到的是正面的感受，例如難忘的夜晚在餐館用時感染了病毒，那麼當你在清除病毒中的神經毒素時，當它們在排出體外時，實際上你可能會體驗到正面的感受。或者，如果你在一段糟糕的關係中感染了病毒，那麼當它的神經毒素和皮膚毒素在抗病毒排毒過程中離開你的身體時，你可能會感到悲傷。此外，我們還要考慮到病毒的整個歷史及其過往的宿主。假設你從一位廚師那裡感染到 60 多種 EB 病毒中的一種，該廚師在你用餐的餐廳廚房裡割傷了手指，因此你感染了這個特定的病毒株，且其中包含了關於他的生活點滴、生活方式以及他的想法的信息。當你進行 369 排毒或抗病菌排毒時，當病毒開始死亡並釋放病毒毒素（來自病毒細胞本身和你體內舊有的「囤積箱」），再加上之前宿主的生活經歷都可能在此時浮出檯面。這時你可能會突然感受到從未謀面的廚師如何面對生活困境時的難處，卻不知為何自己會有這些感受，也不知道自己為何會這樣。不過，還好這一切都會隨著排毒完成後離你而去。

當你經歷這些不安的情緒時，千萬不要苛責自己。意識到這一切遠遠超乎我們已知的一切，這不是你的錯，也不是你自找的。在這樣的時刻，重要的是要想辦法克服這些情緒，不要為此責備自己。相反的，事實上：這些情

緒總會過去，當這些情緒透過你釋放出來時，你不應該針對這些情緒進行自我懲罰，用這些說不上來的感覺來批判自己是不公平的。你只要知道，你會變得更好與更健康，並且在康復後這些情緒痛苦的經歷會減少。隨著來自這些病毒的神經毒素和皮膚毒素離開身體後，抑鬱和焦慮等症狀也會隨著時間的推移漸漸消退。

更多關於腎上腺素的祕密

當談論排毒時，另一個值得我們深入探討的議題是腎上腺素。首先，讓我們先聲明，在你生命的每一次經歷，你的腎上腺都會釋放出一種特定的激素混合物與該事件有關。如果該經驗很強烈深刻，所需的腎上腺也會很強烈，目的是保護你——讓你安然度過當下——但也可能因為太強烈而造成傷害。你的腎上腺分泌出的激素混合物也含有與當下體驗相關的信息，隨後這些腎上腺素會儲存在體內的組織和器官中。正如我們之前提到的，當你在排毒時，這些從你的細胞、組織和儲存脂肪中釋放出來的腎上腺素會讓你再次體驗到之前經歷過的感受。

有時這會激起你的懷舊之情，刺激的經歷並非總是艱澀困苦，有時是快樂或興奮的時光。例如，一場十六歲生日派對會讓腎上腺素飆升，一切都很完美，最後一輛綁著蝴蝶結的汽車出現在車道上。多年後，當我們將這份腎上腺素從細胞內釋放出來時，我們就能感受到這份懷舊的感覺。

當我們清除過去經驗中的腎上腺素時，這時所謂的似曾相識感也可能會出現，我們說不上來為何會有某種感覺。如果我們在過去經歷過極度平靜的時期，那麼當我們在釋放出這份腎上腺素時，我們也會感受到平靜的感受。例如，當時我們成功實現一個目標，某種腎上腺素混合物推動我們完成該目標，在那一刻的成功帶來巨大的平靜，於是身體釋放另一種與這種體驗相關的腎上腺素混合物。現在我們的體內細胞有排毒的機會，而這些腎上腺素正在釋出，因此我們充滿了這些熟悉的感覺。

清除的腎上腺素就像是五味雜陳的綜合包。隨著過去經歷的陳年荷爾蒙從

全身的儲物袋中一一釋放出來時，生活中的刻苦與困境回憶可能會伴隨著一些生命中最快樂、最幸福的回憶。

瞭解為何痛苦的情緒會在排毒時出現，這對我們或多或少都有幫助。你可以參考這些觀點：如果在一段關係中，你發現被欺騙了，這時你的腎上腺會針對那一刻不公的感受分泌腎上腺素，當下腎上腺的目的是要保護你，你的身體不會故意傷害你，當信息通過神經元到達大腦的情感中心，傳達出你被背叛的信息時，這種腎上腺素會為你帶來力量面對內心的創傷。

背叛是我們一生中至少都會經歷過的事情，這也可能是任何事情，無論是任何形式的關係破裂，一個同學未經你許可改變學校報告的主題、一個教練告訴你因為不明原因，不讓你參加生命中最重要的運動賽事，或者在你尋找慢性病的答案時，對醫學研究和科學感到失望。伴隨著這些腎上腺素在體內飆升時，它具有不可思議的力量，其本身攜帶各種信息，例如恐懼、傷害和憤怒，且可以收集更多資訊，實際上它還可以吸收當你在面對這些惡行時當下如何面對的情緒。

無論是什麼有毒的經歷（甚至是令人興奮的經歷），你的腎上腺素都會提供給你動力穿越，就這方面來看是為了保護你，另一面則是：高水平的腎上腺素對身體來說傷害很大。基本上，腎上腺素應該在體驗結束後離開身體，意味著存在時間很短。然而，這些體驗不一定會在一天內結束。當你發現你的男朋友背叛了你或對你不再感興趣時，這種感覺不會在 24 小時內結束。當你因疾病或悲劇失去親人時，這可能是一輩子的傷痛；多年後，當你下定決心要排毒時，你可能會再次感受到這些傷痛。

如果我們無法將這些腎上腺素有效排出體外，那麼這類的腎上腺素持續累積後可能會危害健康。腎上腺素不容易離開身體的一個原因是，我們攝取的食物對身體不利或具有毒性，這裡所指的特別是高脂肪食物，如果我們整天都吃這些食物，很可能會導致脂肪細胞聚集在肝臟和身體的其他部位。即使有人看起來身上沒有脂肪，他們也可能在肝臟和其他地方儲存這種身體脂肪，最終可能累積到從外表就能看得出來，重點是：這些脂肪細胞充滿腎上腺素。除了脂肪之外，我們的器官細胞也浸蝕在腎上腺素之中，例如，在肝臟深處，即使沒

有脂肪也充滿腎上腺素。

很多時候，我們在危機時期吃的食物讓腎上腺素無法排出體外。我們經常用吃來減輕傷痛，並不是說我們應該為此感到內疚或羞恥——在困境時狂吃東西是很自然的，因為大腦和身體需要燃料來應對。我們沒有被教導哪些食物可以真正幫助我們，所以我們會吃一些對我們來說不是最佳的食物，尋找一些可以輕易讓腎上腺素流經全身的食物，這意味著腎上腺素可以更容易被儲存且更深入體內，而不是像它原本該自然地排出體外。當我們有相反的反應，在危機時刻不吃東西時，這時腎上腺素確實會更快排出體外，但這並不代表讓自己挨餓成效會特別顯著！如果我們不採取積極的措施進行排毒，腎上腺素仍會進入與儲存在肝臟和身體的其他部位。

當危機解除生活恢復正常後，來自那段時期和其他過去艱難時期的腎上腺素仍然儲存在身體各個地方。隨著歲月流逝，體內肝臟的毒素和身體麻煩製造者也會累積越來越多。加上我們吸入的污染物和其他環境毒素透過我們的皮膚，或經由吃東西進入體內，所有這些都會讓病毒和非益性細菌有機會在我們的肝臟和其他器官內繁殖，於是開始出現各種病症和狀況。

如果我們開始進行其中一種 369 排毒計劃或第三部中的排毒法，這時器官和組織中的毒素和舊碎片會開始鬆動並進入血液。脂肪細胞實際上會爆開排出陳年的腎上腺素與許多不同的毒素和毒物。陳年的腎上腺素帶有相關過往傷痛的信息（或者，正如之前提及，過往的興奮或快樂），每個人都不一樣。有些人的生命沒有經歷過太多的傷痛。很多人則不然。不是每個經歷過傷害的人都必須活在傷痛中；也許他們覺得自己已經釋懷。但是，如果這些感覺還留在體內，當你因排毒而將這些因分手或其他心碎或不公平或情緒或身體受傷而產生的舊腎上腺素釋放出來，進入血液流經全身時，你可能會開始感覺到一些情緒，但不知道是什麼觸發了這些情緒——這時你可能會很困惑，為何排毒會讓你在情緒方面有如此難以言喻的釋放。

排毒不是這些感覺出現的原因，排毒只是你當下使用的治癒工具。當陳年的腎上腺素重新進入血液時，治癒的感覺可能不是你以為的那麼簡單，你過去經歷的傷害或恐懼全會進入你的細胞，最終有機會離開身體。因此，在

進行排毒時可能會出現一些悲傷、緊張或不安；或許也可能出現一些輕微的抑鬱或焦慮，或者可能燃起心中的夢想，這些夢想可能有意義又可能毫無意義；你可能會想起一些你已經忘記的經歷，或者記起一種你無法完全理解但又熟悉的感覺。

每個人在排毒時的情緒體驗都不同，因為每個人體內的毒素和毒物組合也不同。許多人的系統中存有過去使用的娛樂性藥物，或者對處方藥物上癮和過度使用。在這種情況下，這些藥物通常是在情緒和／或身體有問題時服用，這時身體正分泌腎上腺素來應對當下的處境。同時，藥物本身也會引發腎上腺素釋放。所有這些腎上腺素都潛藏著我們當下掙扎的情緒信息，隨後這些腎上腺素與藥物一起儲存在肝臟中。例如，如果我們經歷情緒危機時服用苯二氮平類（benzodiazepine）、其他抗焦慮藥物或任何其他類型的處方藥或娛樂性藥物來度過難關，我們不會意識到藥物和離婚、分手、背叛或其他困難時期會觸發含有相關經歷信息的腎上腺素，並且這種腎上腺素會隨著藥物進入我們的肝臟細胞。因此，當我們進行排毒時，那些舊藥物，無論是娛樂性的還是處方藥，會從我們的細胞與陳年的腎上腺素一起釋放到血液中，進而引發過往傷害、疼痛、恐懼或悲傷的感受。

同伴的療癒力量

每個人都有不同的經歷。一個人經歷的背叛可能與其他人的背叛大不相同，但這對人生的負面影響在某種意義上可能是相同的。有時，人們在追尋愛情之路時會經歷許多困難、失落、心碎，許多商業利益關係更是傷害多於獲利。當人們找到自己的出路和真正的使命，他們會爬出實際上是黑暗的深淵，但他們誤以為錯是在自己的困境。每個人都有不同的方式處理痛苦的記憶和經歷，有些在安全範圍內盡可能釋放，有些被埋在潛意識中。雖然每個人的經歷不同，但在某種層面上，我們在今生經歷到的一切仍然會有一些相似的生命體驗。

當慢性病患者因感同身受而產生連結時，他們往往可以從中找到力量。即

使症狀不同，有的人經歷偏頭痛、焦慮或抑鬱，有的人經歷背痛、頸痛或失眠，但有一種共鳴讓他們聯繫在一起。同樣，我們很難找到一種獨特的情緒體驗，是任何人從未有過的感受。每個人都知道失去信任是什麼感覺，我們都經歷過與朋友、家人、配偶或其他人的關係，在某種程度上遇到困境，甚至帶來傷害；許多人都經歷過身體上和伴隨而來的情緒傷害；所有人都曾經被辜負與失望過。

無論是身體上還是情感上，即使細節不同，我們都可以找到彼此受傷的相似之處，從而認同彼此。也就是說，我們與那些經歷過類似情況的人是站在同一個陣線。有時我們會感到完全孤獨，尤其是當我們諮詢的專家或身邊的人暗示或直接告訴我們，我們的疾病是自己想像或自找的。由於慢性疾病仍然存在著羞愧感──因為人們所知甚少──很難從中找到真正的援助。不過請放心：即使你認為只有自己知道為生命而戰之苦，身邊的人卻懷疑你的肌肉僵硬、腦霧或疲勞是否真的有那麼糟時，還有其他人也正在經歷幾乎和你一樣的抗爭。當你找到這些人與他們連結和建立情誼，你就會有強大的後盾支持你。

隨著排毒的過程，這些渴望被理解的情緒也會被釋放，過去掙扎的委屈情緒儲存在腎上腺素中，透過靜脈流經全身並儲存在細胞內。因此，當我們排毒時，這些感覺會以不同的方式重現。有些人可能會發現自己懷有某種懷舊情緒，在某種程度上會不舒服；有些人可能會出現激烈的夢境；有些人可能是悲傷，不知道為何出現週期性流淚。並非每個人在排毒時都會有這種體驗。這些只是比較明顯的情況，其中有人過去可能遭受重大傷害。無論你經歷什麼或發生什麼，在任何層面上都很重要。

醫療靈媒排毒的目的在於提供全方位的支持。這意味著即使細胞釋放陳舊的腎上腺素，承載著我們過去的痛楚，這也不是一個草率的過程。你的大腦正在獲取關鍵的葡萄糖和礦物鹽，讓你做好萬全的準備，因為這一切確實都在發生。你不需要投入或處理排毒時出現的情緒和感受，通常這時候不適合處理它們。這種情況可能隨時都會發生，每個人遇到的時間點和處理方式都不同。有時在排毒的過程中，情緒治癒的奇蹟自然會發生，可能是巨大能量的提升，可能感覺到背後有一股力量，我們或許感覺得到，或許感覺不到，這都沒有關係。在這段期間，關於我們應該如何處理情緒沒有一定的規則。通常，這種轉變會

在排毒之後發生，那時我們有足夠的時間深入瞭解在排毒期間出現的情況。在排毒之後，我們在情緒方面往往會變得更成熟與更有智慧。

當我們釋放細胞中根深柢固的毒物和毒素，包括在排毒時爆裂和排出的脂肪細胞，這些全都會在流經我們的血液時影響我們的味覺和嗅覺。有時在排毒過程中，有些人會嘗到小時候吃過人造食品的味道，例如，連鎖快餐店的起司漢堡；有些人會嘗到香煙的煙味；有些人會嘗到過去常吃的一種冰淇淋、起司、甜甜圈或餅乾的味道；有時是一種熟悉的味道但說不上來是什麼；有時是一種化學香氣；有時是一種刺鼻腐朽味，類似氨或硫磺味，讓呼出的氣聞起來像是陳年的起司或腐肉，這些都與某些感覺有關。在排毒過程中，嗅覺和味覺也會產生變化，當你釋放一定量的毒素後，你的感官甚至會變得更敏銳。你會留意到在排毒過程中，你的味覺或嗅覺不會出現葡萄、蘋果、芹菜棒或草莓的味道，這些是對抗毒素的食物，本身不具有毒性，你會發現只有具有毒性的食物才會在排毒過程中浮上檯面。

在排毒過程之後，你的情緒會變得更敏銳，這並不意味著你會更情緒化——相反，你在情緒方面會更穩定更成熟，更懂得保護自己。過去的傷痛造成的迷惘，讓我們一次又一次犯同樣的錯誤，就像當我們的手被火爐燙傷時，我們可能帶著恐懼轉身離開，但在匆忙中又不小心回頭碰到壁爐。然而，當我們的體內不再充滿毒素和帶著恐懼、背叛、傷害等腎上腺素時——當儲存在我們細胞深處殘留的傷痛離開我們的系統時——我們會知道我們的手被火爐燙傷了，但我們不會因此驚慌失措，我們能夠清楚知道這是一時的痛苦，而不是讓自己陷入過去傷痛的迷霧，因此我們會更加妥善照顧自己，而不是因為恐懼或絕望再次犯錯而傷害自己。

在以正確的方式排毒後，通常你會變得比實際年齡更成熟懂事，待人處事方面也會更謹慎。在人際關係的應對中，何時該開誠佈公、與誰交往、向誰傾訴等，你都可以做出更好的決定，而且你的直覺會告訴你何時可以放下心房，敞開心接受更健康的友誼和關係。你會變得更敏銳、更不為瑣事所動、更專注——因為當你的細胞排除夠多的毒素、毒物、病毒、非益性細菌和夠多的陳舊腎上腺素後，你會更懂得如何避免重複的錯誤。一旦你釋放了破碎關係所帶

來的傷害和恐懼，你的腎上腺素通道會變得更清晰，你會漸漸瞭解自己的真實感受和真實自我。總而言之，這一切的目的是協助你擺脫困擾你一生糾纏不清的毒素、病菌和傷害。

「賦權不只是一個詞，不只是所謂的增強信心，而是每個人生活在地球上自我價值的要素。當我們以健康正向的態度善用它，用於打造目標、理想和人類的生活，以及引領我們邁向更美好的方向時，它就是一股非常關鍵的動力。」

——安東尼・威廉，醫療靈媒

第二十四章

賦予靈魂強大的力量

　　賦權。當我們長期在刻意被壓抑的情況下，終於可以對自己有所瞭解時，我們的心智、思想、意識和信心會大幅提升，更重要的是靈魂得到滋養。當身處逆境時，我們會失去信心，這時賦權來得正是時候。賦權應該被視為是一個屬靈的用詞，因為當它用於正向而非不公不義的方式，當它用於保護和幫助人們時，它絕對是屬靈的，來自真正的屬靈，而不是憑空想像的屬靈。

　　賦權這個詞即是賦予權力，可能暗指權力曾經被剝奪。當權力被剝奪時，並不是每個人都知道他們的權力被剝奪了。以女性的健康為例，她們的權力早就被剝奪。健康議題男女有別，雖然不可否認，男性也有病痛之苦，但慢性病對女性的影響更是不成比例，這不是因為女性的體質比較虛弱。一位正在力抗慢性病的女性永遠不應該以「受害者心態」受到指責，此刻的她們正以強大的力量和勇氣承受慢性病之苦。

　　相較於過去，當今的女性應該是生活在最有力量的年代，但這是真的嗎？現在十幾歲、二十多歲和三十多歲的年輕女性因各種症狀正以創紀錄的速度被邊緣化；不明的疼痛和疲勞讓四十多、五十多和六十多歲的女性對如何照顧家庭和事業無所適從；退休的女性更因為試圖解決她們的健康之謎而無法享受美好的人生。

　　當今女性對於自己生病的原因與如何好轉一無所知，並不是醫學研究和科學有所有的答案而保持沉默。相反，這是因為更大體制內的傳統醫療界，試圖轉移人們對他們沒有所有答案的注意力。慢性病對於醫療機構來說仍然是一個很大的謎團，因此他們將矛頭指向女性的身體，女性本身就是問題所在。例如，他們指出是基因缺陷，好像在經過幾千年後，女性的基因在最近二十年突然狀況百出。他們詆毀拯救女性生命的治癒工具，如芹菜汁和排毒，這就是在剝奪

女性的力量。

女性不該如此被詆毀。

不只是一個詞

如果一位女性患者症狀始終沒有改善，或者不斷復發，或者診斷後沒有好轉是因為她不知道疾病的真正原因，從這些情況來看，這位婦女真的有被賦予權力嗎？

為什麼在這個高科技時代，隨著看似先進的藥物和醫學研究，女性對她們90% 以上的症狀和疾病沒有答案？為什麼女性在生殖系統方面的問題創歷史新高？

在日常生活中，我們不會聽到有多少女性不得不放棄寶貴的時間到處求醫；當她們發現得到的「答案」不是生病的真正原因，而且始終無法緩解，我們不會聽到她們的希望落空時有多麼失望。這些都沒有搬上檯面，這些女性只能獨自承受病痛之苦。

賦權不只是一個詞，不只是所謂的增強信心，而是每個人生活在地球上自我價值的要素。賦權也可能在負面的情況下被濫用，促使某人對他人造成情緒或其他方面的傷害。然而，當我們以健康正向的態度善用它，用於打造目標、理想和人類的生活，以及引領我們邁向更美好的方向時，它就是一股非常關鍵的動力。

沒有人願意被剝奪力量；沒有人願意被告知要保持沉默、心聲被埋沒、想法和感受被忽視；沒有人希望他們的意志被壓制，或者他們的本質、創造力和價值在任何層面上受到壓抑。

女性在歷史上有過一段艱難的時期。過去，女性一直被壓制，無法實現自己的夢想，因為當時的世界不容許。今天，在許多地方，女性權利已有很大的進展，賦權被視為一種力量，讓每個人能在更公平的條件下成長、自我實現和成就自己，擁有生存的機會和權利，更重要的是，為自己爭取最好的生活品質。

在今日的社會結構中，賦權成為一個大家耳熟能詳的用詞，經常出現在各種報章雜誌上、人與人之間口耳相傳的故事中，從社交媒體到新聞網站再到脫口秀節目，賦權對女性來說是一個奇蹟，每天在這片土地上不斷發展，不過，在不久之前這卻是不被允許的。

由於這些正向的轉變和標題，人們很容易誤以為現代的女性已受到保護。的確，今日的女性比以往任何時候受到更多的尊重，所以我們往往會認為女性真的已被賦予充分的權力；女人和男人同樣重要。我們已經迎頭趕上了，女性確實得到了公平的競爭環境。然而，儘管在生活的某些領域確實取得不可否認的進展，但在某些領域，女性的權利仍然被剝奪，甚至故意被壓制，而且是女性最重要的權利：健康。

我們常說健康至上。我們標榜婦女的福祉是醫學和制度首要關注的焦點。我們提倡，賦予女性選擇個人健康所需的方向的權利，以及為女性健康提供多樣的選擇非常重要。所有這些議題都意味著女性已被賦予權力了，對吧？事實上，當談到慢性病時，女性的權利早在幾十年前就被剝奪了，而且直到今日依然如此。

當一個女人生病時，一切就變了。每天，都有女性因疲勞、甲狀腺疾病、多囊卵巢症候群、子宮肌瘤、子宮內膜異位、偏頭痛、掉髮、焦慮、抑鬱、濕疹和牛皮癬等慢性問題而生病，並且失去健康方面的權利。旅程的第一站就是認清醫療系統。女性們很快就會發現，這個體系無法提供多數人治癒慢性病需要的正確方向。當你沒有遇到問題時，你很容易接受事實就是如此。然而，當你四處求醫，總是聽到你的診斷為「尚無明確的治療方法」，或者醫生無法診斷病因，得到的訊息是你的症狀為不明原因，突然間我們才發現人們對慢性疾病的瞭解非常有限，這是數百萬女性每天面臨的現實。

隨著女性醫生越來越多，這意味著相較於幾年前，更多的女性患者的症狀和狀況能夠被看見。既然如此，為什麼醫療系統中還存在著剝奪權利的情形，女性權益非但沒有受到保護，反而處處受阻？其中的原因在於所有性別的醫生都沒有接受過治療慢性病必要的訓練。

這種權力被剝奪的方式可能是透過某種祕而不宣隱晦的手段進行。你的

權利可能被剝奪（被壓制、壓抑、傷害）但一開始並沒有意識到。醫療系統的繁瑣細節旨在讓女性對自己的身體一無所知，讓她們對此無能為力。重點來了：剝奪女性權力的不是醫生，而是醫師運作的整個體系。在一九四〇年代和五〇年代，許多醫生加入了剝奪女性權力的行列，宣稱慢性病不是真的，而是女性捏造、無病呻吟，或是疲倦、懶惰，甚至是瘋狂的藉口。不過，那些日子已經過去了。今日醫生們對慢性病有新的看法：例如，女性自體的免疫系統在攻擊她的身體，或者歸咎於她的基因或荷爾蒙。今日與幾十年前不同的是，現在大多數醫生都有同理心與關懷之心，至少意識到患者正在與某種疾病對抗。

　　儘管如此，醫生本身與他們如何治療患者的這種進展並沒有使女性在健康方面贏回自己的權力，因為她得到的「答案」並不是答案。這引發一種自我鞭打的現象，某位富有愛心的醫生（扮白臉）讓你感到安心，而醫療機構（扮黑臉）告訴你是你個人的問題。聽到這些人以最溫柔親切的態度向你解釋這一切都是身體的缺陷，因而與醫療系統產生一種近乎畸形的關係，在你即將被扔到一邊前，先給你一點安慰。儘管這些關於身體攻擊自己或錯誤基因導致慢性疾病的理論沒有科學依據，但這些都是醫療系統灌輸給醫生的解釋，也是醫生給病人的解釋。這種黑白角色兩種面目的動能破壞了當今這些富有同理心的醫生為幫助慢性病患者所做的一切。

分歧的族群：健康的人和生病的人

　　在我們共同生活的這個年代，我們面臨著一些重大的問題。其中是當女性生病時，不是那種偶爾的頭痛或暫時背痛或輕微的焦慮，這時的她並沒有像我們以為的那樣真正得到關心。身體健康和生病的人分成兩個族群，那些身體健康的人通常不想與生病的人有太多的接觸。這不只是男人不想聽女人談論她們的問題這麼簡單。當身體不適的人因無法獲得所需的幫助而不斷抱怨，並且在四處求醫仍無法讓症狀緩解時，在許多情況下，她們很快就看清

哪些人是真正的朋友。因為慢性病族群的成員通常為女性，因而導致女性之間的分歧。

諷刺的是，這些健康的人刻意與慢性病患保持距離，到後來許多健康的人也陸續生病。沒有人能免於某種程度的慢性疾病，隨著時間推移，幾乎每個人或多或少都會出現一些症狀，無關乎性別。無論這些症狀是否被命名為「慢性病」，或者我們是否已經接受它們為正常生活的一部分，例如鼻竇問題；痤瘡、尿道感染、偏頭痛、疼痛週期、焦慮和抑鬱，這些症狀會隨著時間流逝變得更嚴重，並且開始影響人們的生活方式，甚至影響他們的休閒生活。

過去，在社交媒體出現之前，我們很少聽到女性為健康所苦的議題，當時她們沒有發聲的平台。如果某種慢性病實在太嚴重，當時她們只能冀望有非常富有的人或一群富有的人能夠創建一個慈善機構和董事會，每年一次或兩次舉辦活動為受到疾病影響的婦女籌集資金。現在有了線上平台，生病的女性可以根據她們不同的疾病、狀況和症狀發表自己的看法。即使在這方面大有進展，但女性仍然受到壓制。當談到身體不適健康欠佳時，肉眼總是不易察覺，因此人們更難以認真看待。

對於健康的人來說，至少能夠理解身邊的親朋好友或世上許多人正在與慢性疾病對抗，而且他們沒有太多空間可以表露內心的憂慮、疑問和意見，這需要很大的同理心、理解與關懷他人的能力。當我們意識到身邊有人正為疾病所苦時，我們更要以愛心和耐心給予他們所需的時間和精神支持。

每個人都在為生活打拚，每個人都有各自要完成的事務，我們未必有時間發揮同情心或挪出時間陪伴朋友。照顧患者的責任不應該全落在健康的人身上，而是應該交給更大的機構、醫學研究和科學體系以及最高的衛生當局，他們應該負起責任並改變阻礙女性發展的錯誤、過時的原則和理論。他們應該提供更大的體系，讓女性可以根據體內真實的情況採取預防和治癒措施，並且讓女性能夠找回自己與重拾力量的真相。

另一種對身體的羞辱

對於女性來說，就算不是最重要，但也稱得上是最重要的戰鬥之一，那就是為自己的健康而戰。在某種程度上，我們都知道這一點。但有些根深柢固的信念阻礙了女性瞭解慢性病的真相：超越身形外表（這已經夠糟了）另一種對身體的羞辱。我指的是慢性病的理論，這些理論指出是基因出現問題、身體正在攻擊自己、問題出在想法上、新陳代謝緩慢，或者荷爾蒙「罷工」。這些都是來自那些沒有答案的體系的一種控制形式——特別是最後一個理論：責怪荷爾蒙，這是針對性別的一種打擊。

在一九五〇年代，身體攻擊自己的「自體免疫」理論受到關注，專家假設因免疫系統混亂開始攻擊自己的器官和腺體。當時荷爾蒙失衡也是另一種流行的理論，於是，幾乎任何與女性健康有關的問題都歸咎於荷爾蒙，例如情緒和「外表」的問題。當時人們認為心悸、熱潮紅和頭痛等難以解釋的症狀只是無病呻吟、懶惰或想太多——是她們在裝病，這一切都是她們想出來的。這種將疾病歸咎於某人身心出現問題的想法，讓人從頭到腳對自己產生很深的羞愧感。

至今荷爾蒙仍是疾病的罪魁禍首——想想看你聽過多少次有人說：「喔！她是荷爾蒙出了問題！」。過去那些「這一切都是你的想像」的模式確實開始轉變，並且在過去十幾年中逐漸消失。如今，當有人問「我怎麼會生病呢？」現在更流行的回答是，他們沒有像其他人那樣正面積極來吸引健康，從而讓自己生病。這對女性來說是另一種剝奪權力的形式，這向她們傳達的信息是，如果她們生病，那是她們的錯，因為她們不瞭解這個宇宙如何運作，是她們的思維不夠正面，無法創造豐盛喜悅的人生。因此，除了身心羞辱之外，還加上精神的羞辱。年輕女性開始相信她們的不快樂是生病的原因，而不是醫學研究和科學尚未發現困擾女性健康真正的問題所在。

此外，我們別忘了還有責怪基因的遊戲。有人將某些慢性疾病命名為遺傳疾病，讓患者感覺自己有缺陷沒有出路，他們的存在本質被羞辱。不過，當

你真正深入研究時，你會發現錯的是這些理論，而不是人的身體。例如，據說 BRCA 基因突變預示著可能罹患乳腺癌的風險和命運，這是不正確的。就像許多不存在 BRCA 基因突變的乳腺癌病例一樣，他們之所以將責任歸咎於遺傳基因突變的真正原因是，他們尚未發現我在《甲狀腺揭密》一書中揭露乳腺癌的原因。歸咎於基因的理論也與其他理論糾纏在一起──例如，身體攻擊自己是因為本身的基因缺陷，這更是對身體的一種羞辱和權力的剝奪。

如果我們退後一步探究，我們可以理解為何會發生這種羞辱的情況：因為醫學研究和科學系統需要保護自己。它要維護自己的信譽與在患者及在其中工作的醫生和其他衛生專家的公信力。因此，該體系提供給從業人員看似解答的答案，然後再提供給患者及其家人。這些「答案」或許看起來像是在保護女性最大的利益，實際上是犧牲女性作為代價來保護醫療體系。

多年來，嘗試替代療法和治療的女性需要面對重重關卡，大約從一九四〇年代到二〇一〇年代初期，女性因離開傳統醫療途徑並尋找其他治癒疾病的方法，飽受到家人和朋友的抨擊甚至敵意。如果你是一九七〇年代的女性，想要尋求替代療法或更健康的飲食方式，那麼你肯定會被嘲諷或嘲笑。年輕女性──還有男性──不被家人接受甚至斷絕來往，只因為她們想吃得更健康或採取植物為主的飲食。在一九八〇和九〇年代，選擇另一種健康的思維方式被認為是奇怪、古怪或危險人物。想像一下，或者你可能還記得，選擇以草藥治療疾病而不選擇藥物是什麼感覺。你受到的批判完全是另一種形式的壓制和壓迫，因為這完全限制了人們選擇如何治癒自己的自由。

這其中還有某些現象至今仍然存在。例如，你會看到傳統思維和另類的飲食專家都試圖阻止女性喝芹菜汁。如果他們知道，他們那些試圖保護女性，讓女性擺脫連他們自己都搞不清楚的疾病的指引，反而會使情況變得更糟，結果只會使她們錯失可以保護她們健康的解決方案。

你是否想過為何數百萬人向外尋求健康的答案？是否因為整個醫療體系無法為他們的長期掙扎、痛苦、症狀提供答案？當人們無法從現有的醫療體系找到需要的慢性健康問題的緩解之道，然後又因為離開該體系尋找解方備受質疑或嘲笑時，該體系是否崩壞不是顯而易見嗎？此外，當你試圖幫助人們時，你

可以抱持另類的想法並提供替代理論，同時仍然依附於或為剝奪女性健康權益的醫療體系工作。另類健康專業人士與傳統專業人士一樣相信過時的規條，例如某人的身體正在攻擊自己，這就是他們生病的原因。這兩者不同之處在於，這些從業者有不同的治療方法。

別再錯怪你的靈魂

我們是否想過，當一個人受到某種程度的身體傷害，卻被指責要為此負起責任時，這會產生什麼影響？我們是否意識到這對靈魂層面所造成的傷害？如果我們真的如此重視與支持女性——這似乎是當今世界努力的方向，透過支持團體協助女性克服內心匱乏感、不足和無價值的傷痕；提供各種針對女性職場發展的講座；提供開明思想養育孩子的工具，那我們怎麼會錯過這個最關鍵的議題，如果我們真的關心女性，我們怎麼會忽略一直以來對她們造成的靈魂傷害？

當你遇到無法控制的症狀，並且依靠醫療體系尋求支援時，通常我們會發現這個所謂世界上最重要的部分之一醫療系統——並不像我們認為的那樣可靠和無所不知。我們不能責怪醫學研究和科學還沒有慢性疾病的答案，我們確實要瞭解，在成長過程中，尤其是年輕女性從小被教導相信科學是安全的，並且擁有所有的答案。當我們生病時，我們被告知那是因為我們的信念在某方面出了問題。在成長的過程中，女性不斷被洗腦。因此，當這種情況發生時，無可避免的傷害又再次烙印在靈魂深處，久而久之讓一個人的心靈變得殘破不堪傷痕累累。

這一切意味著發現慢性和神祕疾病背後的真相，就是為了讓女性、兒童或所有人保有堅強的靈魂。這是關於保護你的靈魂，堅守最重要的原則之一，那就是無論如何，這都不是你的錯。如果你被自我憎恨掌控，你就無法發揮自己的力量，醫療機構因失職而利用醫生讓我們產生自我憎恨，從他們的醫學和科學研究得知，當人們生病時，自責是人類的天性。一旦你不再把責任怪罪在靈魂頭上，意識到你的症狀和疾病不是你的錯，也不是身體的錯，你就能真正擁

有力量。這種賦權比我們認知的更加重要，超越表面上的虛名權益。你的不明疾病錯不在於你，你根本不是生病的原因。

治癒的可能性

健康醫療界有許多英雄，醫生就是其中的一群，但他們很少談論內心的感受，當一位女性患者走進他們的辦公室，講述她看遍各種神經科醫生和其他專家的故事，一次又一次嘗試各種療法，以及在她眼中看到絕望，因為一切的努力還是無法讓她擺脫痛苦。醫生也很少有一個平台或安全的網路媒體讓他們表達所見所聞或者內心的困惑，當他們找不到文獻或工具為那些掙扎的人提供新的見解。在治療界中，不管是主流、另類和社交媒體中也有一些英雄，包括分享自己健康如何好轉的故事。即使有了這一切，但仍然只有極少數人會提及關於女性健康的議題，女性始終沒有得到所需的答案，並且知道治癒是有可能的。

知道我們還有其他的出路讓人安心，我們可以掌控自己的健康和幸福，這才是真正的自由和賦權，不是只仰賴單一面向或決定，而是全方面的考量。這種掌握來自於有答案：關於是什麼可能導致未來的疾病，以及如何預防這些疾病的措施；關於是什麼導致你當前的疾病，以及如何應對，並且提供相關治癒的信息和計劃。

我再強調一次：賦權就是有答案。知道你的身體沒有攻擊自己；知道你的基因或荷爾蒙不是你生病的原因；你不是一個有缺陷的人；知道你也不是壞人，知道你不是自找的，你的疾病與你的心態和情緒無關。賦權是知道身體內部可能真正的問題所在，而且至今醫學和科學仍未發現，或者沒有太多治療領域的專家意識到。越來越多的專家告訴女性，是她們的思維引發疾病，或者她們沒有學會正確的冥想、正面的思考，或吸引法則以獲得生命正面的結果；或者她們的負能量、頻率和振動吸引疾病。當人們四處掙扎卻找不到答案時，這些理論會持續下去。再一次，這些人只是把生病的責任歸咎於我們存在的本質，當你生病或與真正病魔對抗時，這些理論都會讓你對自己感到無能為力。

如果我們希望給予女性和她們的孩子最好的生活，那麼不讓患者瞭解慢性病的原因，並將其歸咎於情緒、基因和命運，還是揭示這些讓越來越多女性邊緣化的疾病是由有毒重金屬和病原體（如 60 多種 EB 病毒）等麻煩製造者引起的，哪一種才是上上之策呢？這些原因不是你的錯，我們有解決之道。在這本書中，你已找到清除導致慢性症狀和病症的毒素、毒物和病原體的答案，這樣你就可以掌控自己的健康並做出最適合的選擇保護自己和家人，你的症狀不是你創造的，你是一個良善之人，現在你擁有主控權，你已在通往治癒的道路上向前邁進。

　　正如之前提及，我們正處於一個認為女性具有前所未有的權力時代，但其實並不完全正確。實際上，女性在某些重要的領域比以往任何時候受到更大的阻礙：健康、安全和活力。女性從小的教育相信了她們的身體是脆弱和有缺陷的。這種情況之所以發生是因為，一個堅強與健康的女性有能力改變世界，且不只是侷限在小範圍，在某種層面上是與黑暗抗爭。那些在幕後掌權、統治世界的人都知道：當女人越強大，世上真善美的好事就會越多，同時會帶來更多正向的變化，這些全不符合暗黑力量的最大利益。那些幕後掌權者、威脅地球的人，害怕女性的力量和反撲，因為女性的力量和起義，確實會對當今這個依賴女性苦難的產業和致富的時代帶來最大威脅。然而，唯有女性發揮強大的力量，才能為人類謀求最大的福祉。

「你為治療所下的功夫不僅影響深遠且很有力量，激勵那些需要治癒真理、治癒信息和啟發的人，為他們帶來希望與堅持的勇氣。你的治癒向其他人示範，有一條出路可以擺脫痛苦，只要提供身體真正所需的一切，他們也可以治癒。當你激勵人們站起來為自己的健康權利而戰並康復時，這些人因你而受惠。在靈性層面上，沒有什麼比改變人們的生命更重要的任務了，讓人們看見一線曙光，意識到身體並沒有缺陷，他們不是壞人，他們值得擁有健康的身心，可以和你一樣治癒。」

——安東尼・威廉，醫療靈媒

第六部

瞭解原因與
治療方案

~ 第二十五章 ~

不可不知的補充品

　　為什麼今日的營養保健品呈爆炸式增長？為什麼它從替代醫學跨越到主流醫學，幾乎成為與製藥一樣大的行業？這並不是因為有人喜歡一早醒來就吞下一堆藥丸，也不是當吃藥是一種消遣，以至於每個人把服用多種維生素、益生菌、胺基酸、魚油等當作是一種樂趣。沒有人喜歡拿著處方買藥，面對一盤粉色、藍色、黃色和橙色的膠囊。沒有人真正想花時間每天吞下幾十顆藥丸，即使它們是天然的。

　　採取膠囊和藥丸養生法無法等同於其他照顧自己的方式，例如，刷牙預防牙菌斑和牙垢，與吞下止痛藥緩解不名原因的下巴疼痛，這兩者是不同的；早上起床洗臉與服用抗生素治療頑固性痤瘡，以及在一天中做一些伸展運動和短暫的冥想集中精神，和早晨打開藥櫃服用胃酸逆流、高血壓和高膽固醇等藥物之間是有區別的。

　　營養保健品或許有用，但在一天開始之際，洗個清爽的澡與服用 15 到 20 粒陣容強大的膠囊補充劑大不相同。決定步行或騎自行車上班或上學，與必須計劃在今天中午之前去商店加購醫生建議的用藥，這之間是有區別的。

　　這並不是意味著藥品和保健品沒有功效。在許多情況下，藥物和補充劑是必要的。這就是我們要探討第六部〈瞭解原因與治療方案〉的原因。僅管，目前還不流行吃補當樂趣，不過有人可能對此抱持著正面的態度，以樂觀、開朗的心情打開他們的藥盒。與此同時，他們之所以服用這些藥物是因為不得不，因為他們被告知或覺得需要依靠它們來治療特定的症狀或狀況，或者他們想改善頭髮、皮膚和指甲等健康方面的問題。藥品和營養品都很昂貴，大多數人寧願把錢花在喜歡的物品上，即使剛開始只是一頭熱，也都樂於接受某種養生法，因為這讓他們感覺好一點，但也可能在六個月或幾年後開始厭倦每日規律服用

補充品。

　　吃藥，無論多麼有動力，都是一件苦差事。然而讓人精神為之一振的淋浴、一小段冥想、洗臉、刷牙、散步，這些小事在我們健康良好時都會讓人心情愉悅。不過，對於慢性病患者，那些得掙扎起床和度過一天的人，這些小事就像登山一樣費力。除了基本的自我保健之外，每天服用藥丸可能像是一場噩夢。人們之所以這樣做是因為他們像是戰壕中的士兵，每日與不會消失的症狀和疾病作戰，而這些藥物或補充劑是他們的口糧。無論是藥物還是保健品，人們求助於它們是因為需要協助，他們知道有些事情不太對勁。

　　最後這幾個章節正是為你準備的。在整本書中，我們探討排毒是一種讓身體恢復原有的健康狀態的方法。有時你需要更多的幫助，而適合的草藥和補充劑對於重建免疫系統、逆轉缺陷、抵抗和殺死病原體，以及保護自己免於受到壓力的影響非常重要。在探討如何在排毒時補充營養補充品的重要提示後，我們會針對 200 多種特定症狀、病癥、疾病列一份補充劑表格。如果你看過《搶救肝臟》這本書，千萬不要錯過這個部分。我在列表中提供許多補充品的升級版本，更涵蓋了數十種的健康問題。

　　其中一個重要的特點是，每個列表都包含健康問題真正原因的見解，因為要知道究竟什麼草藥和補充品適合該健康問題，首先我們需要找出問題的潛在致病因素。慢性疾病和慢性症狀，如痤瘡、尿道感染、疲勞、腹脹和濕疹，對當前的醫學研究和科學，有很大的一部分仍然是一個謎，因此當科學無法提供答案，且事情發展不大對勁時，你應該得到解答的。

排毒時如何補充營養品

　　這是一個重要的問題：如何在排毒中補充營養品？稍後我們會介紹一些關鍵提示。首先，讓我們先探討排毒時關於補充品最重要的議題：哪些補充品要避免。

❖ 排毒時要避免哪些補充品

　　如果你正在服用非醫療靈媒推薦的補充品，例如乳清蛋白粉、植物蛋白粉、魚油、膠原蛋白、小球藻、多種維生素、頭髮、指甲、皮膚補充劑、腺體補充劑和腸道保健粉等，在你進行醫療靈媒排毒法的過程中，請停止服用。甚至你可以重新評估未來在生活中是否要持續服用，因為除了我推薦的補充品之外，其他的很可能會導致你的健康問題。記住，醫學研究和科學領域至今不知人們為何罹患慢性疾病，所以補充劑對他們來說也是一種大猜謎。如果你在排毒時仍然服用非推薦的補充品，結果可能會讓你的預期落空。

　　例如，乳清蛋白粉會滋養病毒和其他病原體，因此，讓害你生病的病菌挨餓，這正是醫療靈媒排毒的目的，如果你在排毒過程中食用乳清蛋白粉，這反而會助長這些病原體。此外，你還要留意植物蛋白粉，因為它們在調味料中暗藏味精，這也可能會助長體內的病原體滋生。

　　魚油也是如此。魚油含有微量的汞，因為所有的魚油，無論多麼純淨都含有這種有毒重金屬的痕跡。我之前提及，吃一條魚和吃魚油有很大的不同。魚油提取過程會破壞魚內汞的穩定性。無論使用何種先進技術，魚油仍然含有同質屬性的微量汞。汞會滋生導致炎症和慢性疾病的病原體，因此，如果你定期服用魚油，並且在排毒時繼續服用，那麼你就很難達到排毒的最大益處，因為魚油持續餵養著病菌。有關魚油的更多信息，請重溫第七章〈麻煩製造者的食物〉。

　　更不用說魚油是一種脂肪基。假設你在 369 排毒的第九天，你打算服用幾顆魚油膠囊配芹菜汁，這不僅會干擾芹菜汁，還會在你嘗試去除汞的確切時間點上將汞帶回你的系統，而且油會讓排毒過程功虧一簣。這是一個常見的錯誤，也是一個很好的例子，說明為何最好在排毒過程中，不要使用非醫療靈媒建議的補充品。

❖ 醫療靈媒建議的排毒補充品：重要提示和指南

- 如果你已經使用了第二十九章醫療靈媒推薦列表中的某些補充劑，並且希望在排毒時繼續使用（無論是使用 369 排毒法、抗病菌排毒法、晨間

排毒法、重金屬排毒法，或單一飲食排毒法），請在過程中繼續保持。

- 如果你尚未服用醫療靈媒推薦的補充品，並且正在尋求緩解症狀或狀況的方法，請你在開始進行本書的一項排毒法的同時開始補充。你不需要從369排毒法、抗病菌排毒法、晨間排毒法、重金屬排毒法或單一飲食排毒法開始補充，儘管你可以選擇這麼做。

- 芹菜汁是本書中所有排毒法和所有補充清單中的一部分，建議的芹菜汁分量有時會因排毒和補充品清單而有所不同。如果你正在進行其中之一的排毒法，同時也在遵循其中之一的補充品清單，這時請遵循排毒法中的建議芹菜汁分量。

　　記住，當你在排毒時全力配合服用新的補充劑時，這有助於強化營養品的效果。在排毒時補充品之所以更有效，是因為沒有脂肪阻礙葡萄糖與補充品結合，並將其輸送到你的細胞中。高脂肪／高蛋白飲食會妨礙你從補充劑中獲取營養，醫療靈媒的排毒法可以讓補充劑中的所有營養物質進入你的細胞。

　　這時平衡很重要。當你開始服用新的補充品時，你的身體需要幾天或一週的時間平衡，因此，如果你在排毒的同時開始補充補充品，那麼你的身體才剛剛開始適應新的補充劑，你的症狀可能無法完全緩解。任何你在服用的補充劑，身體都必須花一些時間去適應並與之建立關係，與此同時，你正在服用的新補充劑與你習慣吃的食物也需要建立關係。在你改變飲食的那一刻，即使是更好的飲食，也會破壞原有的平衡，但不是以負面的方式，這個過程只是改變了平衡。

　　如果你想在排毒時服用醫療靈媒建議的補充品，可以嗎？當然可以，而且效果會更好。在你進行排毒的過程中，一開始你可能需要將每次服用的補充品劑量減半。我們的日常飲食習慣幾乎已將補充劑的療效稀釋了，當我們在進行醫療靈媒排毒時，過程中盡可能減少或戒除麻煩食物的同時，半劑量的補充劑基本上已具有常規飲食全劑量的效力。在長期的醫療靈媒排毒過程中，你可以在排毒的九天後，將補充品的劑量從一半開始慢慢調高至你原本的劑量。

針對個別症狀和疾病的建議

在你進入後續章節的補充品列表之前，請務必熟讀本指南。

❖ 要排毒還是補充營養品？

正如我們之前提及，這些補充品是排毒之外的一個選項。如果你更喜歡專注於療癒食物，我們也非常樂見，你不一定非得補充營養品，如果你目前沒有這個想法。如果你正在處理一些症狀或疾病，請對這些補充品抱持開放的態度。你在這裡看到的任何排毒法效果都非常強大，可以降低脂肪，避免麻煩製造者的食物，並且搭配療癒食物以幫助你解決所有的問題。未來如果你想增強療效，你可以參考這些為你準備的補充品。

這個補充品指南適用於想尋找更多選項的人，因為他們的情況讓他們困惑不已。如果你的情況雷同，那麼請繼續閱讀本書中針對個別症狀列出的專門補充品清單選項。重點是要知道，我們缺乏某些物質是致病的重要原因，例如，今日的食物幾乎不含鋅，缺鋅會降低免疫系統，所以我們需要它。此外，我們的體內含有大量的有毒重金屬，而螺旋藻對於去除這些金屬則是非常的重要。

❖ 從哪裡開始？

如果你同時處理不止一種症狀或狀況，請選擇最嚴重的那一個。例如，如果你長期因疲勞感到困擾，請專注於解決這個問題，先不要擔心腹脹。隨著時間的推移，你可能會發現在處理一個問題的同時，另一個問題也解決了，或者在經過一段時間後，你可以轉換到另一個不同的補充品列表。

一旦你發現表格中的症狀或狀況符合你的情況，你無需服用列表中的每一種補充品。如果你很敏感，你可以每天嘗試一種補充品。如果沒有，你可以將它們放在一起作為日常生活保養。或者採取中庸之道，先選擇幾種慢慢開始，然後再按部就班增加。芹菜汁永遠是一個很好的開始，除此之外，如果你的清單上有維生素 B12、鋅、維生素 C 和／或檸檬香蜂草，這些都可以持續補充。接

下來，如果你想更進一步，而且你的清單中有螺旋藻、薑黃素、貓爪藤和／或左旋賴胺酸（L-lysine），請在下一步補充它們。稍後，如果你覺得這些補充劑並未達到你要的效果，你可以從列表中再添加一些。如果你覺得自己很敏感，你可以自行減少列表中的建議劑量。

此外，如果本章列表中沒有你的特定症狀或病症，如果你的身體需要，或專業醫生建議你服用，你仍然可以補充。列表中的補充品都有助於緩解慢性疾病的問題。

你可能已經在服用其他補充品。同樣，對下一章沒有推薦的補充品要非常小心。許多補充劑含有對身體有害的成分，正如之前〈排毒時要避免哪些補充品〉提及的內容，有一些補充品（例如魚油和乳清蛋白粉）會餵養引起症狀的病原體，這反而阻礙了你的療癒過程，進而導致接下來你會閱讀到的症狀。

❖ 補充品要吃多久呢？

服用這些補充劑的時間長短取決於多種因素，例如身體缺乏（血液檢查甚至無法確定）及病毒感染的程度（輕微、未檢測到或尚未確診的病毒感染類型），以及你的大腦和肝臟中可能殘留多少有毒重金屬，各種器官中葡萄糖和礦物鹽的消耗程度，你有多少尚未確診的輕微病毒和細菌感染，因而引發的莫名炎症，以及你的全身系統虛弱的程度，所有這些都無法檢測出來。你可能會說：「我的醫生幫我做了檢查，我什麼都不缺。他們沒有提到任何關於重金屬的事情。我為什麼要吃補充品？」關鍵是醫生沒有受過訓練或工具來瞭解慢性疾病背後的所有因素。即使你做了檢查，你的症狀和狀況是否依然存在？這就是要補充營養補充品以解決潛在問題的徵兆。

其他照顧自己的方法包括定期進行晨間排毒、369 排毒和重金屬排毒等選項，並且不時加入療癒性食物來支持自己、減少脂肪、避免有毒的麻煩製造者和麻煩製造者的食物，這些將對你的療程產生重大的影響。你的身體掙扎多久了？你已經忍受多久了？當你踏上康復之路，這些都會有很大的不同。每個人都有不同的療癒過程和時間表，你可能已經生病很久，在這種情況下，補充品非常適合在痊癒後維持關鍵性的進展。即使你的病情好轉正在復元中，隨著症

狀逐漸消失後，持續服用補充劑也很重要。

❖ 單一是有原因的

　　你會注意到，接下來即將介紹的產品幾乎都是單一的草藥或補充劑。你在這裡看不到一瓶又一瓶，每瓶都含有數十種成分、數十種草藥、維生素、胺基酸等補充劑。這是有原因的，當你在膠囊內加入 10 到 40 種營養素時，每種營養素的含量只是一丁點，這無法幫助你治癒。這是一些補充品公司採用的做法，這樣他們那些廉價、低品質的成分不會很快就用完。如果其中某種是高品質的成分，那也只會用一點就可以節省成本。無論哪種方式，無論是否為高品質，最終你還是那個冤大頭。當你的消化系統變弱，你可能幾乎無法吸收這些微量營養素。

　　同時，大多數患有任何慢性病的人都極為敏感。如果你對含有這麼多成分的藥丸、粉末或酊劑產生反應，那你永遠不會知道究竟是什麼導致這種反應，因此你無法從中吸取教訓。此外，含有數十種成分的補充劑是根據所謂的營養保健品專家的觀點組合而成的混合物，而不是你的肝臟需要的成分，或者可以解決你生病和痛苦的真正原因。

　　這些列表中的每一種補充劑都擁有上帝賜予的力量，可以幫助你復元。你的肝臟，身體的處理中心認識每一種並知道如何使用它。因此，如果你在第二十九章〈致病的真正原因和治療劑量〉中看到一份包含 10 到 15 種不同的單一補充劑用於治療疾病或症狀的清單，它的治療效果遠遠超過服用 10 到 15 瓶不同噱頭的補充劑，即使它們宣稱是高品質，事實上真正的內容物是專家猜測對你有益的無數種物質，最終這些反而會造成肝臟的負擔，破壞你的免疫系統。

　　歸根結底，在第二十九章提及的那些慢性症狀和狀況對醫學界來說仍然是一個謎。如果沒有人知道真正致病的原因，專家又是如何提供綜合補充品的建議？唯有瞭解真正導致健康問題的原因，正如你在這些列表和整個醫療靈媒系列叢書看到的重點，你才能知道要採取什麼具體的措施。有了這些草藥和補充品，你就可以好好調養自己的特定症狀和疾病。

❖ 品質很重要

我不斷被問及什麼形式的補充品最有效？這真的很重要嗎？是的，這點非常重要。補充品的差異性有時很細微有時很大，而這些差異性可能會影響體內病毒或細菌數量消除的速度（如果有的話）；你的中樞神經系統是否能自行修復，以及需要多久時間；你的炎症減輕的速度有多快；你的症狀和疾病需要多久才能痊癒；以及你是否可以安全排除有毒重金屬，這時你選擇的補充品足以成就或破壞你的進展。為了加速癒合的過程，你需要正確類型的補充品。基於這些非常重要的原因，我的網站（www.medicalmedium.com）上有提供第二十八章和第二十九章中列出的每種補充劑最佳的種類。

❖ 劑量

在接下來的頁面中，你會找到提供特定支持的補充品清單。一開始你可以從低劑量開始使用，即使使用這些低劑量高品質的補充品，也能讓你獲得比低品質大量成分的補充品更多的健康效益。如果你很敏感，你可以依照自己的經驗或治療的直覺，或與你的醫生討論你的身體可以承受的劑量。

❖ 茶和酊劑

當談到草藥酊劑時，盡量尋找不含酒精的版本（也要避免乙醇）。酊劑中的酒精通常是玉米穀物酒精，即使是有機的，也都會受到基因改造的污染，這會抵消藥草的好處，況且浸入酒精的藥草會產生變化，更不用說酒精會傷害你的肝臟並降低你的免疫系統。玉米穀物酒精會滋養導致慢性症狀和病症的病原體。酊劑中的葡萄酒精雖然或許不會滋養病原體，但仍然會滲入藥草中，不僅抵消藥草的益處，同時還會影響你的肝臟和免疫系統。

如果針對你的症狀或病症建議一種以上的草藥酊劑，這時你可以自行混合使用，也就是說，將它們全部放入少量的水中。同樣的情況也適用於香草茶，例如，如果你的情況需要玫瑰果茶、薄荷茶和蕁麻葉茶，這並不意味著你要分別喝這三款茶，因為如果你每天要喝兩次茶，這樣一來你可能會覺得太多了。

這時你可以在杯子中放入一個玫瑰果茶包、一個薄荷茶包、一個蕁麻葉茶包一起泡，或者拆開這三種茶包製成一個綜合的香草茶。

在準備茶和酊劑時，你隨時可以添加新鮮的檸檬汁或生蜂蜜。

❖ 藥用芹菜汁

在接下來的每一份補充品清單中，你都會看到建議量的新鮮芹菜汁。正如你在我的《神奇芹菜汁》一書中閱讀到的，芹菜汁是一種強大的藥物，可以提升你在生活中任何有益於你的療法，這就是為什麼它也是本書中每個排毒法的一部分。

如同以往，適用於芹菜汁的指南：

- 新鮮、原味、純正的芹菜汁。不添加冰塊、檸檬汁、蘋果醋、膠原蛋白或其他混合物。此外，儘管混合綠色果汁有益健康，但它們不能取代純芹菜汁。

- 芹菜汁就是榨芹菜汁。在不過濾西芹纖維的情況下飲用芹菜汁不會產生相同的效果，請返回第六章〈榨汁與纖維之爭〉瞭解更多的原因。

- 新鮮意味著現榨。使用重組芹菜汁粉製作的飲品沒有確實的效益，喝巴氏殺菌或 HPP（高壓巴氏殺菌）的芹菜汁也不會有確實的效益。任何榨汁機都可以用來榨芹菜汁，你也可以選擇從果汁吧購買新鮮的芹菜汁。為了獲得最佳的效果，現榨的芹菜汁最好。如果你不能在榨汁後立即飲用，例如，如果當天要喝的第二杯，那也沒關係。你可以將其冷藏在密閉容器中，最長可存放 24 小時，超過 24 小時就會失去療效。

- 空腹喝新鮮的芹菜汁。如果你事先喝了一些水或檸檬水，至少要等 15 到 20 分鐘，最好是 30 分鐘後再喝芹菜汁。喝完芹菜汁後，至少等 15 到 20 分鐘，最好是 30 分鐘後再吃其他的東西。

- 如果你在當天晚些時候喝芹菜汁，請先讓你吃過的食物有足夠的時間消化。如果你上次吃的點心或正餐富含脂肪／蛋白質，至少等兩個小時，最好是三個小時，然後再喝芹菜汁。如果你上一餐吃的是一些清淡的食物，例如水果、蔬菜、馬鈴薯或水果果昔，那你可以在吃完 60 分鐘後

喝芹菜汁。

- 如果你正在服用醫生處方藥，那你可以在芹菜汁之前或之後服用，取決於藥物是空腹服用還是與食物一起服用。（注意，如果你的藥物應該與食物一起服用，芹菜汁不能算是食物。）如果你先服藥，請等待至少 15 到 20 分鐘，最好是 30 分鐘後再喝芹菜汁。如果你先喝芹菜汁，請等待至少 15 至 20 分鐘，最好是 30 分鐘後再服藥。如有任何其他問題或疑慮，請事先諮詢你的醫生。

- 當涉及到列表中的其他補充品時，請不要將它們與芹菜汁一起服用。雖然補充品搭配芹菜汁很好，但芹菜汁在沒有補充品的情況下效果更好。最好等到喝完芹菜汁後至少 15 到 20 分鐘，最好是 30 分鐘後再服用補充品。

- 如果你對在生活中如何應用芹菜汁還有任何疑問，請參考《神奇芹菜汁》，這本書可以提供你所有的答案。

❖ 兒童

除了少數情況外，列表的劑量是針對成年人。如果你考慮給孩子服用補充劑，請事先諮詢她或他的醫生，瞭解哪些是安全和適當的。

關於兒童的芹菜汁計量，你可以參考此表。這些是建議的每日最低攝取量。你可以依照孩子的喜好增加或減少，不必擔心超過這些最低標準對孩子有害。

適合兒童的芹菜汁分量

年齡	分量
6 個月	30 毫升
1 歲	60 毫升更多
18 個月	90 毫升更多
2 歲	120 毫升更多
3 歲	150 毫升更多
4-6 歲	180-210 毫升或更多
7-10 歲	240-300 毫升或更多
11 歲以上	350-500 毫升

❖ 懷孕和哺乳

所有懷孕的婦女在考慮服用任何類型的補充品之前，都應先諮詢她的醫生。

如果你是哺乳期間因某些症狀或狀況掙扎的媽媽，歡迎參考列表中的任何補充品。如果你對在特定情況下使用補充品有任何疑問，請先諮詢你的醫生。

❖ 補充品的祕密

接下來的補充品資料不是按照重要性順序排列。不過芹菜汁是例外，你會在每個列表的頂部看到它。當你閱讀這些頁面時，請記住，這些補充品對你的身體和大腦的效益至今醫學研究和科學仍未發現。雖然少數已在他們的研究範圍內，但其中許多在健康方面的助益完全不為人知，而且其中的好處遠遠超出我們的認知。

一個尚未被發現的有效小提示：考慮用一片水果來搭配你的補充品，比如香蕉，甚至一些馬鈴薯、地瓜、南瓜、生蜂蜜、純楓糖漿或椰子水（只要是正確類型的椰子水），參考第十九章〈排毒注意事項〉。天然的糖可以攜帶維生素、礦物質和其他營養物質進入血液，協助它們找到要去的方向，如果沒有糖的幫助，器官不會接受維生素、礦物質和其他營養物質。這就是為什麼長期低碳水化合物、高脂肪／高蛋白飲食會導致維生素、礦物質、微量礦物質、抗病毒劑、抗菌劑、抗氧化劑和具有療效的植物化學化合物嚴重缺乏的原因之一，因為身體需要天然糖來協助這些營養素進入細胞。服用補充劑時搭配天然糖可以確保肝臟（你的加工中心）和身體的其他部位確實善用它們。

「你擁有治癒的權利；你值得擁有強健充沛的體魄，身體是你的寶貴工具，陪伴你輕鬆度過美好的人生。」

——安東尼・威廉，醫療靈媒

第二十六章

醫療靈媒密集療法

醫療靈媒密集鋅療法和醫療靈媒維生素密集 C 療法是強大的治療工具，你會在接下來的一些補充品清單中找到參考資訊。這些是快速重建免疫系統的工具，透過提供身體對抗感染所需的營養素，無論你是在處理首次或復發的疾病。

鋅是免疫系統必需最關鍵的微量礦物質之一，有助於免疫系統發揮最佳的功能。每個人都缺乏鋅，這就是為何我們有免疫系統，但病毒和非益性細菌仍然可以突破這些系統對我們造成傷害。鋅可以順服病原體，使其活性降低，這有助於阻止它們快速增殖，從而使你的免疫系統強過於病毒和無益細菌。

維生素 C 是一種抗氧化劑，可以滋養你的免疫系統。最重要的是，導致症狀和病症的病毒和非益性細菌對維生素 C 非常敏感。維生素 C 在保護你的細胞免於氧化的同時，它還具有氧化病原體的能力，讓病原體受損、分解與消失。

如果你有以下任何一種情況，請嘗試這些醫療靈媒療法：感冒和流感、尿道感染、麥粒腫、唇皰疹（單純皰疹第一型）、單純皰疹第二型、帶狀皰疹、皮疹、咳嗽、喉嚨痛、鼻竇感染、肺部感染、口腔潰瘍或單核細胞增多症。

醫療靈媒密集鋅療法

醫療靈媒密集鋅療法是一種有效的技術，因為大多數人都缺乏鋅。這種礦物質很久以前就從我們的土壤中消失，當有毒重金屬進入我們的土壤（包括有機農場的土壤）時產生反應，久而久之破壞土壤的免疫系統，造成土壤貧瘠。因此，食物中的微量礦物質鋅微乎其微，再加上污染物（例如殺蟲劑、除草劑、汽車廢氣、過去幾十年汽車剎車板產生的舊石棉，以及 DDT 和從天而降的有毒重金屬）

進入我們的土壤,將土壤的免疫系統破壞殆盡,使得鋅越來越稀有。鋅原本是我們自體免疫系統的第一道防線,由於我們缺乏鋅,所以我們非常需要它。

如果我們體內沒有足夠的鋅,我們的免疫系統可能會對流感病毒等入侵者反應過度,或者對人類皰疹病毒第四型等慢性病毒感染反應遲鈍。過度反應可能造成高燒不退和其他更嚴重的症狀。反應遲鈍可能造成長期輕微的症狀,時間久了就成為慢性疾病。當我們的免疫系統得到充足的鋅,這時就不會發生這種過度反應或反應遲鈍的情況。此外,鋅本身還可以減緩病毒和非益性、侵略性細菌的速度。病毒和非益性細菌對鋅過敏,礦物質可以抑制與削弱它們,甚至順服病原體,從而使免疫系統更快速殺死和消滅病原體。

❖ 醫療靈媒密集鋅療法指引

如果你認為自己感染病菌,已經得到流感,或者患有之前列出的感染症狀之一,那麼對於成年人,每三小時在喉嚨內滴入 2 滴管優質的液態硫酸鋅,等待一分鐘後再吞嚥。如果流感沒有出現噁心症狀,那麼每天最多可以滴五到六次(即每三小時 2 滴管鋅,每天總共 10 到 12 滴管量),持續兩天。

如果你的味覺很敏感,你可以嘗試更溫和的醫療靈媒鋅休克療法:每三小時 1 滴管,最多每天 5 次,或 2 滴管,每天 3 次。不管採用哪一個版本的醫學靈媒鋅休克療法,兩天後,將鋅劑量降低到你的補充劑說明書上的劑量。

以下是針對兒童鋅補充療法液態硫酸鋅的調整劑量:

- **1 至 2 歲**:醒著時每 3 小時將 2 小滴(非整管滴管量)滴入果汁、水或直接滴入口中。
- **3 至 4 歲**:醒著時每 3 小時將 3 小滴(非滴管量)滴入果汁、水或直接滴入口中。
- **5 至 8 歲**:醒著時每 3 小時將 4 小滴(非滴管量)滴入果汁、水或直接滴入口中。
- **9 至 12 歲**:醒著時每 3 小時將 10 小滴(非滴管量)直接滴入口中。
- **13 歲以上**:醒著時每 4 小時 1 滴管直接滴入口中。

由於兒童天生敏感，選擇適合的液態硫酸鋅尤其重要，你可以在我的網頁 www.medicalmedium.com 中的目錄找到適合的產品。幾乎所有公司生產的鋅都帶有強烈的味道難以入口，而且往往含有刺激性的添加劑。

❖ 醫療靈媒密集維生素 C 療法

為什麼醫療靈媒密集維生素 C 療法能大幅提升治癒療效？因為這需要特定類型的葡萄糖，主要存在於生蜂蜜、純楓糖漿和鮮榨柑橘中，以結合正確類型的維生素 C，並將其導入細胞和器官中。生蜂蜜和柳橙汁結合後會直接附著在維生素 C 上，讓這種強大的抗病毒、抗菌療癒營養物質有效地在體內傳送。

❖ 醫療靈媒維生素密集 C 療法指引

針對成人的醫療靈媒密集維生素 C 療法，成分是 2 顆 500 毫克 Micro-C 膠囊，1 杯水（最好是溫水），2 茶匙生蜂蜜和一個柳丁鮮榨汁。

以下是製作方法：打開 Micro-C 膠囊，將粉末倒入溫水中。攪拌至溶解，加入生蜂蜜和柳橙汁，攪拌均勻。從感冒、流感或任何上面列出的感染第一個徵兆開始時，在醒著的時候每兩個小時喝一次，連續兩天，之後再回到個別補充劑列表上的劑量，或者你可以在感冒或流感期間使用這個療法。

如果你覺得你需要更多的維生素 C，你可以在每杯水中加入 2 顆以上的 Micro-C 膠囊。如果你不想使用生蜂蜜，你可以使用 100% 純楓糖漿（不是楓糖味糖漿）來取代。如果你不喜歡柳橙，你可以用一顆檸檬的果汁取代。

以下是針對兒童 C 補充療法的維生素 C 調整劑量：

- **1 至 2 歲**：將 1 顆 500 毫克 Micro-C 膠囊與 1/2 杯水、1 茶匙生蜂蜜和半顆柳橙鮮榨汁混合，在醒著時每 6 小時喝一次。

- **3 至 4 歲**：將 1 顆 500 毫克 Micro-C 膠囊與 1/2 杯水、1 茶匙生蜂蜜和 1 顆柳橙鮮榨汁混合，在醒著時每 5 小時喝一次。

- **5 至 8 歲**：將 1 顆 500 毫克 Micro-C 膠囊與 1 杯水、2 茶匙生蜂蜜和 1 顆柳橙鮮榨汁混合，在醒著時每 4 小時喝一次。

- **9 至 12 歲**：將 1 顆 500 毫克 Micro-C 膠囊與 1 杯水、2 茶匙生蜂蜜和 1

顆柳橙鮮榨汁混合，在醒著時每 2 小時喝一次。

- **13 歲以上**：將 2 顆 500 毫克 Micro-C 膠囊與 1 杯水、2 茶匙生蜂蜜和半
  顆柳橙鮮榨汁混合，在醒著時每 3 小時喝一次。

致病真正的原因與治療劑量

這些年來在協助許多人療癒的過程中，慈悲高靈總是說，知道疾病的根源是治癒成功的一半；知道要做什麼、吃什麼和如何運用這些方法，則是治癒成功的另一半。在本章中，你會知道為什麼會出現症狀和病痛，以及如何透過在生活中添加補充品來解決「致病原因」。補充品無法取代排毒，確保熟讀第二十五章〈不可不知的補充品〉的指引關於如何整合補充品與排毒。

關鍵提示 —— 請先閱讀本文

在你翻到補充品清單之前，首先確保先熟讀第二十五章，這樣你才能正確解讀這些清單，下一步，請務必閱讀這些關鍵提示。

- 當你看到「滴管」這個詞，意味著當你擠壓滴管的橡膠頂部時，以液體補充液被吸入滴管的劑量為準，或許液體只填滿滴管的一半，這仍然可視為是一滴管的劑量。
- 有些補充劑以「滴劑」形式給藥。請務必仔細確認說明為滴劑或滴管。
- 大部分的液體和粉末補充劑均應搭配水服用，請檢查補充品標籤上的說明。
- 當你在列表中看到多種草藥和酊劑時，你可以將它們與 25 毫升或更多的水混合服用。
- 同樣，茶也是如此。如果針對你的症狀或狀況列出多種茶飲，你可以自行將香草茶混合，製成個人化的特殊茶飲，或者將多款茶包一起使用。
- 一杯茶泡一個茶包或 1 至 2 茶匙的散裝茶葉。
- 某些劑量以毫克為單位。如果你找不到符合建議的膠囊劑量，你可以找劑量相近的膠囊。
- 記住：幾乎所有的列表都是成人的劑量，針對兒童的適當用法，請事先諮詢醫生。

- 當你看到「每日」這個詞，意味著在一天中服用給予的劑量補充劑，你可以選擇何時補充。你可以一次服用全部的劑量，如果你很敏感，你可以分成多次服用。例如，假設每天要服用 2 茶匙大麥苗汁粉，你可以選擇 2 茶匙全加入果昔，或者早上在果昔中加入 1 匙，晚上 1 匙加入飲水中。

- 當你看到每天兩次時，意味著在一天中的任何時間分兩次服用，只要相隔至少四個小時即可。如果你在一天中錯過任何一次，那麼請從第二天開始算起。

病痛的真正原因

在每個列表之前，你會看到每個症狀和病痛的真正原因。列出來的是主要原因，雖然仍有多種因素導致特定的健康問題，而且這些因素可能因人而異，但由於版面關係，我們只列出最主要的原因。若要進一步探索有關慢性健康問題更多的信息，你可以閱讀《醫療靈媒》系列叢書。

通常，這些真正的原因對傳統和另類療法是一種挑戰，所以要做好心理準備迎接意想不到的真相。只有真正瞭解慢性病痛背後的原因，我們才會知道治癒所需的一切。醫學研究和科學幾乎誤解所有這些症狀和病痛，因此大多數這些健康問題的根源對醫學界來說仍然是一個謎，當你聽到一堆標籤和理論時，其實情況可能並非如此。

例如，自體免疫性疾病背後的解釋──身體攻擊自己──似乎是一個經過驗證的醫學事實。但其實不然，這只是一個在一九五〇年代興起的理論，當時沒有人能解釋為什麼症狀和慢性疾病開始流行。你的身體永遠不會攻擊自己，你的身體永遠不會背叛你。

接下來，你會看到許多常見的病原體被提及，例如人類皰疹病毒第四型、帶狀皰疹病毒和鏈球菌。這些病原體的菌株尚未被發現的比被發現的還要多更多，它們才是許多健康問題的根源，超乎我們的想像。通常，它們潛藏在我們體內的深處，以至於難以檢測出來，至少就目前的醫學的檢測而言。因為光是每個突變就有幾十種，進而導致不同的症狀，接下來你會看到它們千變萬化的面貌。

如果你想回顧我是從哪裡得到這些信息，我的使命是保護你，對那些還不理解應該如何採取治療步驟的人，請參考第二十二章〈給潛沉奮鬥的勇士和批判者的良言〉，你一定要知道關於自己健康的真相。

治癒所需的劑量

日常肝臟保健和養生

如果你沒有出現本章列出的任何症狀或病痛，以下這一份草藥和補充品清單，可以協助你保持整體的健康。

- 鮮榨芹菜汁：每日 500 毫升
- 西芹力（**Celeryforce**）：每日兩次，每次 1 粒
- **5-MTHF**（**5- 甲基四氫葉酸**）：每日 1 粒膠囊
- 蘆薈：每日 5 公分或更多新鮮的凝膠（去除表皮）
- 大麥苗汁粉：每日 2 茶匙或 6 粒膠囊
- 白樺茸：每日 2 茶匙或 6 粒膠囊
- 薑黃素：每日 2 粒膠囊
- 檸檬香蜂草：每日 3 滴管
- 左旋離胺酸（**L-lysine**）：每日 3 粒 500 毫克膠囊
- 甘胺酸鎂（**Magnesium glycinate**）：每日 2 粒膠囊
- 蕁麻葉：每日 2 杯茶或 3 滴管
- 螺旋藻：每日 2 茶匙或 6 粒膠囊
- 薑黃：每日 2 粒膠囊
- 維生素 B_{12}（腺苷鈷胺和甲基氰鈷胺形式）：每日 1 滴管
- 維生素 C（微化 -C ／ **Micro-C**）：每日兩次，每次 4 粒
- 鋅（液態硫酸鋅形式）：每日最多 1 滴管

膿瘍

真正原因：急性或慢性病毒或細菌感染，主要位於淋巴液，很少發生在器官內。

- 鮮榨芹菜汁：每日 500 毫升，如果可能慢慢增量至 1,000 毫升
- 大麥苗汁粉：每日 2 茶匙或 6 粒膠囊
- 貓爪藤：每日兩次，每次 2 滴管
- 薑黃素：每日兩次，每次 2 粒
- 金印草：每日兩次，每次 3 滴管（持續兩週後，休息兩週）
- 檸檬香蜂草：每日兩次，每次 4 滴管
- 毛蕊花葉：每日兩次，每次 3 滴管

- 橄欖葉：每日兩次，每次 2 滴管
- 俄勒岡葡萄根：每日兩次，每次 2 滴管（持續兩週後，休息兩週）
- 生蜂蜜：每日 1 湯匙
- 螺旋藻：每日 2 茶匙或 6 粒膠囊
- 維生素 B₁₂（腺苷鈷胺和甲基氰鈷胺形式）：每日兩次，每次 1 滴管
- 維生素 C（微化 -C ／ Micro-C）：每日兩次，每次 6 粒
- 野生藍莓粉：每日 2 湯匙
- 鋅（液態硫酸鋅形式）：每日兩次，每次最多 2 滴管

痤瘡（青春痘／粉刺）

真正的原因：來自肝臟和淋巴系統中 50 多組鏈球菌的一種或多種菌株。有痤瘡並不一定代表有鏈球菌感染，如鏈球菌性咽喉炎。鏈球菌在與鏈球菌相關的感染後（有時是很久之後）會長期定居體內，這時就會出現痤瘡。

- 鮮榨芹菜汁：青少年每日 500 毫升；成年人每日 1,000 毫升
- 大麥苗汁粉：每日兩次，每次 1 茶匙或 3 粒膠囊
- 貓爪藤：每日 2 次，每次 1 滴管
- 白樺茸：每日兩次，每次 1 茶匙或 3 粒膠囊
- 薑黃素：每日兩次，每次 2 粒膠囊
- GABA（γ- 胺基丁酸）：每日 1 粒 250 毫克膠囊
- 金印草：每日兩次，每次 2 滴管（持續兩週後，休息兩週）
- 檸檬香蜂草：每日兩次，每次 2 滴管
- 毛蕊花葉：每日兩次，每次 2 滴管
- 初生碘（Nascent iodine）：每天兩次，每次 3 小滴（非滴管）
- 蕁麻葉：每日兩次，每次 2 滴管
- 奧勒岡油：每日 1 粒膠囊
- 生蜂蜜：每日 1 湯匙
- 螺旋藻：每日 1 茶匙或 3 粒膠囊
- 百里香：每日 2 枝新鮮百里香浸泡熱水或 4 枝浸泡室溫水當茶飲
- 維生素 B₁₂（腺苷鈷胺和甲基氰鈷胺形式）：每日 1 滴管
- 維生素 C（微化 -C ／ Micro-C）：每日兩次，每次 4 粒
- 鋅（液態硫酸鋅形式）：每日兩次，每次最多 1 滴管

成癮

真正的原因：由於進入大腦的葡萄糖不足，導致大腦中糖原和礦物鹽缺乏，部分原因是多年的高脂肪／高蛋白飲食，以及缺乏來自芹菜汁和綠葉蔬菜等來源的礦物鹽以滋養神經傳導物質。此外，大腦中的汞、鋁和銅等有毒重金屬含量升高會導致成癮，而情緒壓力則會加深或進一步讓人感到匱乏，因而引發成癮的衝動。

- 鮮榨芹菜汁：每日 500 毫升
- 西芹力：每日 3 次，每次 2 粒
- **5-MTHF（5-甲基四氫葉酸）**：每日 1 粒膠囊
- 印度人參（又稱南菲醉茄）：每日兩次，每次 1 滴管
- 大麥苗汁粉：每日 1 湯匙或 9 粒膠囊
- 白樺茸：每日 2 茶匙或 6 粒膠囊
- 薑黃素：每日兩次，每次 2 粒膠囊
- **EPA 和 DHA（不含魚油）**：每日 2 粒（與晚餐一起服用）
- **GABA（γ-胺基丁酸）**：每日 1 粒 250 毫克膠囊
- 檸檬香蜂草：每日三次，每次 4 滴管
- 左旋麩醯胺酸（**L-glutamine**）：每日兩次，每次 2 粒膠囊
- 甘草根：每日 1 滴管（持續兩週後，休息兩週）
- 褪黑激素：每日兩次，每次 5 毫克
- 螺旋藻：每日 1 湯匙或 9 粒膠囊
- **維生素 B₁₂（腺苷鈷胺和甲基氰鈷胺形式）**：每日兩次，每次 3 滴管
- **維生素 C（微化-C／Micro-C）**：每日 4 粒膠囊
- 野生藍莓粉：每日 2 湯匙
- 鋅（液態硫酸鋅形式）：每日兩次，每次 1 滴管

腎上腺問題

真正原因：慢性戰或逃症候群、輕微病毒感染（例如來自 60 多種的人類皰疹病毒第四型／ EBV 其中的一種）、多年的高脂肪／高蛋白飲食，或經常性長時間不進食。在許多情況下，是這四種因素助長症狀。

- 鮮榨芹菜汁：每天兩次，每次 500 毫升，或每天早上 1,000 毫升
- 西芹力：每日兩次，每次 3 粒膠囊

- 印度醋栗（**Alma Berry** 又名餘甘子）：每日兩次，每次 1 茶匙
- 印度人參（又稱南菲醉茄）：每日兩次，每次 1 滴管
- 維生素 **B** 群：每日 1 粒膠囊
- 菊苣根：每日 1 杯茶
- 洛神花（**Hibicus**）：每日 1 杯茶
- 檸檬香蜂草：每日兩次，每次 2 滴管
- 甘草根：每日兩次，每次 10 小滴（非滴管）（持續兩週後，休息兩週）
- 甘胺酸鎂：每日兩次，每次 2 粒膠囊
- 蕁麻葉：每日兩次，每次 1 滴管
- 五味子：每日 1 杯茶
- 螺旋藻：每日 2 茶匙或 6 粒膠囊
- 維生素 **B₁₂**（腺苷鈷胺和甲基氰鈷胺形式）：每日兩次，每次 1 滴管
- 維生素 **C**（微化 **-C ／ Micro-C**）：每日兩次，每次 4 粒
- 鋅（液態硫酸鋅形式）：每日兩次，每次最多 1 滴管

老化

　　真正原因：長期的高脂肪／高蛋白飲食（無論健康脂肪與否）導致肝臟內必需的糖原耗盡，肝臟因此受損，且還得承受各種毒素（包括來自石化副產品、有毒重金屬、舊藥品、空氣清新劑、香薰蠟燭、古龍水、香水、病毒和細菌等毒素），因而造成皮膚和身體比正常情況更快速老化。本章中的所有補充品都有助於抗衰老，如果你特別在意老化問題，請參考以下這些精選的補充品：

- 鮮榨芹菜汁：每日 1,000 毫升
- 西芹力：每日兩次，每次 2 粒膠囊
- 大麥苗汁粉：每日 2 茶匙或 6 粒膠囊
- 白樺茸：每日兩次，每次 1 茶匙或 3 粒膠囊
- 薑黃素：每日兩次，每次 2 粒膠囊
- 穀胱甘肽：每日 1 粒膠囊
- 蕁麻葉：每日兩次，每次 1 滴管
- 螺旋藻：每日 2 茶匙或 6 粒膠囊
- 維生素 **B₁₂**（腺苷鈷胺和甲基氰鈷胺）：每日兩次，每次 2 滴管

- 維生素 C（微化 -C ／ Micro-C）：每日兩次，每次 2 粒膠囊
- 野生藍莓粉：每日 2 湯匙
- 鋅（液態硫酸鋅形式）：每日兩次，每次最多 1 滴管

阿茲海默症、癡呆症和記憶力問題

真正原因：有毒重金屬（主要是汞和鋁）在大腦中氧化。

- 鮮榨芹菜汁：每日 500 毫升
- 西芹力：每日三次，每次 3 粒膠囊
- **5-MTHF**（5- 甲基四氫葉酸）：每日二次，每次 1 粒膠囊
- 大麥苗汁粉：每日 4 茶匙或 12 粒膠囊
- 維生素 B 群：每日 1 粒膠囊
- 貓爪藤：每日兩次，每次 1 滴管
- 輔酶 Q_{10}：每日兩次，每次 1 粒膠囊
- 薑黃素：每日兩次，每次 3 粒膠囊
- **EPA 和 DHA**（不含魚油）：每日 2 粒膠囊（在晚餐時服用）
- 穀胱甘肽：每日 1 粒膠囊
- 檸檬香蜂草：每日兩次，每次 3 滴管
- 左旋麩醯胺酸（**L-glutamine**）：每日兩次，每次 2 粒膠囊
- 左旋離胺酸（**L-lysine**）：每日兩次，每次 1 粒膠囊
- 甘胺酸鎂：每日兩次，每次 1 粒膠囊
- 褪黑激素：每日六次，每次 5 毫克
- 蕁麻葉：每日兩次，每次 3 滴管
- 螺旋藻：每日 1 湯匙或 9 粒膠囊
- 維生素 B_{12}（腺苷鈷胺和甲基氰鈷胺）：每日兩次，每次 3 滴管
- 維生素 C（微化 -C ／ Micro-C）：每日兩次，每次 2 粒膠囊
- 鋅（液態硫酸鋅形式）：每日 1 滴管

厭食症和貪食症

真正原因：飲食失調的原因有很多，情緒困擾、情緒傷害、有毒重金屬中毒、極端壓力、創傷後壓力症候群（PTSS）、社會期望以及對身材不滿等一些因素相互影響。如果出現腹瀉的情況，這時還需要額外的腎上腺支持，你可以從下面列表中看到：

- 新鮮芹菜汁：每日至少 500 毫升

- 西芹力：每日兩次，每次 3 粒膠囊

- **5-MTHF**（5- 甲基四氫葉酸）：每日 1 粒膠囊

- 蘆薈：每日 5 公分或更多新鮮的凝膠（去除表皮）

- 印度人參（又稱南菲醉茄）：每日 1 滴管（注意：如果有腹瀉的情況，每日兩次，每次 1 滴管）

- 大麥苗汁粉：每日 2 茶匙或 6 粒膠囊

- **貓爪藤**：每日 1 滴管

- **薑黃素**：每日兩次，每次 1 粒膠囊

- **D- 甘露糖**（**D-mannose**）：每日 1 湯匙加水服用

- **EPA 和 DHA**（不含魚油）：每日 2 粒（在晚餐時服用）

- **GABA**（γ - 胺基丁酸）：每日 1 粒 250 毫克膠囊

- 檸檬香蜂草：每日兩次，每次 4 滴管

- 甘草根（僅適用於腹瀉的情況）：每日 1 滴管（持續兩週後，休息兩週）

- 甘胺酸鎂：每日 2 次，每次 1 粒膠囊

- **初生碘**：每日 6 小滴（非滴管）

- **蕁麻葉**：每日 2 滴管

- 覆盆子葉：每日 1 杯茶，放入 2 個茶包

- **螺旋藻**：每日 1 茶匙或 3 粒膠囊

- **維生素 B₁₂**（腺苷鈷胺和甲基氰鈷胺）：每日 2 次，每次 1 滴管

- **鋅**（液態硫酸鋅形式）：每日 1 滴管

焦慮和不安

　　焦慮真正的原因：當你的生活受到焦慮的影響，它是由有毒重金屬（例如汞、鋁和銅）、病毒（例如 60 多種人類皰疹病毒第四型／ EBV 或 30 多種帶狀皰疹病毒之一）引起的，或是有毒重金屬和病毒組合引起的。在大多數情況下，這兩者會同時發生，不過根據個別的情況，其中一個影響較大。情緒衝突也可能引發、加速或加劇焦慮，然而，持續、慢性和長期的焦慮是因為體內潛藏有毒重金屬和／或病毒。

　　不安真正的原因：時好時壞輕微的不安焦慮感，可能也是因為有毒重金屬和／或病毒引起的，或者是由輕微的情緒傷害或長期壓力引起的。

適用於焦慮的補充品

- 鮮榨芹菜汁：每日 1,000 毫升
- 西芹力：每日 3 次，每次 3 粒膠囊
- **5-MTHF**（**5- 甲基四氫葉酸**）：每日 1 粒膠囊
- **蘆薈**：每日 5 公分或更多的的新鮮凝膠（去除表皮）
- **印度人參**（**又稱南菲醉茄**）：每日兩次，每次 1 滴管
- 大麥苗汁粉：每日 2 茶匙或 6 粒膠囊
- 維生素 **B** 群：每日 1 粒膠囊
- 薑黃素：每日 2 粒膠囊
- **EPA** 和 **DHA**（**不含魚油**）：每日 1 粒膠囊（在晚餐時服用）
- **GABA**（**γ- 胺基丁酸**）：每日 1 粒 250 毫克膠囊
- **薑**：每日 2 杯薑茶或適量現磨薑泥或薑汁加水飲用
- **檸檬香蜂草**：每日 4 次，每次 4 滴管
- 左旋離胺酸（**L-lysine**）：每日 2 粒 500 毫克膠囊
- 甘胺酸鎂：每日 3 粒膠囊
- 褪黑激素：每日睡前 5 毫克
- 螺旋藻：每日 2 茶匙或 6 粒膠囊
- 維生素 **C**（微化 **-C** ／ **Micro-C**）：每日兩次，每次 4 粒膠囊
- 維生素 **B**$_{12}$（**腺苷鈷胺和甲基氰鈷胺**）：每日兩次，每次 3 滴管
- 維生素 **D3**：每日 1,000IU
- 野生藍莓粉：每日 2 茶匙
- 鋅（**液態硫酸鋅形式**）：每日 1 滴管

適用於不安的補充品

- 鮮榨芹菜汁：每日至少 500 毫升
- 西芹力：每日兩次，每次 2 粒膠囊
- **印度人參**（**又稱南菲醉茄**）：每日 1 滴管
- 大麥苗汁粉：每日 2 茶匙或 6 粒膠囊
- 維生素 **B** 群：每日 1 粒膠囊
- **白樺茸**：每日 2 茶匙或 6 粒膠囊
- 薑黃素：每日 2 次，每次 1 粒膠囊

- **EPA 和 DHA**（不含魚油）：每日 1 粒膠囊（在晚餐時服用）
- **GABA**（γ- 胺基丁酸）：每日 1 粒 250 毫克膠囊
- 洛神花（**Hibicus**）：每日兩次，每次 1 杯茶
- 檸檬香蜂草：每日兩次滴管
- 左旋離胺酸（**L-lysine**）：每日兩次，每次 2 粒 500 毫克膠囊
- 甘胺酸鎂（**Magnesiumglycinate**）：每日兩次，每次 1 粒膠囊
- 褪黑激素：每日睡前 5 毫克
- 螺旋藻：每日 2 茶匙或 6 粒膠囊
- 維生素 B$_{12}$（腺苷鈷胺和甲基氰鈷胺）：每日兩次，每次 2 滴管
- 維生素 C（微化 -C ／ Micro-C）：每日兩次，每次 4 粒膠囊
- 維生素 D3：每日 1,000IU
- 野生藍莓粉：每日 2 茶匙
- 鋅（液態硫酸鋅形式）：每日 1 滴管

自體免疫性疾病（類風濕性關節炎、狼瘡，修格蘭氏症候群／乾燥症候群、姿勢性心博過速症候群、血管炎、自主神經功能障礙、乳糜瀉、結節病、囊性纖維化等等）

　　如果你的個別自體免疫問題未在接下來的頁面提及其補充品列表，請參考此列表的補充品建議選項。

　　真正原因：醫學研究和科學不知道所謂被冠上「自體免疫」標籤的健康問題實際上是病毒感染。引起自體免疫性疾病的病毒可能是來自其中一種或多種的 60 多種人類皰疹病毒第四型（EBV）、30 多種帶狀皰疹病毒、多種 HHV-6 和 HHV-7、從 HHV-10 至 HHV-16 尚未發現的多種變種、單純皰疹第一型和單純皰疹第二型變種等。自體免疫性疾病和疾病的原因不是身體的免疫系統攻擊自己的器官和腺體，這個理論在一九五〇年代風行一時，不幸的是至今仍然存在。通常，患有這些疾病的人往往生活在病毒活躍的有毒重金屬（如汞、鋁和銅）的環境中，且這些病毒以雞蛋、乳製品和麩質等食物為食，因而促使病情惡化。

- 鮮榨芹菜汁：如果可能，每日兩次，每次 1,000 毫升；如果有困難，至少每天早上 1,000 毫升
- 西芹力：每日兩次，每次 3 粒膠囊
- **5-MTHF**：每日兩次，每次 1 粒膠囊

- **ALA**（α 硫辛酸）：每週兩次，每次 1 粒 500 毫克膠囊
- 蘆薈：每日 2 英吋或更多新鮮的凝膠（去除表皮）
- 大麥苗汁粉：每日兩次，每次 2 茶匙或 6 粒膠囊
- 貓爪藤：每日兩次，每次 2 滴管
- 白樺茸：每日兩次，每次 2 茶匙或 6 粒膠囊
- 薑黃素：每日兩次，每次 2 粒膠囊
- 穀胱甘肽：每日 1 粒膠囊
- 洛神花：每日 1 杯茶
- 檸檬香蜂草：每日兩次，每次 2 滴管
- 甘草根：每日 1 滴管（持續兩週後，休息兩週）
- 左旋離胺酸（**L-lysine**）：每日兩次，4 粒 500 毫克膠囊
- 歐山芹根：每日 1 滴管
- **MSM**（筋骨素／甲基硫醯基甲烷）：每日兩次，每次 1 粒膠囊
- 毛蕊花葉：每日兩次，每次 2 滴管
- 初生碘：每日兩次，每次 3 小滴（非滴管）
- 蕁麻葉：每日兩次，每次 2 滴管
- 奧勒岡葡萄根：每日兩次，每次 1 滴管（持續兩週後，休息兩週）
- 生蜂蜜：每日 1 至 3 茶匙
- 硒：每日 1 粒膠囊
- 螺旋藻：每日 2 茶匙或 6 粒膠囊
- 百里香：每日 2 枝新鮮百里香浸泡熱水或 4 枝浸泡室溫水當茶飲
- 薑黃：每日兩次，每次 1 粒膠囊
- 維生素 **B₁₂**（腺苷鈷胺和甲基氰鈷胺）：每日兩次，每次 2 滴管
- 維生素 **C**（微化 -**C** ／ **Micro-C**）：每日兩次，每次 6 粒膠囊
- 野生藍莓粉：每日 1 湯匙
- 鋅（液態硫酸鋅形式）：每天兩次，每次 2 滴管

腹脹

　　真正原因：最常見的是，高脂肪／高蛋白質飲食（無論是健康與否的脂肪）都會導致肝臟過勞。當負荷過度的肝臟必須不斷分泌膽汁以適應長期的高脂肪／高蛋白飲食時，胃反過來必須產生更多的鹽酸，以補償日漸降低的膽汁儲備量。最終胃腺耗損，無

法產生足夠的鹽酸來分解和消化蛋白質，與此同時肝臟也變得越來越遲緩和停滯。

當這種情況發生時，來自 50 多種鏈球菌的一種或多種菌株會開始刺激腸道內壁，引起輕度胃炎。有時，長期的壓力也會導致腹脹，因腎上腺在持續低壓或高壓的情況下耗損。過量的腎上腺素往往會影響腸道內壁，引起刺激反應，造成肝臟疲備不堪，導致異常代謝減緩。

• 鮮榨芹菜汁：每日早上 1,000 毫升
• 西芹力：每日兩次，每次 1 粒膠囊
• 5-MTHF：每日 1 粒膠囊
• 蘆薈：每日 5 公分或更多的新鮮凝膠（去除表皮）
• 大麥苗汁粉：每日 1 茶匙或 3 粒膠囊
• 牛蒡根：每日 1 杯茶或 1 根鮮榨汁
• 貓爪藤：每日 1 滴管
• 白樺茸：每日 1 茶匙或 3 粒膠囊
• 薑黃素：每日 1 粒膠囊
• 薑：每日兩次，每次 1 杯薑茶，或適量現磨薑泥或薑汁加水飲用
• 洛神花：每日 1 杯茶
• 檸檬香蜂草：每日 1 滴管
• 甘草根：每日 1 滴管（持續兩週後，休息兩週）
• 甘胺酸鎂：每日 1 粒膠囊
• 乳薊：每日 1 滴管
• 薄荷：每日 1 杯茶
• 覆盆子葉：每日 1 杯茶，放入 2 包茶袋
• 螺旋藻：每日 1 茶匙或 3 粒膠囊
• 維生素 B$_{12}$（腺苷鈷胺和甲基氰鈷胺）：每日 1 滴管

腦霧

真正原因：輕微慢性病毒感染（最常由 60 多種 EB 病毒之一引起的）；有毒重金屬，如汞、鋁和銅；或結合病毒和有毒重金屬。例如，有些人可能是輕度病毒再加上微量有毒重金屬感染，或者沒有病毒性炎症，但大量暴露於有毒重金屬，而金屬通常會隨著時間流逝而老化和氧化，再加上高脂肪／高蛋白飲食的助長，結果金屬產生的廢棄物擴散

到周邊的腦組織，導致神經傳導物質減少和弱化，電脈衝反應過度，神經元在有毒的重金屬的氧化徑流中飽受浸蝕。大多數腦霧病例都有以下兩種情況：長期的病毒感染，如 EBV 和大量的有毒重金，其中最主要的是汞）。

- 鮮榨芹菜汁：每日早上 1,000 毫升
- 西芹力：每日三次，每次 3 粒膠囊
- **5-MTHF**：每日兩次，每次 1 粒膠囊
- 印度人參（南非醉茄）：每日兩次，每次 1 滴管
- 大麥苗汁粉：每日兩次，每次 2 茶匙或 6 粒膠囊
- 維生素 B 群：每日 1 粒膠囊
- 貓爪藤：每日 2 次，每次 1 滴管
- 白樺茸：每日兩次，每次 1 茶匙或 3 粒膠囊
- 檸檬香蜂草：每日 2 次，每次 1 滴管
- 甘草根：每日 1 滴管（持續兩週後，休息兩週）
- 左旋離胺酸（**L-lysine**）：每日兩次，每次 2 粒 500 毫克膠囊
- 蕁麻葉：每日 2 次，每次 1 滴管
- 螺旋藻：每日兩次，每次 2 茶匙或 6 粒膠囊
- 維生素 B$_{12}$（腺苷鈷胺和甲基氰鈷胺）：每日兩次，每次 1 滴管
- 維生素 C（微化 -C ／ Micro-C）：每日兩次，每次 2 粒 500 毫克膠囊
- 野生藍莓粉：每日 1 湯匙
- 鋅（液態硫酸鋅形式）：每日兩次，每次 1 滴管

乳房密度

真正原因：受到各種毒素毒害的肝臟，導致代謝異常負擔過重，這些毒素包括輕微病原體感染，例如 60 多種 EVB 病毒中的一種或 30 多種帶狀皰疹病毒中的一種。病原體會產生副產品和廢物，進一步加重已經因有毒重金屬、殺蟲劑、除草劑、古龍水、香水、香薰蠟燭、空氣清新劑、石化產品、塑料、舊藥品和其他麻煩製造者而疲憊不堪的肝臟的負擔，因而直接影響乳房組織的淋巴系統。

- 鮮榨芹菜汁：每日 1,000 毫升
- **ALA**（α 硫辛酸）：每日 1 粒膠囊
- 蘆薈：每天 5 公分或更多的新鮮凝膠（去除表皮）

- 印度人參（南非醉茄）：每日 1 滴管
- 大麥苗汁粉：每日 1 湯匙或 9 粒膠囊
- 牛蒡根：每日 1 杯茶或 1 根鮮榨汁
- 小豆蔻：每週一次，少許加入飲食中
- 白樺茸：每日 2 茶匙或 6 粒膠囊
- 輔酶 Q$_{10}$：每日 1 粒膠囊
- 薑黃素：每日兩次，每次 2 粒膠囊
- 蒲公英根：每日 1 杯茶
- 檸檬香蜂草：每日兩次，每次 2 滴管
- 乳薊：每日 1 滴管
- MSM 筋骨素：每日 1 粒膠囊
- 蕁麻葉：每日 4 滴管
- 奧勒岡油：每日 1 粒膠囊
- 覆盆子葉：每日兩次，每次 1 杯茶放入 2 個茶包
- 螺旋藻：每日 2 茶匙或 6 粒膠囊
- 維生素 B$_{12}$（腺苷鈷胺和甲基氰鈷胺）：每日 1 滴管
- 維生素 C（微化 -C ／ Micro-C）：每日 2 次，每次 4 粒膠囊
- 野生藍莓粉：每日 1 湯匙
- 鋅（液態硫酸鋅形式）：每日 1 滴管

脆弱、凹陷不平的指甲

真正原因：肝臟代謝緩慢，充滿了毒素，進而導致體內缺乏鋅。

- 鮮榨芹菜汁：每日 500 毫升，如果可能增加至 1,000 毫升
- 5-MTHF：每日 1 粒膠囊
- 大麥苗汁粉：每日 2 茶匙或 6 粒膠囊
- 維生素 B 群：每日 1 粒膠囊
- 牛蒡根：每日 1 杯茶或 1 根鮮榨汁
- 白樺茸：每日 2 茶匙或 6 粒膠囊
- 輔酶 Q$_{10}$：每日 1 粒膠囊
- 薑黃素：每日 1 粒膠囊
- 檸檬香蜂草：每日 2 滴管

- 乳薊：每日 1 滴管
- 蕁麻葉：每日 1 滴管
- 螺旋藻：每日 2 茶匙或 6 粒膠囊
- 維生素 C（微化 -C ／ Micro-C）：每日 4 粒膠囊
- 鋅（液態硫酸鋅形式）：每日兩次，每次 1 滴管

倦怠

　　真正原因：倦怠通常被歸咎於我們無法處理壓力，然而事實上，這又是將健康問題歸咎於自己的另一種方式。我們在日常生活中遇到的有毒麻煩製造者和病菌是導致我們倦怠的原因。更多相關信息，請參閱第二章〈疲勞倦怠的原因〉。

- 鮮榨芹菜汁：每日 1,000 毫升
- 西芹力：每日三次，每次 4 粒膠囊
- **5-MTHF**：每日兩次，每次 1 粒膠囊
- 蘆薈：每日 5 公分或更多的新鮮凝膠（去除表皮）
- 印度人參（南非醉茄）：每日兩次，每次 3 滴管
- 大麥苗汁粉：每日 1 湯匙或 9 粒膠囊
- 維生素 B 群：每日 1 粒膠囊
- 加州罌粟花：每日兩次，每次 1 滴管或 1 粒膠囊
- 貓爪藤：每日一滴管
- 白樺茸：每日 1 湯匙或 9 粒膠囊
- 輔酶 Q_{10}：每日 1 粒膠囊
- 薑黃素：每日兩次，每次 2 粒膠囊
- **EPA 和 DHA**（不含魚油）：每日 1 粒膠囊（在晚餐時服用）
- 金印草：每日 1 滴管（持續兩週後，休息兩週）
- 檸檬香蜂草：每日四次，每次 3 滴管
- 甘草根：每日 1 滴管（持續兩週，休息兩週）
- 左旋離胺酸（**L-lysine**）：每日兩次，每次 4 粒 500 毫克膠囊
- 甘胺酸鎂：每日兩次，每次 2 粒膠囊
- 褪黑激素：每日睡前 5 毫克
- 蕁麻葉：每日兩次，每次 2 滴管

- 硒：每週一次，每次 1 粒膠囊
- 螺旋藻：每日 2 茶匙或 6 粒膠囊
- 維生素 B₁₂（腺苷鈷胺和甲基氰鈷胺）：每日兩次，每次 4 滴管
- 維生素 C（微化 -C ／ Micro-C）：每日兩次，每次 5 粒膠囊
- 野生藍莓粉：每日 2 湯匙
- 鋅（液態硫酸鋅形式）：每日兩次，每次 2 滴管

癌症

真正原因：大多數癌症是由皰疹病毒家族中特定具有攻擊性的病毒株，趁弱化的免疫系統伺機而動，這些病毒株以毒素（例如汞、鋁、銅、其他有毒重金屬、殺蟲劑、除草劑、殺真菌劑、溶劑、石化產品、香薰蠟燭、古龍水、香水和空氣清新劑）為食，進而釋放更強的毒素，使健康細胞突變，阻礙和破壞細胞。少部分的癌症是由於暴露在極強的毒性環境中引起的，例如石棉或輻射，隨著免疫系統因體內一般病毒的活動而減弱，因而造成更大的致癌風險。

如果你被診斷罹患癌症，請先諮詢你的醫生，瞭解補充品是否適合你正在接受的任何治療。

- 鮮榨芹菜汁：每日兩次，每次 1,000 毫升
- 西芹力：每日兩次，每次 2 粒膠囊
- **ALA**（α 硫辛酸）：每日 1 粒膠囊
- 蘆薈：每日 5 公分或以上的新鮮凝膠（去除表皮）
- 印度醋栗（**AlmaBerry** 又名餘甘子）：每日 2 茶匙
- 大麥苗汁粉：每日 1 湯匙或 9 粒膠囊
- 貓爪藤：每日兩次，每次 4 滴管
- 白樺茸：每日 1 湯匙或 9 粒膠囊
- 輔酶 Q₁₀：每日兩次，每次 1 粒膠囊
- 薑黃素：每日兩次，每次 3 粒膠囊
- 穀胱甘肽：每日 1 粒膠囊
- 檸檬香蜂草：每日兩次，每次 4 滴管
- 左旋離胺酸（**L-lysine**）：每日 2 粒 500 毫克膠囊
- 褪黑激素：每日兩次，每次 20 毫克

- 乳薊：每日兩次，每次 1 滴管
- 初生碘：每日兩次，每次 6 滴（非滴管）
- 蕁麻葉：每日兩次，每次 3 滴管
- 奧勒岡葡萄根：每日兩次，每次 1 滴管（持續兩週，休息兩週）
- 生蜂蜜：每日 1 湯匙
- 玫瑰果：每日兩次，每次 1 杯茶
- 硒：每日 1 粒膠囊
- 螺旋藻：每日 1 湯匙或 9 粒膠囊
- 薑黃：每日兩次，每次 3 粒膠囊
- 維生素 B_{12}（腺苷鈷胺和甲基氰鈷胺）：每日 2 滴管
- 維生素 C（微化 -C ／ Micro-C）：每日兩次，每次 8 粒膠囊
- 野生藍莓粉：每日 1 湯匙
- 鋅（液態硫酸鋅形式）：每日兩次，每次 2 滴管

口腔潰瘍

真正原因：皰疹家族中的一種病毒會導致口腔和喉嚨潰瘍，引起口腔疼痛、喉嚨痛、牙齦和牙齒刺痛以及舌頭疼痛等症狀。

- 鮮榨芹菜汁：每日 1,000 毫升
- 貓爪藤：每日 2 滴管
- 薑黃素：每日 2 粒膠囊
- 金印草：每日兩次，每次 3 滴管（持續兩週，休息兩週）
- 檸檬香蜂草：每日 2 次，每次 3 滴管
- 甘草根：每日 2 滴管（持續兩週，休息兩週）
- 左旋離胺酸（L-lysine）：每日 2 次，每次 4 粒膠囊
- 蜂膠：每日兩次，每次 3 滴管；另外，用紙巾將口腔潰瘍處擦拭乾淨，然後每日定期將蜂膠直接滴在口瘡處
- 生蜂蜜：每日 1 湯匙
- 螺旋藻：每日 2 茶匙或 6 粒膠囊
- 維生素 B_{12}（腺苷鈷胺和甲基氰鈷胺）：每日 2 滴管
- 維生素 C（微化 -C ／ Micro-C）：每日兩次，每次 6 粒膠囊
- 鋅（液態硫酸鋅形式）：每日 2 滴管

白內障

真正原因：長期維生素 C 缺乏，且負荷過重、代謝減緩的肝臟充滿有毒重金屬、殺蟲劑、除草劑和殺菌劑，包括從傳承自祖先或透過直接接觸而殘留在體內的 DDT，再加上高脂肪／高蛋白飲食的助長。

- 鮮榨芹菜汁：每日至少 500 毫升
- 西芹力：每日 1 粒膠囊
- **5-MTHF**：每日 1 粒膠囊
- 大麥苗汁粉：每日 2 茶匙或 6 粒膠囊
- 維生素 B 群：每日 1 粒膠囊
- 白樺茸：每日 2 茶匙或 6 粒膠囊
- 薑黃素：每日兩次，每次 2 粒膠囊
- **EPA 和 DHA**（不含魚油）：每日 1 粒膠囊（在晚餐時服用）
- 小米草（**Eyebright**）：每日 1 滴管
- 檸檬香蜂草：每日 2 滴管
- 蕁麻葉：每日兩次，每次 2 滴管
- 螺旋藻：每日 2 茶匙或 6 粒膠囊
- 維生素 B₁₂（腺苷鈷胺和甲基氰鈷胺）：每日兩次，每次 1 滴管
- 維生素 C（微化 -C ／ **Micro-C**）：每日兩次，每次 4 至 6 粒膠囊
- 野生藍莓粉：每日 1 湯匙

化學物質和食物過敏

真正原因：代謝緩慢的肝臟內殘留有毒的麻煩製造者（如汞、鋁、銅、鉛、鎳、鎘、砷、溶劑、傳統清潔劑、傳統清潔用品、空氣清新劑、殺蟲劑、除草劑、殺菌劑、香薰蠟燭、香水和古龍水），再加上病毒（例如 60 多種 EB 病毒中的一種、30 多種帶狀皰疹病毒中的一種或多種，或 HHV-6 毒株中的一種）或細菌（例如來自 50 多組鏈球菌菌株的一種或多種），所有這些都會產生副產品和其他廢物。當肝臟負擔過重無法處理這些化學物質、病毒和細菌廢物時，血液將無法承載，由於無法正常排毒，或許是因為不利於排毒的高脂肪／高蛋白飲食，結果中樞神經系統因承受病毒而產生輕微發炎，身體也開始以化學和／或食物敏感性的形式做出反應。

每個人對化學和食物的敏感程度不同。歡迎你參考本章中的任何補充品內容。這個列表只是給那些為過敏所苦的人的一個起點。鮮榨芹菜汁、西芹力和生蜂蜜可列為日常生活的一部分。對於其他草藥和補充品，一天只服用一種，第二天再服用另一種，依此類推，在幾天內循環服用你想要的列表補充品，而不是在一天內全部吃完。如果你決定服用此列表中的所有補充劑，這代表你將處於八天的週期。過敏也是遠離一瓶中含有 50 種成分補充品的另一個原因，在本書你不會看到這種建議的補充品。

每日

- **鮮榨芹菜汁**：每日 500 毫升
- **西芹力**：每日 1 粒膠囊
- **生蜂蜜**：每日 1 茶匙或以上

每日一種，循環服用

- **5-MTHF**：1 粒膠囊
- **大麥苗汁粉**：1/2 茶匙或 1 粒膠囊
- **檸檬香蜂草**：1 滴管
- **左旋離胺酸（L-lysine）**：500 毫克
- **薄荷**：1 杯茶
- **維生素 B₁₂（腺苷鈷胺和甲基氰鈷胺）**：1 滴管
- **維生素 C（微化 -C ／ Micro-C）**：2 粒膠囊
- **維生素 D3**：1,000IU

兒童肝病

真正原因：兒童在早期就接觸到汞、鉛、銅和其他毒素（最常見的是殺蟲劑、除草劑和殺菌劑），甚至是透過卵子、精子或在子宮內傳承下來，這些都可能從一開始就導致肝臟發育遲緩、代謝停滯。早期輕微的病毒或細菌感染（最常見的是來自 60 多種 EB 病毒中的一種、多種 HHV-6 病毒株之一，或來自 50 多種鏈球菌的菌株）也是致病原。正如我在《搶救肝臟》中更詳細的說明，我稱之為兒童肝病，這種肝症狀對兒童健康福祉的影響遠遠超乎我們的想像。

- 鮮榨芹菜汁：關於兒童劑量，請參閱 371 頁
- 印度醋栗（又名餘甘子）：每日 1/2 茶匙（將粉末加入果汁、果昔或水等液體混合）
- 大麥苗汁粉：每日 1/2 茶匙（將粉末加入果汁、果昔或水等液體混合）
- 薑：每日兩次，每次 1 杯薑茶，或適量現磨薑泥或薑汁加水飲用
- 檸檬香蜂草：每日 1 滴管
- 甘胺酸鎂：每日 1/4 至 1/2 茶匙（打開膠囊，取出粉末加入果汁、果昔或水等液體混合）

- 乳薊：每日 6 小滴（非滴管）
- 螺旋藻：每日 1/2 茶匙（將粉末加入果汁、果昔或水等液體混合）
- 維生素 B_{12}（腺苷鈷胺和甲基氰鈷胺形式）：每日 10 小滴（非滴管）
- 維生素 C（微化 -C／Micro-C）：每日 1 粒膠囊（如果需要，可以打開膠囊，取出粉末加入果汁、果昔或水等液體混合）
- 鋅（液態硫酸鋅形式）：每日 6 滴小滴（非滴管），加入果汁、水中或直接滴入口中

- 維生素 C（微化 -C／Micro-C）：每日兩次，每次 6 粒膠囊
- 鋅（液態硫酸鋅形式）：每日 2 滴管

肝硬化和周圍性肝硬化

真正原因：因多種病原體的輕微感染（例如 60 多種 EB 病毒中的一種或多種和 30 多種帶狀皰疹病毒中的一種或多種）加上舊藥物（毒品或處方藥）的累積，長期高脂肪飲食，以及有毒重金屬汞、鋁和銅等毒素。儘管酒精也會影響，但不是主要因素，而高脂肪／高蛋白飲食則會使症狀快速惡化。

服用肝硬化補充品取決於你病情的嚴重程度。特別是如果你已是肝硬化末期，在服用補充品之前請先諮詢你的醫生。

- 鮮榨芹菜汁：盡可能每日兩次，每次 1,000 毫升；或者每日 1,000 毫升
- 印度醋栗（又名餘甘子）：每日兩次，每次 2 茶匙
- 大麥苗汁粉：每日兩次，每次 2 茶匙或 6 粒膠囊
- 牛蒡根：每日兩次，每次 1 杯茶或 1 根鮮榨汁
- 白樺茸：每日兩次，每次 1 茶匙或 3 粒膠囊
- 菊苣根：每日兩次，每次 1 杯茶
- 輔酶 Q_{10}：每日兩次，每次 1 粒膠囊

- **穀胱甘肽**：每日 1 粒膠囊
- **洛神花**：每日兩次，每次 1 杯茶
- **檸檬香蜂草**：每日兩次，每次 1 滴管
- **MSM 筋骨素**：每日兩次，每次 1 粒膠囊
- **NAC**（乙醯半胱胺酸）：每日 1 粒膠囊
- **維生素 B₁₂**（腺苷鈷胺和甲基氰鈷胺形式）：每日 1 滴管
- **維生素 C**（微化 -C ／ **Micro-C**）：每日兩次，每次 5 粒膠囊
- **野生藍莓粉**：每日 1 湯匙

感冒和流感

真正原因：我們現在所謂的「感冒」，實際上是輕度的流感。許多年前，不同種類的普通感冒病毒會讓你流鼻涕、喉嚨沙啞，有時發燒在 38℃以下。這種情況通常是在免疫力降低的時候，通常是在濕冷的天氣下沒有穿適當的衣服，以及在氣溫驟變的情況下發生。這些感冒病毒從未造成我們目前所面臨的處境。如今，如果我們出現這些症狀並且是輕微的，實際上我們是在處理輕微的流感病毒株。當症狀惡化時，我們還是在處理流感。感冒早已不存在，流感已在所有的感冒病毒株中稱霸，即使是傳播力強的腸胃炎（腸胃型感冒）也是流感的特殊菌株。

流感可能在一家五口之間傳染，由於病毒株在家人之間傳來傳去，每個人都會出現不同的症狀，再加上每個人的免疫系統反應不同，且病毒在人傳人之間會產生突變，因此最後一個家庭成員的流感病毒株可能與第一個家庭成員的流感病毒株完全不同。例如，有的人是喉嚨痛、流鼻水和咳嗽三天，而另一個人則是高燒 39℃和久咳與鼻竇炎。

醫療靈媒的密集鋅療法和醫療靈媒的密集維生素 C 療法（參閱第 374-375 頁）是非常有用的技巧，可用在第一時間感染病菌時發揮療效。由於流感通常是從肺部、喉嚨和鼻竇腔開始，醫療靈媒的密集鋅療法適用於該區域，可以及時阻斷病毒的感染途徑。

成人感冒和流感補充品

- **鮮榨芹菜汁**：每日 500 毫升
- **貓爪藤**：每日三次，每次 2 滴管
- **接骨木糖漿**：每日三次，每次 1 湯匙
- **小米草**：每日三次，每次 3 滴管
- **薑**：每日兩次，每次 1 杯薑茶或適量現磨薑泥或薑汁加水飲用

- 金印草：每日三次，每次 4 滴管

- 檸檬香蜂草：每日三次，每次 4 滴管

- 歐山芹根：每日三次，每次 3 滴管

- 毛蕊花葉：每日三次，每次 4 滴管

- 橄欖葉：每日兩次，每次 1 滴管

- 奧勒岡油：每日兩次，每次 1 粒膠囊

- 奧沙根（Osha）：每日二次，每次 3 滴管

- 百里香：每日 2 枝新鮮百里香浸泡熱水或 4 枝浸泡室溫水當茶飲

- 維生素 B12（腺苷鈷胺和甲基氰鈷胺形式）：每日兩次，每次 2 滴管

- 維生素 C（微化 -C ／ Micro-C）：在自選的醫療靈媒密集維生素 C 療法後，每日三次，每次 4 粒膠囊

- 鋅（液態硫酸鋅形式）：在自選的醫療靈媒密集鋅療法持續兩日後；每日兩次，每次 2 滴管

1 至 2 歲兒童感冒和流感的補充品

- 鮮榨芹菜汁：關於兒童劑量，請參閱 371 頁

- 接骨木糖漿：每日三次，每次 1 茶匙

- 金印草：每日三次，每次 4 滴（非滴管）

- 檸檬香蜂草：每日三次，每次 6 滴（非滴管）

- 歐山芹根：每日三次，每次 3 滴（非滴管）

- 毛蕊花葉：每日三次，每次 6 滴（非滴管）

- 維生素 B12（腺苷鈷胺和甲基氰鈷胺形式）：每日兩次，每次 4 滴（非滴管）

- 維生素 C（微化 -C ／ Micro-C）：在自選的醫療靈媒密集維生素 C 療法後；每日二次，打開 1 粒 500 毫克膠囊，將一半（250 毫克）混合至果汁或果昔內

- 鋅（液態硫酸鋅形式）：在自選的醫療靈媒密集鋅療法後兩天；每日兩次，每次 3 滴（非滴管）滴在果汁、水中或直接滴入口中

- 3 至 4 歲兒童感冒和流感的補充品

- 鮮榨芹菜汁：關於兒童劑量，請參閱 371 頁

- 接骨木糖漿：每日三次，每次 2 茶匙

- 小米草：每日三次，每次 4 滴（非滴管）

- 薑：每日在果汁中加入適量現磨薑泥或薑汁

- 金印草：每日三次，每次 6 滴（非滴管）

- 檸檬香蜂草：每日三次，每次 6 滴（非滴管）
- 歐山芹根：每日三次，每次 3 滴（非滴管）
- 毛蕊花葉：每日三次，每次 6 滴（非滴管）
- 維生素 B_{12}（腺苷鈷胺和甲基氰鈷胺形式）：每日兩次，每次 4 滴（非滴管）
- 維生素 C（微化 -C ／ Micro-C）：在自選的醫療靈媒密集維生素 C 療法後；每日三次，打開 1 粒 500 毫克膠囊，將一半（250 毫克）混合至果汁或果昔內
- 鋅（液態硫酸鋅形式）：在自選的醫療靈媒密集鋅療法後兩天；每日三次，每次 4 滴（非滴管）滴在果汁、水中或直接滴入口中

5 至 8 歲兒童感冒和流感的補充品

- 鮮榨芹菜汁：關於兒童劑量，請參閱 371 頁
- 接骨木糖漿：每日三次，每次 1 湯匙
- 小米草：每日三次，每次 10 滴（非滴管）
- 薑：每日在果汁中加入適量現磨薑泥或薑汁
- 金印草：每日三次，每次 15 滴（非滴管）
- 檸檬香蜂草：每日三次，每次 1 滴管
- 歐山芹根：每日三次，每次 6 滴（非滴管）
- 毛蕊花葉：每日三次，每次 1 滴管
- 維生素 B_{12}（腺苷鈷胺和甲基氰鈷胺形式）：每日三次，每次 6 滴（非滴管）
- 維生素 C（微化 -C ／ Micro-C）：在自選的醫療靈媒密集維生素 C 療法後；每日三次，打開 1 粒 500 毫克膠囊混合至果汁或果昔中
- 鋅（液態硫酸鋅形式）：在自選的醫療靈媒密集鋅療法後兩天；每日三次，每次 6 滴（非滴管）滴在果汁、水中或直接滴入口中

9 至 12 歲兒童感冒和流感的補充品

- 鮮榨芹菜汁：關於兒童劑量，請參閱 371 頁
- 接骨木糖漿：每日 4 次，每次 1 湯匙
- 小米草：每日三次，每次 1 滴管
- 薑：每日在果汁中加入適量現磨薑泥或薑汁
- 金印草：每日三次，每次 2 滴管
- 檸檬香蜂草：每日三次，每次 2 滴管
- 歐山芹根：每日三次，每次 1 滴管
- 毛蕊花葉：每日三次，每次 2 滴管

- 奧沙根（**Osha**）：每日三次，每次 1 滴管
- 維生素 **B₁₂**（腺苷鈷胺和甲基氰鈷胺形式）：每日兩次，每次 1 滴管
- 維生素 **C**（微化 **-C**／**Micro-C**）：在自選的醫療靈媒密集維生素 C 療法後；每日三次，每次 2 粒 500 毫克膠囊（自選：可打開膠囊，混合至果汁或果昔中）
- 鋅（液態硫酸鋅形式）：在自選的醫療靈媒密集鋅療法後兩天；每日三次，每次 10 滴（非滴管）滴在果汁、水中或直接滴入口中

13 歲及以上兒童感冒和流感的補充品

- 鮮榨芹菜汁：關於兒童劑量，請參閱 371 頁
- 接骨木糖漿：每日四次，每次 1 至 2 湯匙
- 小米草：每日三次，每次 3 滴管
- 薑：每日在果汁中加入適量現磨薑泥或薑汁
- 金印草：每日三次，每次 3 滴管
- 檸檬香蜂草：每日三次，每次 3 滴管
- 歐山芹根：每日三次，每次 3 滴管
- 毛蕊花葉：每日三次，每次 4 滴管
- 奧沙根（**Osha**）：每日三次，每次 2 滴管
- 維生素 **B₁₂**（腺苷鈷胺和甲基氰鈷胺形式）：每日二次，每次 1 滴管
- 維生素 **C**（微化 **-C**／**Micro-C**）：在自選的醫療靈媒密集維生素 C 療法後；每日三次，每次 3 粒 500 毫克膠囊（自選：可打開膠囊，混合至果汁或果昔中）
- 鋅（液態硫酸鋅形式）：在自選的醫療靈媒密集鋅療法後兩天；每日二次，每次 1 滴管在果汁、水中或直接滴入口中

色盲

　　真正原因：眼睛組織細胞在發育初期暴露於鋁毒性，或經由卵子、精子或在子宮內傳承自父母（他們可能是傳承自你的祖父母，甚至更早的祖先）。通常，色盲的人最後會比其他人更早出現退化性眼睛的問題，因為他們眼睛中的鋁會隨著時間流逝而氧化，並增加罹患眼疾的風險。例如，色盲的人往往更容易罹患白內障。去除體內殘留的鋁可能無法修復色盲，但有助於預防因鋁中毒而加劇其他退化性眼疾的發展。

　　和之前一樣，這些是成人劑量。如果你是擔心孩子色盲的問題，請先諮詢你的小兒科醫生將這些補充品減少到四分之一的劑量。

- 鮮榨芹菜汁：每日 500 毫升

- **5-MTHF**：每日 1 粒膠囊

- **ALA**（α 硫辛酸）：每週兩次，每次 1 粒膠囊

- 印度醋栗（又名餘甘子）：每日 1 茶匙

- 大麥苗汁粉：每日 2 茶匙或 6 粒膠囊

- 維生素 B 群：每日 1 粒膠囊

- 白樺茸：每日 2 茶匙或 6 粒膠囊

- 輔酶 Q_{10}：每日 1 粒膠囊

- **EPA 和 DHA**（不含魚油）：每日 1 粒膠囊（在晚餐時服用）

- 小米草：每日 1 滴管

- 檸檬香蜂草：每日 2 滴管

- **NAC**（乙醯半胱胺酸）：每日 1 粒膠囊

- 初生碘：每日 3 小滴（非滴管）

- 蕁麻葉：每日 2 滴管

- 螺旋藻：每日 2 茶匙或 6 粒膠囊

- 維生素 B_{12}（腺苷鈷胺和甲基氰鈷胺形式）：每日兩次，每次 1 滴管

- 維生素 C（微化 -C ／ Micro-C）：每日兩次，每次 4 粒膠囊

- 野生藍莓粉：每日 1 湯匙

先天性眼部缺陷

　　真正原因：來自過去幾代人殘留下來的有毒重金屬，其中汞是最大宗。再次提醒，以下是成人的劑量。

- 鮮榨芹菜汁：每日至少 500 毫升

- **5-MTHF**：每日 1 粒膠囊

- 大麥苗汁粉：每日 2 茶匙或 6 粒膠囊

- 白樺茸：每日 2 茶匙或 6 粒膠囊

- 輔酶 Q_{10}：每日 1 粒膠囊

- 薑黃素：每日 2 粒膠囊

- **EPA 和 DHA**（不含魚油）：每日 1 粒膠囊（在晚餐時服用）

- 小米草：每日 1 滴管

• 洛神花：每日 1 杯茶
• 檸檬香蜂草：每日 2 滴管
• 左旋離胺酸（**L-lysine**）：每日 2 粒 500 毫克膠囊
• 甘胺酸鎂：每日 1 粒膠囊
• 蕁麻葉：每日 2 滴管
• 玫瑰果：每日 1 杯茶
• 螺旋藻：每日 2 茶匙或 6 粒膠囊
• 維生素 B₁₂（腺苷鈷胺和甲基氰鈷胺形式）：每日 2 滴管
• 維生素 C（微化 **-C ／ Micro-C**）：每日兩次，每次 2 粒膠囊
• 野生藍莓粉：每日 1 湯匙
• 鋅（液態硫酸鋅形式）：每日 1 滴管

結膜炎

　　真正原因：眼睛受到來自 50 多組鏈球菌中的一種菌株感染。再次提醒，以下是成人的劑量。

• 鮮榨芹菜汁：每日 1,000 毫升
• 印度醋栗（又名餘甘子）：每日 1 茶匙
• 貓爪藤：每日兩次，每次 1 滴管
• 白樺茸：每日 1 茶匙或 3 粒膠囊
• 薑黃素：每日兩次，每次 1 粒膠囊
• 小米草：每日兩次，每次 3 滴管
• 金印草：每日兩次，每次 3 滴管（持續兩週後，休息兩週）
• 檸檬香蜂草：每日兩次，每次 4 滴管
• 歐山芹根：每日兩次，每次 3 滴管
• 單月桂酸酯：每日兩次，每次 1 粒膠囊
• 毛蕊花葉：每日兩次，每次 3 滴管
• 橄欖葉：每日兩次，每次 2 滴管
• 奧勒岡葡萄根：每日兩次，每次 1 滴管（持續兩週後，休息兩週）
• 維生素 B₁₂（腺苷鈷胺和甲基氰鈷胺形式）：每日 1 滴管
• 維生素 C（微化 **-C ／ Micro-C**）：每日兩次，每次 4 粒膠囊
• 鋅（液態硫酸鋅形式）：每日兩次，每次 2 滴管

持續莫名的饑餓和暴飲暴食

真正原因：由於飲食中缺乏必要的碳水化合物，以及在大多數情況下，低度病毒感染以及高脂肪／高蛋白飲食引起的胰島素阻抗，導致肝臟和大腦中糖原的儲存量不足。

- 鮮榨芹菜汁：每日 1,000 毫升
- 西芹力：每日 2 次，每次 2 粒
- **5-MTHF**：每日 1 粒膠囊
- 大麥苗汁粉：每日 2 茶匙或 6 粒膠囊
- 小豆蔻：每日在飲食中加入少許
- 白樺茸：每日 2 茶匙或 6 粒膠囊
- 菊苣根：每日 1 杯茶
- 薑黃素：每日 2 粒膠囊
- 薑：每日 1 杯薑茶或適量現磨薑泥或薑汁加水飲用
- 檸檬香蜂草：每日兩次，每次 2 滴管
- 甘草根：每日 1 滴（持續兩週後，休息兩週）
- 甘胺酸鎂：每日 2 粒膠囊
- 螺旋藻：每日 1 湯匙或 9 粒膠囊
- 維生素 B_{12}（腺苷鈷胺和甲基氰鈷胺形式）：每日 1 滴管

便祕

真正原因：肝臟和腸道中殘留的有毒重金屬、各種其他毒素以及輕微病毒或細菌感染等一系列因素，導致肝臟長期代謝緩慢。當病毒存在於腸道時，病原體感染可能導致小腸和結腸變窄和／或擴張。病毒性神經毒素還會引起腸道周圍神經末梢發炎，導致蠕動減緩甚至胃輕癱（胃下垂）。（有關胃輕癱更多的信息，請參閱第十八章〈單一飲食排毒〉）。

長期便祕的另一個原因是食物餵養小腸和結腸內的病毒和非益性細菌，進而引發該處發炎——最常見的是牛奶、起司、奶油、雞蛋和麩質；高脂肪／高蛋白飲食也會助長病情惡化。

急性便祕的原因包括情緒壓力或緊張，導致小腸和結腸周圍的腹部肌肉過度緊繃或痙攣。長途乘車和長途飛行，再加上不利於規律排便的食物也會導致短期便祕。

• 鮮榨芹菜汁：每日早上 1,000 毫升
• 西芹力：每日兩次，每次 2 粒膠囊
• 印度醋栗（又名餘甘子）：每日兩次，每次 2 茶匙
• 大麥苗汁粉：每日 2 茶匙或 6 粒膠囊
• 貓爪藤：每日兩次，每次 1 滴管
• 蒲公英根茶：每日兩次，每次 1 杯茶
• **EPA 和 DHA**（不含魚油）：每日兩次，每次 1 粒（在三餐時服用）
• 甘草根：每日兩次，每次 1 滴管或 1 杯茶（持續兩週，休息兩週）
• 甘胺酸鎂：每日兩次，每次 1 茶匙粉末
• 乳薊：每日兩次，每次 1 滴管
• 蕁麻葉：每日兩次，每次 1 滴管或 1 杯茶
• 薄荷：每日兩次，每次 1 杯茶
• 玫瑰果：每日兩次，每次 1 杯茶
• 維生素 **C**（微化 **-C ／ Micro-C**）：每日兩次，每次 4 粒膠囊
• 野生藍莓粉：每日 1 湯匙

角膜疾病

真正原因：慢性長期病毒感染，大多是來自 60 多種 EB 病毒中的一種。當體內抗氧化劑和微量礦物質缺乏時症狀會加劇。

• 鮮榨芹菜汁：每日 1,000 毫升
• **5-MTHF**：每日 1 粒膠囊
• **ALA**（α 硫辛酸）：每兩日服用 1 粒膠囊
• 大麥苗汁粉：每日 2 茶匙或 6 粒膠囊
• 維生素 **B** 群：每日 1 粒膠囊
• 貓爪藤：每日 2 次，每次 1 滴管
• 白樺茸：每日 2 茶匙或 6 粒膠囊
• 輔酶 Q_{10}：每日 1 粒膠囊
• 薑黃素：每日兩次，每次 2 粒膠囊
• **EPA 和 DHA**（不含魚油）：每日 1 粒膠囊（在晚餐時服用）
• 小米草：每日兩次，每次 1 滴管

- 檸檬香蜂草：每日兩次，每次 2 滴管
- 左旋離胺酸（**L-lysine**）：每日兩次，每次 3 粒 500 毫克膠囊
- 單月桂酸酯：每日 1 粒膠囊
- **MSM** 筋骨素：每日 1 粒膠囊
- 蕁麻葉：每日 2 滴管
- 玫瑰果：每日 1 杯茶
- 硒：每日 1 粒膠囊
- 螺旋藻：每日 2 茶匙或 6 粒膠囊
- 維生素 **B₁₂**（腺苷鈷胺和甲基氰鈷胺形式）：每日兩次，每次 1 滴管
- 維生素 **C**（微化 **-C ／ Micro-C**）：每日兩次，每次 4 粒膠囊
- 野生藍莓粉：每日 1 湯匙
- 鋅（液態硫酸鋅形式）：每日兩次，每次 1 滴管

黑眼圈

真正原因：如果不是由於睡眠不足，這種症狀是肝臟累積大量毒素的跡象，如有毒重金屬；病毒和細菌及其副產品和廢物；塑料和其他石油基副產品；以及殺蟲劑、除草劑和殺菌劑。這種情況會導致血液變稠，因為高脂肪／高蛋白飲食，導致血液無法正常排毒。此外，高血脂還會使血液中的含氧量降低，從而導致慢性低度脫水和血液增稠。濃稠的血液會讓毒素徘徊在血液中，這也是眼睛下方薄層皮膚產生陰影的原因。

- 鮮榨芹菜汁：每日 1,000 毫升
- 西芹力：每日兩次，每次 1 粒膠囊
- **ALA**（α 硫辛酸）：每日 1 粒膠囊
- 大麥苗汁粉：每日兩次，每次 1 茶匙或 3 粒膠囊
- 維生素 **B** 群：每日 2 粒膠囊
- 牛蒡根：每日 1 杯茶或 1 根鮮榨
- 蒲公英根：每日兩次，每次 1 杯茶
- 洛神花：每日兩次，每次 1 杯茶
- 甘草根：每日兩次，每次 1 滴管或 1 杯茶（持續兩週後，休息兩週）
- 紅花苜蓿：每日兩次，每次 1 杯茶或 1 滴管
- 螺旋藻：每日 2 茶匙或 6 粒膠囊

• 薑黃：每日兩次，每次 2 粒膠囊
• 維生素 B₁₂（腺苷鈷胺和甲基氰鈷胺形式）：每日兩次，每次 1 滴管
• 維生素 C（微化 -C ／ Micro-C）：每日兩次，每次 4 粒膠囊
• 野生藍莓粉：每日 2 湯匙
• 鋅（液態硫酸鋅形式）：每日兩次，每次 1 滴管

憂鬱症

　　真正原因：親人驟逝、重大壓力和情緒傷害是憂鬱症已知常見的原因。這些創傷會造成永久性神經傳導物質不足，進而導致憂鬱症，有時即使事過境遷仍無法走出困境；在其他情況下，憂鬱的原因始於生活不順遂；此外，我們還有莫名的憂鬱，這些是由汞、鋁和銅等有毒重金屬引起的，通常還伴有 60 多種 EB 病毒中的一種或多種的低度病毒感染，一種或多種 30 種以上帶狀皰疹病毒，或單純皰疹病毒第 1 型、第 2 型或鉅細胞病毒變種的一種或多種毒株。所有這些因素同時發生也可能導致抑鬱，特別是如果在受創的同時接觸到有毒的物質。

• 鮮榨芹菜汁：每日 1,000 毫升
• 西芹力：每日三次，每次 2 粒膠囊
• 5-MTHF：每日 1 粒膠囊
• 印度人參（南非醉茄）：每日 1 滴管
• 大麥苗汁粉：每日 2 茶匙或 6 粒
• 維生素 B 群：每日 1 粒膠囊
• 薑黃素：每日 2 粒膠囊
• EPA 和 DHA（不含魚油）：每日 1 粒（在晚餐時服用）
• GABA（γ-胺基丁酸）：每日 1 粒 250 毫克膠囊。
• 洛神花：每日兩次，每次 1 杯茶
• 檸檬香蜂草：每日兩次，每次 4 滴管
• 甘草根：每日 1 滴管（持續兩週後，休息兩週）
• 左旋離胺酸（L-lysine）：每日 2 粒 500 毫克膠囊
• 甘胺酸鎂：每日 2 粒膠囊
• 褪黑激素：每日睡前 5 毫克
• 初生碘：每日 3 小滴（非滴管）

- 螺旋藻：每日 2 茶匙或 6 粒膠囊
- 維生素 **B₁₂**（腺苷鈷胺和甲基氰鈷胺形式）：每日兩次，每次 2 滴管
- 維生素 **C**（微化 **-C ／ Micro-C**）：每日 2 次，每次 4 粒膠囊
- 維生素 **D3**：每日 1,000IU
- 野生藍莓粉：每日 2 茶匙
- 鋅（液態硫酸鋅形式）：每日 1 滴管

糖尿病（第 1 型、第 1.5 型 [LADA] 和第 2 型）、**糖尿病前期和血糖失衡**

真正原因：第 1 型和第 1.5 型糖尿病（第二種又稱為潛伏型成人自體免疫性糖尿病，或 LADA）是因胰腺損傷引起的，通常來自病原體，如病毒或細菌，有時甚至是身體的重大傷害引起的。個人糖尿病的嚴重程度取決於體內病原體的多寡和胰腺的狀況，有時病原體對人體的危害是很緩慢，經年累月日後才會出現症狀，這也是導致第 1.5 型 / LADA 的原因，同時，不管是第 1 型或第 1.5 型糖尿病，你的肝臟可能早已代謝異常，再加上高脂肪飲食造成胰島素阻抗的問題。

第 2 型糖尿病源自於代謝異常、殘留各種毒素的肝臟，包括各種病毒毒素，例如 60 多種 EB 病毒之一。與此同時，肝臟耗盡了糖原儲備量，因此胰腺必須更加努力工作，而且長期高脂肪 / 高蛋白飲食引起的持續胰島素阻抗問題，使得胰腺更是疲於奔命。

- 鮮榨芹菜汁：每日 1,000 毫升
- **5-MTHF**：每日兩次，每次 1 粒膠囊
- 印度醋栗（又名餘甘子）：每日兩次，每次 2 茶匙
- 印度人參（南非醉茄）：每日兩次，每次 1 滴管
- 大麥苗汁粉：每日 2 茶匙或 6 粒膠囊
- 白樺茸：每日 2 茶匙或 6 粒膠囊
- 穀胱甘肽：每日 1 粒膠囊
- 洛神花：每日兩次，每次 1 杯茶
- 檸檬香蜂草：每日兩次，每次 2 滴管或 1 杯茶
- 左旋離胺酸（**L-lysine**）：每日兩次，每次 2 粒 500 毫克膠囊
- 初生碘：每日 6 小滴（非滴管）
- 蕁麻葉：每日兩次，每次 2 滴管或 1 杯茶
- 玫瑰果：每日兩次，每次 1 杯茶

- 五味子：每日兩次，每次 1 杯茶
- 薑黃：每日 2 次，每次 2 粒膠囊
- 螺旋藻：每日 2 茶匙或 6 粒膠囊
- 維生素 C（微化 -C ／ Micro-C）：每日兩次，每次 4 粒膠囊
- 維生素 B$_{12}$（腺苷鈷胺和甲基氰鈷胺形式）：每日兩次，每次 1 滴管
- 野生藍莓粉：每日 1 湯匙
- 鋅（液態硫酸鋅形式）：每日兩次，每次 1 滴管

腹瀉（慢性、間歇性、長期性）

　　真正原因：腸道內充滿非益性細菌，例如來自 50 多種鏈球菌和一種或多種常見的大腸桿菌菌株，再加上各種不同的病毒、酵母菌、黴菌或其他非益性真菌等組合，進而導致小腸或大腸不同部位發炎，這些都可能被診斷為各種腸胃道疾病。

- 鮮榨芹菜汁：每日 500 毫升
- 蘆薈：每日 5 公分或以上的新鮮凝膠（去除表皮）
- 大麥苗汁粉：每日 1/2 茶匙或 1 粒膠囊
- 牛蒡根：每日 1 杯茶或 1 根鮮榨汁
- 貓爪藤：每日兩次，每次 2 滴管
- 薑黃素：每日 2 次，每次 1 粒膠囊
- D- 甘露糖：每日 2 茶匙加入水服用
- 薑：每日 1 杯薑茶或適量現磨薑泥或薑汁加水飲用
- 金印草：每日兩次，每次 3 滴管（持續兩週後，休息兩週）
- 洛神花：每日 1 杯茶
- 檸檬香蜂草：每日兩次，每次 3 滴管
- 甘草根：每日兩次，每次 1 滴管（持續兩週後，休息兩週）
- 歐山芹根：每日 1 滴管
- 甘胺酸鎂：每日 1 粒膠囊。
- 單月桂酸酯：每日兩次，每次 1 粒膠囊。
- 毛蕊花葉：每日兩次，每次 2 滴管
- 蕁麻葉：每日兩次，每次 2 滴管
- 奧勒岡油：每日 2 粒膠囊
- 維生素 B$_{12}$（腺苷鈷胺和甲基氰鈷胺形式）：每日兩次，每次 1 滴管

- 維生素 C（微化 -C ／ Micro-C）：每日兩次，每次 1 粒膠囊
- 鋅（液態硫酸鋅形式）：每日 1 滴管

血稠症候群

真正原因：日常生活補水不夠，再加上長年高脂肪／高蛋白飲食，以及肝臟代謝緩慢累積毒素導致慢性脫水，因而使血液變濃稠。

- 鮮榨芹菜汁：每日 1,000 毫升
- 印度醋栗（又名餘甘子）：每日兩次，每次 1 茶匙
- 大麥苗汁粉：每日 2 茶匙或 6 粒膠囊
- 牛蒡根：每日兩次，每次 1 杯茶或 1 根鮮榨汁
- 菊苣根：每日兩次，每次 1 杯茶
- 蒲公英根：每日兩次，每次 1 杯茶
- 乳薊：每日兩次，每次 1 滴管
- 蕁麻葉：每日兩次，每次 1 滴管或 1 杯茶
- 紅花苜蓿：每日兩次，每次 1 杯茶或 1 滴管
- 螺旋藻：每日 2 茶匙或 6 粒膠囊
- 薑黃：每日兩次，每次 2 粒膠囊
- 維生素 C（微化 -C ／ Micro-C）：每日兩次，每次 4 粒膠囊
- 皺葉酸模（Yellowdock）：每日兩次，每次 1 杯茶

憩室炎

真正原因：來自 50 多組鏈球菌菌株的一種或多種和／或幾種常見的大腸桿菌菌種中的一種或多種。這些細菌喜歡定植在結腸內壁，以麻煩製造者的食物為食，在結腸內定居形成聚落和囊袋，不斷生長繁殖後代，久而久之，憩室會隨著細菌繁殖而擴大。鏈球菌是主要的致病因，其次是大腸桿菌，許多人同時擁有這兩種細菌。當體內同時存在鏈球菌和大腸桿菌時，它們分別以不同的食物為食——就像兩家人在同一條河岸淘金，各取所需。

- 鮮榨芹菜汁：每日 500 毫升
- 蘆薈：每日兩次，每次 5 公分或以上的新鮮凝膠（去除表皮）

- 大麥苗汁粉：每日 1 茶匙或 3 粒膠囊
- 貓爪藤：每日兩次，每次 2 滴管
- 薑黃素：每日兩次，每次 1 粒膠囊
- 薑：每日 1 杯薑茶或適量現磨薑泥或薑汁加水飲用
- 金印草：每日兩次，每次 4 滴管（持續兩週後，休息兩週）
- 檸檬香蜂草：每日兩次，每次 4 滴管
- 甘草根：每日兩次，每次 1 滴管（持續兩週，休息兩週）
- 歐山芹根：每日兩次，每次 2 滴管
- 甘胺酸鎂：每日 1 粒膠囊。
- 毛蕊花葉：每日兩次，每次 4 滴管
- 蕁麻葉：每日兩次，每次 2 滴管
- 橄欖葉：每日兩次，每次 2 滴管
- 奧勒岡油：每日兩次，每次 2 粒膠囊
- 薄荷茶：每日兩次，每次 1 杯
- 迷迭香：每日 2 枝新鮮迷迭香浸泡熱水或 4 枝浸泡室溫水當茶飲
- 百里香：每日兩次，每次 2 枝新鮮百里香浸泡熱水或 4 枝浸泡室溫水當茶飲
- 維生素 B₁₂（腺苷鈷胺和甲基氰鈷胺形式）：每日 2 次，每次 1 滴管
- 維生素 C（微化 -C ／ Micro-C）：每日兩次，每次 2 粒膠囊
- 鋅（液態硫酸鋅形式）：每日兩次，每次 1 滴管

乾裂的皮膚

真正原因：負擔過重、代謝緩慢和充滿毒素的肝臟，如有毒重金屬、殺蟲劑、除草劑、殺菌劑和石化產品，導致血液變稠、脫水。通常是因為長年高脂肪／高蛋白飲食和低度病毒感染而引發。

- 鮮榨芹菜汁：每日 1,000 毫升
- **5-MTHF**：每日 1 粒膠囊
- 蘆薈：每日 2 英吋或以上的新鮮凝膠（去除表皮）
- 大麥苗汁粉：每日 2 茶匙或 6 粒膠囊
- 牛蒡根：每日 1 杯茶或 1 根鮮榨汁
- 薑黃素：每日兩次，每次 2 粒膠囊
- **EPA 和 DHA**（不含魚油）：每日 2 粒膠囊（在晚餐時服用）

- 穀胱甘肽：每日 1 粒膠囊
- 檸檬香蜂草：每日兩次，每次 2 滴管
- 左旋離胺酸（L-lysine）：每日兩次，每次 2 粒 500 毫克膠囊
- 甘胺酸鎂：每日 2 粒膠囊
- 乳薊：每日 1 滴管
- MSM 筋骨素：每日兩次，每次 1 粒膠囊
- 蕁麻葉：每日兩次，每次 2 滴管
- 硒：每日 1 粒膠囊
- 螺旋藻：每日 2 茶匙或 6 粒膠囊
- 維生素 B₁₂（腺苷鈷胺和甲基氰鈷胺形式）：每日兩次，每次 2 滴管
- 維生素 C（微化 -C ／ Micro-C）：每日 2 次，每次 4 粒膠囊
- 野生藍莓粉：每日 2 茶匙
- 鋅（液態硫酸鋅形式）：每日兩次，每次 1 滴管

乾眼症候群

真正原因：低度慢性脫水，再加上微量礦物鹽長期缺乏；在某些情況下，過度活躍或不活躍、衰弱的腎上腺功能也是致病因。

- 鮮榨芹菜汁：每日 500 毫升。
- 西芹力：每日兩次，每次 1 粒膠囊
- 蘆薈：每日 2 英吋或以上的新鮮凝膠（去除表皮）
- 印度人參（南非醉茄）：每日兩次，每次 3 滴管
- 大麥苗汁粉：每日 2 茶匙或 6 粒膠囊
- 薑：每日 1 杯薑茶或適量現磨薑泥或薑汁加水飲用
- 檸檬香蜂草：每日兩次，每次 4 滴管
- 甘草根：每日兩次，每次 1 滴管（持續兩週後，休息兩週）
- 甘胺酸鎂：每日兩次，每次 1 粒膠囊。
- 蕁麻葉：每日兩次，每次 2 滴管
- 螺旋藻：每日 2 茶匙或 6 粒膠囊
- 維生素 B₁₂（腺苷鈷胺和甲基氰鈷胺形式）：每日兩次，每次 1 滴管
- 維生素 C（微化 -C ／ Micro-C）：每日兩次，每次 2 粒膠囊
- 鋅（液態硫酸鋅形式）：每日 1 滴管

耳部感染

真正原因：中耳炎是由來自 50 多組鏈球菌的一種或多種菌株引起的。

內耳感染也大多是由鏈球菌引起，儘管也可能同時感染 60 多種 EB 病毒中的一種或 30 多種帶狀皰疹病毒中的一種。有時，病毒感染就是內耳感染的原因，進而導致長期平衡問題、疼痛和粘液產生。

依照慣例，以下列表為成人的劑量。

- 鮮榨芹菜汁：每日 1,000 毫升
- 大麥苗汁粉：每日 2 茶匙或 6 粒
- 貓爪藤：每日兩次，每次 3 滴管
- 薑黃素：每日兩次，每次 2 粒膠囊
- 小米草：每日兩次，每次 4 滴管
- 金印草：每日三次，每次 4 滴管（持續兩週後，休息兩週，直到耳部感染痊癒）
- 檸檬香蜂草：每日三次，每次 3 滴管
- 甘草根：每日兩次，每次 2 滴管（持兩週後，休息兩週）
- 左旋離胺酸（**L-lysine**）：每日兩次，每次 5 粒 500 毫克膠囊
- 歐山芹根：每日三次，每次 3 滴
- 單月桂酸酯：每日兩次，每次 1 粒膠囊
- 毛蕊花葉：每日三次，每次 3 滴管
- 初生碘：每日滴 3 滴（非滴管），直到耳部感染痊癒
- 橄欖葉：每日兩次，每次 2 滴管
- 奧勒岡油：每日兩次，每次 2 粒膠囊
- 奧勒岡葡萄根：每日三次，每次 2 滴管，直至感染痊癒
- 生蜂蜜：每日 1 湯匙
- 螺旋藻：每日 2 茶匙或 6 粒膠囊
- 百里香：每日兩次，每次 2 枝新鮮百里香浸泡熱水或 4 枝浸泡室溫水當茶飲
- 維生素 B₁₂（腺苷鈷胺和甲基氰鈷胺形式）：每日兩次，每次 1 滴管
- 維生素 C（微化 -C ／ **Micro-C**）：每日兩次，每次 6 粒膠囊
- 鋅（液態硫酸鋅形式）：每日兩次，每次 2 滴管（試著讓鋅在嘴裡和喉嚨裡停留 30 秒）

濕疹和牛皮癬（包括酒糟性皮膚炎、狼瘡型皮疹、老年斑、硬化性苔蘚、硬皮症、白斑症、脂漏性皮膚炎、典型皮膚炎、日光性角化病和蜂窩性組織炎）

　　真正原因：殘存在肝臟內 60 多種 EB 病毒中的一種，以大量的有毒重金屬銅為食，隨後釋放出一種含銅的皮膚毒素，這種毒素在體內循環，由於高脂肪／高蛋白飲食，以及其他對病情無益的食物選擇而無法正常解毒。當這些毒素浮現在皮膚表面時，它們會引起濕疹和牛皮癬等潰瘍和皮疹。白斑症則是一種鋁基皮膚毒素。這些皮膚症狀背後各有不同的病原體毒素，關於每種症狀特定原因的詳情請參閱《搶救肝臟》。

- 鮮榨芹菜汁：每日 1,000 毫升
- 西芹力：每日兩次，每次 2 粒膠囊
- **5-MTHF**：每日 1 粒膠囊
- 蘆薈：每日 5 公分或以上的新鮮凝膠（去除表皮）
- 大麥苗汁粉：每日 2 茶匙或 6 粒膠囊
- 貓爪藤：每日兩次，每次 1 滴管
- 白樺茸：每日 1 茶匙或 3 粒膠囊
- 薑黃素：每日兩次，每次 1 粒膠囊。
- **EPA 和 DHA（不含魚油）**：每日 2 粒（在晚餐時服用）
- 檸檬香蜂草：每日兩次，每次 2 滴管；或每日兩次，每次 1 杯茶
- 甘草根：每日 1 滴管（持續兩週後，休息兩週）
- 左旋離胺酸（**L-lysine**）：每日兩次，每次 4 粒 500 毫克膠囊
- 毛蕊花葉：每日兩次，每次 1 滴管
- 蕁麻葉：每日兩次，每次 1 滴或 1 杯茶
- 硒：每日 1 粒膠囊
- 螺旋藻：每日 2 茶匙或 6 粒膠囊
- 維生素 B₁₂（腺苷鈷胺和甲基氰鈷胺形式）：每日兩次，每次 1 滴管
- 維生素 C（微化 -C ／ Micro-C）：每日 2 次，每次 6 粒膠囊
- 鋅（液體硫酸鋅）：每日兩次，每次 1 滴管

水腫和腫脹

　　真正原因：如果不是因心臟病、腎臟疾病或其他明顯的疾病所致，那低度病毒感染、殘留各種毒素而代謝停滯的肝臟就是根源，再加上高脂肪／高蛋白質飲食助長症狀。代謝減緩的病毒性肝臟也可能與心臟或腎臟疾病同時發生。

- 鮮榨芹菜汁：每日 1,000 毫升
- 西芹力：每日 2 粒膠囊
- **5-MTHF**：每日 1 粒膠囊
- 印度人參（南非醉茄）：每日 1 滴管
- 大麥苗汁粉：每日 2 茶匙或 6 粒
- 貓爪藤：每日 1 滴管
- 薑黃素：每日兩次，每次 2 粒膠囊
- 穀胱甘肽：每日 1 粒膠囊
- 檸檬香蜂草：每日兩次，每次 2 滴管
- 左旋離胺酸（**L-lysine**）：每日兩次，每次 2 粒 500 毫克膠囊
- 甘胺酸鎂：每日 1 粒膠囊
- 蕁麻葉：每日兩次，每次 4 滴管
- 薄荷：每日兩次，每次 1 杯茶
- 覆盆子葉：每日兩次，每次 1 杯茶
- 螺旋藻：每日 1 茶匙或 3 粒膠囊
- 維生素 B₁₂（腺苷鈷胺和甲基氰鈷胺形式）：每日兩次，每次 1 滴管
- 維生素 C（微化 -C ／ **Micro-C**）：每日兩次，每次 3 粒膠囊
- 野生藍莓粉：每日 2 茶匙
- 鋅（液態硫酸鋅形式）：每日 1 滴管

子宮內膜異位症

真正原因：病毒和細菌以來自動物產品和我們經常接觸的合成製品的外來激素為食，這些病原體在女性生殖系統內部和周圍產生的副產物會激活並促使組織異常增生，以覆蓋和包覆這些有毒的副產物，目的在於保護子宮和生殖系統的其他關鍵部位免於受損。當採取高脂肪／高蛋白飲食（包括雞蛋、牛奶、起司和奶油等食物），這種組織會快速增生，因為這些食物會滋生病原體，導致病毒和細菌的副產物增加。此外，接觸有毒重金屬也會加劇子宮內膜異位症。

- 鮮榨芹菜汁：每日 1,000 毫升
- 印度醋栗（又名餘甘子）：每日 1 茶匙
- 印度人參（南非醉茄）：每日兩次，每次 1 滴管

- 大麥苗汁粉：每日 2 茶匙或 6 粒膠囊
- 貓爪藤：每日兩次，每次 1 滴管
- 白樺茸：每日 2 茶匙或 6 粒膠囊
- 薑黃素：每日兩次，每次 1 粒
- **D- 甘露糖**：每日 1 湯匙，加水服用
- 檸檬香蜂草：每日兩次，每次 3 滴管
- 左旋離胺酸（**L-lysine**）：每日兩次，2 粒 500 毫克膠囊
- 初生碘：每日 3 小滴（非滴管）
- 蕁麻葉：每日兩次，每次 5 滴管
- 覆盆子葉：每日兩次，每次 1 杯茶放入 2 包茶袋
- 五味子：每日兩次，每次 1 杯茶
- 螺旋藻：每日 2 茶匙或 6 粒膠囊
- 維生素 **B**₁₂（腺苷鈷胺和甲基氰鈷胺形式）：每日 1 滴管
- 維生素 **C**（微化 **-C ／ Micro-C**）：每日兩次，每次 5 粒膠囊
- 野生藍莓粉：每日 2 茶匙
- 鋅（液態硫酸鋅形式）：每日 1 滴管

精神不濟和疲勞

　　真正原因：腎上腺疲勞往往只是長期精神不濟和疲勞的一個因素，更深的原因是代謝停滯的肝臟承受大量的有毒重金屬和病毒（例如 60 多種 EB 病毒株或 30 多種帶狀皰疹病毒株）等毒素及病毒的副產品。肝臟不時會釋放這些廢物，通常是以病毒性神經毒素的形式出現，進而使中樞神經系統產生輕度到重度的能量耗損，從而加劇全身發炎症狀並削弱腎上腺，這就是我所指的神經性疲勞的間歇性版本。

- 鮮榨芹菜汁：每日 1,000 毫升
- 西芹力：每日 2 次，每次 3 粒膠囊
- **5-MTHF**：每日 1 粒膠囊
- 印度人參（南非醉茄）：每日 1 滴水
- 大麥苗汁粉：每日 2 茶匙或 6 粒膠囊
- 白樺茸：每日 2 茶匙或 6 粒膠囊
- 薑：每日 1 杯薑茶或適量現磨薑泥或薑汁加水飲用

- **檸檬香蜂草**：每日 2 滴管
- **甘草根**：每日 1 滴（持續兩週後，休息兩週）
- **毛蕊花葉**：每日 2 滴管
- **初生碘**：每日 6 小滴（非滴管）
- **奧勒岡葡萄根**：每日 1 滴管（持續兩週後，休息兩週）
- **生蜂蜜**：每日 1 湯匙
- **螺旋藻**：每日 2 茶匙或 6 粒膠囊
- **薑黃**：每日 2 粒膠囊
- **維生素 B₁₂**（腺苷鈷胺和甲基氰鈷胺形式）：每日兩次，每次 1 滴管
- **維生素 C**（微化 -C ／ Micro-C）：每日 4 粒膠囊
- **鋅**（液態硫酸鋅形式）：每日 1 滴管

飛蚊症

真正原因：如果排除明顯、可診斷的損傷，飛蚊症是由 60 多種 EB 病毒中的一種或多種產生的神經毒素，再加上眼睛內充滿有毒重金屬（如汞和鋁）的結果。

- **鮮榨芹菜汁**：每日 1,000 毫升
- **西芹力**：每日兩次，每次 2 粒膠囊
- **5-MTHF**：每日 1 粒膠囊
- **大麥苗汁粉**：每日 2 茶匙或 6 粒膠囊
- **維生素 B 群**：每日 1 粒膠囊。
- **貓爪藤**：每日兩次，每次 2 滴管
- **薑黃素**：每日兩次，每次 2 粒膠囊
- **穀胱甘肽**：每日 1 粒膠囊
- **檸檬香蜂草**：每日兩次，每次 3 滴管
- **甘草根**：每日 1 滴管（持續兩週後，休息兩週）
- **左旋離胺酸**（**L-lysine**）：每日兩次，每次 4 粒 500 毫克膠囊
- **歐山芹根**：每日兩次，每次 1 滴管
- **單月桂酸酯**：每日 2 粒膠囊
- **毛蕊花葉**：每日兩次，每次 3 滴管
- **初生碘**：每日 3 小滴（非滴管）
- **蕁麻葉**：每日 2 滴管

- 橄欖葉：每日 2 滴管
- 螺旋藻：每日 2 茶匙或 6 粒膠囊
- 維生素 B₁₂（腺苷鈷胺和甲基氰鈷胺形式）：每日兩次，每次 2 滴管
- 維生素 C（微化 -C ／ Micro-C）：每日兩次，每次 4 粒膠囊
- 野生藍莓粉：每日 2 茶匙
- 鋅（液態硫酸鋅形式）：每日 2 滴管

脂肪肝、脂肪肝前期和肝臟代謝異常

　　真正原因：長期高脂肪／高蛋白飲食，加上肝臟承載過多的毒素，如殺蟲劑和除草劑；有毒重金屬，如汞、鋁和銅；塑料和其他石化副產品；舊藥；慢性、低度病毒和細菌感染；古龍水、香水、空氣清新劑和香薰蠟燭，而麻煩製造者的食物會使肝臟狀況惡化。

- 鮮榨芹菜汁：盡量每日兩次，每次 1,000 毫升或每日早上 1,000 毫升
- 蘆薈：每日 2 英吋或以上的新鮮凝膠（去除表皮）
- 印度醋栗（又名餘甘子）：每日 2 茶匙
- 大麥苗汁粉：每日 2 茶匙或 6 粒膠囊
- 牛蒡根：每日 1 杯茶或 1 根鮮榨汁
- 小豆蔻：每日少許灑在食物上
- 菊苣根：每日 1 杯茶
- 蒲公英根：每日 1 杯茶
- 薑：每日 1 杯薑茶或適量現磨薑泥或薑汁加水飲用
- 乳薊：每日 1 滴管
- 螺旋藻：每日 1 湯匙或 9 粒膠囊
- 皺葉酸模：每日 1 杯茶
- 野生藍莓粉：每日 1 湯匙

子宮肌瘤

　　真正原因：來自 60 多種 EB 病毒中的一種或多種，或來自 50 多種鏈球菌的一種或多種菌株，以靠外來進入人體的有毒激素和有毒重金屬為食，進而導致健康的細胞中毒和受傷，而這些突變、受傷的活細胞為了生存，最終形成固態的肌瘤組織努力求存，於

是血管從肌瘤中長出來，並從雞蛋、牛奶、起司和奶油中吸收營養以供給這些細胞。因此，高脂肪／高蛋白飲食會使病情急速惡化。

- 鮮榨芹菜汁：每日 1,000 毫升
- **5-MTHF**：每日 1 粒膠囊。
- **ALA**（α 硫辛酸）：每週兩次，每次 1 粒膠囊
- 蘆薈：每日 5 公分或以上的新鮮凝膠（去除表皮）
- 印度人參（南非醉茄）：每日兩次，每次 1 滴管
- 大麥苗汁粉：每日 2 茶匙或 6 粒
- 貓爪藤：每日兩次，每次 1 滴管
- 白樺茸：每日 2 茶匙或 6 粒膠囊
- 薑黃素：每日兩次，每次 2 粒膠囊
- **D-** 甘露糖：每日 1 湯匙加入水中送服用
- 金印草：每日 1 滴管（持續兩週後，休息兩週）
- 洛神花：每日 1 杯茶
- 檸檬香蜂草：每日兩次，每次 3 滴管
- 左旋離胺酸（**L-lysine**）：每日兩次，每次 3 粒 500 毫克膠囊。
- 初生碘：每日 3 小滴（非滴管）
- 蕁麻葉：每日兩次，每次 5 滴管
- 奧勒岡油：每日 1 粒膠囊
- 覆盆子葉：每日兩次，每次 1 杯茶泡 2 包茶袋
- 生蜂蜜：每日 2 茶匙
- 螺旋藻：每日 2 茶匙或 6 粒膠囊
- 薑黃：每日兩次，每次 2 粒膠囊
- 維生素 **B**$_{12}$（腺苷鈷胺和甲基氰鈷胺形式）：每日兩次，每次 1 滴管
- 維生素 **C**（微化 **-C** ／ **Micro-C**）：每日兩次，每次 4 粒膠囊
- 野生藍莓粉：每日 2 茶匙
- 鋅（液態硫酸鋅形式）：每日 1 滴管

纖維肌痛

真正原因：源自 60 多種 EB 病毒中的一種或多種同時存在，再加上體內可能有汞等有毒重金屬，而高脂肪／高蛋白飲食往往會使病情惡化。

• 鮮榨芹菜汁：每日 1,000 毫升
• 西芹力：每日兩次，每次 2 粒膠囊
• **5-MTHF**：每日 1 粒膠囊
• 印度人參（南非醉茄）：每日 1 滴管
• 大麥苗汁粉：每日 2 茶匙或 6 粒膠囊
• 貓爪藤：每日兩次，每次 1 滴管
• 薑黃素：每日兩次，每次 2 粒膠囊
• **EPA 和 DHA**（不含魚油）：每日 1 粒膠囊（在晚餐時服用）
• 檸檬香蜂草：每日兩次，每次 4 滴管
• 甘草根：每日 1 滴管（持續兩週後，休息兩週）
• 左旋離胺酸（**L-lysine**）：每日兩次，每次 3 粒 500 毫克膠囊
• 甘胺酸鎂：每日兩次，每次 1 粒膠囊
• 單月桂酸酯：每日 1 粒膠囊
• **MSM** 筋骨素：每日 1 粒膠囊
• 蕁麻葉：每日兩次，每次 3 滴管
• 螺旋藻：每日 2 茶匙或 6 粒膠囊
• 維生素 B_{12}（腺苷鈷胺和甲基氰鈷胺形式）：每日兩次，每次 2 滴管
• 維生素 C（微化 -C ／ **Micro-C**）：每日兩次，每次 3 粒膠囊
• 維生素 D3：每日 1,000IU
• 野生藍莓粉：每日 1 湯匙
• 鋅（液態硫酸鋅形式）：每日兩次，每次 1 滴管

膽囊感染

真正原因：膽囊內急性或慢性長期細菌感染，通常來自 50 多組鏈球菌的一種或多種菌株，或來自受到污染的食物或食物中毒的食源性細菌；高脂肪／高蛋白飲食則會使病情惡化。

• 鮮榨芹菜汁：盡量每日兩次，每次 1,000 毫升或每日早上 1,000 毫升
• 大麥苗汁粉：每日 1 茶匙或 3 粒膠囊
• 貓爪藤：每日兩次，每次 2 滴管
• 薑：每日兩次，每次 1 杯薑茶或適量現磨薑泥或薑汁加水飲用

• 金印草：每日兩次，每次 3 滴管（持續兩週後，休息兩週）
• 檸檬香蜂草：每日兩次，每次 3 滴管或 1 杯茶，泡 2 包茶袋
• 甘草根：每日兩次，每次 1 滴管（持續兩週後，休息 2 週）
• 毛蕊花葉：每日兩次，每次 2 滴管
• 奧勒岡葡萄根：每日兩次，每次 1 滴管（持續兩週後，休息兩週）
• 薄荷：每日兩次，每次 1 杯茶，泡 2 包茶袋
• 維生素 C（微化 -C ／ Micro-C）：每日兩次，每次 5 粒膠囊
• 鋅（液態硫酸鋅形式）：每日兩次，每次 1 滴管

膽結石

　　真正原因：多年來從肝臟內的毒素、病原體和致病副產物中積聚的沉積物，最終形成膽囊內的結石。

• 鮮榨芹菜汁：每日 1,000 毫升
• 大麥苗汁粉：每日 2 茶匙或 6 粒膠囊
• 小豆蔻：每日少許灑在食物上
• 菊苣根：每日 1 杯茶
• 蒲公英根：每日 1 杯茶
• 薑：每日 1 杯茶或適量現磨薑泥或薑汁加水飲用
• 洛神花：每日 1 杯茶
• 蕁麻葉：每日 1 杯茶或 2 滴管
• 薄荷：每日 1 杯茶
• 生蜂蜜：每日 1 湯匙
• 玫瑰果：每日 1 杯茶
• 螺旋藻：每日 2 茶匙或 6 粒膠囊
• 維生素 C（微化 -C ／ Micro-C）：每日兩次，每次 2 粒膠囊
• 野生藍莓粉：每日 1 湯匙

青光眼

　　真正原因：60 多種 EB 病毒中的一種侵入眼睛，引起發炎而刺激液體生成，進而導致眼壓升高。

- 鮮榨芹菜汁：每日 1,000 毫升
- **5-MTHF**：每日 1 粒膠囊
- **ALA**（α 硫辛酸）：每週兩次，每次 1 粒膠囊
- 蘆薈：每日 5 公分或以上的新鮮凝膠（去除表皮）
- 印度醋栗（又名餘甘子）：每日 2 茶匙
- 大麥苗汁粉：每日 2 茶匙或 6 粒膠囊
- 維生素 **B** 群：每日 1 粒膠囊
- 貓爪藤：每日兩次，每次 2 滴管
- 白樺茸：每日 2 茶匙或 6 粒膠囊
- 輔酶 **Q₁₀**：每日 1 粒膠囊
- 薑黃素：每日兩次，每次 2 粒膠囊
- 小米草：每日兩次，每次 1 滴管
- 檸檬香蜂草：每日兩次，每次 2 滴管
- 左旋離胺酸（**L-lysine**）：每日兩次，每次 4 粒 500 毫克膠囊
- 單月桂酸酯：每日兩次，每次 2 粒膠囊
- 毛蕊花葉：每日兩次，每次 2 滴管
- 初生碘：每日 4 小滴（非滴管）
- 蕁麻葉：每日 2 滴管
- 玫瑰果：每日 1 杯茶
- 螺旋藻：每日 2 茶匙或 6 粒膠囊
- 維生素 **B₁₂**（腺苷鈷胺和甲基氰鈷胺形式）：每日兩次，每次 2 滴管
- 維生素 **C**（微化 -C ／ Micro-C）：每日兩次，每次 6 粒膠囊
- 野生藍莓粉：每日 1 湯匙
- 鋅（液態硫酸鋅形式）：每日 2 滴管

痛風

真正原因：肝臟因各種毒素中的任何一種而負荷過重，導致代謝減緩，通常與高脂肪／高蛋白飲食有關。

- 鮮榨芹菜汁：每日 1,000 毫升
- 印度醋栗（又名餘甘子）：每日 2 茶匙

- 大麥苗汁粉：每日 2 茶匙或 6 粒膠囊
- 貓爪藤：每日 2 次，每次 1 滴管
- 白樺茸：每日 2 茶匙或 6 粒膠囊
- 薑黃素：每日兩次，每次 2 粒膠囊
- **EPA 和 DHA（不含魚油）**：每日 1 粒膠囊（在晚餐時服用）
- 檸檬香蜂草：每日兩次，每次 2 滴管或 1 杯茶，泡 2 包茶袋
- 左旋離胺酸（**L-lysine**）：每日兩次，每次 3 粒 500 毫克膠囊
- **MSM 筋骨素**：每日兩次，每次 2 粒膠囊
- 蕁麻葉：每日兩次，每次 2 滴管或 1 杯茶，泡 2 包茶袋
- 玫瑰果：每日 1 杯茶
- 螺旋藻：每日 2 茶匙或 6 粒膠囊
- 薑黃：每日 2 次，每次 2 粒
- 維生素 B₁₂（腺苷鈷胺和甲基氰鈷胺形式）：每日兩次，每次 1 滴管
- 維生素 C（微化 -C ／ **Micro-C**）：每日兩次，每次 4 粒膠囊
- 野生藍莓粉：每日 2 湯匙
- 鋅（液態硫酸鋅形式）：每日兩次，每次 1 滴管

內疚和悲傷

　　真正原因：過去或現在的情緒糾結和困境可能會降低我們的免疫系統，並耗盡我們急需的營養素。

- 鮮榨芹菜汁：每日 500 毫升
- 西芹力：每日三次，每次 2 粒膠囊
- **5-MTHF**：每日兩次，每次 1 粒膠囊
- 印度人參（南非醉茄）：每日兩次，每次 1 滴管
- 大麥苗汁粉：每日 2 茶匙或 6 粒膠囊
- 維生素 B 群：每日 1 粒膠囊
- 輔酶 Q₁₀：每日 1 粒膠囊
- 薑黃素：每日 2 粒膠囊
- **EPA 和 DHA（不含魚油）**：每日 1 粒膠囊（在晚餐時服用）
- 洛神花：每日 3 杯茶

- 檸檬香蜂草：每日三次，每次 3 滴管
- 甘草根：每日 1 滴管（持續兩週後，休息兩週）
- 甘胺酸鎂：每日 2 粒膠囊
- 褪黑激素：每日睡前 5 毫克
- 初生碘：每日 3 小滴（非滴管）
- 玫瑰果：每日 1 杯茶
- 螺旋藻：每日 2 茶匙或 6 粒膠囊
- 維生素 B₁₂（腺苷鈷胺和甲基氰鈷胺形式）：每日兩次，每次 2 滴管
- 鋅（液態硫酸鋅形式）：每日 1 滴管

頭髮稀疏和脫落

真正原因：源自代謝停滯的肝臟內殘留有毒重金屬和／或病原體，再加上腎上腺可以保持毛囊存活並刺激頭髮生長的關鍵激素分泌不足。

- 鮮榨芹菜汁：每日 1,000 毫升
- **5-MTHF**：每日 1 粒膠囊
- 印度人參（南非醉茄）：每日兩次，每次 3 滴管
- 大麥苗汁粉：每日 1 湯匙或 9 粒膠囊
- 牛蒡根：每日 1 杯茶或 1 根鮮榨汁
- 白樺茸：每日 1 湯匙或 9 粒膠囊
- 輔酶 Q₁₀：每日 1 粒膠囊
- 薑黃素：每日兩次，每次 2 粒膠囊
- **EPA 和 DHA**（不含魚油）：每日 1 粒膠囊（在晚餐時服用）
- 檸檬香蜂草：每口兩次，每次 2 滴管
- 左旋麩醯胺酸（**L-glutamine**）：每日兩次，每次 2 粒膠囊
- 甘草根：每日 1 滴管（持續兩週後，休息兩週）
- 甘胺酸鎂：每日兩次，每次 2 粒膠囊
- **MSM** 筋骨素：每日 1 粒膠囊
- 初生碘：每日 2 小滴（非滴管）
- 蕁麻葉：每日 4 滴管
- 覆盆子葉：每日兩次，每次 1 杯茶，泡 2 個茶包

- 螺旋藻：每日 2 茶匙或 6 粒膠囊
- 維生素 B₁₂（腺苷鈷胺和甲基氰鈷胺形式）：每日兩次，每次 2 滴管
- 維生素 C（微化 -C ／ Micro-C）：每日兩次，每次 4 粒膠囊
- 維生素 D3：每兩天一次 1,000IU
- 野生藍莓粉：每日 1 湯匙
- 鋅（液態硫酸鋅形式）：每日兩次，每次 1 滴管

頭痛和偏頭痛

　　真正原因：當排除身體傷害因素時，通常是源自 30 多種帶狀皰疹病毒中的一種引起三叉神經、膈神經或迷走神經發炎，或是來自 60 多種 EB 病毒中的一種所產生的神經毒素，使大腦內的神經元受到毒素的浸蝕產生炎症，或使膈神經或迷走神經發炎。各種致因都可能導致慢性脫水，包括肝臟代謝緩慢引起的慢性脫水，高脂肪／高蛋白飲食導致大腦等器官缺氧；壓力、情緒波動或掙扎會導致腎上腺素分泌過多；有毒的重金屬，如汞、鋁和銅等，這些金屬存在於大腦內會浸蝕神經元；偏頭痛和頭痛也可能是由香水、古龍水、香薰蠟燭和空氣清新劑所引發。

- 鮮榨芹菜汁：每日 1,000 毫升
- 西芹力：每日三次，每次 3 粒膠囊
- 印度人參（南非醉茄）：每日兩次，每次 1 滴管
- 大麥苗汁粉：每日 2 茶匙或 6 粒膠囊
- 貓爪藤：每日兩次，每次 2 滴管
- 輔酶 Q₁₀：每日 1 粒膠囊
- 薑黃素：每日兩次，每次 3 粒膠囊
- 接骨木花：每日 1 杯茶
- 小白菊（Feverfew）：每日 2 滴或 2 粒膠囊
- 金印草：每日兩次，每次 1 滴管（持續兩週後，休息兩週）
- 卡瓦卡瓦（Kavakava）：每日 2 滴管或 2 粒膠囊
- 檸檬香蜂草：每日兩次，每次 4 滴管
- 左旋離胺酸（L-lysine）：每日兩次，每次 4 粒 500 毫克膠囊
- 甘胺酸鎂：每日兩次，每次 2 粒膠囊
- 蕁麻葉：每日兩次，每次 4 滴管
- 奧勒岡油：每日 2 粒膠囊

- 黃芩（Skullcap）：每日兩次，每次 2 滴管或 2 粒膠囊
- 螺旋藻：每日 2 茶匙或 6 粒膠囊
- 薑黃：每日兩次，每次 2 粒膠囊
- 維生素 B₁₂（腺苷鈷胺和甲基氰鈷胺形式）：每日兩次，每次 2 滴管
- 維生素 C（微化 -C ／ Micro-C）：每日兩次，每次 4 粒膠囊
- 白柳皮：每日 2 滴管或 2 粒膠囊
- 野生藍莓粉：每日 1 湯匙

心悸

　　真正原因：當心悸或心室顫動的致因醫生無法判別時，原因通常是一種低度的病毒感染（來自 60 多種 EB 病毒中的一種），殘留在代謝停滯的肝臟內，並且產生副產品和病毒沉積物（如神經毒素和病毒細胞外殼），這些廢物在離開肝臟後積聚在心臟瓣膜內。這種果凍狀的殘留物堆積會導致心律不整，因為心臟瓣膜有時會輕微粘連。此外，病毒性神經毒素會進入大腦，毒害直接與心臟神經相連的神經元，因而導致放電異常引發心悸，這兩個原因至今對醫學研究和科學尚是未知的領域。

- 鮮榨芹菜汁：每日 1,000 毫升
- 西芹力：每日兩次，每次 2 粒膠囊
- 5-MTHF：每日 1 粒膠囊
- 大麥苗汁粉：每日 2 茶匙或 6 粒膠囊
- 貓爪藤：每日 2 滴管
- 白樺茸：每日 2 茶匙或 6 粒膠囊
- 輔酶 Q₁₀：每日 2 粒膠囊
- 薑黃素：每日 2 粒膠囊
- 檸檬香蜂草：每日 3 滴管
- 甘胺酸鎂：每日 3 粒膠囊
- 初生碘：每日 4 小滴（非滴管）
- 蕁麻葉：每日 2 滴管
- 覆盆子葉：每日 1 杯茶，泡 2 個茶包
- 螺旋藻：每日 2 茶匙或 6 粒膠囊
- 維生素 B₁₂（腺苷鈷胺和甲基氰鈷胺形式）：每日 2 滴管

- 維生素 C（微化 -C ／ Micro-C）：每日 4 粒膠囊
- 野生藍莓粉：每日 1 湯匙
- 鋅（液態硫酸鋅形式）：每日 1 滴管

肝炎

　　真正原因：肝臟中一種急性或慢性的低度病毒感染，最常見的是 60 多種 EB 病毒之一。如需進一步說明，請參閱《搶救肝臟》。

- 鮮榨芹菜汁：盡量每日兩次，每次 1,000 毫升
- 大麥苗汁粉：每日 2 茶匙或 6 粒膠囊
- 貓爪藤：每日兩次，每次 1 滴管
- 白樺茸：每日 2 茶匙或 6 粒膠囊
- 薑黃素：每日兩次，每次 3 粒膠囊
- 小米草：每日兩次，每次 1 滴管
- 金印草：每日兩次，每次 2 滴管（持續兩週後，休息兩週）
- 檸檬香蜂草：每日兩次，每次 1 杯茶泡 2 個茶包，或 2 滴管
- 甘草根：每日兩次，每次 1 滴管（持續兩週，休息兩週）
- 毛蕊花葉：每日兩次，每次 2 滴管
- 生蜂蜜：每日 1 湯匙
- 螺旋藻：每日 2 茶匙或 6 粒膠囊
- 維生素 C（微化 -C ／ Micro-C）：每日兩次，每次 4 粒膠囊
- 野生藍莓粉：每日 3 湯匙
- 鋅（液態硫酸鋅形式）：每日兩次，每次 2 滴管

單純皰疹

　　真正原因：單純皰疹第 1 型（HSV1）和單純皰疹第 2 型（HSV2）有許多菌株和突變。這些病毒可能引起的症狀包括疲勞、下顎疼痛、耳朵痛、下頸部疼痛、上頸部疼痛、後腦勺疼痛、生殖器部位疼痛、膀胱疼痛和發炎、喉嚨痛、輕度發燒、口腔潰瘍和生殖器或鄰近區域潰瘍。在許多情況下，有些人實際上是罹患帶狀皰疹，但卻被誤診為單純皰疹第 1 型或第 2 型。

- 鮮榨芹菜汁：每日 1,000 毫升
- 蘆薈：每日 5 公分或以上的新鮮凝膠（去除表皮）；另外，再將新鮮凝膠塗抹在皰疹瘡上
- 大麥苗汁粉：每日 2 茶匙或 6 粒膠囊
- 貓爪藤：每日兩次，每次 2 滴管
- 薑黃素：每日 2 次，每次 2 粒膠囊
- 檸檬香蜂草：每日兩次，每次 5 滴管
- 甘草根：每日兩次，每次 2 滴管（持續兩週後，休息兩週）
- 左旋離胺酸（L-lysine）：每日 2 次，每次 8 粒膠囊
- 歐山芹根：每日兩次，每次 2 滴管
- 毛蕊花葉：每日兩次，每次 4 滴管
- 初生碘：每日兩次，每次 3 小滴（非滴管）
- 蕁麻葉：每日兩次，每次 4 滴管
- 奧勒岡葡萄根：每日兩次，每次 2 滴管（持綾兩週後，休息兩週）
- 蜂膠：每日兩次，每次 5 滴管；並輕拍在皰疹瘡上
- 生蜂蜜：每日 1 湯匙
- 螺旋藻：每日 6 粒膠囊或 2 茶匙
- 百里香：每日兩次，每次 2 枝新鮮百里香浸泡熱水或 4 枝浸泡室溫水當茶飲
- 維生素 B₁₂（腺苷鈷胺和甲基氰鈷胺形式）：每日兩次，每次 2 滴管
- 維生素 C（微化 -C ／ Micro-C）：每日兩次，每次 8 粒膠囊
- 鋅（液態硫酸鋅形式）：每日兩次，每次 2 滴管

高血壓

真正原因：如果不是心臟問題，那麼莫名的高血壓背後通常是代謝緩慢中毒的前脂肪肝或脂肪肝問題，再加上各種毒素和病原體的組合，以及高脂肪／高蛋白飲食和慢性脫水。

- 鮮榨芹菜汁：每日 1,000 毫升
- 西芹力：每日兩次，每次 2 粒膠囊
- **5-MTHF**：每日 1 粒膠囊
- 印度人參（南非醉茄）：每日 1 滴管
- 大麥苗汁粉：每日 2 茶匙或 6 粒膠囊

- 維生素 **B** 群：每日 1 粒膠囊
- 輔酶 **Q₁₀**：每日 2 粒膠囊
- 薑黃素：每日兩次，每次 2 粒膠囊
- **EPA 和 DHA（不含魚油）**：每日 1 粒膠囊（在晚餐時服用）
- 檸檬香蜂草：每日 2 滴管
- 乳薊：每日 1 滴管
- 甘胺酸鎂：每日 4 粒膠囊
- 螺旋藻：每日 2 茶匙或 6 粒膠囊
- 薑黃：每日 2 粒膠囊
- 維生素 **B₁₂**（腺苷鈷胺和甲基氰鈷胺形式）：每日 1 滴管
- 維生素 **C**（微化 -C ／ **Micro-C**）：每日 6 粒膠囊
- 鋅（液態硫酸鋅形式）：每日 1 滴管

高膽固醇

　　真正原因：肝臟因多種毒素和病原體，以及長期高脂肪／高蛋白飲食而代謝異常，導致肝臟失去產生好的膽固醇和儲存壞的膽固醇的能力。

- 鮮榨芹菜汁：每日 1,000 毫升
- 蘆薈：每日 5 公分或以上的新鮮凝膠（去除表皮）
- 印度醋栗（又名餘甘子）：每日 2 茶匙
- 大麥苗汁粉：每日 2 茶匙或 6 粒膠囊
- 輔酶 **Q₁₀**：每日 2 粒膠囊
- 薑黃素：每日兩次，每次 2 粒膠囊
- **EPA 和 DHA（不含魚油）**：每日 1 粒膠囊（在晚餐時服用）
- 薑：每日 1 杯薑茶，泡 2 個茶包或適量現磨薑泥或薑汁加水飲用
- 乳薊：每日 1 滴管
- 薄荷：每日 1 杯茶
- 螺旋藻：每日 2 茶匙或 6 粒膠囊
- 維生素 **B₁₂**（腺苷鈷胺和甲基氰鈷胺形式）：每日 1 滴管
- 維生素 **C**（微化 -C ／ **Micro-C**）：每日 4 粒膠囊
- 野生藍莓粉：每日 2 湯匙
- 鋅（液態硫酸鋅形式）：每日 1 滴管

荷爾蒙問題

真正原因：一種低度病毒感染，最常見的是 60 多種 EB 病毒中的一種或多種，再加上肝臟代謝緩慢，殘留各種毒素，如有毒重金屬、殺蟲劑、除草劑、塑料和其他石化副產品、舊藥、香水、古龍水、香薰蠟燭、空氣清新劑和雞蛋等麻煩製造者食品。

- 鮮榨芹菜汁：每日 1,000 毫升
- 西芹力：每日兩次，每次 2 粒膠囊
- 印度人參（南非醉茄）：每日 1 滴管
- 大麥苗汁粉：每日 2 茶匙或 6 粒膠囊
- 洛神花：每日 1 杯茶泡 2 個茶包
- 檸檬香蜂草：每日 2 滴管
- 乳薊：每日 1 滴管
- 初生碘：每日 6 小滴（非滴管）
- 蕁麻葉：每日 4 滴管
- 覆盆子葉：每日兩次，每次 1 杯茶，泡 3 個茶包
- 五味子：每日 1 杯茶
- 螺旋藻：每日 2 茶匙或 6 粒膠囊
- 維生素 B$_{12}$（腺苷鈷胺和甲基氰鈷胺形式）：每日 2 滴管
- 維生素 C（微化 -C ／ Micro-C）：每日 2 粒膠囊
- 野生藍莓粉：每日 2 湯匙

熱潮紅、寒顫、夜間盜汗、發熱和體溫波動異常

真正原因：代謝緩慢的肝臟內充滿各種毒素，包括長期戰或逃所產生的有毒激素、有毒重金屬（如汞、鋁和銅）、有毒的病毒副產品和其他廢物（來自 60EB 病毒、30 多種帶狀皰疹病毒或多種 HHV-6、單純皰疹第 1 型和第 2 型或鉅細胞病毒），以及舊藥、殺蟲劑、除草劑、殺菌劑、空氣清新劑、香薰蠟燭、香水、古龍水和長期高脂肪／高蛋白飲食。

- 鮮榨芹菜汁：每日 1,000 毫升
- 印度醋栗（又名餘甘子）：每日 2 茶匙
- 印度人參（南非醉茄）：每日 1 滴管
- 大麥苗汁粉：每日 2 茶匙或 6 粒膠囊

- 貓爪藤：每日兩次，每次 1 滴管
- 西芹力：每日兩次，每次 2 粒膠囊
- 白樺茸：每日 2 茶匙或 6 粒膠囊
- 輔酶 Q$_{10}$：每日 1 粒膠囊
- 薑黃素：每日 2 粒膠囊
- 檸檬香蜂草：每日 2 滴管或 1 杯茶泡 2 個茶包
- 甘草根：每日 1 滴管（持續兩週後，休息兩週）
- 左旋離胺酸（L-lysine）：每日 2 粒 500 毫克膠囊
- 單月桂酸酯：每日 1 粒膠囊
- 初生碘：每日 4 小滴（非滴管）
- 蕁麻葉：每日 2 滴管或 1 杯茶，泡 2 個茶包
- 覆盆子葉：每日 1 杯茶，泡 2 個茶包
- 五味子：每日 2 滴管
- 螺旋藻：每日 2 茶匙或 6 粒膠囊
- 維生素 B$_{12}$（腺苷鈷胺和甲基氰鈷胺形式）：每日 1 滴管
- 維生素 C（微化 -C／Micro-C）：每日 4 粒膠囊
- 野生藍莓粉：每日 2 茶匙
- 鋅（液態硫酸鋅形式）：每日 1 滴管

人乳突病毒（HPV）

　　真正原因：HPV 病毒是一種依靠雞蛋等各種麻煩製造者食物茁壯的病毒，趁著體內因病毒（例如來自 60 多種 EB 病毒中的一種或來自 50 多個鏈球菌株的一種或多種），低度感染而降低的免疫系統伺機而動大量繁殖。HPV 的問題並非源於 HPV 本身，HPV 其實是一種溫順的病毒，除非體內同時發生多種全身性、慢性且長期未診斷出和未治癒的低度感染，否則 HPV 是不會造成任何的傷害。

- 鮮榨芹菜汁：每日 500 毫升
- 5-MTHF：每日 1 粒膠囊
- 蘆薈：每日 5 公分或以上的新鮮凝膠（去除表皮）
- 印度人參（南非醉茄）：每日 1 滴管
- 大麥苗汁粉：每日 2 茶匙或 6 粒膠囊
- 維生素 B 群：每日 1 粒膠囊

- 貓爪藤：每日兩次，每次 2 滴管
- 白樺茸：每日 2 茶匙或 6 粒膠囊
- 薑黃素：每日兩次，每次 2 粒膠囊
- 小米草：每日 1 滴管（持續兩週後，休息兩週）
- 檸檬香蜂草：每日兩次，每次 4 滴管
- 甘草根：每日 1 滴管（持續兩週後，休息兩週）
- 左旋離胺酸（L-lysine）：每日兩次，每次 3 粒 500 毫克膠囊
- 歐山芹根：每日 2 滴管（持續兩週後，休息兩週）
- 單月桂酸酯：每日兩次，每次 1 粒膠囊
- 初生碘：每日 3 小滴（非滴管）
- 蕁麻葉：每日兩次，每次 4 滴管
- 螺旋藻：每日 2 茶匙或 6 粒膠囊
- 薑黃：每日 2 粒膠囊
- 維生素 B₁₂（腺苷鈷胺和甲基氰鈷胺形式）：每日兩次，每次 1 滴管
- 維生素 C（微化 -C ／ Micro-C）：每日兩次，每次 6 粒膠囊
- 維生素 D3：每日 1,000IU
- 野生藍莓粉：每日 1 湯匙
- 鋅（液態硫酸鋅形式）：每日兩次，每次 1 滴管

不孕症

真正原因：不孕症的原因有很多。不明原因的女性不孕症可能是源自 60 多種 EB 病毒之一影響了生殖系統；不明原因的男性不孕症可能是源自有毒重金屬和殺蟲劑，或者可能兩者多少都有以上的因素，或因輻射，或「生育力下降」，或者以上所有原因，甚至更多。最常見的原因是有毒重金屬、病毒活動、輻射和 DDT 與其表親農藥，儘管每個人接觸到的程度不同。高脂肪／高蛋白飲食會使不明的不孕症惡化。有關此主題的更詳細信息，請參閱我的《改變生命的食物》一書中的〈生育力與我們的未來〉。

女性不孕症補充品
- 鮮榨芹菜汁：每日 1,000 毫升
- 5-MTHF：每日兩次，每次 1 粒膠囊
- 印度人參（南非醉茄）：每日 1 滴管

- 大麥苗汁粉：每日 1 湯匙或 9 粒膠囊

- 維生素 B 群：每日 1 粒膠囊

- 薑黃素：每日兩次，每次 2 粒膠囊

- 接骨木花：每日 1 杯茶

- **EPA 和 DHA（不含魚油）**：每日 1 粒膠囊（在晚餐時服用）

- 洛神花：每日 1 杯茶

- 檸檬香蜂草：每日兩次，每次 2 滴管

- 甘草根：每日 1 滴管（持續兩週後，休息兩週）

- 左旋離胺酸（**L-lysine**）：每日兩次，每次 3 粒 500 毫克膠囊

- 初生碘：每日 3 小滴（非滴管）

- 蕁麻葉：每日兩次，每次 4 滴管

- 覆盆子葉：每日三次，每次 1 杯茶，泡 2 個茶包

- 生蜂蜜：每日 1 湯匙

- 玫瑰果：每日 1 杯茶

- 硒：每日 1 粒膠囊

- 螺旋藻：每日 2 茶匙或 6 粒膠囊

- 維生素 B_{12}（腺苷鈷胺和甲基氰鈷胺形式）：每日兩次，每次 1 滴管

- 維生素 C（微化 -C ／ **Micro-C**）：每日兩次，每次 4 粒膠囊

- 維生素 D3：每日 1,000IU

- 野生藍莓粉：每日 2 湯匙

- 鋅（液態硫酸鋅形式）：每日 1 滴管

男性不孕症的補充品

- 鮮榨芹菜汁：每日 500 毫升

- 西芹力：每日兩次，每次 3 粒膠囊

- 印度人參（南非醉茄）：每日兩次，每次 2 滴管

- 大麥苗汁粉：每日 1 湯匙或 9 粒膠囊

- 維生素 B 群：每日 1 粒膠囊

- 白樺茸：每日 4 茶匙或 12 粒膠囊

- 輔酶 Q_{10}：每日兩次，每次 1 粒膠囊

- 薑黃素：每日兩次，每次 3 粒膠囊

- **EPA 和 DHA（不含魚油）**：每日 1 粒膠囊（在晚餐時服用）

- **檸檬香蜂草**：每日兩次，每次 4 滴管
- **左旋麩醯胺酸（L-glutamine）**：每日兩次，每次 2 粒膠囊
- **甘草根**：每日兩次，每次 1 滴管（持續兩週後，休息兩週）
- **左旋離胺酸（L-lysine）**：每日兩次，每次 2 粒 500 毫克膠囊
- **甘胺酸鎂**：每日兩次，每次 1 粒膠囊
- **褪黑激素**：每日睡前 5 毫克
- **蕁麻葉**：每日兩次，每次 2 滴管
- **橄欖葉**：每日兩次，每次 2 滴管
- **硒**：每日 1 粒膠囊
- **螺旋藻**：每日 1 湯匙或 9 粒膠囊
- **薑黃**：每日兩次，每次 2 粒膠囊
- **維生素 B₁₂（腺苷鈷胺和甲基氰鈷胺形式）**：每日兩次，每次 1 滴管
- **維生素 C（微化 -C ／ Micro-C）**：每日兩次，每次 4 粒膠囊
- **野生藍莓粉**：每日 2 湯匙
- **皺葉酸模（Yellowdock）**：每日 1 杯茶
- **鋅（液態硫酸鋅形式）**：每日兩次，每次 2 滴管

炎症

真正原因：如果排除身體受傷的因素，當發炎找不出原因時，其隱藏的致因是病原體，以有毒重金屬（例如汞、鋁和銅）和麻煩製造者食物（例如雞蛋、麩質和乳製品）為食，因此產生神經毒素和皮膚毒素的化合物，從而使發炎症狀擴及全身，而高脂肪／高蛋白飲食則會干擾炎症的治癒過程。

- **鮮榨芹菜汁**：每日 1,000 毫升
- **西芹力**：每日兩次，每次 2 粒膠囊
- **5-MTHF**：每日 1 粒膠囊
- **蘆薈**：每日 5 公分或以上的新鮮凝膠（去除表皮）
- **大麥苗汁粉**：每日 2 茶匙或 6 粒膠囊
- **貓爪藤**：每日 2 滴管
- **白樺茸**：每日 2 茶匙或 6 粒膠囊
- **薑黃素**：每日兩次，每次 3 粒膠囊

- **檸檬香蜂草**：每日兩次，每次 3 滴管
- **甘草根**：每日 1 滴管（持續兩週後，休息兩週）
- **左旋離胺酸（L-lysine）**：每日兩次，每次 4 粒 500 毫克膠囊
- **甘胺酸鎂**：每日 2 粒膠囊
- **MSM 筋骨素**：每日 2 粒膠囊
- **毛蕊花葉**：每日 2 滴管
- **初生碘**：每日 4 小滴（非滴管）
- **蕁麻葉**：每日 2 滴管
- **橄欖葉**：每日 1 滴管
- **螺旋藻**：每日 2 茶匙或 6 粒膠囊
- **薑黃**：每日 2 粒膠囊
- **維生素 B₁₂（腺苷鈷胺和甲基氰鈷胺形式）**：每日兩次，每次 2 滴管
- **維生素 C（微化 -C ／ Micro-C）**：每日兩次，每次 6 粒膠囊
- **野生藍莓粉**：每日 1 湯匙
- **鋅（液態硫酸鋅形式）**：每日兩次，每次 2 滴管

失眠

　　真正原因：可能包括情緒障礙（小至生活中的未竟事宜，大至心碎到失落等情緒）；過度壓力和過度活躍或不活躍的腎上腺；代謝緩慢的肝臟造成輕度肝痙攣（右上腹悶痛），以至於夜間難以入眠；低級慢性病毒感染（例如 60 多種 EB 病毒之一或 30 多種帶狀皰疹病毒之一）導致不寧腿症候群；或由於有毒重金屬（如汞）或病毒（如 EBV）產生的神經毒素而弱化或使神經傳導物質脫水。關於更多失眠和睡眠障礙訊息，請參閱《甲狀腺揭密》書中的第四部分〈睡眠的祕密〉。

- **鮮榨芹菜汁**：每日 1,000 毫升
- **西芹力**：每日三次，每次 3 粒膠囊
- **5-MTHF**：每日 1 粒膠囊
- **蘆薈**：每日 5 公分或以上的新鮮凝膠（去除表皮）
- **印度人參（南非醉茄）**：每日兩次，每次 2 滴管
- **大麥苗汁粉**：每日 2 茶匙或 6 粒膠囊
- **貓爪藤**：每日兩次，每次 1 滴管

- **薑黃素**：每日兩次，每次 2 粒膠囊
- **D- 甘露糖**：每日 1 湯匙加水服用
- **GABA（γ- 胺基丁酸）**：每日三次，每次 1 粒 250 毫克膠囊
- **薑**：每日 2 杯薑茶或適量現磨薑泥或薑汁加水飲用
- **洛神花**：每日睡前喝 1 杯茶，泡 2 個茶包（搭配檸檬香蜂草茶）
- **檸檬香蜂草**：每日三次，每次 4 滴管，再加上每日睡前 1 杯檸檬香蜂草茶（搭配洛神花茶）
- **甘草根**：每日 1 滴管（持續兩週後，休息兩週）
- **甘胺酸鎂**：每日兩次，每次 2 粒膠囊
- **褪黑激素**：每日睡前服用 5 至 20 毫克
- **生蜂蜜**：每日 1 湯匙，最好在晚上喝（例如，加入花草茶中）
- **螺旋藻**：每日 2 茶匙或 6 粒膠囊
- **維生素 B₁₂（腺苷鈷胺和甲基氰鈷胺形式）**：每日兩次，每次 2 滴管
- **維生素 C（微化 -C ／ Micro-C）**：每日兩次，每次 4 粒膠囊
- **野生藍莓粉**：每日 2 茶匙
- **鋅（液態硫酸鋅形式）**：每日 1 滴管

大腸易躁症

真正原因：鹽酸和膽汁分泌量不足，因而促使細菌（例如來自 50 多種鏈球菌菌株）在腸道內增殖。通常在這種情況下，腸道內也會有有毒重金屬，如汞，此時肝臟會因毒素過多而代謝停滯，再加上高脂肪／高蛋白飲食也會使症狀惡化。

- **鮮榨芹菜汁**：每日 1,000 毫升
- **西芹力**：每日兩次，每次 1 粒膠囊
- **蘆薈**：每日 5 公分或以上的新鮮凝膠（去除表皮）
- **大麥苗汁粉**：每日 1 茶匙或 3 粒膠囊
- **牛蒡根**：每日 1 杯茶或 1 根鮮榨汁
- **貓爪藤**：每日兩次，每次 1 滴管
- **蒲公英根**：每日 1 杯茶
- **薑**：每日 1 杯薑茶或適量現磨薑泥或薑汁加水飲用
- **洛神花**：每日 1 杯茶
- **檸檬香蜂草**：每日 1 滴管或 1 杯茶

- **甘草根**：每日 1 滴管或 1 杯茶泡 2 個茶包（持續兩週後，休息兩週）
- **蕁麻葉**：每日 1 滴管或 1 杯茶
- **螺旋藻**：每日 1 茶匙或 3 粒膠囊
- **維生素 B₁₂（腺苷鈷胺和甲基氰鈷胺）**：每日兩次，每次 1 滴管

黃疸

真正原因：一種由病原體和有毒重金屬引起的肝臟疾病，會導致急性發炎或長期慢性肝病、腫瘤或囊腫。請注意，雖然黃疸在嬰兒中很常見，但以下是成人的劑量。

- **鮮榨芹菜汁**：每日兩次，每次 1,000 毫升
- **印度醋栗（又名餘甘子）**：每日兩次，每次 1 茶匙
- **大麥苗汁粉**：每日 2 茶匙或 6 粒膠囊
- **洛神花**：每日兩次，每次 1 杯茶
- **檸檬香蜂草**：每日兩次，每次 1 滴管
- **蕁麻葉**：每日兩次，每次 1 滴管或 1 杯茶
- **薄荷**：每日兩次，每次 1 杯茶
- **紅花苜蓿**：每日兩次，每次 1 杯茶或 1 滴管
- **維生素 C（微化 -C／Micro-C）**：每日兩次，每次 2 粒膠囊

關節疼痛

真正原因：由於肝臟代謝停滯、負擔過重，使得身體呈酸性和體內毒素過多。或者，受到 60 多種 EB 病毒中的一種的低度病毒感染，這些病毒以體內的汞、鋁和／或銅為食，並且釋放導致關節疼痛的神經毒素。綜合以上原因或其中之一都可能導致關節疼痛。有時，EBV 不是元兇，而是 30 多種帶狀皰疹中的一種，引發關節周圍出現病毒性發炎。這兩種病毒都會造成過多的液體和腫脹症狀，導致無數與關節疼痛有關的確診病例，而高脂肪／高蛋白飲食則會加速關節疼痛的惡化。

有時，關節疼痛很明顯是因為受傷，但當傷勢痊癒後仍然感到疼痛時，這通常是低級病毒感染的結果。

- **鮮榨芹菜汁**：每日 1,000 毫升
- **5-MTHF**：每日 1 粒膠囊
- **蘆薈**：每日 5 公分或以上的新鮮凝膠（去除表皮）

- 大麥苗汁粉：每日 2 茶匙或 6 粒膠囊
- 維生素 B 群：每日 1 粒膠囊
- 貓爪藤：每日 1 滴管
- 輔酶 Q10：每日 1 粒膠囊
- 薑黃素：每日兩次，每次 3 粒膠囊
- 穀胱甘肽：每日 1 粒膠囊
- 檸檬香蜂草：每日兩次，每次 3 滴管
- 甘草根：每日兩次，每次 1 滴管（持續兩週後，休息兩週）
- 左旋離胺酸（L-lysine）：每日兩次，每次 4 粒 500 毫克膠囊
- 甘胺酸鎂：每日兩次，每次 2 粒膠囊
- 乳薊：每日 1 滴管
- 單月桂酸酯：每日 1 粒膠囊
- MSM 筋骨素：每日 2 粒膠囊
- 蕁麻葉：每日兩次，每次 4 滴管
- 螺旋藻：每日 2 茶匙或 6 粒膠囊
- 薑黃：每日 4 粒膠囊
- 維生素 B12（腺苷鈷胺和甲基氰鈷胺形式）：每日兩次，每次 2 滴管
- 維生素 C（微化 -C ／ Micro-C）：每日兩次，每次 4 粒膠囊
- 維生素 D3：每日 1,000IU
- 野生藍莓粉：每日 1 湯匙
- 鋅（液態硫酸鋅形式）：每日兩次，每次 1 滴管

腎臟疾病

　　真正原因：致病性損傷（來自細菌或病毒感染）、毒性損傷（來自藥物、毒品或有毒重金屬）或飲食損傷（來自高脂肪／高蛋白飲食）。有人可能是其中單一原因，但也可能同時存在多種原因。

- 鮮榨芹菜汁：每日 500 毫升
- 蘆薈：每日 5 公分或以上的新鮮凝膠（去除表皮）
- 印度人參（南非醉茄）：每日 6 小滴（非滴管）
- 大麥苗汁粉：每日 2 茶匙或 6 粒膠囊

- 牛蒡根：每日 1 杯茶或 1 根鮮榨汁
- 薑黃素：每日 1 粒膠囊
- D- 甘露糖：每日兩次，每次 1 湯匙加水服用
- 接骨木果：每日 1 滴管或 1 粒膠囊
- 接骨木花：每日 1 杯茶
- 左旋離胺酸（**L-lysine**）：每日兩次，每次 1 粒 500 毫克膠囊
- 檸檬香蜂草：每日兩次，每次 2 滴管
- 甘胺酸鎂：每日兩次，每次 1 粒膠囊
- 玫瑰果：每日 1 杯茶
- 螺旋藻：每日 1 茶匙或 3 粒膠囊
- 維生素 B$_{12}$（腺苷鈷胺和甲基氰鈷胺形式）：每日兩次，每次 1 滴管
- 維生素 C（微化 -C ／ **Micro-C**）：每日兩次，每次 2 粒膠囊
- 鋅（液態硫酸鋅形式）：每日 1 滴管

腎結石

　　真正原因：代謝緩慢中毒的肝臟，再加上高脂肪／高蛋白飲食。更多相關訊息請參閱《搶救肝臟》。

- 鮮榨芹菜汁：每日 1,000 毫升
- 大麥苗汁粉：每日 1 湯匙或 9 粒膠囊
- 牛蒡根：每日 2 杯茶或 2 根鮮榨汁
- 白樺茸：每日 2 茶匙或 6 粒膠囊
- 薑黃素：每日兩次，每次 2 粒膠囊
- 蒲公英根：每日 1 杯茶
- D- 甘露糖：每日兩次，每次 1 湯匙加水服用
- 檸檬香蜂草：每日兩次，每次 2 滴管
- 甘胺酸鎂：每日兩次，每次 1 粒膠囊
- 乳薊：每日兩次，每次 1 滴管
- 紅花苜蓿：每日兩次，每次 1 滴管或 1 杯茶
- 薑黃：每日兩次，每次 2 粒膠囊
- 維生素 C（微化 -C ／ **Micro-C**）：每日兩次，每次 4 粒膠囊
- 野生藍莓粉：每日 1 湯匙

女性性冷感

　　真正原因：當女性出現莫名的性冷感，其中的原因是腎上腺功能減弱。有時一邊的腎上腺會比另一邊更弱。

• **鮮榨芹菜汁**：每日至少 500 毫升
• **西芹力**：每日兩次，每次 2 粒膠囊
• **蘆薈**：每日 5 公分或以上的新鮮凝膠（去除表皮）
• **印度人參（南非醉茄）**：每日兩次，每次 2 滴管
• **大麥苗汁粉**：每日 2 茶匙或 6 粒膠囊
• **白樺茸**：每日 2 茶匙或 6 粒膠囊
• **薑**：每日 2 杯薑茶或 1 湯匙現磨薑泥加熱水作為茶飲
• **洛神花**：每日 1 杯茶
• **檸檬香蜂草**：每日兩次，每次 2 滴管
• **甘草根**：每日兩次，每次 2 滴管（持續兩週後，休息兩週）
• **甘胺酸鎂**：每日兩次，每次 1 粒膠囊
• **初生碘**：每日 4 小滴（非滴管）
• **覆盆子葉**：每日三次，每次 1 杯茶，泡 2 個茶包
• **五味子**：每日三次，每次 1 杯茶
• **螺旋藻**：每日 2 茶匙或 6 粒膠囊
• **維生素 B_{12}（腺苷鈷胺和甲基氰鈷胺形式）**：每日兩次，每次 2 滴管
• **維生素 C（微化 -C ／ Micro-C）**：每日兩次，每次 4 粒膠囊
• **野生藍莓粉**：每日 1 湯匙
• **鋅（液態硫酸鋅形式）**：每日兩次，每次 1 滴管

男性性冷感和勃起功能障礙

　　真正原因：當男性出現莫名的性冷感，其中的原因是代謝緩慢的肝臟，由於脂肪過多，以至於肝臟的脂肪「儲存箱」溢出，換句話說，對於那些尚未被診斷出患有脂肪肝的男性而言，這是脂肪肝或脂肪肝前期的徵兆。這並不意味著體重一定會明顯增加，你可能有脂肪肝前期或脂肪肝，但外表看不出來，而高脂肪／高蛋白飲食會使這種情況惡化。

　　勃起功能障礙是由有毒重金屬引起的，於汞和鋁等在大腦神經元周圍氧化，進而導致電脈衝和神經傳導物質功能障礙。

- 鮮榨芹菜汁：每日至少 500 毫升
- 西芹力：每日兩次，每次 4 粒膠囊
- 印度人參（南非醉茄）：每日兩次，每次 1 滴管
- 大麥苗汁粉：每日 1 湯匙或 9 粒膠囊
- 牛蒡根：每日 3 杯茶或 3 根鮮榨汁
- 貓爪藤：每日兩次，每次 1 滴管
- 白樺茸：每日 1 湯匙或 9 粒膠囊
- 薑黃素：每日兩次，每次 3 粒膠囊
- GABA（γ-胺基丁酸）：每日 1 粒 250 毫克膠囊
- 檸檬香蜂草：每日三次，每次 4 滴管
- 甘草根：每日兩次，每次 2 滴管（持續兩週後，休息兩週）
- 左旋離胺酸（L-lysine）：每日兩次，每次 4 粒 500 毫克膠囊
- 甘胺酸鎂：每日兩次，每次 2 粒膠囊
- 褪黑激素：每日睡前 10 毫克
- 乳薊：每日兩次，每次 1 滴管
- 螺旋藻：每日 1 湯匙或 9 粒膠囊
- 維生素 B_{12}（腺苷鈷胺和甲基氰鈷胺形式）：每日兩次，每次 3 滴管
- 維生素 C（微化 -C ／ Micro-C）：每日兩次，每次 6 粒膠囊

弱視

真正原因：不明原因的弱視是由於慢性低度病毒感染導致神經細胞衰弱，加上有毒重金屬如汞和鋁，以及其他毒素如殺蟲劑、除草劑、殺菌劑和石化產品。

- 鮮榨芹菜汁：每日至少 500 毫升
- 西芹力：每日兩次，每次 3 粒膠囊
- 5-MTHF：每日 1 粒膠囊
- ALA（α 硫辛酸）：每兩天 1 粒膠囊
- 印度醋栗（又名餘甘子）：每日 1 茶匙
- 大麥苗汁粉：每日 2 茶匙或 6 粒膠囊
- 貓爪藤：每日兩次，每次 2 滴管
- 薑黃素：每日兩次，每次 3 粒膠囊

- **EPA 和 DHA**（不含魚油）：每日 1 粒膠囊（在晚餐時服用）
- 榖胱甘肽：每日 1 粒膠囊
- 檸檬香蜂草：每日兩次，每次 3 滴管
- 甘草根：每日 1 滴管（持續兩週後，休息兩週）
- 左旋離胺酸（**L-lysine**）：每日兩次，每次 4 粒 500 毫克膠囊
- 甘胺酸鎂：每日兩次，每次 2 粒膠囊
- **單月桂酸酯**：每日 1 粒膠囊
- 毛蕊花葉：每日兩次，每次 2 滴管
- 橄欖葉：每日兩次，每次 2 滴管
- 玫瑰果：每日 1 杯茶
- 螺旋藻：每日 2 茶匙或 6 粒膠囊
- 維生素 B_{12}（腺苷鈷胺和甲基氰鈷胺形式）：每日兩次，每次 2 滴管
- 維生素 C（微化 -C ／ **Micro-C**）：每日兩次，每次 6 粒膠囊
- 維生素 D3：每日 1,000IU
- 野生藍莓粉：每日 1 湯匙
- 鋅（液態硫酸鋅形式）：每日 1 滴管

萊姆病

　　真正原因：萊姆病真正的原因是病毒不是細菌。如果你對此感到驚訝，那你更要知道，醫學界已將萊姆病從細菌類別轉移到自體免疫類別。之所以冠上自體免疫，代表著醫學研究和科學已經不認為萊姆病是細菌引起的，儘管醫療體系在過去幾十年都認為這種疾病是由細菌引起的，以及萊姆病血液檢驗實驗室仍在檢測並指出該疾病是細菌引起的，不過，這個過程最終將隨著時間推移而改變。

　　醫學界將萊姆病稱為自體免疫性疾病，其弦外之音是：「我們不知道萊姆病的原因。」最近之所以有這種發展 —— 醫學研究和科學開始懷疑萊姆病是否真的是細菌引起的 —— 主要是因為醫療靈媒的系列叢書。隨著我的第一本書《醫學靈媒》的發行，提及萊姆病真正的原因後，全世界數百萬人，包括醫生和其他健康家開始改變他們的觀點。現在，有些醫生意識到 EB 病毒、帶狀皰疹、HHV-6、HHV-7、單純皰疹第 1 型、單純皰疹第 2 型和鉅細胞病毒等病毒是萊姆病的致因，進而幫助他們的患者康復。請記住，光是 EB 病毒就有 60 多種變種，帶狀皰疹病毒有 30 多種變種，此外還有多種的其他皰

疹病毒。

細菌不會引起類似萊姆病患者所經歷的各種神經系統症狀，其中包括酸痛、刺痛和麻木、頭暈、飛蚊症、四肢無力、心悸、皮膚灼痛、下巴疼痛、頸部疼痛、顫動、抽搐和痙攣等，這些都是神經系統症狀，是病毒而非細菌造成的，例如 60 多種 EBV、30 多種帶狀皰疹以及多種 HHV-6、HHV-7、單純皰疹和巨細胞（CMV）等，這些病毒會釋放神經毒素，而神經毒素正是導致這些神經症狀的原因。然而，細菌不會釋放神經毒素，細菌不會引發與萊姆病相關的神經症狀。

這些被認為是萊姆病元兇的伯氏疏螺旋體（Borrelia）、巴通氏菌（Bartonella）、巴貝氏焦蟲（Babesia）和其他等細菌都不是超級細菌。它們不像金黃色葡萄球菌（MRSA）具有抗生素耐藥性，而不具有抗生素抗性的細菌，無法與抗生素抗衡。然而，數十年來，儘管服用多種抗生素，人們始終無法從萊姆病中康復，這其中的根本原因就在於他們對抗的是病毒不是細菌。

這就是為何在不用抗生素治療，改為採用自然療法後，萊姆病患者的症狀開始好轉。其中一些自然療法也是無心插柳，剛好減輕了患者的病毒載量，當時沒有人意識到這是促使症狀緩解的原因。貓爪藤是一種天然草藥，如今已廣泛用於幫助萊姆病患者，但這並不是湊巧矇到，該療法在三十五年多以前已是「醫療靈媒」的信息療法，多年來它已幫助成千上萬的萊姆病患者，其中包括一些之前被診斷出患有萊姆病的人。貓爪藤改變了醫療系統，無論是替代醫療還是傳統醫療，如今都已認定貓爪藤對治療萊姆病非常有效。

最初，在一九七〇年代，當醫生注意到兒童和成人的症狀增加，但原因不明時，他們明確推斷萊姆病是病毒感染。但是，由於當時沒有抗病毒的藥物，因此抗生素成為治療方法，部分原因是這可以為大型製藥公司提供金錢收益。幾十年來，治療萊姆病的抗生素已售出數十億美元，儘管一開始醫生就認為萊姆病是病毒感染，但他們不得不改變說法稱其為細菌感染以合理化抗生素療法。

EBV 和帶狀皰疹等病毒以汞、鋁和銅等有毒重金屬為食，而萊姆病患者體內的汞含量更是高於其他金屬。以汞為食的病毒所釋放的神經毒素比其他病毒更具侵略性，從而導致萊姆病患者各種的神經系統症狀。同樣，細菌不會產生神經毒素。而雞蛋、牛奶、起司、奶油和麩質等麻煩製造者食物，以及高脂肪／高蛋白飲食都會使病情惡化。

許多人身受其害不是因為萊姆病本身，而是因為幾十年來所接受的萊姆病治療。現

在你知道真相了，這樣你才能保護自己和身邊的人。有關為何萊姆病的致因不是蜱蟲叮咬（只是因蜱蟲叮咬而觸發）以及其他萊姆病問題的相關信息，請參閱本系列的第一本書《醫療靈媒》。

如果除了以下，你還想要更多的補充品選項，請參閱本章之前的〈自體免疫性疾病〉列表中的補充品。

- **鮮榨芹菜汁**：盡可能每日兩次，每次 1,000 毫升；或每日早晨 1,000 毫升
- **西芹力**：每日兩次，每次 4 粒膠囊
- **5-MTHF**：每日兩次，每次 1 粒膠囊
- **大麥苗汁粉**：每日兩次，每次 2 茶匙或 6 粒膠囊
- **貓爪藤**：每日兩次，每次 3 滴管
- **薑黃素**：每日兩次，每次 3 粒膠囊
- **穀胱甘肽**：每日 1 粒膠囊
- **檸檬香蜂草**：每日兩次，每次 4 滴管
- **甘草根**：每日兩次，每次 1 滴管（持續兩週後，休息兩週）
- **左旋離胺酸（L-lysine）**：每日兩次，每次 5 粒 500 毫克膠囊
- **毛蕊花葉**：每日兩次，每次 4 滴管
- **初生碘**：每日兩次，每次 3 小滴（非滴管）
- **蕁麻葉**：每日兩次，每次 3 滴管
- **生蜂蜜**：每日 1 至 3 茶匙
- **螺旋藻**：每日 2 茶匙或 6 粒膠囊
- **維生素 B₁₂（腺苷鈷胺和甲基氰鈷胺形式）**：每日兩次，每次 3 滴管
- **維生素 C（微化 -C ／ Micro-C）**：每日兩次，每次 8 粒
- **鋅（液態硫酸鋅形式）**：每日兩次，每次 2 滴管

黃斑部病變

真正原因：有毒重金屬，如汞和鋁，再加上來自 60 多種 EB 病毒其中的一種病毒。

- **鮮榨芹菜汁**：每日至少 500 毫升
- **西芹力**：每日兩次，每次 1 粒膠囊
- **5-MTHF**：每日 1 粒膠囊
- **大麥苗汁粉**：每日 2 茶匙或 6 粒膠囊

- 維生素 B 群：每日 1 粒膠囊
- 輔酶 Q$_{10}$：每日 1 粒膠囊
- 薑黃素：每日兩次，每次 2 粒膠囊
- EPA 和 DHA（不含魚油）：每日 1 粒膠囊（在晚餐時服用）
- 洛神花：每日 1 杯茶
- 檸檬香蜂草：每日兩次，每次 2 滴管
- 左旋離胺酸（L-lysine）：每日兩次，每次 2 粒 500 毫克膠囊
- 甘胺酸鎂：每日兩次，每次 2 粒膠囊
- 蕁麻葉：每日 4 滴管
- 螺旋藻：每日 2 茶匙或 6 粒膠囊
- 維生素 B$_{12}$（腺苷鈷胺和甲基氰鈷胺形式）：每日兩次，每次 1 滴管
- 維生素 C（微化 -C ／ Micro-C）：每日兩次，每次 4 粒膠囊
- 野生藍莓粉：每日 2 湯匙
- 鋅（液態硫酸鋅形式）：每日 1 滴管

更年期症候群

真正原因：更年期症狀不是因為老化。相反，它的根源是代謝停滯的肝臟，且內部充滿數十年累積的病毒和細菌毒素（來自病原體，例如 60 多種 EB 病毒、30 多種帶狀皰疹病毒、其他皰疹病毒和來自超過 50 組鏈球菌），再加上肝臟「儲存箱」已被數十年來積累的有毒重金屬、除草劑、殺蟲劑、香水、古龍水、空氣清新劑和薰香蠟燭殘留物塞爆。這些不同的因素對每個人的影響程度不同，導致過去 70 多年來一直將婦女的各種症狀歸咎於激素和更年期，而高脂肪／高蛋白飲食也會加重這些症狀。

- 鮮榨芹菜汁：每日 1,000 毫升
- 西芹力：每日兩次，每次 2 粒膠囊
- 5-MTHF：每日 1 粒膠囊
- 印度人參（南非醉茄）：每日兩次，每次 2 滴管
- 大麥苗汁粉：每日 1 湯匙或 9 粒膠囊
- 維生素 B 群：每日 1 粒膠囊
- 牛蒡根：每日 1 杯茶或 1 根鮮榨汁
- 貓爪藤：每日兩次，每次 2 滴管

• 白樺茸：每日 1 湯匙或 9 粒膠囊
• 薑黃素：每日兩次，每次 2 粒膠囊
• 蒲公英根：每日 1 杯茶
• **EPA 和 DHA（不含魚油）**：每日 1 粒膠囊（在晚餐時服用）
• 薑：每日 2 杯薑茶或適量現磨薑泥或薑汁加水飲用
• 穀胱甘肽：每日 1 粒膠囊
• 金印草：每日 1 滴管（持續兩週後，休息兩週）
• 檸檬香蜂草：每日兩次，每次 4 滴管
• 左旋離胺酸（**L-lysine**）：每日兩次，每次 4 粒 500 毫克膠囊
• 甘胺酸鎂：每日兩次，每次 2 粒膠囊
• 褪黑激素：每日睡前 5 毫克
• 乳薊：每日兩次，每次 1 滴管
• **MSM 筋骨素**：每日 1 粒膠囊
• 初生碘：每日 3 小滴（非滴管）
• 蕁麻葉：每日兩次，每次 4 滴管
• 覆盆子葉：每日 1 杯茶，泡 2 個茶包
• 螺旋藻：每日 2 茶匙或 6 粒膠囊
• 維生素 B$_{12}$（腺苷鈷胺和甲基氰鈷胺形式）：每日兩次，每次 2 滴管
• 維生素 C（微化 -C ／ Micro-C）：每日兩次，每次 4 粒膠囊
• 野生藍莓粉：每日 1 湯匙
• 鋅（液態硫酸鋅形式）：每日兩次，每次 1 滴管

甲基化問題

　　真正原因：由於慢性低度感染，肝臟無法轉化或產生維生素、礦物質和其他營養素，最常見的是來自 60 多種 EB 病毒中的一種或多種。這也會導致排毒問題，肝臟被病毒毒素、有毒重金屬和其他毒物與毒素淹沒，無法正常過濾，從而減慢肝臟負責的營養轉化功能。（肝臟旨在吸收營養並將它們轉化為身體特定部位可利用的形式。）血液中漂浮太多的毒物和毒素也會阻礙淋巴系統正常過濾。這些肝臟和淋巴排毒問題會導致炎症加劇，因此許多測試結果會顯示異常，包括亞甲基四氫葉酸還原　（MTHFR）基因突變測試。MTHFR 基因突變測試只是另一種「被美化」的炎症測試，就其檢測內容而言，與抗細胞核抗體（ANA）或 C- 反應蛋白測試沒有太大區別。相反的，MTHFR 測試實

際上並無法精確找出突變的基因，更多相關訊息請參閱《搶救肝臟》一書。

- 鮮榨芹菜汁：每日 1,000 毫升
- 西芹力：每日兩次，每次 2 粒膠囊
- **5-MTHF**：每日兩次，每次 1 粒膠囊
- 大麥苗汁粉：每日 2 茶匙或 6 粒膠囊
- 維生素 B 群：每日兩次，每次 1 粒膠囊
- 貓爪藤：每日兩次，每次 2 滴管
- 穀胱甘肽：每日兩次，每次 1 粒膠囊
- 左旋離胺酸（**L-lysine**）：每日兩次，每次 4 粒 500 毫克膠囊
- **NAC**（乙醯半胱胺酸）：每日 1 粒膠囊
- 硒：每日 1 粒膠囊
- 螺旋藻：每日 2 茶匙或 6 粒膠囊
- 維生素 B_{12}（腺苷鈷胺和甲基氰鈷胺形式）：每日兩次，每次 2 滴管
- 維生素 C（微化 -C ／ **Micro-C**）：每日兩次，每次 4 粒膠囊
- 野生藍莓粉：每日 1 湯匙
- 鋅（液態硫酸鋅形式）：每日兩次，每次 1 滴管

單核細胞增多症（單核細胞增多症，EB 病毒早期階段）

　　真正原因：單核細胞增多症是由 60 多種 EB 病毒中的任何一種引起的。一旦感染了病毒，EBV 第二階段就是始於單核細胞增多症。病毒最常透過體液傳播，通常是在關係互動中或在共用餐具、杯子、盤子和食物時。病毒的第一階段是接觸到 EBV 之際，這時病毒會在體內處於休眠的狀態，靜待壓力事件、困境、失落、戰或逃反應、營養不良或接觸有毒物質等讓免疫系統變弱後伺機而動。當 EBV 進入第二階段，也就是單核細胞增多症，這時是病毒感染的活躍期。除非患者出現嚴重反應，且醫生有進行白血球細胞數量分析，不然單核細胞增多症往往不會被診斷出來，因為這種症狀通常都很輕微，許多人對喉嚨沙啞或疲勞不當一回事，認為這只是疲累、精神不濟或感冒、流感的症狀。

- 鮮榨芹菜汁：每日 1,000 毫升
- 貓爪藤：每日兩次，每次 3 滴管
- 小米草：每日兩次，每次 3 滴管

- 薑：每日四次，每次 1 杯薑茶或適量現磨薑泥或薑汁加水飲用
- 金印草：每日兩次，每次 4 滴管（持續兩週後，休息兩週）
- 檸檬香蜂草：每日兩次，每次 4 滴管
- 甘草根：每日兩次，每次 1 滴管（持續兩週後，休息兩週）
- 左旋離胺酸（**L-lysine**）：6500-milligramcapsulestwiceaday
- 歐山芹根：每日兩次，每次 3 滴管
- 單月桂酸酯：每日兩次，每次 2 粒膠囊
- 毛蕊花葉：每日兩次，每次 4 滴管
- 奧勒岡葡萄根：每日兩次，每次 2 滴管（持續兩週後，休息兩週）
- 奧沙根（**Osha**）：每日兩次，每次 3 滴管
- 百里香：每日 2 枝新鮮百里香浸泡熱水或 4 枝浸泡室溫水當茶飲
- 維生素 C（微化 -C ／ **Micro-C**）：在自選醫療靈媒維生素 C 速療法後，每日兩次，每次 10 顆膠囊
- 鋅（液態硫酸鋅形式）：在自選醫療靈媒鋅速療法兩日後，每日兩次，每次 3 滴管

情緒暴躁陰晴不定

真正原因：代謝異常的肝臟，再加上低度細菌和／或病毒感染，以及有毒重金屬；香薰蠟燭、空氣清新劑、香水、古龍水、塑料、石化產品、家用清潔劑和織物柔軟劑的殘留物；以及肝臟和腸道內的其他毒素。

- 鮮榨芹菜汁：每日 1,000 毫升
- 西芹力：每日兩次，每次 2 粒膠囊
- 蘆薈：每日 5 公分或以上的新鮮凝膠（去除表皮）
- 大麥苗汁粉：每日 2 茶匙或 6 粒膠囊
- **GABA**（γ- 胺基丁酸）：每日 1 粒 250 毫克膠囊
- 洛神花：每日兩次，每次 1 杯茶
- 檸檬香蜂草：每日兩次，每次 4 滴管
- 甘胺酸鎂：每日兩次，每次 2 粒膠囊
- 初生碘：每日 3 小滴（非滴管）
- 蕁麻葉：每日兩次，每次 1 滴管或 1 杯茶
- 螺旋藻：每日 2 茶匙或 6 粒膠囊
- 維生素 B₁₂（腺苷鈷胺和甲基氰鈷胺形式）：每日兩次，每次 1 滴管

- **維生素 C（微化 -C ／ Micro-C）**：每日兩次，每次 2 粒膠囊
- **維生素 D3**：每日 1,000IU
- **野生藍莓粉**：日 1 湯匙
- **鋅（液態硫酸鋅形式）**：每日 1 滴管

多發性硬化症（MS）

　　真正原因：來自一種或多種 EB 病毒株的病毒性神經毒素在全身流竄，刺激中樞神經系統，再加上體內殘留大量汞，且高脂肪／高蛋白飲食會使病情惡化。在 60 多種 EB 病毒中，只有少數幾種會引發 MS，特別是那些具有攻擊性的菌株會直接損傷神經，並產生促進發炎的神經毒素。透過磁振造影 MRI 在大腦中發現的病變是由汞、鋁沉積物引起的，這些沉積物會氧化並反過來侵蝕腦組織。有時，更具攻擊性的 EB 病毒株會進入大腦，並以這種氧化的有毒重金屬為食，從而引起更多的症狀。

- **鮮榨芹菜汁**：每日 1,000 毫升，之後盡可能增加至 2,000 毫升
- **西芹力**：每日兩次，每次 2 粒膠囊
- **5-MTHF**：每日兩次，每次 2 粒膠囊
- **ALA（α 硫辛酸）**：每日 1 粒膠囊
- **大麥苗汁粉**：每日 2-4 茶匙或 6-12 粒膠囊
- **維生素 B 群**：每日 1 粒膠囊
- **貓爪藤**：每日兩次，每次 3 滴管
- **輔酶 Q10**：每日 1 粒膠囊
- **薑黃素**：每日兩次，每次 3 粒膠囊
- **EPA 和 DHA（不含魚油）**：每日 1 粒膠囊（在晚餐時服用）
- **GABA（γ - 胺基丁酸）**：每日 1 粒 250 毫克膠囊
- **穀胱甘肽**：每日 1 粒膠囊
- **檸檬香蜂草**：每日兩次，每次 4 滴管
- **左旋麩醯胺酸（L-glutamine）**：每日兩次，每次 1 粒膠囊
- **甘草根**：每日兩次，每次 1 滴管（持續兩週後，休息兩週）
- **左旋離胺酸（L-lysine）**：每日兩次，每次 4 粒 500 毫克膠囊
- **甘胺酸鎂**：每日兩次，每次 2 粒膠囊
- **單月桂酸酯**：每日兩次，每次 1 粒膠囊

- **MSM 筋骨素**：每日兩次，每次 1 粒膠囊
- **毛蕊花葉**：每日兩次，每次 2 滴管
- **蕁麻葉**：每日兩次，每次 4 滴管
- **螺旋藻**：每日 1 湯匙或 9 粒膠囊
- **維生素 B₁₂**（腺苷鈷胺和甲基氰鈷胺形式）：每日兩次，每次 2 滴管
- **維生素 C**（微化 -C ／ Micro-C）：每日兩次，每次 6 粒膠囊
- **鋅**（液態硫酸鋅形式）：每日兩次，每次 2 滴管

肌痛性腦脊髓炎／慢性疲勞症候群（ME/CFS）、慢性疲勞免疫功能障礙症候群（CFIDS）、全身性勞力不耐症（SEID）

真正原因：來自 60 多種 EB 病毒中的任何一種，再加上汞和鋁等有毒重金屬，都會造成這種我稱之為神經性疲勞的症狀，這種狀況比單純的疲倦更為明顯和影響更大，且高脂肪／高蛋白飲食則會加速病情。

- **鮮榨芹菜汁**：每日 1,000 毫升，之後盡可能增加至 2,000 毫升
- **西芹力**：每日兩次，每次 2 粒膠囊
- **5-MTHF**：每日兩次，每次 1 粒膠囊
- **印度人參**（南非醉茄）：每日 1 滴管
- **大麥苗汁粉**：每日 4 茶匙或 12 粒膠囊
- **貓爪藤**：每日兩次，每次 2 滴管
- **白樺茸**：每日 2 茶匙或 6 粒膠囊
- **薑黃素**：每日兩次，每次 2 粒膠囊
- **EPA 和 DHA**（不含魚油）：每日 1 粒膠囊（在晚餐時服用）
- **小米草**：每日 1 滴管
- **穀胱甘肽**：每日 1 粒膠囊
- **金印草**：每日兩次，每次 2 滴管（持續兩週後，休息兩週）
- **檸檬香蜂草**：每日兩次，每次 3 滴管
- **甘草根**：每日兩次，每次 1 滴管（持續兩週後，休息兩週）
- **左旋離胺酸**（L-lysine）：每日兩次，每次 4 粒 500 毫克膠囊
- **甘胺酸鎂**：每日兩次，每次 1 粒膠囊
- **單月桂酸酯**：每日兩次，每次 2 粒膠囊
- **毛蕊花**：每日兩次，每次 2 滴管

- 奧勒岡葡萄根：每日 1 滴管（持續兩週後，休息兩週）
- 螺旋藻：每日 1 湯匙或 9 粒膠囊
- 維生素 B$_{12}$（腺苷鈷胺和甲基氰鈷胺形式）：每日兩次，每次 2 滴管
- 維生素 C（微化 -C ／ Micro-C）：每日兩次，每次 3 粒膠囊
- 鋅（液態硫酸鋅形式）：每日兩次，每次 2 滴管

指甲真菌感染

真正原因：中毒且負荷沉重的肝臟無法將維生素和礦物質轉化為更有利於身體的營養素，導致體內嚴重鋅缺乏，通常在免疫力低下時更容易感染。

- 鮮榨芹菜汁：每日 1,000 毫升
- 5-MTHF：每日 1 粒膠囊
- 印度醋栗（AlmaBerry 又名餘甘子）：每日 1 茶匙
- 大麥苗汁粉：每日 2 茶匙或 6 粒膠囊
- 維生素 B 群：每日 1 粒膠囊
- 牛蒡根：每日 1 杯茶或 1 根鮮榨汁
- 貓爪藤：每日 1 滴管
- 白樺茸：每日 2 茶匙或 6 粒膠囊
- 薑黃素：每日 2 粒膠囊
- 穀胱甘肽：每日 1 粒膠囊
- 金印草：每日兩次，每次 2 滴管（持續兩週後，休息兩週）
- 洛神花：每日 1 杯茶
- 檸檬香蜂草：每日兩次，每次 2 滴管
- 左旋離胺酸（L-lysine）：每日兩次，每次 2 粒 500 毫克膠囊
- 毛蕊花葉：每日兩次，每次 2 滴管
- 橄欖葉：每日 2 滴管
- 奧勒岡油：每日 2 粒膠囊
- 螺旋藻：每日 2 茶匙或 6 粒膠囊
- 維生素 B$_{12}$（腺苷鈷胺和甲基氰鈷胺形式）：每日兩次，每次 1 滴管
- 維生素 C（微化 -C ／ Micro-C）：每日兩次，每次 5 粒膠囊
- 野生藍莓粉：每日 2 茶匙
- 鋅（液態硫酸鋅形式）：每日兩次，每次 2 滴管

神經系統症狀（胸悶、手顫抖、抽搐和痙攣、肌肉無力、刺痛和麻木、不寧腿症狀、躁動、四肢無力、肌肉痙攣、隱痛和疼痛）

　　真正原因：如果不是因為外傷，神經系統症狀是由 60 多種 EB 病毒中的一種或多種、30 多種帶狀皰疹病毒中的一種或多種或單純皰疹第 1 型或第 2 型病毒的多種毒株中的任何一種引起的。這些病毒以體內的汞和其他毒素為食，並釋放神經系統會過敏的神經毒素，從而導致對醫學研究和科學來說似乎無解的大腦炎症。通常，這些病毒會趁著之前因受損而脆弱的神經，在病毒和它們產生的神經毒素優勢下引起身體發炎和不適。雞蛋、牛奶、起司、奶油和麩質等麻煩製造者食物則會加重這些症狀；古龍水、香水、空氣清新劑和薰香蠟燭也會助長病情，所有這些都會餵養病毒，加速神經系統問題，而高脂肪／高蛋白飲食則會干擾神經細胞恢復活力所需的葡萄糖。

- **鮮榨芹菜汁**：每日 1,000 毫升，之後盡可能增加至 2,000 毫升
- **西芹力**：每日兩次，每次 3 粒膠囊
- **5-MTHF**：每日兩次，每次 1 粒膠囊
- **蘆薈**：每日 2 英吋或以上的新鮮凝膠（去除表皮）
- **大麥苗汁粉**：每日 2 茶匙或 6 粒膠囊
- **維生素 B 群**：每日 1 粒膠囊
- **貓爪藤**：每日兩次，每次 2 滴管
- **白樺茸**：每日 2 茶匙或 6 粒膠囊
- **薑黃素**：每日兩次，每次 3 粒膠囊
- **EPA 和 DHA**（不含魚油）：每日 1 粒膠囊（在晚餐時服用）
- **GABA**（γ- 胺基丁酸）：每日 1 粒 250 毫克膠囊
- **金印草**：每日兩次，每次 1 滴管（持續兩週後，休息兩週）
- **檸檬香蜂草**：每日兩次，每次 4 滴管
- **甘草根**：每日兩次，每次 1 滴管（持續兩週後，休息兩週）
- **左旋離胺酸**（L-lysine）：每日兩次，每次 5 粒 500 毫克膠囊
- **歐山芹根**：每日兩次，每次 1 滴管
- **甘胺酸鎂**：每日兩次，每次 1 粒膠囊
- **毛蕊花葉**：每日兩次，每次 3 滴管
- **蕁麻葉**：每日兩次，每次 4 滴管
- **奧勒岡油**：每日 1 粒膠囊

- 螺旋藻：每日 2 茶匙或 6 粒膠囊
- 維生素 B₁₂（腺苷鈷胺和甲基氰鈷胺形式）：每日兩次，每次 2 滴管
- 維生素 C（微化 -C ／ Micro-C）：每日兩次，每次 5 粒膠囊
- 維生素 D3：每週兩次 1,000IU
- 野生藍莓粉：每日 1 湯匙
- 鋅（液態硫酸鋅形式）：每日兩次，每次 1 滴管

強迫症（OCD）

真正原因：情緒傷害或有毒重金屬，如汞、鋁和銅，或在大多數情況下，這兩者會同時導致強迫症。在一些強迫症極端的狀況下，電脈衝會經由神經元傳送到大腦某些殘留汞和鋁沉積物的特定區域，然後與這些沉積物發生碰撞。每次的碰撞都會引發微小的「爆炸」，並在短時間將信號傳送回去。

- 鮮榨芹菜汁：每日 1,000 毫升
- 西芹力：每日兩次，每次 3 粒膠囊
- 大麥苗汁粉：每日 2 茶匙或 6 粒膠囊
- 維生素 B 群：每日 1 粒膠囊
- 貓爪藤：每日 1 滴管
- 輔酶 Q₁₀：每日 1 粒膠囊
- 薑黃素：每日兩次，每次 1 粒膠囊
- 接骨木花：每日 1 杯茶
- **EPA 和 DHA**（不含魚油）：每日 1 粒膠囊（在晚餐時服用）
- 檸檬香蜂草：每日兩次，每次 3 滴管
- 左旋麩醯胺酸（**L-glutamine**）：每日兩次，每次 1 粒膠囊
- 甘胺酸鎂：每日兩次，每次 1 粒膠囊
- 褪黑激素：每日睡前 5 毫克
- 螺旋藻：每日 2 茶匙或 6 粒膠囊
- 維生素 B₁₂（腺苷鈷胺和甲基氰鈷胺形式）：每日兩次，每次 1 滴管
- 維生素 C（微化 -C ／ **Micro-C**）：每日兩次，每次 2 粒膠囊
- 野生藍莓粉：每日 1 湯匙

視神經萎縮

真正原因：由於 60 多種 EB 病毒中的一種以有毒重金屬（如汞）和其他毒素（如殺蟲劑和除草劑）為食，並且產生侵蝕視神經的神經毒素，進而導致視神經細胞受損。有時 EBV 會附著在視神經上造成細胞受損。視神經萎縮可能是因神經毒素或直接損傷引起的，或兩者都有。

- 鮮榨芹菜汁：每日 1,000 毫升
- 西芹力：每日兩次，每次 2 粒膠囊
- **5-MTHF**：每日 1 粒膠囊
- 蘆薈：每日 5 公分或以上的新鮮凝膠（去除表皮）
- 印度醋栗（**AlmaBerry** 又名餘甘子）：每日 1 茶匙
- 大麥苗汁粉：每日 1 湯匙或 9 粒膠囊
- 牛蒡根：每日 1 杯茶或 1 根鮮榨汁
- 貓爪藤：每日兩次，每次 3 滴管
- 白樺茸：每日 2 茶匙或 6 粒膠囊
- 薑黃素：每日兩次，每次 3 粒膠囊
- **EPA 和 DHA**（不含魚油）：每日 1 粒膠囊（在晚餐時服用）
- 穀胱甘肽：每日 1 粒膠囊
- 檸檬香蜂草：每日兩次，每次 4 滴管
- 甘草根：每口兩次，每次 1 滴管（持續兩週後，休息兩週）
- 左旋離胺酸（**L-lysine**）：每日兩次，每次 6 粒 500 毫克膠囊
- 歐山芹根：每日兩次，每次 2 滴管
- 單月桂酸酯：每日 2 粒膠囊
- **MSM 筋骨素**：每日 1 粒膠囊
- 毛蕊花葉：每日兩次，每次 3 滴管
- 橄欖葉：每日兩次，每次 2 滴管
- 奧勒岡油：每日 2 粒膠囊
- 玫瑰果：每日 1 杯茶
- 螺旋藻：每日 2 茶匙或 6 粒膠囊
- 維生素 B₁₂（腺苷鈷胺和甲基氰鈷胺形式）：每日兩次，每次 2 滴管
- 維生素 C（微化 -C ／ Micro-C）：每日兩次，每次 6 粒膠囊
- 野生藍莓粉：每日 1 湯匙
- 鋅（液態硫酸鋅形式）：每日兩次，每次 1 滴管

膀胱過動症

　　真正原因：膀胱的慢性炎症是由於過去或現在來自 50 多種鏈球菌中的一種或多種菌株和／或病毒，例如 60 多種 EB 病毒中的一種或多種的低度感染。通常，病毒和細菌會同時存在，彼此互惠：病毒釋放的神經毒素會刺激膀胱內膜，而細菌就在膀胱內膜定居，兩者一起助長發炎。

- 鮮榨芹菜汁：每日 1,000 毫升
- 蘆薈：每日 5 公分或以上的新鮮凝膠（去除表皮）
- 大麥苗汁粉：每日 1 茶匙或 3 粒膠囊
- 貓爪藤：每日兩次，每次 2 滴管
- 薑黃素：每日兩次，每次 2 粒膠囊
- D- 甘露糖：每日三次，每次 1 湯匙加水服用
- GABA（γ- 胺基丁酸）：每日 1 粒 250 毫克膠囊
- 檸檬香蜂草：每日三次，每次 2 滴管
- 甘草根：每日兩次，每次 1 滴管（持續兩週後，休息兩週）
- 左旋離胺酸（L-lysine）：每日兩次，每次 2 粒 500 毫克膠囊
- 甘胺酸鎂：每日 1 粒膠囊
- 褪黑激素：每日睡前 5 毫克
- 單月桂酸酯：每日 2 粒膠囊
- 毛蕊花葉：每日兩次，每次 1 滴管
- 初生碘：每日 3 小滴（非滴管）
- 蕁麻葉：每日兩次，每次 2 滴管
- 奧勒岡油：每日 1 粒膠囊
- 奧勒岡葡萄根：每日 1 滴管（持續兩週後，休息兩週）
- 覆盆子葉：每日 1 杯茶，泡 2 個茶包
- 生蜂蜜：每日 1 茶匙
- 五味子：每日 1 杯茶
- 螺旋藻：每日 1 茶匙或 3 粒膠囊
- 維生素 B$_{12}$（腺苷鈷胺和甲基氰鈷胺形式）：每日兩次，每次 1 滴管
- 維生素 C（微化 -C ／ Micro-C）：每日兩次，每次 3 粒膠囊
- 鋅（液態硫酸鋅形式）：每日 1 滴管

PANDAS（與鏈球菌感染相關的兒童自體免疫神經精神異常）

真正原因：來自 50 多組鏈球菌的一種或多種菌株合併感染，再加上一種病毒（最常見的是 HHV-6，有時是 EB 病毒，甚至是多種帶狀皰疹），該病毒以有毒重金屬（最常見的是汞）為食，並且釋放病毒性神經毒素。以下為適合兒童的劑量。

- 鮮榨芹菜汁：關於兒童劑量，請參閱 371 頁
- 貓爪藤：每日兩次，每次 4 小滴（非滴管）
- 小米草：每日兩次，每次 4 小滴（非滴管）
- 金印草：每日兩次，每次 10 小滴（非滴管）（持續兩週後，休息兩週）
- 檸檬香蜂草：每日兩次，每次 10 滴（非滴管）
- 甘草根：每日兩次，每次 10 滴（非滴管）（持續兩週後，休息兩週）
- 毛蕊花葉：每日兩次，每次 10 小滴（非滴管）
- 橄欖葉：每日兩次，每次 10 小滴（非滴管）
- 螺旋藻：每日 1/2 茶匙
- 維生素 B₁₂（腺苷鈷胺和甲基氰鈷胺形式）：每日 10 小滴（非滴管）
- 維生素 C（微化 -C ／ Micro-C）：每日兩次，每次 2 粒膠囊（如果需要，打開膠囊，將維生素 C 粉與果汁、果昔或水混合）
- 野生藍莓粉：每日 1 茶匙
- 鋅（液態硫酸鋅形式）：每日兩次，每次最多 6 滴（非滴管）與果汁、水混合，或直接滴入口中

帕金森氏症

真正原因：因有毒重金屬（如汞、鋁和銅）氧化與排放的廢物擴散至大腦，神經元因而受損。有毒重金屬會抵銷電脈衝，導致神經傳導物質缺乏保持健康和活躍所需的電力和燃料，這種匱乏通常會導致嚴重的神經傳導物質不足，而高脂肪 / 高蛋白飲食則會加劇病情。

- 鮮榨芹菜汁：每日 1,000 毫升，之後盡可能增加至 2,000 毫升
- 西芹力：每日三次，每次 3 粒膠囊
- 5-MTHF：每日 1 粒膠囊
- 印度醋栗（AlmaBerry 又名餘甘子）：每日 1 茶匙
- 印度人參（南非醉茄）：每日 1 滴管

- 大麥苗汁粉：每日 1 湯匙或 9 粒膠囊
- 加州罌粟：每日 4 粒膠囊或 4 滴管
- 輔酶 Q_{10}：每日 1 粒膠囊
- 薑黃素：每日兩次，每次 3 粒膠囊
- **EPA 和 DHA**（不含魚油）：每日 1 粒膠囊（在晚餐時服用）
- **GABA**（γ- 胺基丁酸）：每日兩次，每次 1 粒 250 毫克膠囊
- 卡瓦卡瓦（**Kavakava**）：每日兩次，每次 1 粒膠囊或 1 滴管
- 檸檬香蜂草：每日兩次，每次 4 滴管
- 左旋麩醯胺酸（**L-glutamine**）：每日兩次，每次 2 粒膠囊
- 甘胺酸鎂：每日兩次，每次 2 粒膠囊
- 褪黑激素：每日兩次，每次 5 毫克
- **MSM 筋骨素**：每日 1 粒膠囊
- 蕁麻葉：每日兩次，每次 2 滴管
- 生蜂蜜：每日 1 湯匙
- 硒：每日 1 粒膠囊
- 螺旋藻：每日 1 湯匙或 9 粒膠囊
- 薑黃：每日 4 粒膠囊
- 維生素 B_{12}（腺苷鈷胺和甲基氰鈷胺形式）：每日兩次，每次 3 滴管
- 維生素 C（微化 -C／Micro-C）：每日兩次，每次 4 粒膠囊
- 野生藍莓粉：每日 1 湯匙
- 鋅（液態硫酸鋅形式）：每日 1 滴管

骨盆腔發炎（PID）和前列腺炎

　　真正原因：來自 50 多個鏈球菌群的一種或多種菌株的細菌感染。PID 有不同的級別，有些非常輕微，有些很嚴重，有些是全身性、長期、慢性的疼痛。你無需確診 PID 也可能有這些症狀。PID 最輕微的形式是膀胱過動症，且偶爾會伴隨泌尿道感染（UTI）和骨盆腔不適，而這些不適可能難以與胃或腸道腹脹或不適區分。患有 PID 的女性通常也會為 UTI、陰道分泌物、細菌性陰道病或慢性酵母菌感染復發所苦，因為它們都是鏈球菌引起的。

　　男性相對是前列腺炎，這也是由低級別慢性鏈球菌感染或急性鏈球菌感染引起的。

患有前列腺炎或 PID 的患者，他們的結腸下方通常也會有鏈球菌，因而導致腸易激躁症（IBS），因為 IBS 也是低度、慢性鏈球菌感染的結果。

- 鮮榨芹菜汁：每日 1,000 毫升
- 蘆薈：每日 5 公分或以上的新鮮凝膠（去除表皮）
- 大麥苗汁粉：每日 2 茶匙或 6 粒膠囊
- 貓爪藤：每日兩次，每次 2 滴管
- 薑黃素：每日兩次，每次 2 粒膠囊
- D- 甘露糖：每日兩次，每次 1 湯匙
- 小米草：每日兩次，每次 1 滴管
- 金印草：每日三次，每次 3 滴管（持續兩週後，休息兩週）
- 檸檬香蜂草：每日兩次，每次 4 滴管
- 甘草根：每日 1 滴管（持續兩週後，休息兩週）
- 左旋離胺酸（**L-lysine**）：每日兩次，每次 2 粒 500 毫克膠囊
- 歐山芹根：每日兩次，每次 2 滴管
- 毛蕊花葉：每日兩次，每次 3 滴管
- 初生碘：每日 2 小滴（非滴管）
- 蕁麻葉：每日兩次，每次 4 滴管
- 橄欖葉：每日兩次，每次 2 滴管
- 奧勒岡油：每日 2 粒膠囊
- 奧勒岡葡萄根：每日 1 滴管（持續兩週後，休息兩週）
- 覆盆子葉：每日兩次，每次 1 杯茶，泡 2 個茶包
- 生蜂蜜：每日 1 茶匙
- 螺旋藻：每日 2 茶匙或 6 粒膠囊
- 百里香：每日 2 枝新鮮百里香浸泡熱水或 4 枝浸泡室溫水當茶飲
- 維生素 **B₁₂**（腺苷鈷胺和甲基氰鈷胺形式）：每日兩次，每次 1 滴管
- 維生素 **C**（微化 **-C ／ Micro-C**）：每日 2 次，每次 5 粒膠囊
- 鋅（液態硫酸鋅形式）：每日兩次，每次 1 滴管

多囊性卵巢症候群（PCOS）

真正原因：充滿液體的囊腫通常是由 60 多種 EB 病毒中的一種或多種引起，對卵巢中的細胞會造成傷害，有時還會削弱卵巢的整體功能。雞蛋等麻煩製造者的食物會使

病情迅速惡化，而高脂肪／高蛋白飲食則會阻礙 PCOS 的治癒過程。有關囊腫更多信息請參閱第 461-462 頁的〈生殖囊腫〉。

- 鮮榨芹菜汁：每日 1,000 毫升
- **5-MTHF**：每日 1 粒膠囊
- 印度人參（南非醉茄）：每日 1 滴管
- 大麥苗汁粉：每日 2 茶匙或 6 粒膠囊
- 貓爪藤：每日兩次，每次 2 滴管
- 薑黃素：每日兩次，每次 2 粒膠囊
- 穀胱甘肽：每日 1 粒膠囊
- 檸檬香蜂草：每日兩次，每次 4 滴管
- 左旋離胺酸（**L-lysine**）：每日兩次，每次 4 粒 500 毫克膠囊
- 單月桂酸酯：每日兩次，每次 1 粒膠囊
- 毛蕊花葉：每日兩次，每次 3 滴管
- 初生碘：每日 2 小滴（非滴管）
- 蕁麻葉：每日兩次，每次 4 滴管
- 橄欖葉：每日 1 滴管
- 覆盆子葉：每日三次，每次 1 杯茶，泡 2 個茶包
- 螺旋藻：每日 2 茶匙或 6 粒膠囊
- 薑黃：每日 2 粒膠囊
- 維生素 **B₁₂**（腺苷鈷胺和甲基氰鈷胺形式）：每日兩次，每次 1 滴管
- 維生素 C（微化 -C ／ **Micro-C**）：每日兩次，每次 5 粒膠囊
- 野生藍莓粉：每日 1 湯匙
- 鋅（液態硫酸鋅形式）：每日兩次，每次 1 滴管

創傷後壓力症候群（PTSS ／ PTSD）

真正原因：接觸到有毒重金屬（來自汞、鋁和銅等來源）或伴隨其他有害物質，例如輻射、殺蟲劑、除草劑、殺菌劑、石化產品，甚至古龍水、香水、空氣清新劑和香薰蠟燭。因創傷或隱忍的經歷所造成的情緒傷害也可能是 PTSS 唯一的原因，不過，許多時候，接觸到有毒麻煩製造者，再加上陷入情緒困境是導致 PTSS 的原因。

- 鮮榨芹菜汁：每日 1,000 毫升
- 西芹力：每日三次，每次 3 粒膠囊
- **5-MTHF**：每日 1 粒膠囊
- 蘆薈：每日 5 公分或以上的新鮮凝膠（去除表皮）
- 印度人參（南非醉茄）：每日兩次，每次 2 滴管
- 大麥苗汁粉：每日 1 湯匙或 9 粒膠囊
- 維生素 **B** 群：每日 1 粒膠囊
- 加州罌粟：每日睡前 3 粒膠囊或 3 滴管
- 貓爪藤：每日 1 滴管
- 輔酶 **Q₁₀**：每日 1 粒膠囊
- 薑黃素：每日兩次，每次 2 粒膠囊
- **D-** 甘露糖：每日 1 湯匙加水服用
- 接骨木花：每日 1 杯茶
- **EPA** 和 **DHA**（不含魚油）：每日 1 粒膠囊（在晚餐時服用）
- **GABA**（γ-胺基丁酸）：每日 1 粒 250 毫克膠囊
- 檸檬香蜂草：每日三次，每次 5 滴管
- 甘草根：每日 1 滴管（持續兩週後，休息兩週）
- 甘胺酸鎂：每日兩次，每次 2 粒膠囊
- 褪黑激素：每日睡前 5 毫克
- **NAC**（乙醯半胱胺酸）：每日 1 粒膠囊
- 初生碘：每日 4 小滴（非滴管）
- 蕁麻葉：每日兩次，每次 3 滴管
- 薄荷：每日兩次，每次 1 杯茶
- 螺旋藻：每日 1 湯匙或 9 粒膠囊
- 維生素 **B₁₂**（腺苷鈷胺和甲基氰鈷胺形式）：每日兩次，每次 3 滴管
- 維生素 **C**（微化 -C ／ Micro-C）：每日兩次，每次 2 粒膠囊
- 野生藍莓粉：每日 1 湯匙

乾癬性關節炎

真正原因：存在於肝臟內的 60 多種 EB 病毒中的一種或多種，以銅和汞為食，並將神經毒素和皮膚毒素釋放到血液中，主要集中在關節區域。大多數乾癬性關節炎病通

常伴有輕度或較嚴重的疲勞，因為神經毒素可能高於皮膚毒素，且高脂肪／高蛋白飲食會干擾重金屬排毒。

- 鮮榨芹菜汁：每日 1,000 毫升
- 西芹力：每日兩次，每次 1 粒膠囊
- **5-MTHF**：每日 1 粒膠囊
- 蘆薈：每日 5 公分或以上的新鮮凝膠（去除表皮）
- 大麥苗汁粉：每日 2 茶匙或 6 粒膠囊
- 維生素 B 群：每日 1 粒膠囊
- 貓爪藤：每日兩次，每次 1 滴管
- 薑黃素：每日兩次，每次 2 粒膠囊
- **EPA 和 DHA**（不含魚油）：每日 1 粒膠囊（在晚餐時服用）
- 檸檬香蜂草：每日兩次，每次 4 滴管
- 甘草根：每日 1 滴管（持續兩週後，休息兩週）
- 左旋離胺酸（**L-lysine**）：每日兩次，每次 4 粒 500 毫克膠囊
- 甘胺酸鎂：每日兩次，每次 1 粒膠囊
- **MSM** 筋骨素：每日 1 粒膠囊
- 毛蕊花葉：每日兩次，每次 1 滴管
- 蕁麻葉：每日兩次，每次 2 滴管
- 螺旋藻：每日 2 茶匙或 6 粒膠囊
- 維生素 B$_{12}$（腺苷鈷胺和甲基氰鈷胺形式）：每日兩次，每次 2 滴管
- 維生素 C（微化 -C ／ **Micro-C**）：每日兩次，每次 4 粒膠囊
- 野生藍莓粉：每日 1 茶匙
- 鋅（液態硫酸鋅形式）：每日兩次，每次 1 滴管

雷諾氏症候群

真正原因：慢性、長期、低度病毒感染（最常見的是 60 多種 EB 病毒中的一種，有時會與 30 多種帶狀皰疹病毒中的一種結合），再加上代謝緩慢的肝臟中殘留一種或多種病毒數年之久。這會導致病毒性神經毒素、皮膚毒素和其他病毒廢物在血液中漂流，由於肝臟停滯無法正常解毒，從而導致雷諾氏症的症狀。這些毒素，再配合高脂肪／高蛋白飲食，使得血液變濃稠而循環變慢，進而導致毒素、沉積物和碎屑開始沉積在四肢，造成手腳的顏色變深。

- 鮮榨芹菜汁：每日 1,000 毫升
- 西芹力：每日兩次，每次 2 粒膠囊
- 5-MTHF：每日 1 粒膠囊
- 印度醋栗（**AlmaBerry** 又名餘甘子）：每日 1 茶匙
- 印度人參（南非醉茄）：每日 1 滴管
- 大麥苗汁粉：每日 2 茶匙或 6 粒膠囊
- 貓爪藤：每日兩次，每次 1 滴管
- 白樺茸：每日 2 茶匙或 6 粒膠囊
- 薑黃素：每日 1 粒膠囊
- 檸檬香蜂草：每日兩次，每次 2 滴管
- 甘草根：每日 1 滴管（持續兩週後，休息兩週）
- 左旋離胺酸（**L-lysine**）：每日 6 粒 500 毫克膠囊
- 蕁麻葉：每日 2 滴管
- 橄欖葉：每日 2 滴管
- 螺旋藻：每日 2 茶匙或 6 粒膠囊
- 百里香：每日 2 枝新鮮百里香浸泡熱水或 4 枝浸泡室溫水當茶飲
- 維生素 B$_{12}$（腺苷鈷胺和甲基氰鈷胺形式）：每日兩次，每次 1 滴管
- 維生素 C（微化 -C ／ **Micro-C**）：每日 6 粒膠囊
- 野生藍莓粉：每日 1 湯匙
- 鋅（液態硫酸鋅形式）：每日 2 滴管

生殖囊腫（包括子宮囊腫、卵巢囊腫、陰道囊腫和子宮頸囊腫）

　　真正原因：來自 EB 病毒 60 多種變種中的一種或多種，再加上多種毒素和毒物。病毒和毒素是相互影響的：體內的病毒以體內的毒素為食，然後釋放出更具破壞性的化合物，使健康細胞變性受損。隨著這種模式不斷重複，受傷的細胞會形成活的疤痕組織，將病毒困在裡面。囊腫成形的過程是健康身體保護自己的機制，確保這種情況發生在囊腫內而不是囊腫外或身體的其他地方。此時病毒雖然被組織包覆，但仍然力求生存，於是血管從囊腫內長出來，以便輸送營養物質和燃料進入內部，餵養這些受傷、不健康的細胞和病毒，讓它們保持活力。這時囊腫吸入的燃料決定了它們是否繼續生長還是減少，而高脂肪／高蛋白飲食，尤其是雞蛋、牛奶、起司和奶油等飲食，會使生殖囊腫惡

化，其中雞蛋是主要的燃料，可以隨著時間的推移使囊包變大，因為雞蛋會餵養病毒，這代表著更多不健康的細胞在囊包內生長和發育。

- 鮮榨芹菜汁：每日 1,000 毫升
- **ALA**（α 硫辛酸）：每隔一天 1 粒膠囊
- 蘆薈：每日 5 公分或以上的新鮮凝膠（去除表皮）
- 印度醋栗（**AlmaBerry** 又名餘甘子）：每日 1 茶匙
- 大麥苗汁粉：每日 1 湯匙或 9 粒膠囊
- 貓爪藤：每日兩次，每次 3 滴管
- 白樺茸：每日 1 湯匙或 9 粒膠囊
- 菊花：每日 1 杯茶
- 薑黃素：每日兩次，每次 3 粒膠囊
- **D-** 甘露糖：每日 1 湯匙加服用
- 穀胱甘肽：每日 1 粒膠囊
- 檸檬香蜂草：每日兩次，每次 4 滴管
- 褪黑激素：每日睡前 5 毫克
- 乳薊：每日 1 滴管
- 單月桂酸酯：每日 1 粒膠囊
- 初生碘：每日 8 小滴（非滴管）
- 蕁麻葉：每日兩次，每次 5 滴管
- 覆盆子葉：每日 2 杯茶，泡 2 個茶包
- 螺旋藻：每日 2 茶匙或 6 粒膠囊
- 維生素 B₁₂（腺苷鈷胺和甲基氰鈷胺形式）：每日 1 滴管
- 維生素 C（微化 -C ／ Micro-C）：每日兩次，每次 6 粒膠囊
- 野生藍莓粉：每日 1 湯匙

視網膜病變（包括糖尿病性視網膜病變）

　　真正原因：虛弱代謝緩慢的肝臟，導致器官中的營養儲存量減少，因為毒素占據大部分的空間，進而導致全身性營養嚴重缺乏，造成眼睛受損，而高脂肪／高蛋白飲食會加速病情。糖尿病視網膜病變不是由糖尿病引起的；沒有糖尿病但有視網膜病變的人亦不在少數。

- 鮮榨芹菜汁：每日 1,000 毫升

- **5-MTH**：每日 1 粒膠囊

- **ALA**（α 硫辛酸）：每週兩次，每次 1 粒膠囊

- 印度醋栗（**AlmaBerry** 又名餘甘子）：每日 1 茶匙

- 大麥苗汁粉：每日 2 茶匙或 6 粒膠囊

- 維生素 **B** 群：每日 1 粒膠囊

- 貓爪藤：每日 1 滴管

- 輔酶 Q_{10}：每日 1 粒膠囊

- 薑黃素：每日兩次，每次 2 粒膠囊

- **EPA** 和 **DHA**（不含魚油）：每日 1 粒膠囊（在晚餐時服用）

- 檸檬香蜂草：每日兩次，每次 2 滴管

- 甘胺酸鎂：每日 1 粒膠囊

- **MSM** 筋骨素：每日 1 粒膠囊

- 初生碘：每日 4 小滴（非滴管）

- 蕁麻葉：每日 4 滴管

- 玫瑰果：每日 1 杯茶

- 硒：每日 1 粒膠囊

- 螺旋藻：每日 2 茶匙或 6 粒膠囊

- 維生素 B_{12}（腺苷鈷胺和甲基氰鈷胺形式）：每日 2 滴管

- 維生素 **C**（微化 -C ／ **Micro-C**）：每日兩次，每次 4 粒膠囊

- 維生素 **D3**：每日 1,000IU

- 野生藍莓粉：每日 1 湯匙

- 鋅（液態硫酸鋅形式）：每日 1 滴管

疤痕組織

真正原因：當不明的疤痕組織出現 —— 例如，在肝臟中，是源自病原體以有毒重金屬和飲食中的麻煩食物（如雞蛋、乳製品和麩質）為食，然後鑽入健康細胞造成損害。疤痕組織常見的誘發者為 50 多組鏈球菌中的菌株；鏈球菌也是痤瘡疤痕以及慢性鼻竇炎在竇腔內留下的疤痕組織、膀胱疤痕組織和腸道疤痕組織的原因，無論大小。輕度疤痕組織也可能是由其他常見病原體引起，例如 EB 病毒、單純皰疹第 1 型和第 2 型以及帶狀皰疹，例如，EB 病毒會引發結節病，這是淋巴系統的疤痕組織。

以下療法有助於治療外科手術、傷口和外傷造成的疤痕，其中抗氧化劑有助於治療任何類型的疤痕。

- 鮮榨芹菜汁：每日 1,000 毫升
- **5-MTHF**：每日 1 粒膠囊
- **ALA**（α 硫辛酸）：每日 1 粒膠囊
- 蘆薈：每日 5 公分或以上的新鮮凝膠（去除表皮）
- 大麥苗汁粉：每口 2 茶匙或 6 粒膠囊
- 維生素 **B** 群：每日 1 粒膠囊
- 貓爪藤：每日 2 滴管
- 白樺茸：每日 2 茶匙或 6 粒膠囊
- 薑黃素：每日 3 粒膠囊
- 左旋離胺酸（**L-lysine**）：每日 4 粒 500 毫克膠囊。
- 乳薊：每日 1 滴管
- **MSM** 筋骨素：每日 2 粒膠囊
- **NAC**（乙醯半胱胺酸）：每日 1 粒膠囊
- 蕁麻葉：每日 2 滴管
- 矽：每日 1 茶匙
- 螺旋藻：每日 2 茶匙或 6 粒膠囊
- 薑黃：每日 2 粒膠囊
- 維生素 B_{12}（腺苷鈷胺和甲基氰鈷胺形式）：每日兩次，每次 2 滴管
- 維生素 **C**（微化 -C ／ **Micro-C**）：每日兩次，每次 6 粒膠囊
- 野生藍莓粉：每日 2 湯匙
- 鋅（液態硫酸鋅形式）：每日兩次，每次 1 滴管

季節性情緒障礙（SAD）

真正原因：源自於肝臟和大腦中的有毒重金屬（如汞、鋁和銅）與肝臟中的病毒或細菌（如 60 多種 EB 病毒株或 50 多種鏈球菌）結合，再加上長期的高脂肪／高蛋白飲食。血糖失衡也會導致情緒變化，SAD 可能是季節性，因為我們喜歡在寒冷的季節吃高脂肪食物，這些會為肝臟帶來沉重的負擔，並且使潛在的健康問題加劇，與此同時，我們減少了綠葉蔬菜、水果和蔬菜等優質食物的攝取量。低度病毒感染一開始可能會被診斷為 SAD，但最終則會變成纖維肌痛、慢性疲勞症候群（ME/CFS）、疲勞、類風濕

性關節炎（RA）、焦慮或抑鬱等進一步的疾病。有關 SAD 更多的信息，請參閱《搶救肝臟》中相關的章節。

- 鮮榨芹菜汁：每日 1,000 毫升
- 西芹力：每日三次，每次 3 粒膠囊
- **5-MTHF**：每日 1 粒膠囊
- 印度人參（南非醉茄）：每日 1 滴管
- 大麥苗汁粉：每日 2 茶匙或 6 粒膠囊
- 維生素 **B** 群：每日 1 粒膠囊
- 薑黃素：每日兩次，每次 2 粒膠囊
- **EPA** 和 **DHA**（不含魚油）：每日 1 粒膠囊（在晚餐時服用）
- 檸檬香蜂草：每日兩次，每次 4 滴管
- 褪黑激素：每日睡前 5 毫克
- 初生碘：每日 6 小滴（非滴管）
- 生蜂蜜：每日 1 湯匙
- 紅三葉草：每日 1 杯茶
- 螺旋藻：每日 1 湯匙或 9 粒膠囊
- 薑黃：每日 2 粒膠囊
- 維生素 B_{12}（腺苷鈷胺和甲基氰鈷胺形式）：每日兩次，每次 2 滴管
- 維生素 **C**（微化 -C ／ **Micro-C**）：每日 6 粒膠囊
- 維生素 **D3**：每日 2,000IU
- 野生藍莓粉：每日 1 湯匙
- 鋅（液態硫酸鋅形式）：每日 2 滴管

對冷熱、陽光或潮濕特別敏感；手腳冰冷

　　真正原因：由於肝臟和全身的低級病毒含量升高，進而使中樞神經系統變得非常敏感。引發這些症狀的病毒是釋放神經毒素的變種，這些神經毒素在全身血液中循環且附著在神經上，導致輕度到嚴重的發炎，因此全身的神經變得更加敏感，於是當皮膚接觸到冷空氣或冷水時會產生不適感，從而導致誤診為血液循環不良。身體受傷也可能造成神經損傷而出現這些症狀，但在許多情況下仍然與病毒脫不了關係，且趁著神經受損讓炎症加劇。

- 鮮榨芹菜汁：每日 1,000 毫升
- 西芹力：每日兩次，每次 2 粒膠囊
- **5-MTHF**：每日 1 粒膠囊
- 蘆薈：每日 5 公分或以上的新鮮凝膠（去除表皮）
- 大麥苗汁粉：每日 2 茶匙或 6 粒膠囊
- 貓爪藤：每日兩次，每次 1 滴管
- 白樺茸：每日 1 茶匙或 3 粒膠囊
- 薑黃素：每日兩次，每次 3 粒膠囊
- 薑：每日一杯薑茶或適量現磨薑泥或薑汁加水飲用
- 穀胱甘肽：每日 1 粒膠囊
- 檸檬香蜂草：每日三次，每次 2 滴管
- 左旋離胺酸（**L-lysine**）：每日兩次，每次 2 粒 500 毫克膠囊
- 甘胺酸鎂：每日兩次，每次 2 粒膠囊
- **MSM** 筋骨素：每日 1 粒膠囊
- 毛蕊花葉：每日兩次，每次 1 滴管
- 螺旋藻：每日 2 茶匙或 6 粒膠囊
- 維生素 B$_{12}$（腺苷鈷胺和甲基氰鈷胺形式）：每日兩次，每次 2 滴管
- 維生素 C（微化 -C ／ **Micro-C**）：每日兩次，每次 4 粒膠囊
- 維生素 D3：每日 1,000IU
- 野生藍莓粉：每日 1 茶匙
- 鋅（液態硫酸鋅形式）：每日兩次，每次 1 滴管

帶狀皰疹（三叉神經痛、五十肩、潰瘍性結腸炎；頸部疼痛、下頜疼痛、牙齦和牙齒疼痛、舌頭疼痛、口腔內灼燒感、皮膚灼燒感、後腦疼痛、偏頭痛、不明原因坐骨神經痛、不明原因下背部疼痛、神經病變）

　　真正原因：帶狀皰疹病毒。有些帶狀皰疹感染不會出現皮疹，且帶狀皰疹有 30 多種變種，除了一種尚未被發現的病毒之外，其他所有的都會導致這些症狀。有關更多信息請參閱《醫療靈媒》中的〈帶狀皰疹〉的章節。

- 鮮榨芹菜汁：每日 1,000 毫升
- 蘆薈：每日 5 公分或以上的新鮮凝膠（去除表皮），並將新鮮凝膠抹在帶狀皰疹上
- 加州罌粟：每日兩次，每次 3 粒膠囊或 3 滴管

- **貓爪藤**：每日兩次，每次 2 滴管
- **薑黃素**：每日三次，每次 3 粒膠囊
- **檸檬香蜂草**：每日三次，每次 4 滴管
- **甘草根**：每日兩次，每次 2 滴管（持續兩週後，休息兩週）
- **左旋離胺酸（L-lysine）**：每日兩次，每次 6 粒膠囊
- **毛蕊花葉**：每日兩次，每次 4 滴管
- **蕁麻葉**：每日兩次，每次 4 滴管
- **蜂膠**：每日三次，每次 3 滴管
- **螺旋藻**：每日 1 茶匙或 3 粒膠囊
- **維生素 B₁₂（腺苷鈷胺和甲基氰鈷胺形式）**：每日兩次，每次 3 滴管
- **維生素 C（微化 -C ／ Micro-C）**：每日兩次，每次 8 粒膠囊
- **鋅（液態硫酸鋅形式）**：每日兩次，每次 2 滴管

SIBO（小腸細菌過度生長）

真正原因：來自 50 多組鏈球菌的一種或多種菌株，棲息在小腸和結腸中，以腸道壁上腐爛的蛋白質和腐臭的脂肪為食。雞蛋、牛奶、起司、奶油和麩質等麻煩製造者食物會滋養與助長鏈球菌。由於承受大量毒素和高脂肪／高蛋白飲食，SIBO 患者通常有肝臟和淋巴系統代謝緩慢和衰弱的問題，大部分的人很可能有痤瘡、鼻竇感染、尿道感染、酵母菌感染、膀胱感染、鏈球菌性咽喉炎、腹脹或胃酸逆流的病史，而且都可能做過抗生素治療，久而久之，使得那些存活下來的鏈球菌產生抗藥性，並在腸道和全身定居。鏈球菌會降低鹽酸和膽汁的生產量。在人與人的互動中，各種不同菌群的不同鏈球菌菌株會在我們之間傳遞。

- **鮮榨芹菜汁**：每日 1,000 毫升
- **蘆薈**：每日兩次，5 公分或以上的新鮮凝膠（去除表皮）
- **大麥苗汁粉**：每日 2 茶匙或 6 粒膠囊
- **牛蒡根**：每日 1 杯茶或 1 根鮮榨汁
- **貓爪藤**：每日兩次，每次 3 滴管
- **白樺茸**：每日 2 茶匙或 6 粒膠囊
- **薑黃素**：每日兩次，每次 1 粒膠囊
- **薑**：每日兩次，每次 1 杯薑茶或適量現磨薑泥或薑汁加水飲用

- 金印草：每日兩次，每次 4 滴管（持續兩週後，休息兩週）
- 檸檬香蜂草：每日兩次，每次 4 滴管
- 甘草根：每日兩次，每次 1 滴管（持續兩週後，休息兩週）
- 毛蕊花葉：每日兩次，每次 4 滴管
- 橄欖葉：每日兩次，每次 3 滴管
- 奧勒岡油：每日兩次，每次 1 粒膠囊
- 奧勒岡葡萄根：每日兩次，每次 2 滴管（持續兩週後，休息兩週）
- 螺旋藻：每日 2 茶匙或 6 粒膠囊
- 薑黃：每日 2 粒膠囊
- 維生素 B$_{12}$（腺苷鈷胺和甲基氰鈷胺形式）：每日兩次，每次 1 滴管
- 維生素 C（微化 -C ／ Micro-C）：每日兩次，每次 4 粒膠囊
- 鋅（液態硫酸鋅形式）：每日兩次，每次 1 滴管

鼻竇炎、鼻竇感染和肺部感染

　　真正原因：來自 50 多組鏈球菌群的一種或多種菌株，棲息在鼻竇腔中，造成從輕度到重度的長期慢性鼻竇問題，導致疤痕組織甚至息肉。這些症狀往往被誤解為慢性過敏或對環境或空氣品質過敏，而沒有察覺鏈球菌才是引起潛在鼻竇問題的元兇。鼻竇炎和感染是透過餵養鏈球菌最喜歡的食物（如雞蛋、乳製品和麩質）引起的，而誘發這些症狀的刺激物為空氣清新劑、香薰蠟燭、香水和古龍水，它們通常會使免疫系統降低，從而導致症狀突然發作。

- 鮮榨芹菜汁：每日 1,000 毫升
- 印度醋栗（**AlmaBerry** 又名餘甘子）：每日兩次，每次 2 茶匙
- 大麥苗汁粉：每日 2 茶匙或 6 粒膠囊
- 貓爪藤：每日兩次，每次 2 滴管
- 輔酶 Q$_{10}$：每日 1 粒膠囊
- 薑：每日兩次，每次 2 杯薑茶或適量現磨薑泥或薑汁加水飲用
- 金印草：每日兩次，每次 4 滴管（持續兩週後，休息兩週）
- 洛神花：每日 2 杯茶
- 檸檬香蜂草：每日兩次，每次 4 滴管
- 左旋離胺酸（**L-lysine**）：每日兩次，每次 4 粒 500 毫克膠囊

- 毛蕊花葉：每日兩次，每次 4 滴管
- **NAC**（乙醯半胱胺酸）：每日兩次，每次 1 粒膠囊
- 橄欖葉：每日兩次，每次 3 滴管
- 奧勒岡葡萄根：每日兩次，每次 2 滴管（持續兩週後，休息兩週）
- 薄荷：每日兩次，每次 1 杯茶，泡 2 個茶包
- 玫瑰果：每日 2 杯茶
- 螺旋藻：每日 2 茶匙或 6 粒膠囊
- 百里香：每日 2 枝新鮮百里香浸泡熱水或 4 枝浸泡室溫水當茶飲
- 薑黃：每日兩次，每次 3 粒膠囊
- 維生素 C（微化 -C ／ **Micro-C**）：在自選的醫療靈媒維生素 C 速療法後，每日兩次，每次 6 粒膠囊
- 維生素 D3：每日 1,000IU
- 鋅（液態硫酸鋅形式）：在自選的醫療靈媒密集鋅療法兩天後，每日兩次，每次 3 滴管

鏈球菌性咽喉炎、病毒性喉嚨痛、莫名喉嚨痛和痙攣

真正原因：一種存在於淋巴系統和扁桃體內的 50 多組鏈球菌菌株，通常出現在喉嚨頂部並出現白點，或者沒有明顯白點，但有發炎、發紅和疼痛的症狀。有時，在看診做檢測時才會發現，不過很多時候是檢測不到。

此外，60 多種 EB 病毒中的一種或多種也會引起慢性、斷斷續續、不明原因的喉嚨痛。在這種情況下，有些人的喉嚨兩側會經常出現紅腫，偶爾吞嚥刺痛的感覺。這種類型的喉嚨痛醫生是無法診斷出來，因為喉嚨採樣顯示不出病毒株，通常也不會被診斷為單核細胞增多症（EB 病毒早期階段），因為就目前的醫學檢測範圍可能檢測不到某些 EB 病毒。然而，在高脂肪／高蛋白飲食和睡眠不足與疲憊不堪的情況下，一種週期性、低度的病毒感染是喉嚨痛常見的原因。

- 鮮榨芹菜汁：每日 1,000 毫升
- 貓爪藤：每日兩次，每次 3 滴管
- 小米草：每日兩次，每次 2 滴管
- 薑：每日兩次，每次 2 杯薑茶或適量現磨薑泥或薑汁加水飲用
- 金印草：每日兩次，每次 5 滴管（持續兩週後，休息兩週）

- **檸檬香蜂草**：每日兩次，每次 4 滴管
- **甘草根**：每日兩次，每次 1 滴管（持續兩週後，休息兩週）
- **左旋離胺酸（L-lysine）**：每日兩次，每次 6 粒 500 毫克膠囊
- **毛蕊花葉**：每日兩次，每次 3 滴管
- **橄欖葉**：每日兩次，每次 3 滴管
- **玫瑰果**：每日兩次，每次 2 杯茶
- **百里香**：每日 2 枝新鮮百里香浸泡熱水或 4 枝浸泡室溫水當茶飲
- **維生素 C（微化 -C ／ Micro-C）**：在自選的醫療靈媒密集維生素 C 療法後，每日兩次，每次 8 粒膠囊
- **鋅（液態硫酸鋅形式）**：在自選的醫療靈媒密集鋅療法兩天後，每日兩次，每次 3 滴管

甲狀腺疾病

　　真正原因：超過 60 種 EB 病毒中的一種或多種進入並棲息在甲狀腺中，當它深入甲狀腺組織並緩慢產生副產物與其他有毒廢物時，在其周圍的細胞因而受損。引發甲狀腺問題的 EB 病毒其食物範圍很廣，從汞到非益性激素，再到雞蛋等麻煩製造者食物的殘留物等。換句話說，甲狀腺疾病是低度病毒感染，輕度的甲狀腺發炎和甲狀腺功能減退症一般醫學檢驗不出來，等到醫生可以透過觸診和醫學檢測時，此時通常已進入晚期發炎，變成更具侵略性的急性感染，也就是所謂的橋本氏甲狀腺炎。甲狀腺內可能同時存在兩種具有不同影響的 EB 病毒，這就是為何有些人同時患有甲狀腺功能減退症和甲狀腺功能亢進症的原因。或者，一種 EB 病毒產生結節，另一種 EB 病毒則是引發甲狀腺不同區域的腫瘤。今日大多數甲狀腺腫大的問題是來自 EB 病毒，因為碘缺乏症比以往任何時期都更為罕見。有關甲狀腺疾病的更多信息，請參閱《醫療靈媒：甲狀腺揭密》一書。

適用於甲狀腺功能減退症、橋本氏甲狀腺炎、甲狀腺腫大、甲狀腺結節、囊腫和腫瘤的補充品

- **鮮榨芹菜汁**：每日 1,000 毫升，之後盡可能增加至 2,000 毫升
- **西芹力**：每日兩次，每次 1 粒膠囊
- **5MTHF**：每日 1 粒膠囊
- **大麥苗汁粉**：每日 2 茶匙或 6 粒膠囊

- 維生素 **B** 群：每日 1 粒膠囊
- 貓爪藤：每日兩次，每次 2 滴管
- 白樺茸：每日 2 茶匙或 6 粒膠囊
- 薑黃素：每日兩次，每次 2 粒膠囊
- **EPA** 和 **DHA**（不含魚油）：每日 1 粒膠囊（在晚餐時服用）
- 檸檬香蜂草：每日兩次，每次 4 滴管
- 甘草根：每日兩次，每次 1 滴管（持續兩週後，休息兩週）
- 左旋離胺酸（**L-lysine**）：每日兩次，每次 5 粒 500 毫克膠囊
- 歐山芹根：每日兩次，每次 1 滴管
- 甘胺酸鎂：每日兩次，每次 1 粒膠囊
- 褪黑激素：每日睡前 5 毫克
- 單月桂酸酯：每日兩次，每次 1 粒膠囊
- 毛蕊花葉：每日兩次，每次 2 滴管
- 初生碘：每日 2 小滴（非滴管）（或每日 1 粒墨角藻膠囊）
- 蕁麻葉：每日兩次，每次 2 滴管
- 螺旋藻：每日 2 茶匙或 6 粒膠囊
- 百里香：每日 2 枝新鮮百里香浸泡熱水或 4 枝浸泡室溫水當茶飲
- 維生素 **B**₁₂（腺苷鈷胺和甲基氰鈷胺形式）：每日兩次，每次 1 滴管
- 維生素 **C**（微化 **-C ／ Micro-C**）：每日兩次，每次 6 粒膠囊
- 維生素 **D3**：每日 1,000IU
- 野生藍莓粉：每日 2 湯匙
- 鋅（液態硫酸鋅形式）：每日兩次，每次 1 滴管

適用於甲狀腺功能亢進症和葛瑞夫茲氏病的補充品

- 鮮榨芹菜汁：每日 1,000 毫升
- 西芹力：每日兩次，每次 1 粒膠囊
- **5-MTHF**：每日 1 粒膠囊
- 印度醋栗（**AlmaBerry** 又名餘甘子）：每日 1 茶匙
- 印度人參（南非醉茄）：每日 1 滴管
- 大麥苗汁粉：每日 2 茶匙或 6 粒膠囊
- 維生素 **B** 群：每日 1 粒膠囊

- 墨角藻（**Bladderwrack**）：每日 1 粒膠囊
- 貓爪藤：每日兩次，每次 1 滴管
- 白樺茸：每日 2 茶匙或 6 粒膠囊
- 薑黃素：每日兩次，每次 2 粒膠囊
- 接骨木：每日 1 茶匙
- **EPA 和 DHA**（不含魚油）：每日 1 粒膠囊（在晚餐時服用）
- 穀胱甘肽：每日 1 粒膠囊
- 左旋離胺酸（**L-lysine**）：每日兩次，每次 4 粒 500 毫克膠囊
- 檸檬香蜂草：每日兩次，每次 3 滴管
- 甘草根：每日 1 滴管（持續兩週後，休息兩週）
- 歐山芹根：每日 1 滴管
- 單月桂酸酯：每日 1 粒膠囊
- **MSM** 筋骨素：每日 1 粒膠囊
- 蕁麻葉：每日兩次，每次 2 滴管
- 橄欖葉：每日 1 滴管
- 硒：每日 1 粒膠囊
- 螺旋藻：每日 2 茶匙或 6 粒膠囊
- 百里香：每日 2 枝新鮮百里香浸泡熱水或 4 枝浸泡室溫水當茶飲
- 維生素 **B**$_{12}$（腺苷鈷胺和甲基氰鈷胺形式）：每日兩次，每次 1 滴管
- 維生素 **C**（微化 **-C ／ Micro-C**）：每日兩次，每次 4 粒膠囊
- 野生藍莓粉：每日 1 湯匙
- 鋅（液態硫酸鋅形式）：每日兩次，每次 1 滴管

耳鳴（鈴聲、振動或嗡嗡聲）和不明原因的聽力損失

真正原因：在排除因高分貝或外力傷害受損後，耳鳴的原因是來自 60 多種 EB 病毒之一鑽入內耳迷路，導致目前醫學檢測無法檢測到的發炎。當迷路腫脹時，進入耳朵的音調會產生變化；而當內耳迷路的神經腫脹時，它們也會振動並發出如鈴聲、嗡嗡聲、爆裂聲，甚至撲動聲等聲音。

- 鮮榨芹菜汁：每日 1,000 毫升，之後盡可能增加至 2,000 毫升
- 西芹力：每日兩次，每次 1 粒膠囊

- **5-MTHF**：每日 1 粒膠囊
- **ALA**（α 硫辛酸）：每週兩次，每次 1 粒膠囊
- 大麥苗汁粉：每日 2 茶匙或 6 粒膠囊
- 貓爪藤：每日兩次，每次 2 滴管
- 白樺茸：每日 2 茶匙或 6 粒膠囊
- 薑黃素：每日兩次，每次 3 粒膠囊
- 檸檬香蜂草：每日兩次，每次 4 滴管
- 甘草根：每日兩次，每次 1 滴管（持續兩週後，休息兩週）
- 左旋離胺酸（**L-lysine**）：每日兩次，每次 6 粒 500 毫克膠囊
- 歐山芹根：每日兩次，每次 2 滴管
- 甘胺酸鎂：每日兩次，每次 1 粒膠囊
- 單月桂酸酯：每日 1 粒膠囊
- 毛蕊花葉：每日兩次，每次 3 滴管
- 蕁麻葉：每日兩次，每次 3 滴管
- 橄欖葉：每日兩次，每次 1 滴管
- 奧勒岡油：每日兩次，每次 1 粒膠囊
- 螺旋藻：每日 2 茶匙或 6 粒膠囊
- 維生素 **B**₁₂（腺苷鈷胺和甲基氰鈷胺形式）：每日兩次，每次 3 滴管
- 維生素 C（微化 **-C ／ Micro-C**）：每日兩次，每次 6 粒膠囊
- 野生藍莓粉：每日 1 湯匙
- 鋅（液態硫酸鋅形式）：每日兩次，每次 2 滴管

腫瘤和囊腫（良性；若為癌變類型請參閱「癌症」）

真正原因：皰疹家族中的非癌性病毒株（包括 EB 病毒和 HHV-6）以有毒重金屬和其他毒素為食，例如殺蟲劑、除草劑、殺菌劑、塑料、其他石化副產品、空氣清新劑、香薰蠟燭、香水和古龍水。當這些特定的病毒株以這些侵略性毒素為食時，它們會排泄出非常粘稠和果凍狀的有毒物質。這些廢物副產品會附著在相鄰的活細胞上使其窒息，當細胞無法獲得維持生命的必要氧氣和營養物質時，久而久之細胞會變性、變弱和死亡，與此同時，粘性副產物會阻礙死亡細胞進入血液，讓身體無法將它們排出體外。

最終，在受損和死亡的細胞周圍會形成疤痕組織，這是良性囊腫或腫瘤的開始，

且病毒會在囊腫或腫瘤內存活，甚至在生長過程中形成血管，以供給更多的氧氣、營養和其他食物來餵養其核心的病毒。這個過程讓病毒持續產生更多有毒物質的循環，助長囊腫或腫瘤增生，直到解決病毒的問題，而高脂肪／高蛋白飲食會加速囊腫和腫瘤的生長，此外還要留意雞蛋等麻煩製造者的食物，因為腫瘤和囊腫以雞蛋為食，促使腫瘤和囊腫增生。

- 鮮榨芹菜汁：每日 1,000 毫升，之後盡可能增加至 2,000 毫升
- **ALA**（α 硫辛酸）：每日 1 粒膠囊
- 印度醋栗（**AlmaBerry** 又名餘甘子）：每日 1 茶匙
- 印度人參（南非醉茄）：每日 2 滴管
- 大麥苗汁粉：每日 1 湯匙或 9 粒膠囊
- 牛蒡根：每日 1 杯茶或 1 根鮮榨汁
- 貓爪藤：每日兩次，每次 3 滴管
- 白樺茸：每日 1 湯匙或 9 粒膠囊
- **輔酶 Q$_{10}$**：每日 2 粒膠囊
- 薑黃素：每日 2 粒膠囊
- **EPA 和 DHA**（不含魚油）：每日 1 粒膠囊（在晚餐時服用）
- 穀胱甘肽：每日 1 粒膠囊
- 洛神花：每日 1 杯茶，泡 2 個茶包
- 檸檬香蜂草：每日 4 滴管
- 褪黑激素：每日睡前 20 毫克
- 初生碘：每日 6 小滴（非滴管）
- 蕁麻葉：每日 2 滴管
- 覆盆子葉：每日 1 杯茶，泡 2 個茶包
- 生蜂蜜：每日 1 茶匙
- 五味子：每日 1 杯茶，泡 2 個茶包
- 螺旋藻：每日 2 茶匙或 6 粒膠囊
- 維生素 B$_{12}$（腺苷鈷胺和甲基氰鈷胺形式）：每日 1 滴管
- 維生素 C（微化 -C ／ **Micro-C**）：每日兩次，每次 6 粒膠囊
- 維生素 D3：每日 2,000IU
- 野生藍莓粉：每日 2 湯匙
- 鋅（液態硫酸鋅形式）：每日 2 滴管

UTI（尿道感染）、膀胱感染、酵母菌感染和細菌性陰道炎（BV）

　　真正原因：來自 50 多種鏈球菌群的一種或多種菌株，不是一開始就引起急性感染，就是長期潛藏在肝臟內，並長期造成一種或多種症狀。鏈球菌通常會在接近月經期引發症狀，因為你的整體免疫系統功能會大幅降低 80%，以保護你的子宮和卵巢。這是一種自然的本能，以確保生命繼續延續。通常，當子宮內膜脫落時，它是在試圖消除病原體和其他毒素，這時就需要免疫系統來保護你。在排卵期，你的生殖免疫系統會增強以保護你的卵巢，這意味著你的整體免疫系統會降低大約 40%，這時身體的其他部位更容易受到疾病和感染的影響。因此，在月經和排卵期前後，當身體的整體免疫系統較低時，鏈球菌往往會以膀胱感染或其他 UTI 的形式出現。雖然，酵母菌感染可能是因為酵母菌，但這種不適感是鏈球菌引起的，且常常被醫生誤診。另外，月經期出現的痤瘡不是因為荷爾蒙。相反，這是由於整體的免疫功能降低，讓導致痤瘡的鏈球菌有機可乘。飲食中盡量避免製造麻煩的食物，如雞蛋，同時留意，高脂肪／高蛋白飲食會使這些情況惡化。

- 鮮榨芹菜汁：每日 1,000 毫升
- 蘆薈：每日 5 公分或以上的新鮮凝膠（去除表皮）
- 印度醋栗（**AlmaBerry** 又名餘甘子）：每日兩次，每次 2 茶匙
- 大麥苗汁粉：每日 2 茶匙或 6 粒膠囊
- 貓爪藤：每日兩次，每次 3 滴管
- 白樺茸：每日 2 茶匙或 6 粒膠囊
- **D-甘露糖**：每日四次，每次 1 湯匙粉末加水服用
- 金印草：每日兩次，每次 4 滴管（持續兩週後，休息兩週）
- 洛神花：每日 2 杯茶
- 檸檬香蜂草：每日兩次，每次 4 滴管
- 歐山芹根：每日兩次，每次 2 滴管
- 毛蕊花葉：每日兩次，每次 3 滴管
- 橄欖葉：每日兩次，每次 2 滴管
- 奧勒岡葡萄根：每日兩次，每次 1 滴管（持續兩週後，休息兩週）
- 生蜂蜜：每日 1 湯匙
- 玫瑰果：每日 2 茶
- 百里香：每日兩次，每次 2 枝新鮮百里香浸泡熱水或 4 枝浸泡室溫水當茶飲

靜脈曲張和蜘蛛網狀靜脈曲張

真正原因：源自多種毒物，包括有毒重金屬、溶劑、日常家用清潔劑、香薰蠟燭、空氣清新劑、古龍水、香水、塑料和其他石化副產品以及舊藥物而導致肝臟代謝異常。靜脈曲張和蜘蛛網狀靜脈通常還會有乳房密度（女性和男性）、體重增加，並最終導致血糖和膽固醇等問題，因為代謝停滯的肝臟也是這些症狀背後的原因，而高脂肪／高蛋白飲食會加速靜脈曲張和蜘蛛網狀靜脈的生長。

- 鮮榨芹菜汁：每日 1,000 毫升
- **ALA**（α 硫辛酸）：每日 1 粒膠囊
- 大麥苗汁粉：每日 2 茶匙或 6 粒膠囊
- 牛蒡根：每日 1 杯茶或 1 根鮮榨汁
- 薑黃素：每日兩次，每次 2 粒膠囊
- 蒲公英根：每日 1 杯茶
- **EPA 和 DHA**（不含魚油）：每日 1 粒膠囊（在晚餐時服用）
- 檸檬香蜂草：每日 2 滴管
- 乳薊：每日 1 滴管
- **MSM 筋骨素**：每日 2 粒膠囊
- 蕁麻葉：每日 2 滴管
- 紅三葉草：每日 1 杯茶
- 五味子：每日 1 杯茶
- 螺旋藻：每日 2 茶匙或 6 粒膠囊
- 維生素 B$_{12}$（腺苷鈷胺和甲基氰鈷胺形式）：每日 1 滴管
- 維生素 C（微化 -C ／ Micro-C）：每日 4 粒膠囊
- 野生藍莓粉：每日 1 湯匙

暈眩和梅尼爾氏症

真正原因：暈眩是由 60 多種 EB 病毒中的一種或多種引起的，它釋放出的毒素會粘附在迷走神經上，刺激與讓迷走神經發炎，進而導致一連串的症狀，包括頭暈或感覺在移動的船上，因為迷走神經主要是負責平衡。

關於梅尼爾氏症，理論上認為鈣晶體和結石會導致這種疾病是不正確的。事實上，梅尼爾氏症是神經性疾病，原自於迷走神經和內耳內神經受到低級病毒感染而引起。

- 鮮榨芹菜汁：每日 1,000 毫升
- 西芹力：每日兩次，每次 2 粒膠囊
- 大麥苗汁粉：每日 2 茶匙或 6 粒膠囊
- 維生素 B 群：每日 1 粒膠囊
- 貓爪藤：每日兩次，每次 2 滴管
- 白樺茸：每日 2 茶匙或 6 粒膠囊
- 薑黃素：每日兩次，每次 2 粒膠囊
- **EPA 和 DHA**（不含魚油）：每日 1 粒膠囊（在晚餐時服用）
- 小米草：每日 1 滴管
- 檸檬香蜂草：每日三次，每次 3 滴管
- 左旋麩醯胺酸（**L-glutamine**）：每日 1 粒膠囊
- 甘草根：每日 1 滴管（持續兩週後，休息兩週）
- 左旋離胺酸（**L-lysIne**）：每日兩次，每次 5 粒 500 毫克膠囊
- 歐山芹根：每日兩次，每次 2 滴管
- 甘胺酸鎂：每日 1 粒膠囊
- 單月桂酸酯：每日 1 粒膠囊
- 毛蕊花葉：每日兩次，每次 3 滴管
- 橄欖葉：每日兩次，每次 1 滴管
- 螺旋藻：每日 2 茶匙或 6 粒膠囊
- 維生素 B₁₂（腺苷鈷胺和甲基氰鈷胺形式）：每日兩次，每次 2 滴管
- 維生素 C（微化 -C ／ **Micro-C**）：每日兩次，每次 4 粒膠囊
- 野生藍莓粉：每日 1 茶匙
- 鋅（液態硫酸鋅形式）：每日兩次，每次 2 滴管

體重增加

真正原因：經常被誤認為是新陳代謝緩慢。然而，莫名的體重增加，真正的原因通常是代謝緩慢的肝臟，因為飲食中脂肪／蛋白質含量過高，加上有毒重金屬、殺蟲劑、除草劑、塑料和其他石化產品、溶劑、舊藥、空氣清新劑、香薰蠟燭、古龍水和香水等導致肝臟負擔過重。此外，肝臟內的低度病毒和細菌感染也可能是一個因素，讓有些人不斷運動過量以對抗體重增加。更多信息請參閱第二十章〈身體的自癒力〉中關於重量的章節。

- 鮮榨芹菜汁：每日 1,000 毫升
- **5-MTHF**：每日 1 粒膠囊
- 蘆薈：每日 5 公分或以上的新鮮凝膠（去除表皮）
- 印度人參（南非醉茄）：每日 1 滴管
- 大麥苗汁粉：每日 2 茶匙或 6 粒膠囊
- 白樺茸：每日 2 茶匙或 6 粒膠囊
- 檸檬香蜂草：每日 2 滴管
- 乳薊：每日 1 滴管
- 初生碘：每日 3 小滴（非滴管）
- 蕁麻葉：每日 2 滴管
- 覆盆子葉：每日 1 杯茶，泡 2 個茶包
- 五味子：每日 1 杯茶
- 螺旋藻：每日 2 茶匙或 6 粒膠囊
- 維生素 B_{12}（腺苷鈷胺和甲基氰鈷胺形式）：每日 1 滴管
- 維生素 C（微化 -C ／ **Micro-C**）：每日 6 粒膠囊
- 野生藍莓粉：每日 2 湯匙
- 鋅（液態硫酸鋅形式）：每日 1 滴管

蠕蟲和寄生蟲

真正原因：食用生魚、貝類、肉類、家禽或豬肉；食物或餐具意外被生食污染；其他未充分加熱的受污染食物；或受到污染的飲水。

- **鮮榨芹菜汁**：每日兩次，每次 1,000 毫升
- **大麥苗汁粉**：每日 2 茶匙或 6 粒膠囊
- **黑胡桃木**：每日兩次，每次 1 滴管
- **牛蒡根**：每日兩次，每次 1 杯茶或 1 根鮮榨汁
- **貓爪藤**：每日兩次，每次 4 滴管
- **白樺茸**：每日兩次，每次 2 茶匙或 6 粒膠囊
- **蒲公英根**：每日兩次，每次 1 杯茶
- **小米草**：每日兩次，每次 2 滴管
- **薑**：每日 1 湯匙現磨薑泥加常溫水或熱水飲用
- **檸檬香蜂草**：每日兩次，每次 5 滴管
- **橄欖葉**：每日兩次，每次 4 滴管
- **奧勒岡油**：每日兩次，每次 3 粒膠囊
- **奧勒岡葡萄根**：每日兩次，每次 3 滴管（持續兩週後，休息兩週）
- **迷迭香**：每日 2 枝新鮮迷迭香浸泡熱水或 4 枝浸泡室溫水當茶飲
- **螺旋藻**：每日 2 茶匙或 6 粒膠囊
- **百里香**：每日兩次，每次 2 枝新鮮百里香浸泡熱水或 4 枝浸泡室溫水當茶飲
- **野生藍莓粉**：每日 2 湯匙
- **皺葉酸模（Yellowdock）**：每日兩次，每次 1 杯茶

國家圖書館出版品預行編目資料

369排毒飲食聖經 / 安東尼‧威廉（Anthony William）著；
郭珍琪、吳念容譯.
-- 初版. -- 臺中市：晨星出版有限公司，2022.05
面；　公分. -- （健康與飲食；142）

ISBN 978-626-320-115-6（平裝）

1.CST: 健康法

411.1　　　　　　　　　　　　　　　　　111004021

健康與飲食 142

369排毒飲食聖經

可至線上填回函！

作者	安東尼‧威廉（Anthony William）
翻譯	郭珍琪、吳念容
主編	莊雅琦
執行編輯	林孟侃
校對	林孟侃
美術排版	曾麗香
封面設計	王大可、曾麗香

創辦人	陳銘民
發行所	晨星出版有限公司
	407台中市西屯區工業30路1號1樓
	TEL：（04）23595820
	FAX：（04）23550581
	health119@morningstar.com.tw
	行政院新聞局版台業字第2500號
法律顧問	陳思成律師
初版	西元2022年5月15日
	西元2024年2月29日（七刷）

讀者服務專線	TEL：（02）23672044 /（04）23595819#212
讀者傳真專線	FAX：（02）23635741 /（04）23595493
讀者專用信箱	service@morningstar.com.tw
網路書店	http://www.morningstar.com.tw
郵政劃撥	15060393（知己圖書股份有限公司）

| 印刷 | 上好印刷股份有限公司 |

定價499元

ISBN 978-626-320-115-6

MEDICAL MEDIUM CLEANSE TO HEAL

Copyright © 2020 Anthony William

Originally published in 2020 Hay House Inc. US